Neue therapeutische Wege

Osmotherapie — Proteinkörpertherapie Kolloidtherapie

Von

Prof. Dr. Karl Stejskal

Wien und Leipzig

Verlag von Josef Šafář

1924

Alle Rechte, insbesondere das der Übersetzung vorbehalten.
Copyright 1924 by Josef Šafář, Vienna.
Softcover reprint of the hardcover 1st edition 1924

ISBN 978-3-7091-5670-4   ISBN 978-3-7091-5723-7 (eBook)
DOI 10.1007/978-3-7091-5723-7

Druck von M. Salzer in Wien.

Vorwort.

Das vorliegende Buch verdankt seine Entstehung systematischen Vorlesungen, die ich im Jahre 1922 über dieses Thema hielt. Die bei der Osmotherapie gewonnenen Erfahrungen (niedergelegt in meinem Buche: „Grundlagen der Osmotherapie", 1922, Verlag von Josef Šafář, Wien und Leipzig), daß nervöse Reaktionsvorgänge sowie physikalische Eigenschaften der verwendeten Körper vor allem imstande sind, eine Reihe von Wirkungen im Organismus zu bedingen, haben mich verleitet, diesem Prinzipe auch bei der Proteinkörpertherapie nachzuspüren. Daß dem Prinzip einige Geltung zukommt, und daß es auch von Bedeutung für den Wirkungsmechanismus der Proteinkörpertherapie ist, glaube ich beweisen zu können. Daß damit aber alle Erscheinungen erklärt werden, ist natürlich nicht anzunehmen, ebensogut, wie es ja klar ist, daß wir nach dem gegenwärtigen Stande unserer Kenntnisse die Frage nach dem ganzen Wirkungsmechanismus noch nicht einmal überblicken können.

Für die Unterstützung meiner Bestrebungen bin ich Herrn Hofrat Professor Dr. E. F r e u n d, der meine chemischen Untersuchungen förderte, zu großem Danke verpflichtet. Meinem Freunde und Mitarbeiter Primarius Dr. R o b e r t L a t z e l bin ich für viele Unterstützung und Förderung verbunden. Meinem Assistenten Dr. F r i e d r i c h E c k h a r t, der den größten Teil der Arbeit am Krankenbette vollzog und der in nimmermüder Weise alle Anstrengungen der Durchführung meiner Vorschläge auf sich nahm, muß ich ganz besonders danken.

Mein Vorgehen, den Autor zuerst selbst zum Wort kommen zu lassen, und erst später meine kritischen Bemerkungen anzuschließen, halte ich für zweckmäßiger, als die Darstellung immer

wieder durch Zitation zu unterbrechen. Ich glaube, daß auf diese
Weise die Entwicklung der ganzen Lehre sowie die Leistung des
einzelnen Autors mehr in den Vordergrund tritt. Daß sehr oft auch
die eigenen Ausdrücke, zum Teil auch Wendungen des Autors beibehalten werden, schien mir im Interesse der Klarheit zweckmäßiger. Manchmal habe ich versucht, wenn ich die Überzeugung
hatte, etwas besser darstellen zu können, den Satz zu ändern.

Ich möchte das Buch nur als Versuch einer Darstellung eines
neuen Gebietes ansehen. Die Kompliziertheit der Materie, sowie gewisse Unklarheiten, die noch heute bestehen, mögen den kritischen
Leser milder stimmen.

Wien, im Februar 1924.

Dr. Stejskal.

Inhaltsverzeichnis.

Einleitung.

„Neue therapeutische Wege" lautet der Titel dieser Vorlesungen. Ich hoffe, in denselben zeigen zu können, daß es neben der begangenen und gewohnten Landstraße der innerlichen und der gelegentlichen subkutanen Einverleibung der uns geläufigen Medikamente der täglichen ärztlichen Praxis noch unter gewissen Umständen beschreitbare, auch zu dem Ziele einer heilenden Wirkung führende Nebenwege gibt. Diese neuen therapeutischen Wege stellen Maßnahmen dar, die in der parenteralen Einfuhr von Substanzen bestehen, die für gewöhnlich nicht eigentlich dem Arzneischatze zugezählt werden. Es ist vor allem die Einverleibungsform, weniger die Natur der einverleibten Substanz, das für dieses Vorgehen charakteristische und für die Wirksamkeit notwendige Moment, da nur unter diesen beiden Bedingungen diese Substanzen zu Medikamenten werden. Damit scheint eine Scheidung dieses Wirkungsmechanismus von dem bei der gewohnten Therapie, bei der nur die Natur der Substanzen, ihre chemische Struktur die Wirkung bedingt, bis zu einem gewissen Grade berechtigt. Noch über das hinaus erscheint eine Heraushebung dieser Bestrebungen aus dem Rahmen des gewöhnlichen therapeutischen Handelns berechtigt durch die Tatsache, daß wir mit diesen neuen therapeutischen Maßnahmen gelegentlich therapeutische Resultate erzielen können, welche wir mit den früheren nicht oder doch nicht in der kurzen Zeit erreichen konnten. Zum Teil aus der Not des Praktikers entsprungen, zum Teile den Fortschritten der Immunitätswissenschaft, der Biologie und der physikalischen Chemie ihren Ursprung verdankend, sind diese Maßnahmen in den letzten 10 Jahren zu einer häufigeren Anwendung gekommen, so daß auch zeitlich die Benennung „neue therapeutische Wege" berechtigt erscheint. Die Tatsache, daß wir gegenwärtig dem Mechanismus dieser Wirkung noch viel kenntnisloser als bei den gewohnten therapeutischen Handlungen gegenüberstehen, könnte auch mit zu einer Heraushebung der ersteren verleiten, doch ist zu hoffen, daß diese gegenwärtige scheinbare Berechtigung, dieses Moment als Scheidungsursache gelten zu lassen, mit den Fortschritten unseres Wissens von diesen Maßnahmen, die wir im Laufe der Zeit machen werden, jedwede Begründung verlieren wird.

Diese neuen therapeutischen Wege sind die therapeutischen Maßnahmen der Osmotherapie und der Proteinkörper-, beziehungsweise Kolloidtherapie. Die erstere — Osmotherapie — verwendet. wie ich in den „Grundlagen der Osmotherapie", Wien 1922, Šafář. ausführte, künstlich herbeigeführte osmotische Schwankungen und die im Körper dadurch ausgelösten regulatorischen Vorgänge durch parenteral verabreichte heterosmotische Lösungen, um dadurch Heileffekte hervorzurufen. Bisher sind vorwiegend hypertonische Lösungen verwendet worden, doch bestehen gewisse Hinweise auch auf eine Verwendungsmöglichkeit hypotonischer Lösungen. Unter der zweiten neuen — der Proteinkörpertherapie — verstehen wir nach R u d o l f S c h m i d t jede Therapie, welche auf der unspezifischen Wirkung parenteral einverleibten Eiweißes oder eiweißartiger Stoffe beruht.

Die für beide Therapien charakteristische parenterale Einfuhr der Substanzen, die als Medikamente fungieren sollen, wird an der Eintrittsstelle und eventuell auch im ganzen Körper zunächst eine Veränderung einer der wichtigsten Konstanten des Körpers und des Blutes, des osmotischen Druckes, zur Folge haben. Je nach der subkutanen, intramuskulären oder endovenösen Einfuhr derselben wird die Intensität des Vorganges und sein zeitlicher Ablauf Schwankungen zeigen. Es wird also eine primäre physikalisch-chemische Wirkung hier eine gewisse Bedeutung erlangen, die gegenüber der chemischen Affinität der Substanzen, die ihre spätere rein chemisch bedingte Wirkung hervorruft, mehr oder minder hervortreten wird. Wir wollen zunächst auf die Bedeutung des Faktors der parenteralen Einfuhr der Substanzen eingehen.

Die Bedeutung der verschiedenartigen Einfuhr von stark giftig wirkenden Substanzen wird von K o b e r t („Lehrb. der Intoxikationen", 2. Aufl. 1902, 218—225) gering eingeschätzt. Nach ihm ist die Wirkung von Giften vom subkutanen Gewebe und vom Blut der Art nach identisch und unterscheidet sich nur wenig durch die Intensität. Nur bei einer Verabreichung in die dem Herzen nahegelegenen Venen treten Unregelmäßigkeiten und

Störungen des Versuches auf, da das Gift konzentriert ins Herz kommt, was K o b e r t durch eine Einverleibung in entfernte Venen umgehen will. Es besteht also in diesem Falle, wo die Affinität zu bestimmten Geweben die Wirkung fast allein bedingt, eine starke Unabhängigkeit der Art der Wirkung von der Verabreichungsweise. In anderen Ausführungen, so von P o p i e l s k y (Ztbl. f. Phys. 1910, Nr. 24), werden aber durch die verschiedene Einfuhr doch gewisse Differenzen in den Symptomen bei der Wirkung dieser Substanzen hervorgerufen, was ihn zur Annahme einer eigenen Substanz, des Vasodilatin, führt und dem er die Schuld an gewissen Differenzen der giftigen Wirkung zuweist.

Für die uns hier vor allem interessierenden Substanzen der Salze ist die Art der Verabreichung nicht gleichgültig. So kommt bezüglich der Salzwirkungen, gewisser Metall- und gewisser Alkaloidverbindungen, wie Chinin, W e b e r in den Ergeb. d. Phys. 1904 („Über die Beeinflussung des Stoffwechsels durch einige pharmakologische Substanzen") zu dem Schlusse, daß neben der Dosierung die Applikationsart von größter Bedeutung ist. In den Magen eingeführt, wirken nach ihm die Substanzen auf die Resorption der Nahrungsmittel mehr oder weniger störend ein und erzeugen eine ungleichmäßige Wirkung. Viele Verbindungen werden erst nach Zerstörung eines Teiles der Schleimhaut von den Epithelien resorbiert. Die subkutane Wirkung ist erschwert, weil man die Resorptionsgeschwindigkeit nicht beherrscht und damit unkontrollierbare Mengen zur Wirkung gelangen. „Die intravenöse Applikation zeitigt eine zu vorübergehende Wirkung, als daß sie stets sicher nachzuweisen wäre." Es würde also aus diesen Ausführungen sich ergeben, daß die intravenöse Verabreichung solcher Substanzen zu flüchtigen Wirkungen führt, die uns den ganzen Komplex der Folgezustände im Körper nicht in genügender Weise überblicken lassen.

Es wird sich, wenn wir daran gehen, den Einfluß der intravenösen Einfuhr auf die Wirkung im Organismus überhaupt zu untersuchen, empfehlen, zunächst die Ausscheidungsvorgänge bei einer Reihe von Substanzen bei innerlicher, subkutaner und intravenöser Verabreichung miteinander zu vergleichen, weil wir mit gewissen später noch zu besprechenden Ausnahmen uns vorstellen können, daß die Wirkung einer Substanz vorwiegend oder doch in hohem Grade von der Ausscheidungsfähigkeit des Organismus beherrscht wird. Wenn es sich ergeben wird, daß die Ausscheidungsvorgänge bei den einzelnen Verabreichungsweisen wesentlich verschieden sind, so wären damit gewisse Grundlagen geschaffen, die eine veränderte Wirkung im Körper wahrscheinlich erscheinen lassen werden.

M e n d e l hat schon im Jahre 1908 in der „Therapie der Gegenwart“, p. 297, sich gegen die aprioristische Voraussetzung, daß das schnellere und plötzliche Eindringen eines Medikamentes in die Blutbahn auch eine entsprechend schnellere Ausscheidung desselben im Gefolge hat, gewendet. Da bisher keine wissenschaftlichen Untersuchungen darüber angestellt wurden, wie sich die endovenös applizierten Medikamente im menschlichen Organismus verhalten, insbesondere, ob sich bei dieser Art der Anwendung die Ausscheidung anders gestaltet, als wenn sie vom Verdauungskanal oder vom Unterhautgewebe eingeführt werden, hatte er versucht, diese Lücke für zwei Stoffe auszufüllen. Diese beiden Stoffe, die durch die Eigenschaft, im Körper nicht oder doch nur in äußerst geringem Maße zerstört zu werden, sich auszeichnen, können, da sie vom Darmkanal schnell und bis zur Vollkommenheit resorbiert werden und da ihre Ausscheidung zum größten Teil durch die Niere in leicht nachweisbarer Weise erfolgt, in ihrem Verhalten der Niere gegenüber bei verschiedener Einfuhr untersucht werden. Es wird sich bezüglich der Rückwirkung dieses Momentes der Ausscheidung auf den Körper daraus einiges erschließen lassen. Nach den Untersuchungen M e n d e l s steht für Salizylsäure allerdings in einer bestimmten Form, und zwar in einer $20^0/_0$ igen Lösung vom Natr. sal. — dem Attritin, das von ihm als intravenöses Salizylpräparat vielfach verwendet wurde — fest, daß die große individuelle Schwankungen zeigende Ausscheidung bei den gleichen Personen bei intravenöser und stomachaler Verabreichung geprüft, ergibt, daß nach interner Verabreichung die stärkste Ausscheidung bereits in den ersten 2 Stunden erfolgt, während das intravenös injizierte Medikament erst nach 5—12 Stunden die stärkste Ausscheidung zur Folge hat. Es verläßt also das intravenös injizierte Medikament — Natrium salicylicum in $20^0/_0$iger Lösung — den Organismus langsamer als das intern verabreichte.

Auch für ein weiteres Medikament, für das Natrium jodatum in $20^0/_0$iger Lösung, wurde die gleiche Probe auf die Ausscheidung gemacht und auch da zeigte sich, daß nach M e n d e l in keinem untersuchten Falle die Ausscheidung der endovenös injizierten

20%igen Jodnatriumlösung kürzer andauerte als bei einer gleichen per os verabreichten Jodnatriumdosis.

Es tritt uns also nach M e n d e l für beide dieser Medikamente die Erscheinung entgegen, daß die intravenöse Therapie mit ihrem raschen Eindringen eine maximale Wirkung, daneben aber noch infolge einer Erschwerung der Ausscheidung eine Verlängerung der Wirkung hervorruft. M e n d e l verwendet nun diese Erscheinung dazu, um daraus gewisse Gefahren der intravenösen Verabreichung für alle Medikamente zu erklären, indem nämlich die verlangsamte Ausscheidung nach endovenöser Einverleibung eine kumulative Wirkung begünstigen soll. Die Verallgemeinerung dieser Schlußfolgerungen ist sicher nicht richtig. Für Chinin gilt dieses Verhalten sicher nicht, denn wir finden nach den Untersuchungen von H a r t m a n n und Ž i l a (Arch. f. exp. Path. u. Ph., 1918, Bd. 83, pag. 121) aus dem Pharmakologischen Institut von H a n s H o r s t M e y e r, Wien, daß endovenös verabreichtes Chinin nach 8 Stunden aus dem Blute verschwindet, während nach innerer Verabreichung noch nach 24 Stunden ein Chininspiegel im Blute nachweisbar ist.

Es ist vor allem bezüglich der die Grundlage der Abstraktionen bildenden Ausscheidung des Natrium sal. nach Einfuhr per os hervorzuheben, daß die Prüfung der Ausscheidung desselben bei anderen Autoren, so bei E h r m a n n (Münch. med. Wochenschr. 1907, Nr. 52) mit größeren Dosen (5 g) wesentlich geringere Schwankungen und bei P i c z o w e r (Therap. Monatsh. 1910) fast keine Schwankungen der Ausscheidung ergab. Man muß daher annehmen, daß die starken Schwankungen, wie sie M e n d e l findet — bis 3fach verlängerte Ausscheidungszeit —, hauptsächlich mit den kleinen verabreichten Dosen (0·36 Natr. salicylicum) zusammenhängen. Das von E h r m a n n hervorgehobene eigenartige Verhalten der Salizylsäureausscheidung bei alkalischem Urin, in welchem Falle es sowohl beim Menschen als auch beim Hunde bei subkutaner und oraler Einfuhr in der Hälfte der Zeit ausgeschieden wird, spricht für eigenartige Ausscheidungsverhältnisse, die vielleicht ähnlich wie die vermehrte Azetessigsäureausfuhr nach Alkalizufuhr, wie sie M a g n u s - L e w i beschreibt, mit dem Momente der Säurewirkung der Salizylsäure auch irgendwie zusammenhängen.

Da wir weiters in der Arbeit von B o n d y und J a k o b y (Hofmeisters Beitrg. Bd. 7) einen Befund verzeichnet finden, nach dem Salizylsäure aus dem mit geringster Affinität begabten Knochen zuerst verschwindet, erscheint damit auch für die Salizylsäure die überwiegende Bedeutung der Affinität des Gewebes für die Adsorption und zugleich auch für die Ausscheidung wahrscheinlich. Auch das von den beiden Autoren festgestellte eigentümliche Verhalten der Salizylsäure gegenüber den Gelenken, wo nicht in anatomischen Veränderungen der Gelenke, sondern in einer vermehrten Affinität derselben bei Infektionszuständen mit Staphylokokken bei Kaninchen — also funktionelle Momente —, für die stärkere Adsorption, für Verteilung und Ausscheidung geradeso wie bei den Heroizis maßgebend sind, werden einen anderen Mechanismus für die Salizylsäure als für Alkaloide nicht wahrscheinlich erscheinen lassen. Es dürften also die Resultate M e n d e l s eher mit der Form der Verabreichung zusammenhängen, und zwar mit der intravenösen Verabreichung von höherperzentigen Lösungen und der geringen Dosis des Salizyls. In diesem Sinne sprechen auch Versuche von J a n u s c h k e und I n a b a (Z. f. d. ges. exp. Med. 1913, pag. 147) mit $10^0/_0$igen Bromnatriumlösungen bei Meerschweinchen. Diesen Autoren gelang es nicht, mit intravenöser Injektion fast derselben hypertonischen Bromnatriumlösung den bei subkutaner Injektion konstant nach längerer Inkubationszeit auftretenden Bromschlaf hervorzurufen. Erst wenn durch Nierenexstirpation die Ausscheidung verhindert wurde, trat ein beschleunigter Bromschlaf auf. Auf intraperitoneale Einverleibung trat infolge rascher Resorption dieser Zustand rasch auf. Die rasche Resorption unter diesen Umständen ohne schnellere Ausscheidung war die Ursache dieser Bromwirkung. Die Autoren heben hervor, daß sich Kaninchen aber anders verhalten, wie mir scheint infolge des veränderten Verhältnisses zwischen Resorption und Ausscheidung bei der anderen Tierart. Wir müssen diese Versuche denn doch in dem Sinne deuten, daß die Resorption, beziehungsweise der Eintritt in das empfindliche Gewebe, das die Wirkung hauptsächlich bedingende Moment auch für Salzlösungen darstellt, demgegenüber auch hier die Ausscheidung im Urin weitaus in den Hintergrund tritt. Die scheinbare Veränderung der Wirkung bei intravenöser Zufuhr wird eher mit einer veränderten Verteilung unter den Bedingungen der Nierenexstirpation als in der Störung der Nierensekretion selber gesehen werden können. Wir werden dementsprechend also auch in den Versuchen M e n d e l s keinen Anhaltspunkt für eine verschiedene Form der Verteilung und Ausscheidung bei salzartigen und narkotischen Substanzen sehen können. Obendrein geht aus Versuchen von H a n z l i k (Journ. of Pharmakol. 1921) eine weitgehende Zerstörung, Verbrennung von Salizylsäure, im Gewebe hervor.

Wenn wir aber von diesen Untersuchungen ganz absehen, darauf ausgehen, die Verhältnisse zwischen dem Gehalte im Blut und der Ausscheidung im Urin klarzustellen, so ergibt sich, daß bei Einfuhr hypertonischer Lösungen von salzartigen Substanzen die Ausscheidung im Urin nicht bloß von dem Gehalte im Blute, sondern auch von dem Gehalte der Gewebe an der Substanz abhängt. Bei dieser Form der Einfuhr finden wir eine Abgabe ins Gewebe und erst entsprechend dem Wiedereintritt der Substanz ins Blut beim Absinken des Blutspiegels an der Substanz tritt eine neuerliche Ausscheidung durch die Nieren auf. Es kann also in diesen Fällen die Nierenausscheidung keinen direkten Maßstab für den Gehalt des Blutes an der Substanz geben, dafür sprechen insbesondere die Glykosurien bei normalem Blutzuckergehalt. Damit ist aber auch erklärlich, daß wir zwischen der Ausscheidung im Urin und der Wirkung im Körper bis zu einem gewissen Grade keine sichere gesetzmäßige Proportionalität für unsere Substanzen annehmen können. Im Falle der unveränderten Ausscheidung der Substanzen kann eine verminderte Ausscheidung erstens nicht einen Hinweis auf eine stärkere Wirksamkeit bilden. Es kann auch zweitens eine starke Ausscheidung auftreten bei niedrigem Blutgehalte, wo also für eine Annahme einer vermehrten Wirkung keine Grundlage vorliegen wird. Bei Retentionen von salzartigen Körpern braucht ja dieselbe, wenn sie im nicht differenzierten Gewebe zustandekommt, keine Wirkungen und Symptome auszulösen. Für das Eindringen ins differenzierte Gewebe spielt aber die Affinität und die Aufnahme, die sich an der Ausscheidung nicht deutlich genug manifestieren muß, die Hauptrolle.

Die klinischen Erfahrungen über Giftwirkung und therapeutische Wirkung sowohl von Heroizis als auch von salzartigen Substanzen zeigen uns nun, daß es nicht so sehr auf einen gewissen konstanten Wert im Blute ankommt, als daß vielmehr ein plötzliches Ansteigen des Blutwertes für beide Arten von Wirkungen — Gift- und Heilwirkung — von Bedeutung ist. Diese Erfahrung, die einer intermittierenden therapeutischen Verwendung von Chinin und Salizyl schon seit langer Zeit das Wort redet, läßt es als annehmbar erscheinen, daß nicht so sehr der Gehalt der Gewebe an Substanz, als die Aufnahme einer gewissen Menge wirksamer Substanz, insbesondere im raschen Tempo, das die Wirkung bedingende Moment darstellt. Es dürfte daher im allgemeinen für die therapeutischen Wirkungen nicht so sehr die Ausscheidung als die Resorption, das rasche Anwachsen des Blutspiegels von Bedeutung sein. Ich möchte hier insbesondere auf die schweren Kokainsymptome, wenn neben anderen Faktoren die Resorption durch hypertonische Lösungen beschleunigt wurde, hinweisen.

Wir werden daher auch für die von M e n d e l als Ursache des plötzlichen Herztodes bei intravenöser Strophantininjektion angeschuldigte erschwerte Ausscheidung bei intravenöser Injektion nicht diese und die kumulative Wirkung infolge verminderter Ausscheidung, sondern das Versagen eines aufgepeitschten Herzens bei mangelnder Kontraktionskraft zu großen Anstrengungen, hohem Blutdruck gegenüber, verantwortlich machen.

Bei der Einverleibung von Salzlösungen auf endovenösem Wege kommen für die Wirkung zwei Momente in Betracht: 1. die Veränderung, die im Blute und im Organismus durch die Störung der osmotischen Verhältnisse hervorgerufen wird, die Abströmung von Gewebsflüssigkeit ins Blut mit dem veränderten Gehalte des Blutes an Fermenten einerseits und die Änderung im Wassergehalte der Gewebe andererseits, und 2. das als Ausgleichsvorgang auftretende Abströmen des hypertonischen Agens ins Gewebe in Verbindung mit gewissen Salzen und einer gewissen Eiweißmenge des Blutes. Die Bedeutung dieser Momente soll später erörtert werden. Bei Einfuhr von Eiweißkörpern endovenös ins Blut sind die Vorgänge derzeit noch nicht so weit klar; Blutveränderungen einerseits und Veränderungen in gewissen Organen durch die Ausscheidung von Eiweiß in dieselben andererseits sind wahrscheinlich. Ebenso können auch kolloide Körper osmotisch bedingte Wirkungen zunächst im Blute und daneben auch bestimmte Organsymptome durch Wasserentziehung hervorrufen. Hervorhebenswert erscheint aber hier, daß die bloße Einverleibung gewisser Substanzen endovenös noch lange keine vermehrte Wirkung derselben im Körper zur Folge hat. Es handelt sich hier auch darum, daß die Form, beziehungsweise die Lösung, in der die Substanz eingeführt wird, die Aufnahme in bestimmte Organe begünstigt. Nur dann ist eine Wirkung zu erwarten. Das gilt insbesondere von der Einfuhr von Kampfer in öliger Lösung (5 cm³ direkt in die

Vene). Die Injektion ist in diesen Dosen allerdings unschädlich, aber auch klinisch ohne Effekt. Insolange das Fett als solches im Körper sich findet, wird entsprechend den günstigen Lösungsverhältnissen des Kampfers in den Öltropfen der Kampfer das Öl nicht verlassen. Erst in dem Maße als das Fett verseift wird, wird ein Austreten des Kampfers aus seiner öligen Lösung in die Blutflüssigkeit selbst und ins Gewebe und damit eine Wirkung gegeben sein. Die Wirkung vom Unterhautzellgewebe wird der vom Blute aus mindestens gleichwertig sein, da bei der subkutanen Verabreichung die langsame Aufnahme von Fett in den Körper eine Verseifung im Blute und damit ein Freiwerden des Kampfers begünstigen wird.

Anschließend daran haben wir die parenterale Einfuhr ins Gewebe zu besprechen. Die Einfuhr von hypertonischen Lösungen (Kochsalzlösung $5^0/_0$ig oder $10^0/_0$ig und andere Lösungen in entsprechender Konzentration) bewirkt eine schmerzhafte Reizwirkung im Gewebe. Sie erzeugt im Gewebe eine lokale Steigerung der Resorptionsgeschwindigkeit einer physiologischen Kochsalzlösung, die insbesondere an den Extremitäten deutlicher hervortritt (statt 70 Minuten 20 Minuten Resorptionszeit). Dieselbe hält zirka 20 Stunden an; noch 10 cm von der Injektionsstelle finden wir gleichartige Veränderungen. Am übrigen Körper sind deutliche Resorptionsbeschleunigungen nicht oder nur bei großen Dosen in geringem Maße nachzuweisen.

Bei Einfuhr von Eiweißkörpern ins subkutane Gewebe findet sich nach einmaliger Injektion von 2 cm³ Pferdeserum auch hier eine starke Steigerung der Resorptionsgeschwindigkeit von physiologischer Kochsalzlösung in dieser Gegend, die sich auch über zirka 10 cm von der Injektionsstelle erstreckt. Von der Injektion hypertonischer Lösungen unterscheidet sich diese Wirkung durch ihre längere Dauer. Hinterher stellt sich dann eine allgemeine Steigerung der Resorptionsgeschwindigkeit ein.

Sowohl bei hypertonischen Lösungen als auch bei Eiweißlösungen kommt es auf die Menge der injizierten Substanz an, bei größeren Dosen können Erscheinungen im ganzen Körper bedingt werden, bei kleineren Dosen bleibt die Wirkung lokal.

Die Eiweißwirkung im Gewebe unterscheidet sich aber von der Wirkung der hypertonischen Lösungen dadurch, daß die Eiweißlösung zur Entwicklung einer Überempfindlichkeit im Gewebe Anlaß gibt, die insbesondere bei wiederholter

Injektion der Eiweißlösung an derselben Stelle gewöhnlich nach der dritten Injektion in Form einer lokalen entzündlichen Reaktion, auch eines lokalen Exanthems, hervortritt. Es gilt also ebenso wie für den Körper, wo eine allgemeine Überempfindlichkeit eintritt, auch für das Gewebe selbst, daß Eiweißlösungen im Gewebe die Bildung einer lokalen Überempfindlichkeit und gewisser Reaktionsprodukte zur Folge haben. Beobachtungen von H e c h t und G r ö e r (Wiener kl. Wochenschrift, 1922) sprechen dafür, daß auch bei Alkaloiden eigentümliche lokale Überempfindlichkeitszustände auftreten.

Bezüglich der Veränderungen im Blute, die sich nach Injektionen ins Gewebe einstellen, ist zu bemerken, daß bei hypertonischen Lösungen auch nach der Einfuhr ins Gewebe gewisse Veränderungen im Blute zu erwarten sind, wenigstens sprechen die Resultate der Blutuntersuchungen dafür. Bei Eiweißlösungen, ins Gewebe verabfolgt, sind Veränderungen bestimmter Natur im Blute, die später besprochen werden sollen, sehr häufig vorhanden.

Es kommen nun die weiteren Folgen im Körper bei parenteraler Einfuhr, intravenöser und subkutaner, sowohl hypertonischer als auch Eiweißlösungen zur Besprechung. Die Wirkungen auf nicht differenziertes Gewebe werden fast symptomlos verlaufen. Gewisse Quellungserscheinungen des Hautbindegewebes werden Änderungen der Reaktion der Haut auslösen. Für das hochdifferenzierte Gewebe sind Wirkungen hauptsächlich nur im Sinne der Beeinflussung des Wassergehaltes zu erwarten. Damit können aber auch Funktionen von Organen durch Salzlösungen und auch durch Eiweißlösungen beeinflußt werden. Diese Wirkungen werden namentlich bei intravenöser Einfuhr hervortreten, bei subkutaner Zufuhr sind sie zum Teil angedeutet, über die Bedeutung der intramuskulären Einfuhr für diese Substanzen kann vorderhand nichts Sicheres gesagt werden. Gewisse spätere und länger dauernde Änderungen der Organfunktionen, Beeinflussung von Sekretionsvorgängen sind auch bei Eiweißlösungen erweislich, vorwiegend im Sinne von Reizungszuständen, z. B. vermehrte Milch- und Speichelsekretion. Daneben bewirkt aber eine Eiweißlösung eine deutliche Steigerung des Körperumsatzes und eine Hebung der Tätigkeit einer Reihe von Geweben. Für diese Späterscheinungen sind wohl auch die von F r e u n d und G o t t l i e b gefundenen Substanzen mit verantwortlich zu machen. Ob auch bei hypertonischen Lösungen solche Substanzen eine Rolle spielen, steht vorläufig nicht fest und soll Gegenstand späterer Untersuchungen und Erwägungen sein. Damit dürften gewisse Grundsätze der parenteralen Verabreichung von unseren therapeutisch wirksamen Substanzen bis zu dem Grade besprochen sein, daß sie die Grundlage späterer Untersuchungen abgeben können und damit dürfte der Zweck der ersten als Einleitung zu bezeichnenden Vorlesung erreicht sein.

I. Teil. Osmotherapie.

Osmotischer Druck.

Die folgenden Ausführungen über den osmotischen Druck fußen zum überwiegenden Teil auf den Ausführungen von v. W e n d t in Oppenheimers Handbuch, IV/1, Mineralstoffwechsel, p. 652, sowie auf den Ausführungen von F i l i p p o B o t t a z z i in der „Physikalischen Chemie und Medizin", von K o r á n y i und R i c h t e r, Leipzig, 1907, p. 420 u. f. Die Ausführungen erfolgen zum Teil wörtlich, da ich es nicht für zweckmäßig halte, bloß andere Ausdrücke zu substituieren, wenn die Ausdrücke und Darstellung nicht besser gemacht werden können.

Die osmotische Konzentration der Körperflüssigkeiten beruht zum allergrößten Teil auf dem physikalischen Zustand und der relativen Menge einiger anorganischer Verbindungen. Diese osmotische Konzentration und damit die relative Menge dieser Verbindungen in den Körperflüssigkeiten scheint sehr konstant zu sein, ganz besonders gilt das von der Blutflüssigkeit. Es kommen zwar vorübergehende Schwankungen vor, dieselben werden jedoch bald ausgeglichen und damit eine für jede Tierart charakteristische Konzentration konstant erhalten. Der konstante osmotische Druck entsteht als Resultat vieler osmotischer Partialdrucke, die zum allergrößten Teil von Elektrolyten herstammen. Der Anteil der einzelnen Elektrolyten an der Gesamtkonzentration ist aber ungleich. Etwa $60^0/_0$ der osmotischen Konzentration werden von Kochsalz bestritten, ein sehr großer Teil der übrigen $40^0/_0$ der Gesamtkonzentration ist Folge des Natriumkarbonatgehaltes. Im Vergleich mit dem Anteile dieser Stoffe ist der Anteil der Verbindungen des Kalium, Magnesium, Kalzium mit Salz-, Phosphor-, Kohlen- und Schwefelsäure sehr gering. Von den Kationen ist also das Natrium in erster Linie hervorzuheben,

danach kommt Kalium und Kalzium; von den Anionen nimmt
wieder das Chlor-Ion die erste Stelle ein, dann folgen das Kohlen-
säure-Ion und das Phosphorsäure-Ion.

Diese anorganischen Bestandteile machen die osmotische
Konzentration doch nur zum größeren Teile, im Blute zu $75 \cdot 2^0/_0$
aus, der übrige Rest des osmotischen Druckes wird von nicht-
elektrolytischen Körpern gebildet, über deren Menge wir nur im
Blute vorderhand Zahlenwerte besitzen. Es sind zum größten
Teil Harnstoff und Zucker. Über ihre Menge in den Gewebsflüssigkeiten finden sich keine sicheren Angaben. Im Harn beträgt
die Menge der anorganischen Körper, die den osmotischen Druck
des Harnes bedingen, nur $57^0/_0$; jedenfalls ist hier die Menge
der nicht elektrolytischen Körper größer als im Blute.

Die für die normalen Organfunktionen optimale Ionenkonzen-
tration kann allem Anscheine nach, wie W e n d t ausführt, nicht
durch eine fixe Zahl ausgedrückt werden und wir haben es hier,
wie er hervorhebt, wie in Betreff der meisten übrigen physikalischen
und chemischen Bedingungen für normale Lebensfunktionen mit
Grenzwerten zu tun. Das gegenseitige Verhältnis dieser Werte,
wie auch ihre relative Stabilität unter verschiedenen physiologischen Zuständen sind noch keineswegs klargestellt. In diesem
Zusammenhang liegt jedoch das Hauptgewicht auf dem Umstand,
daß wir nicht mit Normalwerten, sondern mit Normalzonen zu
rechnen haben. Das Verhältnis läßt sich nach v. W e n d t am
besten durch eine Figur ausdrücken.

„Die Grenzwerte werden durch die Linien $+$ c und $-$ c wiedergegeben. Die Strecke n bis n_1 ist die Normalzone, die Kurve z n
und die Kurve $z_1 n_1$ die Reaktionszone, d. h. Veränderungen, die
Werten zwischen n und n_1 entsprechen, erzwingen keine besondere Reaktion seitens des Körpers, erst in der Nähe der Grenz-
zonen muß der Organismus seinen Regelungsmechanismus in
hohem Grade benützen. Ein Einfluß, der eine Verschiebung in der
Richtung n n_1 hervorbringt, wird, je näher der Zustand des
Angriffsaugenblickes dem Werte n_1 liegt, um so eher eine Reaktion
von seiten des Organismus auslösen und umgekehrt. Die Lage der
Grenzwerte kann individuell sehr verschieden sein, aber auch die
augenblickliche Abstimmung des Organismus. Dieses erklärt,
warum das eine Mal eine deutliche Reaktion erfolgt, das andere Mal
eine kaum merkbare. In den meisten Fällen ist aber sowohl die
Lage der Reaktionszonen wie auch die augenblickliche Abstim-

mung des Körpers unbekannt. Die Beurteilung des Resultates ist daher in manchen Fällen sehr schwierig."

Als charakteristisch für alle Säugetiere ist die relative Konstanz des osmotischen Druckes, die von H ö b e r hervorgehobene Homoiosmie, eine Eigenschaft, die dem Körper als Ganzes betrachtet, nicht zukommt. Untersuchen wir nämlich die einzelnen Organe, Gewebe und Säfte, so finden wir, daß nur hinsichtlich des Blutes von einem höheren Grade der Druckkonstanz die Rede sein kann. Bei der Tätigkeit der Gewebe beobachten wir im Gegenteil recht große Schwankungen des osmotischen Druckes, wie insbesondere aus den Druckverhältnissen der Lymphe und aus B o t t a z z i s Untersuchungen des Blutes verschiedener Gefäßgebiete hervorgeht. Weiters weicht der osmotische Druck mancher Sekrete und Exkrete von dem des Blutes ab. Das Blut ist also offenbar die Normalflüssigkeit, gegen welche die übrigen Flüssigkeiten, insofern es nötig ist, sich abstimmen. Auch ist der Organismus vor allem anderen fähig, am besten und am schnellsten Druckschwankungen des Blutes auszugleichen.

In seinen, „Regulation des osmotischen Druckes im tierischen Organismus" betitelten Ausführungen hebt F i l i p p o B o t t a z z i hervor, daß wir, wenn wir vom osmotischen Drucke im lebenden Organismus sprechen, selbstverständlich den osmotischen Druck seiner Flüssigkeiten meinen. Wenn wir von Konstanz des osmotischen Druckes sprechen, so muß man unter diesem Ausdrucke nicht eine Unveränderlichkeit desselben verstehen, sondern eine Fähigkeit des Organismus, den normalen mittleren osmotischen Druck wiederherzustellen, wenn er innerhalb gewisser Grenzen geändert wurde. Auch für das Blut selbst besteht ein solcher mittlerer osmotischer Druck nur bei gesunden und mindestens 24 Stunden hungernden Tieren. Abgesehen von dieser Tatsache, muß auch das Vorkommen abnormer Druckschwankungen im Blute, auch bei extremen Maßnahmen (vermehrte Salzzufuhr, Diarrhöen), die vom Magendarmtrakt ausgehen, in diesem Sinne gewertet werden.

Es wird bei der Bestimmung in den Geweben sowohl der osmotische Druck des Spaltraumsaftes als auch der der intrazellulären Flüssigkeit, der auf verschiedene Weise (Auspressen usw.), dargestellt wird, einer Bestimmung unterworfen. Davon abgesehen, kommen natürlich noch Bruchteile des osmotischen Druckes des Blutes und der Lymphe, da der Organsaft nicht frei von diesen beiden ist, zur Bestimmung. Die Bestimmung des osmotischen Druckes dieser Flüssigkeiten durch eine Reihe von Methoden ergibt Werte, die bei ziemlich gleichen Werten bei den verschiedenen Darstellungsmethoden weit von dem des Blutes abweichen. Wenn auch, wie insbesondere aus den Ausführungen von H ö b e r hervorgeht, infolge einer Reihe von Übelständen den Bestimmungen der Gefrierpunktsmethode bei diesen Organsäften ein gewisses Mißtrauen entgegengebracht werden muß, insoweit, als die quantitativen Zahlen nicht in dem Maße anerkannt werden können, daß sie dem Physiologen Schlüsse aus dem Verhalten gegenüber den Blutzahlen ermöglichen, so steht es doch für uns unter den Bedingungen der Pathologie sowie unter den Bedingungen des Experimentes einigermaßen anders. Für uns werden Schwankungen gegenüber den physiologischen Zahlen in den Körpersäften sowie Änderungen, die wir im Experiment bei anderen gleichgehaltenen Bedingungen durch Variation eines Faktors, der Einfuhr verschiedener osmotischer Lösungen in den Körper, erhalten, eine andere Bedeutung haben wie für den Physiologen. Unsere Bestrebungen zielen nicht darauf ab, den Gesetzen der Lebenserscheinungen nachzuspüren, wie der Physiologe es tut, sondern wir werden solche Schwankungen der Gefrierpunktsbestimmungen in den Gewebesäften als Ausdruck gewisser Veränderungen in denselben annehmen. Wir werden uns dabei durch die Schlußfolgerungen der Physiologen, die die Bedeutung des Konzentrationsgefälles für den Organismus und die Änderung der osmotischen Konzentration um die Zellen durch die Aufnahme von Stoffen in die Zellen einerseits, anderseits durch Ausscheidung von Zerfallsprodukten um die Zellen feststellen, dahin bestimmen lassen, daß Konzentrationsschwankungen in den Geweben durch den Lebensprozeß bedingt werden. Eine Gleichheit der Verteilung und des osmotischen Druckes wird, wie insbesondere H ö b e r hervorhebt, den Tod bedeuten. Wenn wir den Ehrgeiz beiseite lassen, aus quantitativen Größen Schlüsse auf den Lebensprozeß ziehen zu wollen und uns begnügen, gewisse Zahlen mehr im Sinne der qualitativen Änderung gewisser Zustände im positiven oder im negativen Sinne zu verwerten, so werden wir aus Schwankungen der an und für sich nicht absolut feststehenden Größen doch gewisse Schlüsse auf Änderungen, die in den betreffenden Organen vor sich gehen, sowohl im pathologischen Falle als auch im Experiment ziehen können.

In den Ausführungen B o t t a z z i s wird auseinandergesetzt, daß eine Z u n a h m e des osmotischen Druckes nur von dem Eindringen löslicher, osmotisch aktiver Substanzen ins Blut herrühren kann, die entweder von außen stammen (konzentrierte Nahrungsmittel) oder vom Stoffwechsel der lebenden Gewebe (Drüsen, Muskelarbeit). Auch durch ungenügende Ausscheidung der lösbaren Substanzen, welche die Gewebe dem Blute zuführen, also als Folge einer veränderten pathologischen Funktion der Ausscheidungsorgane kann die Erhöhung des osmotischen Druckes auftreten. Die A b n a h m e des osmotischen Druckes dagegen kann nur herrühren von einem veränderten Austausch des Wassers zwischen dem Organismus und der Außenwelt, also übermäßiger Einfuhr von Wasser oder verdünnten Lösungen in den Körper auf irgendeinem Wege, oder von einer Behinderung der Ausscheidung sowohl des als Getränke eingeführten als auch des unaufhörlich im Körper sich bildenden Verbrennungswassers. Da der Organismus durch keines der Sekretions- oder Exkretionsorgane nur reines Wasser oder nur lösbare Substanzen ausscheidet, sind Änderungen des osmotischen Druckes durch einen Überschuß einer solchen Ausscheidung nicht möglich. Hingegen kann durch übermäßige Steigerung der Funktionen von Drüsen, welche hypertonische Lösungen absondern, eine Abnahme des osmotischen Druckes im Blute eintreten und ebenso kann eine übermäßige Funktion von Drüsen, die hypotonische Lösungen ausscheiden, eine Zunahme des osmotischen Druckes im Blute zur Folge haben. Neben diesen allgemeinen Regulationsvorgängen des osmotischen Druckes müssen wir auch Regulationsvorgänge annehmen, die die quantitative chemische Zusammensetzung des Blutes und der Lymphe auf normale Werte zurückführen, wenn in einzelnen Sekreten eine vermehrte Ausscheidung von einzelnen Substanzen erfolgt, also eine Regulation der osmotischen Partiärdrucke und damit eine Regulierung der chemischen Zusammensetzung der Flüssigkeiten des Körpers.

Veränderungen des osmotischen Druckes des Blutes, die nicht zu hochgradig sind, und daher die Funktion der lebenswichtigen Organe nicht stören, werden unter normalen Bedingungen verhältnismäßig rasch ausgeglichen. Es kehrt nach jeder Abnahme oder Zunahme des osmotischen Druckes derselbe zu seinem normalen Durchschnittswerte zurück. Bezüglich der Schnelligkeit der Wiederherstellung der normalen Bedingungen bestehen ziemliche Schwankungen. Erhöhungen des osmotischen Druckes treten nicht nur leichter und schneller ein, sondern verschwinden auch langsamer. Wichtig scheint es auch zu sein, durch welche Arten von Substanzen die Erhöhungen des osmotischen Druckes eintreten. Wir müssen annehmen, so folgert B o t t a z z i, daß, obzwar keine sicheren Untersuchungen hiezu vorliegen, bezüglich der verschiedenen wirksamen Substanzen auch bei sonst gleichen Bedingungen größere Schwankungen in der Dauer der Blutveränderungen bestehen. Auch durch gewisse Körperzustände kommt es zu einer Zunahme des osmotischen Druckes, so durch Altern (B u g l i a). Von anderen Einflüssen sind der Aderlaß (K ö p p e, v. L i m b e c k), sowie Alkoholzufuhr per os bei Tieren als den osmotischen Druck steigernde Momente hervorzuheben.

Die Wiederherstellung des normalen osmotischen Druckes hängt von dem Funktionszustand der Organe, die die Regulierung durchführen, ab. Dabei ist hervorzuheben, daß neben den Zellen, und zwar allen lebenden Zellen, auch die differenzierten Bindegewebs- und Unterstützungsstrukturen, sowie die amorphen verkittenden Stoffe, insofern, als sie der Imbibition fähige kolloidale Stoffe sind, sich an der Regulierung beteiligen. Auch das Plasma des Blutes und der Lymphe ist nach B o t t a z z i der Sitz physikalisch-chemischer Vorgänge, die geeignet sind, den osmotischen Druckschwankungen entgegenzuwirken.

Die Vorgänge werden von B o t t a z z i in einfach chemische und physikalisch-chemische Vorgänge zerlegt, die sich in den Flüssigkeiten abspielen wie in jeder anderen beliebigen wässerigen Lösung. In zweiter Linie kommt es zu einfach physikalisch-chemischen Vorgängen zwischen Flüssigkeiten und den Zellelementen, sowohl freien als auch Zellen der Gewebe. Diese Vorgänge sind Osmose und Diffusion und finden statt zwischen der die Zellen von außen bespülenden Flüssigkeit und dem intrazellulären Saft. Die Trennungswand der Zellmembran begünstigt oder behindert diese Vorgänge, die wir unter den Begriff der Permeabilität und ihre Änderungen subsumieren können. Außer dieser Osmose und Diffusion kommt es noch auf Imbibitionsvorgänge an, die den osmotischen Druck des Blutes regulieren. Imbibitionsvorgänge finden nicht bloß an Zellen, sondern auch an allen organisierten Strukturen statt. Noch andere physikalisch-chemische Vorgänge spielen bei der Regulation des osmotischen Druckes eine Rolle, wie z. B. die von der Oberflächenspannung und dem Prinzip der Verteilung abhängenden. Von diesen weiß man aber, wie B o t t a z z i ausführt, noch sehr wenig.

Endlich wirken Erhöhungen und Verminderungen des osmotischen Druckes des Blutes und der Lymphe als osmotische Reize auf die lebenden Zellen ein und rufen in ihnen adäquate Reaktionen hervor, osmotische Reaktionen, vermittels welcher die lebenden Zellen das Bestreben zeigen, die Schwankungen des osmotischen Druckes auszugleichen. Hier möchte ich vor allem anderen hervorheben, daß wir im Organismus vor allem das Bestreben hervortreten sehen, daß solche Regulationsvorgänge nicht im hochentwickelten Gewebe mit spezifischen Funktionen statthaben, sondern daß vorwiegend weniger differenziertes Gewebe zu diesem Zwecke herangezogen wird. Daneben kommt auch dem Drüsengewebe und den Drüsenorganen ein hoher Einfluß auf die Regulation des osmotischen Druckes, wie mir scheint, auf Grund gewisser anatomischer Verhältnisse zu.

Im weiteren führt B o t t a z z i aus, daß wir zwei Vorgänge voneinander zu unterscheiden haben, und zwar eine gewisse provisorische Regulation, die in einer Regulierung des osmotischen Druckes allein besteht und eine definitive, die sich auch in der Ausscheidung des den Gleichgewichtszustand störenden Agens manifestiert. Die Ausscheidungsorgane der definitiven Regulation, die Niere und das Darmrohr für osmotisch aktive Substanzen, die Lungen und die Haut für das Wasser, treten gleichzeitig in Tätigkeit, aber es wird klar werden, daß die definitive Regulierung wesentlich längere Zeit in Anspruch nehmen wird als die provisorische.

Es sind also die Mechanismen der Regulierung des osmotischen Druckes verwickelt und zum größten Teile noch unbekannt; sie beziehen sich auf alle Strukturen des Körpers, nicht allein auf die wässerigen Lösungen. Hervorzuheben ist die vollkommene Harmonie aller dieser chemischen, physikalisch-chemischen und physiologischen Vorgänge im gesunden Organismus und der hohe Grad der Integrität des Organismus, der durch sie erreicht wird. Die Regulierung selbst erfolgt nach B o t t a z z i zum großen Teil unabhängig vom Nervensystem. Ich möchte hier schon hervorheben, daß mir die Beteiligung des Nervensystems doch in hohem Grade an der Regulation wahrscheinlich erscheint. Zumindest ist eine Mitwirkung desselben bei den Regulationsvorgängen sowohl im Sinne einer rascheren Perzeption des Reizes oder Übertragung dieses Reizes auf zentrale Gebilde, sowie eine dadurch hervorgerufene Veränderung der Blutverteilung und der Gefäßdurchlässigkeit mit großer Wahrscheinlichkeit anzunehmen.

Regulationsmechanismus bei Verminderung des osmotischen Druckes des Blutes und der anderen inneren Flüssigkeiten.

Wie oben auseinandergesetzt wurde, ist der Eintritt von beträchtlichen Mengen reinen Wassers oder einer hypotonischen Lösung innerhalb kurzer Zeit ins Blut als Vorgang anzusehen, der eine Verminderung des osmotischen Druckes im Blute hervorrufen sollte. Demgegenüber finden wir in Versuchen von Bottazzi Befunde, die ergeben, daß kleine Mengen von Wasser oder hypotonischer Salzlösung 2—3$^o/_{oo}$ den Gefrierpunkt des Blutplasmas nicht verändern. Auch beträchtliche Mengen von Wasser oder einer hypotonischen Lösung rufen, selbst in die Venen eingeführt, auch wenn die kryoskopische Bestimmung unmittelbar nach der Injektion ausgeführt wird, keine Veränderung im Gefrierpunkt hervor. Nur unter den Bedingungen, wo die Versuchshunde einige Tage hungern und wo ihnen am Versuchstage Kalomel als Purgiermittel verabreicht wurde, genügt schon eine verhältnismäßig kleinere in die Vene injizierte Menge von Wasser oder hypotonischer Lösung, um eine beträchtliche Verminderung der molekularen Konzentration des Blutplasmas herbeizuführen. Doch auch in diesen Fällen bedarf es einer zirka 5—10$^o/_o$igen (vom Blutgehalte) Zufuhr von Wasser oder hypotonischer Salzlösung.

Es ist daher anzunehmen, daß die Verminderung des osmotischen Druckes infolge prompter Regulationsvorgänge innerhalb sehr weiter Grenzen rasch ausgeglichen wird. Sicher ist, daß das ins Blut injizierte Wasser in wenigen Minuten aus dem Blute verschwindet. Wir müssen also eine prompte Regulation annehmen, welche in einzelnen Fällen, wie Bottazzi anführt, bei Einfuhr von hypotonischen Lösungen (3$^o/_{oo}$) auch zu dem paradoxen Resultate einer Zunahme der osmotischen Konzentration und des Gefrierpunktes im Blute führen kann.

Bottazzi setzt des weiteren auseinander, daß infolge des raschen Eintrittes der Regulation eine Reihe von Vorgängen, die dieses Resultat vortäuschen können, in erster Linie eine Abgabe von Substanzen aus dem Gewebe ins Blut, da keine hydrämische

Plethora besteht, auszuschließen ist; daß weiters ein Ausgleich des verminderten Druckes durch Zunahme der Dissoziation der Salzlösungen sowie durch Zerfall von Eiweiß-Salzverbindungen im Blute nicht anzunehmen ist. Das Wasser verschwinde vielmehr durch Resorption von seiten der Zellen der morphologischen Elemente. Vor allem sind es die Zellen des Blutes, die roten Blutkörperchen, die verhältnismäßig größere Mengen von Wasser aufnehmen können; diesbezüglich weist B o t t a z z i auf Untersuchungen von L a k s c h e w i t z, K r ö g e r und auf eigene Untersuchungen hin. In zweiter Linie sind es die Leukozyten des Blutes und die Zellen des ganzen lebenden Organismus, die der Leber, der Nieren und der Lungen, nach D e m o r r die Fasern der quergestreiften Muskeln, nach A. J a p e l l i auch die Stützgewebe, elastische Fasern, Bindegewebsbündel, Membranae propriae und die Grundsubstanz des Körpers, die Wasser aufnehmen können und damit die provisorische Regulierung des osmotischen Druckes im Organismus besorgen.

Zur definitiven Regulierung wirken andere Vorgänge ein, und zwar hauptsächlich sekretorische. So fand J a p e l l i, daß die Speicheldrüsen einen weniger konzentrierten Speichel ausscheiden, die Nieren einen verdünnteren Harn, kurz, daß sekretorische Funktionen im Sinne der vermehrten Wasserausscheidung verwendet werden, so daß die Sekrete wasserreicher sind als im gewöhnlichen Zustande. Auch an den Schweißdrüsen findet man stärkere Funktion. Es ist aber, wie B o t t a z z i ausführt, hervorzuheben, daß das Wasser für beide Organe, für Nieren und Schweißdrüsen, nicht eigentlich als Reiz wirkt, sondern nur die Grundlage für eine lebhaftere Funktion dieser Drüsenapparate durch die vermehrte Wassermenge gegeben ist. Eine Wasserausscheidung in den Magen, die uns mit Rücksicht auf die Stellung des Magens als Verdünnung bewirkendes Organ interessiert, konnte von B o t t a z z i in einem Falle in seinen Hundeversuchen nachgewiesen werden. Eine vermehrte Wasserausscheidung durch die Lungen, die von L ö p p e r an Kaninchen bei hydrämischer Plethora nach Unterbindung der Nierenstiele beobachtet wurde, wäre noch durch weitere Beobachtungen, durch Versuche zu bestätigen. B o t t a z z i gelang in seinen Versuchen bei Hunden der Nachweis einer vermehrten Wasserausscheidung durch die Lunge nicht. Er sieht auch in dem Verschwinden des Wassers aus dem Blute die Ursache, warum dies nicht in größerem Ausmaße stattfindet.

Es kommt also bei Einfuhr von hypotonischen Lösungen oder Wasser in den Organismus zu einem raschen Eindringen des Wassers in die Zellen des Körpers. Die Wassermenge, die in die einzelnen Zellen eintritt, ist bei der großen Menge von Zellen und infolge der ungeheuren Ausdehnung der Absorptionsfläche einerseits eine sehr geringe, anderseits ist dadurch die Schnelligkeit des Vorganges begreiflich. Die Folgen des Wassereintrittes in die Zellen sind besonders von D e m o r r studiert worden. Nach ihm wirkt das Anschwellen der Zellen auf die Zirkulation in zweierlei Weise ein. Erstens nehmen die Zellen auf Kosten der Blut- und Lymphgefäße an Volumen zu und komprimieren diese; zweitens bewirkt die Anschwellung der roten und weißen Blutkörperchen eine Zunahme der Viskosität der Blutflüssigkeit. Insbesondere in Untersuchungen an der Niere hat derselbe konstatiert, daß die Zufuhr von verschiedenen osmotischen Lösungen von der Kapillarseite durch die Niere die Strömung in der Vena renalis und den durch die Harnleiter fließenden Flüssigkeitsstrom in verschiedener Weise beeinflußt. Eine hypotonische Lösung erschwert diese Strömung, bewirkt eine Verkleinerung der Niere, die blaß und hart aussieht, und, zwischen den Fingern gedrückt, keine Flüssigkeit austreten läßt, während die hypertonische Lösung eine Nierenvergrößerung, Herabsetzung der Härte und Erweiterung der Harnkanälchen zur Folge hat.

Wie lange es braucht, bis die endgültige Regulierung durch die Ausscheidung des Wassers beendigt ist, darüber liegen nach B o t t a z z i noch keine Daten vor. Nach Angaben von H a s h im o t o im Hundeversuch wird Leitungswasser binnen 6—8 Stunden bei innerlicher Einfuhr ausgeschieden, während destilliertes Wasser erst nach 15—18 Stunden allmählich im Urin erscheint. Am Gewebe hingegen bewirkt das vermehrte Eindringen von Wasser Veränderungen im Sinne der Paralysierung der Verdünnung des intrazellularen Saftes, die nach B o t t a z z i in einer intrazellularen Sekretion osmotisch aktiver Teilchen und Molekularzersetzungen besteht. Dieselben sollen auch im Gewebe die Verdünnungswirkung rasch beseitigen.

Ich möchte hier hinzufügen, daß nach Versuchen am Menschen zu schließen, entgegen dem Fehlen von Blutveränderungen sekretorische Regulationsvorgänge schon bei Zufuhr von weitaus geringeren Quantitäten hypotonischer Lösungen auftreten: 100 cm³, ja sogar schon 50 cm³ einer 5:0⁰/₀₀ Kochsalzlösung lösen

Steigerungen der Magensekretion und auch gewisse Erscheinungen aus, die ich als Folge einer Reizung innersekretorischer Funktionen ansehen möchte. Bei der Prüfung der Magensekretion unter diesen Umständen dürfte der Reiz der Sondenuntersuchung hiebei mitbestimmend auf den Effekt einwirken.

Regulationsvorgänge bei Erhöhung des osmotischen Druckes im Blute und in den anderen Flüssigkeiten nach Bottazzi.

Hinsichtlich der Wirkungen, welche die Anhäufung osmotisch aktiver Stoffe im Organismus hervorbringt, ob dieselbe nun einer verhinderten Ausscheidung aus dem Körper oder einem vermehrten Eindringen durch das Magendarmrohr, beziehungsweise einer intravenösen oder subkutanen Injektion von hypertonischen Lösungen ihre Entstehung verdankt, treten andere Regulationsvorgänge in Tätigkeit.

Bei Einfuhr einer hypertonischen Lösung auf endovenösem Wege in den Körper kommt sogleich eine mehr oder minder starke Erhöhung der molekularen Konzentration des Blutplasmas zustande, die eine längere Zeit, eventuell auch Stunden lang (nach Bottazzis Tierversuchen) nach der Injektion konstatiert werden kann. Zu gleicher Zeit mit der Einfuhr kommt es zur Bildung einer hydrämischen Plethora, indem aus allen Geweben Wasser ins Blut strömt und dasselbe verdünnt. Diese Wasserabgabe von seiten der Gewebe an das Blut läßt sich eigentlich konstant durch Verminderung der Blutdichte, der Viskosität und durch eine Vermehrung des Serumgehaltes des Blutes nachweisen. Die provisorische Regulation erfolgt durch Wasserabgabe vom Gewebe und hat als nächste Folge eine Abnahme aller Sekretionen, mit Ausnahme der Nierensekretion beim Hunde und anderen Tieren zur Folge. So fand Japelli eine Veränderung der Speichelabsonderung unter diesen Umständen. die in einer längeren Latenzzeit der Reizung der Chorda tympani sich ausspricht. Auf die Zirkulation hat die Erweiterung der Kapillaren, die durch die Volumsabnahme der Zellen und durch die verminderte Viskosität des Blutes hervorgerufen wird, einen großen Einfluß. Die Möglichkeit einer Wasserentziehung der Gewebe hängt mit dem Bestehen eines größeren Wasservorrates im Organismus zusammen. Bei Hungertieren und bei Tieren, bei denen größere Wasserentziehung stattgefunden hat, und bei gewissen Tieren auch im Normalzustand (Katzen), können sich bedenkliche Folgen einstellen, und zwar liegt in Tierversuchen die Hauptschädigung in einer Verminderung der Reizbarkeit der Nerven und Muskelsubstanz.

In der zweiten Phase beginnt sich nach Bottazzi das Blutgefäßsystem zu entleeren, dadurch, daß es einen Teil der Flüssigkeit in das Lymphsystem abgibt. Das ist jener Moment, wo die Steigerung des Abflusses der Lymphe in den großen Lymphwegen beobachtet wird, namentlich im Ductus thoracicus, die zuerst Heidenhain und später D'Errico und Japelli studiert haben. In diesem Momente sind auch, wenn Blutstauungen in gewissen Gefäßgebieten bestehen, die von Galeotti beschriebenen lokalen Ödeme, insbesondere, wenn Gerinnungen in den Gefäßen auftreten, zu erwarten.

Gleichzeitig mit der osmotischen Wasserverschiebung erfolgt auch, wie Bottazzi ausführt, eine diffusive Verschiebung des Salzes aus dem Blute durch die Wände der Blutkapillaren gegen die Lymphe und interstitiellen Flüssigkeiten der Gewebe und Organe hin statt. Mit diesem Ereignis hängen die hohen Werte der molekularen Konzentration der Ödemflüssigkeiten Galeottis und der aus den Organen ausgepreßten Säfte von Japelli zusammen. Letzterer hat gefunden, daß, während im Beginn der Muskelsaft niedriger konzentriert ist als das Blut, er später höher konzentriert wird als dieses, was sich einerseits durch Wasserabgabe, anderseits durch Eindringen von Salz erklären läßt.

Mit diesen Vorgängen ist die Gleichgewichtsstörung des osmotischen Druckes zwischen dem Blut und den anderen Flüssigkeiten fast verschwunden, wenn auch der osmotische Druck im Blute noch eine gewisse Zeit auf einem höheren Stand als normal verharrt. Es ist also eine provisorische Regulation der osmotischen Druckänderung damit eingetreten.

Die definitive Regulation des osmotischen Druckes wird von zwei Ausscheidungsorganen besorgt, das ist das Darmrohr und die Niere.

Während die Niere konstant in Tätigkeit tritt, und nur die Intensität des Vorganges verschieden hervortritt — beim Hunde und Kaninchen Polyurie, beim Menschen nicht —, zeigt das Darmrohr als Ausscheidungs- und Regulationsorgan hauptsächlich dann seine Wirksamkeit, wenn die Niere weniger funktioniert und wenn eine gewisse Verminderung der Wassermenge im Körper vorhanden ist. Bei Hühnern fand sie D'E r r i c o, bei Säugetieren hat insbesondere H a m b u r g e r sie beim Pferde gefunden. Die Flüssigkeit zeigt die Merkmale des Darmsaftes infolge ihres Gehaltes an spezifischen Fermenten (Invertase). Gewisse Nebenwege der vermehrten Ausscheidung bei erhöhter molekularer Konzentration des Blutes scheinen auch in der Drüsenfunktion zu liegen. Wenigstens wissen wir, nach J a p e l l i, daß dann der Speichel einen höheren osmotischen Druck hat als der normale Speichel. Der Hauptweg der definitiven Regulierung der Erhöhung des osmotischen Druckes wird in der Nierensekretion gelegen sein. Auch diesbezüglich ist hervorzuheben, daß das Vorhandensein von reichlichen Wassermengen im Körper auch diese regulative Funktion der Nieren erleichtert, das Fehlen von solchen die Regulation des osmotischen Druckes erschweren wird.

Der osmotische Druck als Triebkraft und seine Schwankungen als Reiz in ihrer Bedeutung für den Organismus.

Wenn wir von physiologischer Seite alle Kräfte darauf gerichtet sehen, an Stelle der eine Erforschung nicht oder kaum zulassenden Tätigkeit des Organismus sowie der einzelnen Zellen gewisse, eine Umschreibung gestattende und einem Studium zugängliche physikalisch-chemische Vorgänge zu setzen, so ist das eine Notwendigkeit, die von dem Streben nach Erkenntnis diktiert wird. Es wird dann seine Berechtigung um so mehr erhalten, wenn wir gewisse Vorgänge im Körper in gleicher Weise sowohl voraussehen als auch hervorrufen können, wie wir sie an einem physikalischen Material erzielen können. Gewisse Übertreibungen dieses Prinzipes werden wohl gelegentlich im Beginn, neuen Erscheinungen gegenüber, vorkommen können. Zu diesen Übertreibungen können wir aber eigentlich den Versuch, auch die intestinale Resorption auf solche einfache, gewissermaßen physikalische Vorgänge zurückzuführen, nicht rechnen, denn selbst bei den energischesten Anhängern dieser Richtung, so z. B. bei F r i e d e m a n n in Oppenheimer, Bd. 3, finden wir immer wieder einen gewissen Skeptizismus gegenüber den äußersten Konstruktionen, z. B. H a m b u r g e r s, auftauchen. In gleicher Weise werden wir auch gewisse als Denkmöglichkeiten versuchte Klarlegungen der Nierenarbeit von D r e s e r, der die osmotische

Arbeitsleistung der Niere als Teilfunktion der sekretorischen Tätigkeit der Niere bestimmen will, nicht als Übertreibung dieses Prinzipes ansehen, sondern als interessanten Beitrag einer mathematischen Darstellung gewisser physikalisch-chemischer Vorgänge, die bei der Nierenleistung eben mitlaufen. Wenn dann aber R e i s s in „Der osmotische Druck, seine Bedeutung und seine Regelung im Tierkörper", Klin. W., 1922, 22, p. 1083, daraus schließen will, daß irgend jemand jemals ernstlich daran gedacht hätte, auf den osmotischen Druck oder seine Hauptwirkung sowohl Resorptionsvorgänge im Darm als auch Sekretionsvorgänge in der Niere allein zurückzuführen, und diese Vorstellung mit vielem Scharfsinn zu widerlegen sucht, so heißt das: offene Türen einrennen. Es ist sicher eine größere Übertreibung seinerseits, wenn er die Behauptung aufstellt: „es ist also durchaus sicher, daß der osmotische Druck als Triebkraft für die Resorption nicht erforderlich ist" und anderseits hervorhebt, der osmotische Druck wirke nicht als Triebkraft, sondern als Reiz, der eine spezifische Funktion der Zellen auslöst.

Vor allem ist die Grundlage seiner Ausführungen, die Annahme des gleichen osmotischen Druckes aller Körperflüssigkeiten, und ebenso die Angabe, daß Eiweiß keinen osmotischen Druck ausübe, wohl nicht richtig (wie wir noch unten ausführen werden), und damit seine Schlußfolgerung, die Negation der Triebkraft des osmotischen Druckes im Körper, nicht aufrechtzuerhalten.

Ich möchte lieber in einer längeren Auseinandersetzung die Bedeutung des osmotischen Druckes für den Organismus zu umschreiben versuchen; dabei soll aber als führendes Moment immer wieder nicht so sehr die physiologische Bedeutung des normalen osmotischen Druckes, als vielmehr die praktische Bedeutung der Änderung desselben zum Zwecke therapeutischer Leistungen, wie sie die Osmotherapie versucht, dienen.

Unter den Faktoren, die die Wirkung des osmotischen Druckes im Organismus bedingen und anderseits wieder, durch osmotische Änderungen, die von außen kommen, beeinflußt werden, sind in erster Linie die flüssigen Teile des Organismus zu nennen. Alle Flüssigkeiten desselben: Blut, Lymphe, und die davon kaum zu trennende interzellulare und endlich die intrazellulare Flüssigkeit sind es, an denen sich osmotische Schwankungen zeigen, und auf die sich Änderungen des osmotischen Druckes erstrecken können. Bezüglich des Blutes und seiner Zusammensetzung, die

die Grundlage für osmotische Wirkungen darstellt, möchte ich hervorheben, daß die Konstanz des osmotischen Druckes, der Gefrierpunktsbestimmung in demselben, einerseits die Folge der gleichartigen Untersuchungsmethodik ist, in zweiter Linie ist die Ausgleichsmöglichkeit von osmotischen Schwankungen im Blute auf das höchste gesteigert. Die Konstanz des osmotischen Druckes stimmt aber nicht in dem Maße, als wir Blut verschiedener Gegenden untersuchen, sowie wenn irgend stärkere Einflüsse auf dasselbe auch vom Verdauungskanale einwirken. Bezüglich des Lymphsystems wissen wir, daß Schwankungen des osmotischen Druckes und auch des Kochsalzgehaltes sowohl bei der Tätigkeit als auch bei der Nahrungsaufnahme von H a m b u r g e r gesehen worden sind. Der Lymphstrom und die Interzellularflüssigkeit treten uns in Form eines auch durch osmotische Faktoren beeinflußten Säftestroms entgegen, der, in den Kapillaren beginnend, nach den Lymphbahnen und in einzelnen Organen auch nach den Venen abfließt. Die intrazellulare Flüssigkeit ist uns in ihren osmotischen Schwankungen unbekannt und wird wohl von osmotischen Vorgängen nur in geringem Grade beeinflußt werden können, insbesondere von solchen, die von außen kommen.

Den zweiten Faktor des osmotischen Druckes bilden die Membranen des Körpers. Es wird für den osmotischen Druck und seine Bedeutung im Körper wichtig sein, in welcher Weise die Membranen des Körpers funktionieren. Denn diese sind es, welche durch die verschieden konzentrierten Lösungen, die sich auf beiden Seiten der Membran finden können, Kräfte mobil machen, die einen Konzentrationsausgleich hervorrufen. Die Art und Weise dieses Ausgleiches wird nun von der Beschaffenheit der Membran, von der des Lösungsmittels und des gelösten Stoffes abhängen.

Vor allem werden wir uns darüber klar werden müssen, daß die Membranen im Körper eine wesentliche Verschiedenheit aufweisen. So finden wir, daß die Magenwand für Wasser undurchlässig ist, während sie für Salze und andere Substanzen, so auch für Fett, durchgängig ist, die Harnblasenwand wieder ist absolut undurchgängig für Wasser und für Salze. Die übrigen Membranen zeigen in der überwiegendsten Mehrzahl eine hochgradige Durchgängigkeit für Wasser, während sie für gelöste Stoffe viel weniger durchgängig sind. Es ist also richtig, daß im Körper keine semipermeablen Membranen bestehen, doch genügt die bestehende Differenz in der Durchlässigkeit gegenüber Wasser und gelösten

Substanzen, um wenigstens vorübergehend Strömungsvorgänge, wenn auch nicht so intensiver Art wie bei Pflanzen, aber von doch für den Körper in Betracht kommenden Größen durch die Membraneinlagerung zwischen Lösungsmittel und gelöster Substanz, unter unseren Verhältnissen der Osmotherapie hervorzurufen. Ja, noch mehr, entgegen den Verhältnissen bei semipermeablen Membranen, wo der Ausgleich des osmotischen Druckes nur durch Wasserwanderung hervorgerufen wird, hingegen die Partialkonzentrationen der gelösten Stoffe in den einzelnen Lösungen ohne Bedeutung sind, finden wir bei den permeablen Membranen, wie sie der Körper aufweist, auch einen Ausgleich der Partialkonzentrationen durch Wanderung der einzelnen Körper auftreten. Der zeitliche Verlauf des osmotischen Prozesses .hängt von der relativen Geschwindigkeit ab, mit der Stoff und Lösungsmittel die Membranen durchwandern. Bei langsamem Durchtritt der gelösten Stoffe wird der Ausgleich durch Wasseraustritt erfolgen und damit hydrostatische Druckdifferenzen, wie F r i e d e m a n n hervorhob, hervorgerufen werden, die dann auch, wenigstens zum Teil noch vorhanden sein können, wenn die Konzentrationen sich ausgeglichen haben. Um Größen zu erwähnen, werden wir nach Untersuchungen von L a z a r u s B a r l o w, die von R o t h korrigiert wurden, annehmen müssen, daß der Reihe nach Harnstoff, Kochsalz und Traubenzucker absinkende Durchtrittsgeschwindigkeiten haben.

Doch werden nicht allein osmotische Vorgänge unter unseren Bedingungen der experimentellen Änderung der osmotischen Druckverhältnisse auftreten, sondern es werden auch Änderungen des Filtrationsvorganges, die durch die Eingriffe selbst bedingt sind, oder die sich, wie oben hervorgehoben, sekundär einstellen, die Verteilung des Wassers und der Substanzen im Körper beeinflussen können.

Wir kommen nun noch zu einem Moment, das im Körper durch das Vorhandensein von Membranen eine große Bedeutung erhalten wird und das ist der osmotische Druck, beziehungsweise der Quellungsdruck der Eiweißkörper. In unserem Falle wird sich entgegen den normalen Verhältnissen keine so scharfe Scheidung der beiden Ausdrücke notwendig erweisen, weil die wasserentziehende Wirkung auch auf einem Teile des gebundenen Wassers wenigstens sekundär in Erscheinung treten wird. In jeder Form der Eiweißkörper, ob flüssig oder fest, macht sich aber bei Zwischenlagerung von Membranen ein Anziehungsvermögen der Eiweißkörper für Wasser und in ihm gelöster Substanzen geltend, dessen Wirksamkeit zuerst von C o h n h e i m und später von S t a r l i n g als wirksamer Faktor erkannt wurde. Erst S t a r - l i n g aber hat die große Bedeutung der Eiweißkörper des Blutes für Resorptionsvorgänge klargelegt und auch die Größe des Einflusses quantitativ zu bestimmen versucht. In späteren Ausführungen von M. H. F i s c h e r, H. H o r s t M e y e r und H ü l s e ist die Mitwirkung kolloidaler Kräfte für Strömungsvorgänge im Gewebe klargestellt worden, und damit der Quellungsdruck insbesondere von H a n s H o r s t M e y e r bei der Nierensekretion als wesentliche wirksame Größe erkannt worden. Durch das Vorhandensein von nicht durchlässigen Eiweißkörpern werden Membranen gewissermaßen zu semipermeablen Membranen, d. h. es wird eine isotonische Lösung entweder vollständig von der Eiweißlösung aufgesaugt oder der Prozeß kommt dadurch zum Stillstand, daß bei immer neu zuströmender isotonischer Flüssigkeit der entstehende hydrostatische Druck dem Wasseranziehungsvermögen das Gleichgewicht hält. Die Wirkung hypertonischer Lösungen ist in jedem Falle zu kurz dauernd, um den Eiweißfaktor längerdauernd zu paralysieren.

Zu diesen Membranwirkungen müssen wir uns aber hinzufügen, daß selbst eine Membran wie die Blutgefäßmembran gewisse territoriale Schwankungen der Permeabilität zeigt, wie besonders von S t a r l i n g gezeigt wurde, daß sie in der Leber mehr Eiweiß durchläßt, Kochsalz hingegen nur in geringerem Maße. Wir müssen aber noch annehmen, daß daneben auch, wie F r i e d e m a n n hervorhebt, Variationen der Permeabilität der trennenden Membranen als eines der wichtigsten Mittel, durch welches der Organismus den Stoffaustausch regelt, auch unter den geänderten Bedingungen auftreten. Hier werden vor allem anderen Adsorptionsvorgänge, die reversibel sind, als änderndes Moment der Permeabilität der Gewebs- und Zellmembranen wirken können. Die Wirkungen elektrischer Oberflächenkräfte, die angeblich irreversibel sind und der Diffusion entgegenwirken, werden hier weniger Bedeutung haben.

In letzter Linie können noch vitale Kräfte, und zwar nach der Definition von H e i d e n h a i n chemische und physikalische Prozesse, die aber mit dem Lebensprozesse der Zelle untrennbar verknüpft und vorläufig einer exakten Erklärung nicht zugänglich sind, durch osmotische Einwirkungen beeinflußt werden. Daß diese Einwirkung eine elektive Permeabilitätsänderung zur Folge hat, ist wahrscheinlich.

Jedenfalls spricht aber die stundenlange Andauer einer postmortalen Lymphströmung in nicht zu widerlegender Weise für die Bedeutung des osmotischen Druckes als Triebkraft, entgegen den Ausführungen von R e i s.

An gewissen Vorgängen bei der parenteralen Resorption, die in Versuchen an der zu diesen Zwecken äußerst tauglichen Kaninchenkonjunktiva von W e s s e l y festgestellt worden sind, lassen sich wohl gewisse Gesetzmäßigkeiten, die sich im Sinne von osmotischen Kräften deuten lassen, ableiten. So spricht die $^{3}/_{4}$ Stunden lange Resorptionsdauer bei Aqua destillata gegenüber 3 Stunden Dauer einer gleichgroßen physiologischen Kochsalzlösung für eine Reizwirkung von osmotischen Zuständen.

Die 12 Stunden dauernde Resorption von Kaninchenserum wird gegenüber den 9 Stunden einer 5% Kochsalzlösung wohl für eine Erschwerung der Resorption durch den osmotisch wirksamen Eiweißgehalt des Serums sprechen.

Für unsere Zwecke der experimentellen Änderung des osmotischen Druckes ist also anzunehmen, daß außer diesen einfachen primären Veränderungen durch osmotisch wirksame Eingriffe sich sekundäre Prozesse im Körper chemischer, physikalischer und funktioneller Natur einstellen können, die wir, weil nicht nachgewiesen, hier vorderhand nicht weiter berücksichtigen können.

Wenn wir nun die Änderungen des osmotischen Druckes im Körper, die wirklich beobachtet worden sind, noch einmal zusammenstellen, so kommen für das Blut die territorialen Differenzen, wie sie von F a n o und B o t t a z z i erhoben worden sind, hier in Frage.

Blut der Venae portae:	Blut der Venae suprahepaticae:
1 — 0°,692	— 0°,722
2 — 0°,617	— 0°,667
3 — 0°,602	— 0°,638

Ferner die von der Schule von B o t t a z z i erhobenen Werte für den ausgepreßten Organsaft von verschiedenen normalen Organen, der Leber von Rindern auf —0°,94 und der Milz auf —0°,8.

Für unsere Vorgänge, wo wir Änderungen des osmotischen Druckes durch Injektion von hypertonischen Lösungen hervorrufen wollen, liegen als Zahlenwerte die Angaben von R o s e - m a n n vor.

	Normal:	Nach Injektion der hypertonischen Lösung:	
Kaninchenblut, mittel — 0,61		vor	— 0.57 bis — 0.59
		während	— 0.70 „ — 0.82
		nach	— 0.83 „ — 0.87
Leber	— 0.65 bis — 0.77	— 0.94 bis — 0.99	
Gehirn	— 0.69 „ — 0.70	— 0.82 „ — 0.84	
Muskulatur	— 0.82 „ — 0.89	— 1.04 „ — 1.07	

Diese Werte sind wohl, wenn auch ihre absoluten Größen bestritten werden können, da sie unter denselben Bedingungen gewonnene Vergleichswerte darstellen, in ihrer Bedeutung für unsere Zwecke unbestreitbar.

Wenn wir nun die Prozesse, die durch eine künstliche Änderung des osmotischen Druckes im Körper bei intravenöser Einfuhr einer hypertonischen Lösung eintreten, im Blute selber studieren, so kommen wir zu Schlüssen, wie ich sie in den „Grundlagen der Osmotherapie" [1]) ausführlich berichtet habe. Ich werde mich in den folgenden Ausführungen zum größten Teil an die damaligen Auseinandersetzungen halten, werde aber durch den Mangel an Raum an dieser Stelle unter Weglassung gewisser Punkte, mich kürzer und prägnanter fassen, dabei aber doch mehr auf das eigentliche Wesen des Prozesses eingehen.

Die Folgeerscheinungen der Erhöhungen des osmotischen Druckes im Blute hängen von der Intensität des Eingriffes (verdünnte oder konzentrierte Lösungen, Schnelligkeit der Einfuhr) ab. Verschiedenheiten der Blutveränderungen, die eine mit der Natur der Lösung (Kristalloide oder Nichtkristalloide) zusammenhängende schwankende Wirkung erklären, sind mit Ausnahme der Wirkung kolloider Substanzen, vorderhand nicht nachgewiesen. Von körperlichen Bedingungen hat im Tierversuch die Ausschaltung der Lymphwege sowie die der Niere, insoweit nach kurzdauernden Versuchen bisher Resultate erhalten worden sind. also in grobem Ausmaße keinen Einfluß auf den Ausgleich der Blutveränderung. Da die Niere zu den Ausgleichsvorgängen der

---

[1]) „Grundlagen der Osmotherapie" von Prof. Dr. K. Stejskal. Wien und Leipzig, Verlag von Josef Šafář. 1922.

provisorischen Regulierung nichts beiträgt, ist daher die Beobachtung, daß beim Menschen eine eigentliche Polyurie nicht auftritt, ohne Bedeutung. Ein Umstand hat in gleicher Weise wie in Bottazzis Ausführungen eine große und erschwerende Bedeutung für den Ausgleich, d. i. Wassermangel im Körper; ob von diesem Moment allein nur der verschiedene Verlauf des Ausgleichsvorganges bei verschiedenen Tiergruppen abzuleiten ist oder ob auch eine verschiedene Gewebsgestaltung hier eine entscheidende Rolle spielt, ist vorderhand nicht zu entscheiden.

Der erste Vorgang, den wir hier besprechen müssen, ist der Ausgleichsprozeß durch Austritt des hypertonischen Agens aus dem Blute. Derselbe ist, entgegen den später zu besprechenden Vorgängen, in hohem Maße von anderen Einflüssen, insbesondere der Natur der Substanzen, unabhängig. Wie ich an obiger Stelle ausgeführt habe, erfahren wir aus den Zahlen von Brasol und Klickowicz, daß 2 Minuten nach der Injektion zirka 60—80% des Agens bei Salzen bei einer Zufuhr von 3·6 g pro Kilo Körpergewicht, und 40—80% von Zucker bei einer Zufuhr von 2·5 g pro Kilogramm Körpergewicht ausgetreten sind. Diese Erscheinung stellt sich also, insbesondere verglichen mit den von Roth erhobenen Austrittszahlen von 24% des hypertonischen Agens binnen 10 Minuten aus der Bauchhöhle, als so eigenartig dar, daß die Annahme eines aktiven Vorganges, einer erhöhten Tätigkeit des Kapillargewebes, das durch den osmotischen Reiz zur Tätigkeit angeregt wird, auf Grund unserer in der letzten Zeit veränderten Anschauungen über Autonomie der Kapillaren nach Krogh, nicht absonderlich erscheinen wird. Noch zwei Umstände werden diese Deutung stützen: einerseits die Tatsache, daß wir hier eigentlich keine nennenswerten quantitativen Unterschiede zwischen den einzelnen Agenzien, die doch in ihrer Diffusibilität starke Schwankungen zeigen, konstatieren können; anderseits, daß nicht nur die Agenzien selber, sondern auch Kochsalz, Natriumbikarbonat und Eiweiß nach Untersuchungen von Hamburger und Magnus mit austreten, und daß diese Austrittserscheinungen der anderen Substanzen, wie sich aus den Versuchen über gestörten Ausgleich von Lipschütz ergibt, mit dem Austritt des hypertonischen Agens zusammengekoppelt, auch ausfallen, wenn derselbe unterbleibt.

Insbesondere der Austritt von Eiweiß aus der Blutbahn in dieser Richtung stellt ein ganz abweichendes Verhalten dar, wo wir doch wissen, daß insbesondere nach Ausführungen von Scott (Journ. of Phys., Bd. 50, p. 157) für den entgegengesetzt gerichteten Strom eine hochgradige Herabsetzung des Eiweißgehaltes stattfindet. Die bei diesem zweiten Vorgang, bei dem Übertritt von Gewebsflüssigkeit ins Blut auftretende Auswahl der austretenden Substanzen findet also beim Übergang vom Blut ins Gewebe nicht statt. Wir kommen also hier eigentlich zum Vorgang der einseitigen Permeabilitätsänderung.

Wenn wir den Prozeß kurz charakterisieren wollen, so wird es wohl vorzuziehen sein, an Stelle der alten Bezeichnungen von Transsudation (Kohnstein) oder Exsudation (Overton) lieber den einfachen Begriff einer Permeabilitätsänderung der Gefäßwand als den Prozeß charakterisierenden Ausdruck zu verwenden.

In Rücksicht auf die Deutung des Prozesses als eines aktiven, möchte ich hier noch folgendes hervorheben: Für die Deutung dieses Prozesses scheint es mir von Bedeutung, daß es sich um einen Vorgang handelt, der in dieser ganzen Intensität vorwiegend nur im lebenden Gewebe statthat. Dafür spricht, daß Petri in seinen ausführlichen „Untersuchungen über das Verhalten der Leberzellen in physiologisch-chemischer Beziehung" (Hofmeisters Beiträge, 5, p. 245) allerdings mit wesentlich geringeren hypertonischen Lösungen ($1 \cdot 85^0/_0$ Kochsalzlösung) keine Einwanderung des Kochsalzes in das Lebergewebe konstatieren konnte (ein Umstand, der bei der Durchblutung der überlebenden Leber nicht so sehr ins Gewicht fallen dürfte). Wenn an diesem Moment nicht vielleicht eine spezifische Widerstandsfähigkeit des Lebergewebes gegen Kochsalz, wie aus den Versuchen von Marx hervorzugehen scheint, schuld hat, so würde der Prozeß in dem Sinne verwendet werden können, daß bei überlebendem Gewebe hypertonische Lösungen nicht den Effekt wie im lebenden Gewebe haben. Gegen diese Besonderheit der Leberzellen sprechen aber die Angaben von Walgreen, der im Leben Kochsalz in die Leber eintreten sah. In später noch zu besprechenden Versuchen im Froschpräparat von Ellinger und Heymann (Arch. f. experim. Path. und Pharm., Bd. 90, p. 345) zeigen sich auch gewisse Hinweise in der Richtung, daß der Prozeß bei älteren Präparaten wesentlich schwächer ausfällt als bei frischen Präparaten. So finden wir in Versuch 11 und 12 bei einem 3 Stunden alten Präparate im Lymphstrom in 12 Minuten $10 \cdot 7^0/_0$ Zucker, in dem

27 Stunden alten Präparate nach 10 Minuten $5 \cdot 8^0/_0$ Zucker, beides unter den gleichen Bedingungen einer Durchströmung mit $25^0/_0$iger Traubenzucker-Ringerlösung. Der Umstand, daß beim Frosch doch solche Vorgänge noch stattfinden, wird angesichts des Überlebens des Kaltblüterorganismus keinen Widerspruch gegen unsere Folgerung darstellen.

Wir kommen also zur Annahme einer Permeabilitätssteigerung der Gefäßwand: welches besondere Moment und auf welchem Wege es dieselben hervorruft, läßt sich vorderhand nicht diskutieren. Das einzige sicherstehende Moment, das den Prozeß beeinflussen kann, die verminderte Wassermenge des Körpers, läßt den Vorgang nicht klarer erscheinen. Wir könnten uns vorstellen. daß, ebenso wie O e h m e (Arch. f. exp. P. u. Ph., Bd. 98, p. 329) es für die Niere nachwies, auch das ganze Kapillargewebe, der hier ausschlaggebende Teil des Körpers, durch die Wasserverarmung in gleicher Weise beeinflußt würde wie das übrige Gewebe, und daß dieser Zustand in dem wirksamen Gewebe den Ausgleich behindert. Für einen Parallelismus der Nierenstörung und des Kapillarsystems in ähnlichem Sinne wie O e h m e folgert, könnten auch die Störungen des Harnstoffaustrittes bei dem einen Fall von Nephritis, den N o n n e n b r u c h (l. c.) beschreibt, verwendet werden.

Die zweite Komponente des Ausgleichs, die hydrämische Plethora im Blute durch den Austritt von Gewebswasser ins Blut hervorgerufen, ist der viel bekanntere und viel mehr studierte Ausgleichsvorgang. Bezüglich seines quantitativen Ausmaßes läßt sich nur sagen, daß hier Differenzen bestehen, doch sind bisher Versuche mit gleichkonzentrierten Lösungen, mit Ausnahme derer von M a g n u s mit Kochsalz und Natriumsulfat, nicht gemacht worden: es wird auch berücksichtigt werden müssen, daß, wie ich oben ausgeführt habe, den Zahlen durch den Wasserverlust, den das Blut durch den Übertritt des in Lösung befindlichen hypertonischen Agens erleidet, eine Ungenauigkeit anhaften muß. Für Differenzen in diesem Sinne könnte nur noch die nach dem Phosphatversuche von K l i c k o w i c z wahrscheinliche Tatsache sprechen, daß stark diffusible Salze auch einen geringeren Wassereintritt ins Blut bedingen. Auch die Harnstoffversuche N o n n e n b r u c h s dürften Hinweise in dieser Richtung ergeben. Es scheint also hier die Art des Agens für dieses Symptom der Plethora eine größere Bedeutung zu haben als für den Austritt des hypertonischen Agens, wo die Einwirkung der Art des Agens eigentlich nicht nachzuweisen ist.

Wie aus den einzigen langdauernden Tierversuchen mit Dextroselösung von Lipschütz hervorgeht, ist der Verlauf der Blutveränderungen kein gleichmäßiger. Es schließt sich an die hydrämische Plethora infolge Einstroms einer stickstoff- und chlorarmen Flüssigkeit ein Zustand von Bluteindickung bei noch beträchtlicher Hyperglykämie nach $1^{1}/_{2}$ Stunden an. Diesem Zustand folgt eine neuerliche Hydrämie, bedingt durch einen Gewebsstrom, der stickstoffarm, aber kochsalzreich ist, in der 4. bis 6. Stunde sein Maximum erreicht und langsam abklingend jenseits der 24-Stundengrenze zur Norm zurückkehrt. Der Schluß Lipschütz', daß die zweite Hydrämie eine Folge des noch erhöhten Zuckergehaltes ist, ist wohl ein zwingender.

Die dritte Ausgleichsfunktion ist der vermehrte Lymphstrom. Ich habe diesbezüglich ausgeführt, daß die Lymphvermehrung in ihrem zeitlichen Verlaufe als eine primäre, also nicht als Späterscheinung anzunehmen ist, und daß ihre Abhängigkeit vom erhöhten Kapillardruck nach Starling feststeht. Für eine gewisse genetische Selbständigkeit der Lymphvermehrung scheint mir die überhaupt auf nervösem Wege auftretende Beeinflussung des Lymphstromes zu sprechen. Für einen gewissen komplizierteren Vorgang als den einer einfachen Drainagevorrichtung des Gewebes unter diesen veränderten Umständen spricht auch das verschiedene Verhalten der Lymphbildung bei echten Lymphagogis und der lymphagogen Wirkung hypertonischer Lösungen bei Aortenkompression. Von praktischem Interesse dürfte auch der von mir hervorgehobene Befund von Lazarus Barlow sein, demzufolge der durch eine hypertonische Substanz erschöpfte Lymphstrom durch eine andere Lösung wieder hervorgerufen werden kann. Diese Tatsache ist der von Ellinger und Heymann in ihren Versuchen Nr. 9 erhobenen analog, bei denen sie finden, daß nach Erschöpfung der Wirkung durch 4%ige Kochsalzlösung eine 25%ige Traubenzucker-Ringerlösung doch wieder wasserentziehend wirkt. Ich habe diesen Befund in der Richtung einer Vielfachheit der Einwirkung verschiedener hypertonischer Lösungen verwendet, indem ein anderes Gewebe in diesem Fall bei Erschöpfung des einen eine erneute Wirkung ergibt. Kurz zusammenfassend möchte ich alles dies in dem Sinne für eine koordinierte,

nicht bloß subordinierte Stellung des Lymphstroms den Blut-
gefäßveränderungen gegenüber verwerten.

Die Veränderungen in den Geweben, die durch hypertonische
Lösungen hervorgerufen werden, hinzuzufügen, erscheint mir hier
gegenwärtig noch notwendig, da sie uns bei einer Diskussion des
Einflusses, den die intravenöse Einfuhr hypertonischer Lösungen
auf den Flüssigkeits- und Substanzaustausch zwischen Blut und
Gewebe oder, 'wie ich mich früher ausgedrückt habe, auf den
Gleichgewichtszustand zwischen Blut und Gewebe nimmt, unter-
stützen werden.

Von Wichtigkeit erscheint in erster Linie die Erweiterung
der Gefäße mit Erhöhung des Kapillardruckes und mit einer Erhöhung der Strömungsgeschwindigkeit, die als Folge der Plethora
eintritt. In zweiter Linie wären Änderungen des Wassergehaltes
einzelner Gewebe, Umschichtungen der Wassermenge in den einzelnen Organen als Faktor für den Gewebsaustausch hier hervorzuheben. In dritter Linie wäre die Änderung des Stoffumsatzes, die
durch eine vermehrte Konzentration der Gewebsflüssigkeit hervorgerufen werden kann, zu besprechen. Hier wird entgegen den Tierversuchen die Behinderung des Stoffumsatzes im Gewebe durch
das Fehlen der Polyurie nach intravenöser Einführung hypertonischer Lösungen beim Menschen zu betonen sein. Der verschiedene Einfluß der hypertonischen Lösungen, so der Salzlösungen
gegenüber den Zuckerlösungen, welch letztere ja verbrannt
werden, bedarf wohl keiner besonderen Hervorhebung. Der
Einfluß, den hypertonische Lösungen auf Sekretionsvorgänge ausüben, sowie die Veränderungen, die durch den Eintritt von
Gewebssubstanzen ins Blut eintreten, Gerinnungsveränderungen,
werden wir hier auch nicht in höherem Maße berücksichtigen
müssen.

Für die Wirkung auf den Austausch werden sich hingegen
Umsetzungen, Veränderungen der Azidität oder Alkaleszenz des
Blutes als wirksam erweisen, die wir vorderhand noch nicht zu
überblicken imstande sind.

Sehr erschwert wird auch die Abschätzung aller dieser
Wirkungen für den Austausch durch einen Umstand, und das ist
eine gewisse territoriale Verschiedenheit der Gefäßwand. Wir
müssen auf diese besonderen Änderungen der Durchlässigkeit oder
verschiedenen Stand der Durchlässigkeit wohl gewisse spezifische
Wirkungen der Zuckerlösung, z. B. in der Lunge, wo sie bei beider-

seitiger Verabreichung sowohl Ödem hervorrufen kann (Versuche von L a q u e u r) oder ein Lungenödem verhindern kann, (Beobachtungen von E l l i n g e r und meine eigenen Beobachtungen beziehen. Erst in allerletzter Linie wird eine besondere Affinität der Substanzen des hypertonischen Agens zu bestimmten Geweben in Wirksamkeit treten können.

Damit dürften die Erscheinungen, aus denen sich die Einwirkung der endovenösen Einfuhr hypertonischer Lösungen im Organismus zusammensetzt, insoweit bekannt, berichtet und besprochen worden sein; wir werden nun untersuchen müssen, wie die einzelnen Vorgänge auf den Austausch zwischen Blut und Gewebe einwirken.

Als Triebkräfte für den normalen Austausch zwischen Blut und Gewebe dienen nach den alten Vorstellungen der Blutdruck. beziehungsweise der Kapillardruck, von dessen Höhe vorwiegend der Filtrationsvorgang im Gewebe abhängt und den die Gewebsspannung zu zwei Dritteln paralysiert, Diffusionsvorgänge und osmotische Kräfte, insbesondere die der Blutkolloide. Mit dem von E l l i n g e r und H e y m a n n in ihren Untersuchungen an Froschpräparaten geführten Nachweis, daß das Wasseranziehungsvermögen der Blutkolloide Ausdruck eines Quellungsdruckes ist. muß, wie die Autoren ausführen, da diesem mächtigen Faktor von zirka 2 Atmosphären gegenüber der Blutdruck in den Kapillaren nicht gewachsen sein kann, eine andere Kraft in Wirksamkeit treten, die die Blutflüssigkeit in das Gewebe hinaustreibt. Als solche bezeichnen die Autoren den Quellungsdruck der Gewebe. und zwar den der durch die Kapillarwand von ihm getrennten Gewebsflüssigkeit (Gewebesole) wie den der Gewebszellen (Gewebegele), der seinerseits den Quellungsdruck der Sole entscheidend beeinflußt. Die Eiweißkörper der Gewebsflüssigkeit. über die wir nach den Autoren auch nach den Ergebnissen der Untersuchungen der Lymphgefäßflüssigkeiten nur gewisse Vermutungen hegen können, üben einen Quellungsdruck aus, der einem Teile des Quellungsdruckes des Blutplasmas das Gleichgewicht hält. Wenn wir in den Versuchen von E l l i n g e r und H e y m a n n isotonische Flüssigkeiten zur Durchspülung verwendet finden. kann nur der Quellungsdruck der Sole als Triebkraft bestehen und die Zellen (Gewebegele) den Quellungsdruck nur auf dem Umwege der Abgabe von Substanzen, die den Quellungsdruck der Sole (Kohlensäure, Phosphorsäure, Milchsäure) verändern, beeinflussen; anders ist es bei den von uns besprochenen Vorgängen, wo wir mit hypertonischen Lösungen weitgehende Änderungen des Wassergehaltes der Gewebe, sicher der Sole und eventuell auch der Gele hervorrufen. Ich möchte hier auf ·die Zuckungen der Muskulatur im Leven - Trendelenburgschen Gefäßpräparate in Versuch 23 und 25 hinweisen, die zeigen, daß der Einfluß der Wasserentziehung bei hypertonischen Lösungen sich unter diesen Umständen auch auf die Gewebskolloide und ihren Quellungsdruck äußert. Wir müssen also für unsere Vorgänge neben dem Quellungsdruck der Gewebssole auch dem der Gewebsgele einen bestimmenden Einfluß auf den Austausch zuschreiben. Daneben werden, folgend den Ausführungen der Autoren, auch die Substanzen des hypertonischen Agens, insbesondere Salze, nach der Diffusion durch die Gefäßmembran einen starken Einfluß auf Quellungs- und Entquellungsvorgänge im Gewebe ausüben. Den Einfluß von Drüsenhormonen auf diesen Vorgang, den die Autoren annehmen, werden wir hier im Versuche und bei dem kurzdauernden Vorgang bei hypertonischen Lösungen wohl vernachlässigen können.

Wenn wir nun versuchen, diese an einem einfachen Vorgange abgeleiteten Grundsätze an dem Vorgang im Organismus anzuwenden, so wird sich wohl unmittelbar ergeben, daß die vielgestaltigen Erscheinungen mit ihren Einwirkungen an den verschiedenen Organen kaum übersehbar sein werden. So wird sich bezüglich des Quellungsdruckes der Körpergewebe wohl der Einfluß der Wasserentziehung an der Muskulatur, wo große Wasserabgabe erfolgt, und am Nervensystem, wo nur geringe Wasserentziehung zustande kommt, nicht vergleichen lassen. Der Quellungsdruck der Gewebskolloide wird sich in beiden Geweben ganz anders verhalten. Damit wird der Einfluß dieses Faktors, der den Ausgleich beeinflußt, wohl als ein gewaltiger, aber doch als ein gegenwärtig einer Analyse nicht zugänglicher, sich erweisen.

Anders wird es sich mit den einfacheren Faktoren des Austauschvorganges verhalten. Die Steigerung des Kapillardruckes und die doppelte Strömungsgeschwindigkeit (Hedon und Arrous) wird den Filtrationsvorgang in den Organen in hohem Maße steigern. Dem entspricht auch die nachgewiesene Zunahme des Volumens einer ganzen Reihe von Organen und der gesteigerte Lymphstrom. Das verschiedene Verhalten des Venendruckes in allen Versuchen mit Dextrose von Albertoni, Hedon und

Arrous, Starling gegenüber den Versuchen von Magnus mit Kochsalz — derselbe fand bei Kochsalz Venendruckabsinken statt der Steigerung — dürfte zum größten Teil der anderen Verabreichungsform zukommen. Vielleicht aber spielt doch eine veränderte Blutverteilung bei Salzen und Zucker eine gewisse, nicht abschätzbare Rolle.

Die Diffusion ist gleichfalls aufs höchste gesteigert; dabei spielen, wie schon auseinandergesetzt, bei dem aktiven Vorgang die normal vorhandenen Diffusionsdifferenzen nicht die gewohnte Rolle. Es ist klar, daß dem parallel die Quellungsvorgänge in den Geweben je nach der Schnelligkeit der durchtretenden Substanz einen verschieden starken Grad annehmen werden.

Wir haben oben hervorgehoben, daß eine weitere Diskussion der osmotischen Veränderungen, beziehungsweise der Veränderung des Quellungsdruckes durch osmotherapeutische Maßnahmen angesichts des verschiedenen Gewebszustandes im Körper nicht möglich sein wird. Es wird aber doch ein gewisses praktisches Erfordernis es notwendig machen, einige Punkte dieses Vorganges einer Besprechung zu unterziehen. Dieselbe betrifft die Verwendbarkeit der osmotischen Lösungen für einen bestimmten Zweck, nämlich der Beseitigung des Ödems. Ellinger und Lipschütz führen aus, daß der Gedanke nahelag, das Lungenödem zu verhüten und zu heilen; es müßte gelingen, durch Injektion stark hypertonischer Lösungen von Kristalloiden ins Blut einen Flüssigkeitsstrom vom Gewebe ins Blut mit nachfolgender starker Diurese hervorzurufen und dadurch die Lungen von dem deletären Ödem entlastet werden können. Die Mitwirkung der Nieren in diesem Falle konnte nur einem Tierexperimentator wahrscheinlich sein. Für den Menschen ist bei dem Fehlen einer Polyurie eine solche stärkere Mitwirkung der Niere ausgeschlossen. Es genügen aber auch beim Tier für den primären Ausgleich die Vorrichtungen der provisorischen Regulation ohne Mitwirkung der Niere.

Dieser Umstand ist aber von Bedeutung, hauptsächlich deswegen, weil die gesuchte, aber nicht gefundene Mitwirkung der Niere eine Reihe von Autoren immer wieder zu dem Versuch verleitet, auch andere Ödeme auf diese Weise zu beseitigen. Dazu wird aber der Prozeß nicht geeignet sein, wie ich schon in den „Grundlagen der Osmotherapie" ausgeführt habe. Ich halte aber eine nochmalige Diskussion dieses Punktes hier für wichtig, nachdem wir einerseits durch die Versuche von E. und H. mehr Befunde über die Wirkung der hypertonischen Lösungen im Gewebe erhalten haben, anderseits auch von den Autoren, neuerlich der Versuch gemacht wird, experimentell auch andere Ödeme, so entzündliche Ödeme am Kaninchenohr beim lebenden Tier, durch die Einwirkung hypertonischer Lösungen zum Verschwinden zu bringen, und endlich auch von den Autoren hervorgehoben wird, daß Versuche am Menschen in dieser Richtung im Gange sind. Diesbezüglich halte ich es für notwendig, folgendes festzustellen: Nach den Versuchen von E. und H. ist unter den einfachsten und übersichtlichsten Bedingungen am Froschpräparat der Strom aus dem Gewebe ins Blut bei hypertonischen Lösungen sowohl bei Kochsalz (Versuch 9) als auch bei Zucker (Versuch 10, 17) nach 6 Minuten verschwunden, also ein kurzdauernder, ganz entgegengesetzt dem Vorgang bei Serum und Gummilösung, wo er noch nach 25—45 Minuten (Versuch 25, 45) nachzuweisen ist. Außerdem spricht gegen die Möglichkeit der Wirkung einer längeren Wasserentziehung der starke Diffusionsvorgang der Substanzen, den ja auch Ellinger und Heymann feststellen. Diesem Vorgang entspricht auch die starke Bildung des Ringerödems nach Traubenzucker (Versuch 20). Ein dritter Vorgang, der bei der Einfuhr hypertonischer Lösungen statthat, tritt in den Versuchen am Frosch nicht hervor, oder nur spurweise, — ich möchte glauben, daß man die starken Schwankungen im Lymph-N-Gehalt, die die Autoren finden, doch mit Eiweißspuren, die mit den hypertonischen Lösungen ins Gewebe gebracht werden, auch erklären könnte, — derselbe ist aber in allen Tierversuchen und auch am Menschen nachgewiesen worden: das ist der Austritt von Eiweiß in die Gewebsflüssigkeit. Wir werden später auf diesen Faktor noch zurückkommen, es sind alle diese drei Vorgänge nicht geeignet, einen Rückgang von Ödem (nicht den akuter Ödemvorgänge in der Lunge selbstverständlich) zu bewirken. Wenn daher Ellinger und Heymann bei ihren Versuchen an Kaninchen eine Abschwellung des Kaninchenohrs im lebenden Tier als Spätsymptom finden, so ist dasselbe nicht Folge der Wasserentziehung durch die hypertonische Lösung an und für sich, sondern Folge der gesteigerten Nierenfunktion, der Polyurie. Damit ist begründet, daß beim Menschen eine solche Ödemwirkung — eben infolge Ausfalles der Polyurie — nicht auftreten kann.

Ich möchte auch hier nur nochmals darauf hinweisen, daß gerade ein Eiweißaustritt ins Gewebe, wie ihn Ellinger und Heymann beschreiben — bei ihren Durchblutungsversuchen des Froschpräparates mit Pferdeserum —, mir nicht als Ausdruck eines gesteigerten Quellungsdruckes des Gewebes, sondern als Folge der Schädigung der Gefäße durch artfremdes Eiweiß erscheint.

Es dürfte also gerade aus den von Ellinger und Heymann gefundenen Vorgängen hervorgehen, daß die Einfuhr hypertonischer Lösungen, wie ich in den „Grundlagen der Osmotherapie" schon ausgeführt habe, nicht imstande ist, Dauerleistungen von großem Ausmaße, wie die Resorption von größeren Ödemmengen sie darstellt, hervorzubringen. Kurze vorübergehende Wirkungen, wie die Resorption von akutem Lungenödem, haben Ellinger und ich gleichzeitig beschrieben. Der Prozeß an und für sich, auch wenn ich den Faktor der durch 24 Stunden gesteigerten Resorption noch dazuzähle, ist zu Vorgängen, wie es die Resorption von Ödemen ist, nicht geeignet. Nur bei manchen Prozessen, so bei serösen Pleuritiden nach einer Punktion, wird der Vorgang unter gewissen Umständen die auf dem normalen Wege erfolgende Resorption von solchen Exsudations- oder Ödemzuständen anbahnen können.

Wenn wir nun nach Besprechung aller dieser Vorgänge zu dem für mich bedeutungsvollsten Momente, — es hat mich ja zu einer Reihe von therapeutischen Maßnahmen bewogen — der 24 Stunden lang andauernden Verkürzung der Resorptionszeit von intrakutan oder subkutan verabfolgter physiologischer Kochsalzlösung übergehen, so muß dabei als Korrelat desselben Vorganges an den inneren Organen einerseits die gesteigerte Giftwirkung des Kokains von der Nasenschleimhaut, sowie die Resorption von Jodnatrium vom Magen hinzugefügt werden. Diese, durch die Tierversuche von Cori bestätigte, als ein konstantes Vorkommnis bei der Einfuhr hypertonischer Lösungen zu betrachtende Folgeerscheinung wäre nun bezüglich der fördernden Momente, die hier zusammen auftreten, zu untersuchen.

Ich möchte diesen Zustand der gesteigerten Resorption, den ich ehemals als Gleichgewichtsstörung zwischen Blut und Gewebe betrachtet habe, einerseits auf die Faktoren der veränderten Filtrations- und Diffusionserscheinungen bei den hypertonischen Lösungen beziehen und dabei insbesondere den Austritt von Bluteiweiß als wichtigsten Faktor, der auf das Gewebe einwirkt, hervorheben. Dazu bewegt mich der Umstand, daß dieses Phänomen auch einen parenteralen Eiweißaustritt ins Gewebe darstellt, ein Vorgang, von welchem wir wissen, daß er den Umsatz im Gewebe zu beeinflussen imstande ist.

Die Größe des Eiweißaustrittes abzuschätzen sind wir nicht so leicht in der Lage. Es ergibt sich aber aus Untersuchungen von Schenk, daß wir bei intravenös verabreichter hypertonischer Kochsalzlösung zirka $1^0/_0$ der Eiweißmenge des Blutserums ins Gewebe aus den mitgeteilten Zahlen errechnen können. Das wäre für das Individuum schon 3·5 g Eiweiß. Wir müssen nun nach den Erfahrungen der Proteinkörpertherapie annehmen, daß solche Eiweißmengen, auch arteigenen Eiweißes, im Körper Veränderungen des Umsatzes hervorrufen und zu proteinkörperartigen Wirkungen führen können. Latzel und ich haben in der Wiener klin. Wochenschrift Nr. 41, 1921, festgestellt, daß auch bei Proteinkörpertherapie eine Verkürzung der Resorptionszeit von subkutan verabfolgten physiologischen Kochsalzlösungen auftritt. Es wäre also diese Theorie — für mehr möchte ich sie nicht erachten — nicht ohne eine gewisse Stütze.

Für einen Zusammenhang zwischen den osmotischen Blutveränderungen einerseits und der Resorptionsbeschleunigung anderseits könnte auch das in den „Grundlagen der Osmotherapie" genauer ausgeführte Verhalten bei gleichartigen Vorgängen verwendet werden. Wenn wir nämlich Substanzen intravenös einführen, welche den osmotischen Druck nicht in größerem Maße erhöhen, sondern nur eine Veränderung der Partialspannung im Blute hervorrufen, so z. B. Kalk, so finden wir auch da den raschen Austritt aus dem Blute, die Verminderung des Eiweißgehaltes, aber keine beschleunigte Resorptionszeit. Ohne schwerere Änderungen des osmotischen Druckes im Blute und ohne den Vorgang der Blutverdünnung durch Gewebswasser kommt es zu keiner Resorptionsbeschleunigung. Es ist also das Moment der Wasserverminderung und offenbar auch der veränderten Wasserverteilung, das auch bei parenteraler Eiweißkörpereinfuhr auftritt, das die Resorptionsbeschleunigung hervorrufende Moment.

Die Osmoregulation, die wir des längeren diskutiert haben, kommt auf dem Wege von Nerveneinflüssen zustande. Wir müssen diesbezüglich einen peripheren und einen zentralen Osmo-regulationsvorgang unterscheiden.

Der periphere Osmoregulationsvorgang erfolgt nach den Untersuchungen von S c h a d e auf Grund der Wirksamkeit gewisser spezifischer Nervenendapparate, der Vater· Pacinischen Körperchen. Der Autor, der diese Endapparate in ihrer Zusammensetzung und ihrem histologischen Aufbau als besonders für diese Zwecke geeignet erachtet, bezeichnet sie als „Schwellsinnorgane" und beschreibt, daß Quellungsvorgänge an der Nervenfaser Änderungen des osmotischen Druckes zum Zentrum mitteilen.

Über die zentralen Regulationsmechanismen sind wir noch nicht genügend orientiert, doch ist nach den Ausführungen von R e i s s daran zu denken, gewisse bulbäre Zentren anzunehmen, deren Läsion, so der von E c k h a r d t gefundene Salzstich, gewisse Änderungsvorgänge zwischen Wasser- und Salzausscheidungen begünstigen kann. Dafür sprechen auch die von J u n g - m a n n hervorgehobenen isolierten bulbären Schädigungen, die eine vermehrte Salzausscheidung ohne begleitende erhöhte Wasserausscheidung hervorrufen sollen. Es ist damit zwar noch nicht ein osmotisches Zentrum gefunden worden, es sind aber doch Vorgänge, die den osmotischen Druck im Körper durch spezifische Ausscheidung gewisser Substanzen beeinflussen können. An höheren Hirnstellen sind gewisse Beziehungen zwischen Polyurie und Zwischenhirn nach den Versuchen von L e s c h k e in einem gewissen Grade wahrscheinlich geworden, so daß wir uns Vorstellungen, allerdings vager Natur, über verschiedene, übereinandergelegene Zentren, die der osmotischen Regulation dienen, hingeben dürfen.

Wenn wir uns nun das pathologische Korrelat zu diesen Vorgängen, die Störung des Regulationsmechanismus, beziehungsweise der Osmoregulation im Körper aufstellen wollen, so möchte ich dieses nicht in den Vorgängen bei der Urämie, wie es R e i s getan hat, suchen. Hier ist die Retention im Gewebe ein sekundärer Prozeß, und die Angabe von R e i s, daß es ihm auch durch Ausspülungsversuche nicht gelungen ist, die Substanzen dem Gewebe zu entziehen, ist wohl nicht entscheidend und für eine begründete Annahme einer solchen Regulationsstörung nicht genügend. Der Zustand bei Ödemen ist vorderhand noch so unklar, daß eine Verwendung in irgendeinem Sinne nicht gewagt werden kann.

Wenn wir nun nach primären Vorgängen suchen, die eine Störung der Regulation, eine Störung des Wasserverbindungsvermögens, der Korrelation zwischen Salzen und Wasser (K r e h l) — hier können osmotische Vorgänge eine Rolle spielen — aufweisen, so kämen als leichteste Form einer solchen die von V e i l beschriebenen Fälle in Frage, wo trotz reichlicher Wasserzufuhr eine Bluteindickung erfolgt. Als einen höheren Grad der Störung möchte ich alle Fälle von Diabetes insipidus und vielleicht auch die von Diabetes mellitus, die mit starken Polyurien einhergehen, ansehen. Wir sehen da, daß der Prozeß zu einer gewissen Änderung des Wasserbindungsvermögens geführt hat, die am Gewebe nicht weniger deutlich wahrnehmbar ist als an der Niere. Hier wäre anzuführen, daß in allerneuester Zeit v. G a z a ein verändertes Quellungsverhalten auch des gesunden Gewebes bei amputierten Extremitäten von Diabetikern nachwies. (Z. f. d. g. exp. Med. 32.) Wir sehen auch hier den Parallelismus, den O e h m e betont hat, die Unfähigkeit der Wasserbindung von Gewebe und Niere. Das Wasser schießt am Gewebe ebenso vorbei und kann ebensowenig festgehalten werden wie in der Niere. Die Muskulatur ist abnorm trocken, ebenso die Haut und das übrige Gewebe. Nur bei allerreichlichster Zufuhr gelingt es dem Gewebe, etwas Wasser zu erhaschen, eine Einstellung der Polyurie aber führt zu schweren Ernährungsstörungen des Gewebes. Durch hormonale Einflüsse der Hypophysenpräparate kann aber eine Wasserbindung im Gewebe und eine Zurückhaltung des Harnwassers erzielt werden. Für Hypophysin wurde die wasserretirierende Wirkung aufs Gewebe durch E. M e y e r und M e y e r - B i s c h[1]) inzwischen nachgewiesen. Die gleiche Wirkung scheint Insulin zu haben, ob direkt oder erst auf dem Umwege der Herabsetzung des Zuckergehaltes des Blutes und Gewebes wird erst festgestellt werden müssen. Eine weitere Tatsache ist hier hervorzuheben, nämlich, daß das prompte Ausgleichsvermögen für osmotische Störungen nicht eigentlich angeboren ist, sondern im extrauterinen Leben erst nach und nach erworben wird. Bei Säuglingen ist die Fähigkeit jedenfalls in viel geringerem Maße vorhanden; auf diesen Umstand sind eine Reihe von Störungen, wie sie von S a l g e (Z. f. Kinderheilkunde, 1913) beim Säugling beschrieben worden sind, zurückzuführen.

---

[1]) Z. f. kl. M., **96.**

Anwendungsweisen und Grenzen der Osmotherapie.

In dem zweiten Teil der „Grundlagen der Osmotherapie‟ wurden eine Reihe von Wirkungen der parenteralen Einfuhr hypertonischer Lösungen beschrieben und für deren praktische Durchführung gewisse Anweisungen gegeben. Von diesen Wirkungen sind inzwischen die fördernde Wirkung der hypertonischen Zuckerlösungen auf die Inhalationsnarkose von Trenkhof[1]) und Kutscha[2]) bestätigt worden. Auch für das vermehrte Eindringen von Medikamenten, wenn sie nach meinem Vorschlag mit Zuckerlösungen gepaart oder nachher verabfolgt werden, ist in Zahlenangaben von Steinberg (D. m. W., 1921, 50) die Wirksamkeit dieser Kombination bewiesen worden. Ich möchte nun dazu übergehen, bezüglich dieser und der anderen Wirkungen der Osmotherapie gewisse Auseinandersetzungen hier anzuschließen. Dieselben sollen den Wirkungsmechanismus sowie die Grenzen, die den Eingriffen gesetzt sind, erörtern.

Der Ausgleich bei den Maßnahmen der Osmotherapie erfolgt durch Wasserentziehung einerseits aus dem Gewebe, sowie durch einen Austritt des eingeführten hypertonischen Agens selbst. Die Einwirkung dieser beiden Maßnahmen soll nun, so weit es möglich ist, eine Scheidung ihres Einflusses zu treffen, für die Funktion des Körpers und der einzelnen Organe desselben besprochen werden.

Es ist wohl klar, daß das um die Gefäße selbst liegende Gewebe sowie das Bindegewebe überhaupt, hauptsächlich und zuerst von beiden Vorgängen betroffen wird. An dieser Stelle, am Bindegewebe, wird die Einwirkung wohl nur zu geringen Symptomen im Leben führen, da dieses Gewebe ja keine stärkere Beteiligung an dem Körperumsatz hat. Nur an den Stellen, wo das Bindegewebe eine größere Ausbreitung erlangt, wird sich die Möglichkeit ergeben, daß aus Einwirkungen auf dasselbe Symptome erwachsen: ein solches Gewebe ist das Bindegewebe der Haut.

In später zu beschreibenden Versuchen von Luithlen (l. c.)[3]) wurde im Tierexperiment von dem Autor gezeigt, daß durch eine gewisse Änderung der Nahrungsform sowie durch Zufuhr von Eiweißkörpern die Erregbarkeit der Haut vermindert werden

---

1) Trenkhof, C. f. Chirurgie, 1922, 40.
2) Kutscha-Lissberg, M. m. W., 2, 1924.
3) Arch. f. exp. P. u. Ph, 68, 69.

könne, während sie durch Zufuhr von Kristalloiden — er
verwendet hiezu 5%ige Natriumsulfatlösung sowie physiologische
Kochsalzlösung — gesteigert würde. Als Ursache der Änderung
der Hautreaktion nach Änderung der Nahrung wird von ihm
als maßgebendes Moment die Änderung des Basengleichgewichtes in der Haut angegeben. Wenn man die im Archiv
f. experiment. Pharmakologie 68—69 publizierte Arbeit genau
durchstudiert und auch auf Grund seiner Angaben durchrechnet,
so kommt man zu folgenden Schlußfolgerungen: In den Zahlen-
werten, die über die Größen der Mineralstoffe in der Haut
berichten, wird auf den Wert des Wassergehaltes der Haut keine
Rücksicht genommen. Wenn man denselben nachrechnet, so findet
man Schwankungen des Wassergehaltes in der Haut von 36—52%,
jedenfalls sind das Schwankungen, die in hohem Maße über das
hinausgehen, was wir als gleichgültig für irgendein Gewebe
erachten müssen. Bezüglich der von L u i t h l e n als Ursache der
Erregbarkeitsänderung der Haut angegebenen Größenverhältnisse
von Kalk und Magnesium ergibt sich nun aus den Versuchen, daß
dieser angeschuldigte Umstand der Störung des Basengleichgewichtes wohl nicht in dem Maße schuldtragend sein kann, wofür
insbesondere folgende Erwägung spricht. Bei der Grünfutter-
fütterung seiner Kaninchen wird zirka die dreifache Menge von
Kalk dem Tiere zugeführt. Die Vermehrung des Kalkgehaltes
in der Haut beträgt aber weniger als 1% (statt 6 zirka 7%) nach
ungefähr 14tägiger Fütterung. Dieses Größenverhältnis der beiden
Werte widerspricht einem primären Faktor und läßt uns auch
in diesem Falle den vermehrten Wasserquellungszustand der Haut,
der sekundär dann auf Grund des vermehrten Kalkgehaltes im
Blute mehr Kalk anlagert, als primären Faktor annehmen. Die
Veränderung des Basengleichgewichtes in der Haut besteht wohl,
sie ist eine sekundäre Erscheinung, die eventuell imstande ist, mit-
zuwirken, das Primäre stellt aber die Änderung des Quellungszustandes der Haut selber dar. Diese Deutung der Versuchsresultate enthebt uns überdies dem immerhin mißlichen Vorgehen, bei
veränderter Nahrungszufuhr eine andere Wirksamkeit von
Faktoren als bei Zufuhr von kolloiden oder kristalloiden Substanzen als Grundlage für die veränderte Reaktion des Hautbindegewebes anzunehmen.

Es ist aber dieser Punkt nicht allein, der mir hervorhebenswert erscheint, sondern ich halte auch die Hervorhebung dieses

Momentes insoweit von Bedeutung, als die Änderung des Hautbindegewebes in bezug auf seinen Gehalt an Salzen von einer Reihe von Autoren in letzter Zeit als Beweis für die Veränderungsmöglichkeit von Körpergewebe überhaupt durch den Einfluß veränderter Nahrung oder Salzzufuhr in seiner chemischen Zusammensetzung in größerem Ausmaße verwendet wird. Es kann mir nun als Propagator der Osmotherapie nicht gleichgültig sein, wenn man auf Grund zufälliger Befunde in einem nichtdifferenzierten Gewebe, aus Stoffwechselversuchen Änderungen des Salzgehaltes auch in anderen hochdifferenzierten Körpergeweben annimmt. Ich habe schon in den „Grundlagen der Osmotherapie" ausgeführt. daß wir diesbezüglich auch durch Einfuhr hypertonischer Lösungen nicht imstande sind, den Salzgehalt von höherdifferenziertem Gewebe in nennenswertem Ausmaße, so daß eventuell daraus Störungen resultieren können, zu verändern. Wir wissen nur, daß gewisse Anionen, und zwar Kochsalz durch Bromsalze und von Kationen Strontium für Kalzium im Knochen in höherem Ausmaße im Körper substituiert werden können. Für weitere Veränderungen fehlen vorderhand noch Beweise; desgleichen sind Symptome, welche auf solche Änderungen hindeuten, vorderhand nicht festgestellt.

Wir müssen im Gegenteil annehmen, daß Wirkungen von Salzen im Körper hauptsächlich auf zwei Momenten beruhen, und zwar einerseits auf der wasseranziehenden Wirkung der Salze und zweitens auf der Reizwirkung derselben.

Die wasseranziehende Wirkung wird in hohem Grade beeinflußt von der Durchlässigkeit der Membranen für die Salze, und zwar in dem Sinne, daß erhöhte lokale Durchlässigkeit nicht immer mit erhöhtem Wassergehalte einhergeht. Durch die Kombination mit der Reizwirkung, die sowohl der physikalischen als auch der chemischen Natur des eingeführten Salzes ihre Entstehung verdankt, werden wir gewisse Differenzen zu erklären versuchen müssen, die scheinbar elektive Einwirkungen der Salze auf bestimmte Gewebe darstellen. Auf allen diesen Momenten beruht es, daß, soweit bis jetzt feststeht, Jodnatrium in hypertonischer Lösung keinen Einfluß auf die Blutgerinnung ausübt, daß es weiters keine Temperatursteigerungen bei intravenöser Verabreichung zur Folge hat und daß auch die Hemmung der Überempfindlichkeitsreaktion durch Jodsalze entgegen der Wirkung anderer Salze nicht möglich ist (v o n d e n

V e l d e n). Durch diesen geringen osmotischen Einfluß der Jodsalze scheint es auch erklärlich, daß solange osmotische Störungen nach intravenöser Einfuhr bei ihnen vermißt wurden.

Während sich diese erste anfängliche Veränderung des Salzgehaltes nach meiner Meinung in dem Bindegewebe um die Gefäße erschöpft, macht sich der Faktor der Wasserentziehung auf das Gewebe später in weitaus größerem Ausmaße auch am differenzierten Gewebe geltend. Auf dieses Moment sind wohl Veränderungen der Nervensubstanz im Sinne einer verminderten Erregbarkeit der Nervensubstanz sowie ein vermehrtes Aufnahmsvermögen für Narkotika aller Gattungen zurückzuführen. Es scheint, als ob der verminderte Wassergehalt eine vermehrte Lipoidlöslichkeit der Nervensubstanz für Äther und für Morphium und ähnliche Substanzen bedingen würde.

Wir haben in dem Vorstehenden gesehen, daß sich veränderte Wirkungen, aus diesen beiden Momenten heraus, im Organismus ergeben.

Wenn wir, den E h r l i c h schen Gedankengängen in seinem berühmten Werke „Beziehungen zwischen chemischer Konstitution, Verteilung und pharmakologischer Wirkung" folgend, uns die Bedeutung des Vorganges klarmachen wollen, so kommen wir zu folgenden Auseinandersetzungen:

Nach E h r l i c h schiebt sich zwischen Konstitution und die pharmakologische Wirkung ein Bindeglied ein, und zwar die Verteilung im Organismus. E h r l i c h verspricht sich neue Gesichtspunkte, wenn dieses selbstverständliche, aber bis auf ihn vernachlässigte Moment mehr beachtet werden und distributiven Betrachtungen eine größere Aufmerksamkeit geschenkt werden wird. Dieses Prinzip E h r l i c h s scheint nun gerade für unsere Verhältnisse, wo es sich um die Einfuhr von anorganischen Salzen handelt, einer größeren Beachtung bedürftig. Ich möchte glauben, daß diesem Verteilungsprinzipe in seiner Bedeutung unter diesen unseren Verhältnissen besser nachgegangen werden kann, als bei anderen medikamentösen Substanzen, und, daß durch die Analyse der verschiedenen Organe der Gehalt an den Substanzen und damit eine Verteilung der Substanzen als Bedingung der verschiedenen Wirksamkeit sich klarstellen lassen wird. Für die Zuckerarten allerdings wird diese Methodik der Analyse nicht so klare Resultate ergeben und wir werden nur durch große Differenzen einigermaßen veränderte Verteilungen erkennen können. Neben dieser direkten Analyse der Substanzen wird aber ein zweiter Faktor, der hier zum Teil als Kontrolle für den ersten und als Beweis einer stärkeren lokalen Wirkung einzelner Substanzen wird verwendet werden können, zu untersuchen sein, und das ist die Änderung des Wassergehaltes der verschiedenen Gewebe, die bei Einfuhr der verschiedenen hypertonischen Lösungen sich an den verschiedenen Geweben ergeben wird. In den in den „Grundlagen der Osmotherapie“ ausführlich zitierten Untersuchungen von Walgreen und Padtberg[1]) sind für Kochsalz in hypertonischen Lösungen diese Verhältnisse untersucht worden. Weitere gleichartige Untersuchungen, betreffend andere anorganische Salze und Zuckerarten, werden wohl durchgeführt werden müssen, bevor wir über die Verteilung und damit die Wirkung anderer Salze in hypertonischen Lösungen auf den Organismus mehr aussagen werden können.

Aus unseren früheren Ausführungen geht wohl hervor, daß es sich hier nicht bloß um eine passive Verteilung der Substanzen überwiegend durch Affinitäten der Gewebe handelt, sondern daß hier als ein besonderer, von der Norm abweichender Vorgang auch die Gefäßwand eine bedeutende Rolle bei der Verteilung der Substanzen spielen wird. Ich muß aber nochmals hervorheben, daß dies nur unter unseren abnormen Bedingungen der Fall ist und daß ich auch nur hier bei hypertonischen Lösungen besondere territoriale Verschiedenheiten der Durchlässigkeit der Gefäßwand annehmen möchte. Ob die Verteilung auch hier noch von den von Ehrlich besonders hervorgehobenen Faktoren der besseren Blutversorgung und besseren Ernährung gewisser Gewebe, und von Variationen der Reaktion des Gewebes und der O-Sättigung abhängt, ist wohl vorderhand nicht diskutierbar. Für die Verteilung von medikamentösen Substanzen scheint mir aber ihre Paarung mit hypertonischen Lösungen oder Verabreichung hinterher, die ich zuerst begründet habe, nach klinischen Befunden von Bedeutung zu sein.

Ich möchte hier aber gleich hinzufügen, daß ich eigentlich nicht einen, von der Norm qualitativ abweichenden Vorgang, sondern nur quantitative Differenzen trotz des von der Norm abweichenden Mechanismus erwarte. Für Salvarsan wird vielleicht eine Verstärkung der Wirkung auch kleinerer Dosen sich ergeben, und es sind ja schon in dieser Richtung Hinweise vorhanden. Wie

---

[1]) Arch. f. exp. P. u. Ph., 63.

sich die zweite Förderung der medikamentösen Wirkung, wo nicht gleichzeitig, sondern erst später, in der Zeit der geänderten Durchlässigkeit nach hypertonischen Zuckerinjektionen, Medikamente eingeführt werden, erklären läßt, darüber fehlt noch jeder Anhaltspunkt. Es finden sich nämlich auch stärkere Wirkungen im Blute selber, so an Mikroorganismen desselben.

Von den als wirksam bekannten Faktoren der hypertonischen Lösungen, den Salzen und Zuckerarten, sowie dem Menstruum desselben, dem Wasser, lassen sich gegenwärtig noch keine Daten über Verteilungsform im Körper in größerem Maße erbringen. Wenn wir auch für das Kochsalz bei intravenöser Verabreichung einige Zahlenwerte haben, so wird es sich einerseits ergeben, daß wir für dieselbe Größe der Einfuhr einerseits keine entsprechenden Zahlen bei innerlicher und subkutaner Zufuhr besitzen. Anderseits werden solche Zahlenwerte für eine Substanz das Kochsalz nur an den Werten, wie sie bei anderen Salzen sich ergeben, gemessen, für Schlüsse verwertbar sein. Wir sind daher vorderhand nicht in der Lage, etwas über die Gesetze der Verteilung der Substanzen selber auszusagen. Nur für das Wasser allein besitzen wir einigermaßen einige Daten über seine Verteilung im Körper bei verschiedener Verabreichung.

Aus den Versuchen von F r e y sowie den von H a s h i m o t o (Arch. f. exp. Path. u. Pharm., Bd. 76) gehen für Wasser interessante Gesichtspunkte, die wir im folgenden anschließen, hervor. Während Leitungswasser, per os gegeben, eine meßbare Diurese hervorruft, zeigt sich bei subkutaner und intravenöser Injektion keine erhöhte Diurese. Bei langsamer Injektion von Leitungswasser in die Halsvenen kommt es zu einer schwachen Diurese, bei schneller Injektion fehlt dieselbe. Dieselbe tritt aber bei gleicher Verabreichung, also auch bei schneller Einfuhr von Leitungswasser in die Darmvenen auf. Subkutane Einfuhr von Leitungswasser erzeugt niemals eine Diurese, die schon nach $0·15°/_0$ Kochsalzlösung subkutan prompt auftritt. Destilliertes Wasser macht niemals Diurese. Da nach den direkten Versuchen von H a s h i m o t o eine gleichmäßige Resorption von destilliertem Wasser und Leitungswasser im Darm nachgewiesen ist, so ist nur zweierlei möglich. Entweder wird, was unwahrscheinlich ist, destilliertes Wasser anders ins Gewebe resorbiert und kommt nicht ins Blut, oder es ist die rasche Resorption und das Eindringen von reinem Wasser ins Blut der rasche Eintritt einer Hydrämie, der ohne die regelnde Mitwirkung des Darms und der Leber erfolgt, ein Vorgang, der die Diurese in hohem Grade schädigt. Wir kommen damit zu der Annahme, daß ein rascher Wassereintritt ins Blut, was leider von Hashimoto nicht durch Blutanalysen belegt ist, andere Ausgleichsvorgänge als die Ausscheidung durch die Nieren auslöst. Dieser Vorgang ist nun bei anderen Substanzen, nicht Wasser, bei Salzen, bei Zucker, ein ganz gewöhnlicher. Wir finden auch bei diesen, daß bei raschem Eintritt solcher Substanzen ein anderer Mechanismus auftritt, um die Blutzusammensetzung zu regeln, und zwar ein Austritt der Substanz ins Gewebe. Es wird ja auch auf diese Weise die Entlastung des Blutes durch diesen Vorgang in höherem und in schnellerem Maße erzielt als durch die Ausscheidung durch die Niere. Die Abnahme der Nierensekretion ist eine sekundäre, einerseits infolge Mangels an überschüssiger Substanz im Blute, es ist aber auch noch möglich, daß eine Schädigung des Gewebes, darunter auch der Niere, etwa Quellung des Gewebes nach Hashimoto, durch das eintretende Wasser erfolgt. Diese meine Schlußfolgerungen wären allerdings für das Wasser noch durch Blutanalysen zu erweisen. Für die anderen Agenzien ist eine solche Veränderung der Verteilung der Substanzen im Körper bei überschüssigem Eintritt bei parenteraler Einfuhr, ein Übertritt in hohem Maße ins Gewebe zum großen Teile erwiesen.

Für das Wasser ist eine Ansammlung in der Leber durch Versuche von Lamson und Roca[1]) erwiesen. Durch den gleichen Vorgang ist es zu erklären, daß wir in einzelnen Fällen durch reichliche Flüssigkeitsaufnahme per os in Form eines überschießenden Vorganges eine Bluteindickung auftreten sehen, wie sie insbesondere bei nervösen Personen Veil (l. c.)[2]) sah. Derselbe Vorgang läßt bei Einfuhr hypotonischer Lösungen ins Blut für gewöhnlich keine Verdünnungserscheinungen im Blute vorfinden und sie finden sich nur dann, wenn wir dem Blut nach Bottazzi durch Kalomeldiarrhöen Wasser entziehen. In diesem letzteren Falle wird das eingetretene Wasser im Blute, da dasselbe an Wasser verarmt ist, festgehalten und wird nachweisbar, woraus eine Hydrämie im Blut resultiert. Die in einzelnen Fällen auch bei intravenöser Einfuhr hypotonischer Lösungen sich einstellende Eindickung des

---

[1]) Lamson and Roca. Journ. of exp. ph. a. ther., 1917, 17, 481.
[2]) Veil. D. A. f. kl. Med., 119 u. 139.

Blutes ist gleich der oben beschriebenen Erscheinung, dem vermehrten Austritt bei innerlicher Verabreichung, Folge einer raschen Abgabe von Wasser ans Gewebe. Wir sehen in allen diesen Vorgängen eine ziemlich bedeutende Unabhängigkeit der Wasserbewegung von der Salzbewegung. Werden aber Salzmengen in einem Ausmaße eingeführt, daß sie dem Wasser gegenüber hervortreten, so wie wenn die Ausgleichsvorrichtungen normal funktionieren, so kommt es zu keinen größeren Gleichgewichtsstörungen zwischen Salz- und Wasserausfuhr. Durch diesen Vorgang ist es auch bedingt, daß wir zwischen der Ausscheidung von Kochsalz, durch den Magen eingeführt, und dem intravenös injizierten Kochsalz keine größeren Differenzen in der Urinausscheidung nachweisen können. Es ist aber wahrscheinlich, daß alle diese Abgaben nicht in das Gewebe erfolgen, das einer besonderen Funktion dient, sondern ins Bindegewebe. Aus diesem treten sie dann langsam ins Blut und mit demselben in den Harn über.

Mit solchen Momenten dürfte auch die von B a y l i s s (l. c.) hervorgehobene, von R o b e r t s o n und B o c k konstatierte Tatsache zusammenhängen, daß in Shockfällen vom Verdauungstrakt absorbiertes Wasser langsamer das Blut verläßt, als subkutan und intraperitoneal verabfolgte wäßrige Flüssigkeit.

Wenn wir alle diese Vorgänge betrachten, so werden wir eine ins feinste gehende genau abgestufte Reaktionsfähigkeit des Körpers annehmen müssen — selbst bei den gewissen Schwankungen können wir bestimmte Ursachen als Grundlage der veränderten Reaktion annehmen —, die wohl durch einen in seinen einzelnen Teilen gut eingeübten nervösen Mechanismus hervorgerufen wird. Die peripheren Endapparate hiezu haben wir durch die Untersuchungen S c h a d e s kennen gelernt, auch der Einfluß von gewissen Nervenfasern für bestimmte Territorien ist uns wahrscheinlich geworden, die Lage des nervösen Zentrums aber kennen wir vorderhand noch nicht. Ich möchte glauben, daß folgende Erwägungen imstande sein könnten, einen gewissen Hinweis in der Richtung zu geben, wo wir das Zentrum zu suchen haben.

Bei allen shockartigen Zuständen finden wir entgegen dieser prompten Regulation ein Versagen des Nervensystems gegenüber Reizen aller Art, mechanischen sowie chemischen und medikamentösen. Dieses entgegengesetzte Verhalten scheint mir vor allem ins Auge zu fassen zu sein. Zum Unterschiede von allen anderen

Reizen zeigt es sich nun, daß bei allen diesen shockartigen Zuständen mehr oder weniger, wie schon W o o d y a t, W i l d e r und S a n s u m hervorgehoben haben, durch hypertonische Zuckerlösungen eine Umstimmung des ganzen Gefäßsystems eintritt. Es ist wohl klar, daß es sich da um keine spezifische Wirkung des Zuckers, sondern nur um eine Wirkung von hypertonischen Lösungen überhaupt handelt. Das zweite Moment, das wir hier anführen können, ist die gleiche eigenartige Veränderung der Blutzusammensetzung beim Shock und bei der Einfuhr hypertonischer Lösungen. Bei shockartigen Zuständen finden wir eine Herabsetzung des Eiweißgehaltes und eine Verminderung der Blutchloride in allen Fällen mehr oder weniger hervorgehoben (W h i t e u. E r l a n g e r,[1] N e u d a[2]). Wir haben schon oben gesehen, daß wir bei hypertonischen Lösungen ein gleiches Verhalten bei der intravasalen Einfuhr in das Venensystem wahrnehmen. Wir haben das letztere als Ausdruck einer Permeabilitätsänderung der Gefäßwand angenommen. Ich glaube, daß auch beim Shock ebenso eine solche zu der motorischen Schwäche der Gefäßwand hinzutritt. Daß daneben abnorme Blutverteilung und auch andere Momente eine Rolle beim Shock spielen können, ist möglich, aber für unsere Auseinandersetzung nicht von entscheidender Bedeutung. Wenn wir nun aber sehen, daß auf die Einfuhr einer hypertonischen Lösung intravenös dieser Zustand, der anderweitig kaum zu beeinflussen ist, einer raschen Besserung fähig ist, so scheint es mir, als ob dieses Moment doch darauf hinweisen würde, daß das Zentrum, auf das der Reiz bei der Einfuhr hypertonischer Lösungen erfolgt, in hohem Grade, vielleicht auch räumlich, mit dem Zentrum, das allgemeine shockartige Erscheinungen besonders leicht hervorzurufen imstande ist, zusammenhängt.

Wenn gegen meine Deutung der Wirkung der hypertonischen Lösungen beim Röntgenkater angeführt wird, daß die Kochsalzverminderung durch eine vermehrte Kochsalzzufuhr beseitigt wird. und dafür angeführt wird, daß auch intravenöse Zufuhr von physiologischer Kochsalzlösung einen günstigen Effekt erzielt, so muß ich diesen Umstand, den S i l m a n n hervorhebt, als nicht entscheidend ablehnen. Vor allem ist die Blutbeschaffenheit keine

---

[1] W h i t e u. E r l a n g e r. Journ. of Ph., 1920, B. 54, p. 1.
[2] N e u d a. Wr. med. W., 1919, 45, „Verbrennungstod".

spezielle Eigenschaft des Röntgenkaters, sondern Folge eines shockartigen Zustandes. Der Kochsalzgehalt spielt hier keine Rolle, sonst könnte wohl durch eine Einfuhr von 10 cm³ 10%iger Kochsalzlösung, d. i. 1 g Kochsalz, wohl keine Besserung erzielt werden. Der Einwand, daß physiologische Kochsalzlösung auch in dem Sinne wirkt, kann gegen meine Annahme der Wirkung einer hypertonischen Lösung nicht verwendet werden, da physiologische Kochsalzlösung keine osmotisch indifferente Substanz darstellt; sie enthält ja in erster Linie einen abnormen Partialdruck an Kochsalz, die Lösung ist obendrein höher dissoziiert als das Blut infolge seines Eiweißgehaltes. Wir schaffen daher durch die Einfuhr einer größeren Menge von physiologischer Kochsalzlösung eine Änderung der osmotischen Verhältnisse. Beschleunigter Wasseraustritt mag auch noch mitwirken. Interessant ist es, daß es auch schon durch diese kleine Änderung zu einer Behebung des Shocks kommt. Die gleiche Verwendung von 10% Kochsalzlösung gegen Shockzustände ist von von den Velden schon im Jahre 1919 beim Shock der Schwerverletzten vorgeschlagen und durchgeführt worden. Es wird sich wohl zeigen lassen, daß ebenso wie bei anderen Shockzuständen, wo die oben zitierten amerikanischen Autoren, Woodyat, Wilder und Sansum[1]) mit Zuckerlösung günstige Erfolge erzielt haben, es auch bei dem Röntgenshock der Fall sein wird. Diese Voraussetzung hat inzwischen in der gelungenen Behebung des Röntgenshocks durch Mahnert und Zacherl (W. kl. W., 1923, 7.) mit hypertonischen Zuckerlösungen eine Bestätigung erfahren.

Ich habe in den „Grundlagen der Osmotherapie" den Beweis für die Hemmung verschiedener Sekretionen im Körper durch die Erhöhung der Konzentration im Blute bei Einfuhr von hypertonischen Lösungen erbracht. Ausführlichere Daten über diese Versuche liegen in einer Arbeit von Johann Karmel in der Wiener klin. Wochenschr., 1922, Nr. 50, vor.

Soviel wir bis jetzt wissen, scheinen solche Sekretionshemmungen am stärksten bei den einfachen sekretorischen Prozessen, wie sie am Plexus chorioideus im Gehirn stattfinden, sich einzustellen. An der Milchdrüse finden solche Hemmungen der Sekretion in wesentlich geringerem, aber doch immerhin für

---

[1]) Journ. of Am. Med. Assoc., 1915.

praktische Zwecke — Hemmung der Milchsekretion bei Ablakta-
tionsstörungen — genügendem Maße statt.

Wenn wir diese Veränderungen durch Erhöhung der Kon-
zentration mit den Vorgängen der vermehrten Sekretion der
Drüsen, mit Ausnahme des Pankreas, bei der experimentellen
Plethora, wie sie zuerst durch die Untersuchungen von C o h n -
h e i m und L i c h t h e i m erwiesen wurden, zusammenbringen,
so müssen wir wohl diese intensive Einwirkung der Änderung
der Blutkonzentration auf die Drüsensekretion als ein konstantes
Vorkommnis auf gewisse anatomische Momente zurückführen.
Ich habe in den „Grundlagen der Osmotherapie" das anatomische
Moment des innigeren Zusammenhanges des Blutgefäßsystems mit
dem Drüsensystem als Ursache dafür hervorgehoben. Es wäre
natürlich auch noch ein funktionelles Moment: das der starken
Beeinflussung der Lymphströmung durch die hypertonischen
Lösungen, hervorzuheben. Wir wissen ja nach A s c h e r, daß bei
vermehrter Drüsentätigkeit eine starke Steigerung des Lymphstroms erfolgt. Ich habe an oben bezeichnetem Orte des weiteren
ausgeführt, daß auch eine Erhöhung der Partialkonzentration im
Blute zu ähnlichen Hemmungsvorgängen zu führen scheint, was
aus den Vorgängen der Hemmung der Magensekretion auch durch
Kalkinjektionen einigermaßen als wahrscheinlich hervorgehen
dürfte.

Mit diesem Vorgang der Erhöhung der Blutkonzentration ist
aber eine zweite Erscheinung nicht unmittelbar in Zusammenhang zu bringen. Und das ist die Hemmung von Sekretionsvorgängen durch konzentrierte Lösungen, die irgendwie in das
Körperinnere gebracht werden, ohne daß wir bei der raschen
Wirkung eine wirkliche Resorption der Lösungen annehmen
können. Ist schon durch die Untersuchungen von S c h ü l e,
S t r a u ß, K l e m m gezeigt worden, daß bei innerlicher Verabreichung von Zuckerlösung eine Hemmung der Magensekretion
auftritt, so können wir in den Ausführungen der amerikanischen
Autoren, welche durch Zufuhr vom Duodenum und auch vom
Rektum aus mit verschiedenartigen konzentrierten Lösungen eine
Hemmung der Sekretion der Plexus chorioidei fanden, den Mechanismus nicht auf die Wirkung der stattgefundenen Resorption
dieser Lösungen beziehen. Es geht ja aus Untersuchungen von
W a l l a c e und C u s h n i (Amer. Journ. of phys., 1898, 1, 411)
mit großer Wahrscheinlichkeit hervor, daß eine Resorption von pur-

gativen Salzen vom Kolon in größerem Ausmaße nicht stattfindet. Auch aus Untersuchungen von Goldschmied und Dayton (Amer. Journ. of phys., XLVIII, 450, 1919) läßt sich erschließen, daß Salze vom Kolon nicht resorbiert werden. Bei der Schnelligkeit der Wirkung aller dieser Maßnahmen wird es nicht gar so fernliegend sein, eine reflektorische Hemmung von Sekretionsvorgängen durch konzentrierte Lösungen anzunehmen. Dieselbe wird insbesondere bei Fernwirkungen, wie sie bei der Hemmung der Plexussekretion im Gehirn auftritt, in gewissem Maße berechtigt erscheinen. Ähnliche Wirkungen an der Magensekretion durch hypertonische Lösungen von Salzen, die ins Rektum eingeführt wurden, ließen sich nicht nachweisen. Hingegen ließ sich durch Injektion solcher Lösungen, subkutan und noch besser intrakutan, Steigerung der Magensekretion nachweisen. Ich habe diesbezüglich in der Wr. kl. W., 1923, 14—15, folgendes ausgeführt:

Die reizende Wirkung der parenteralen Einfuhr von hypertonischen Lösungen auf die Nervensubstanz zeigt sich unmittelbar in den nächsten Minuten, bei der intravenösen Einfuhr von Kristalloiden ins Blut an der Veränderung der Gerinnungsfähigkeit des Blutes (von den Velden), sowie an der durch intrakutane Einfuhr von Salzlösungen verstärkt nachweisbaren Einwirkung auf die Blutverteilung und Gefäßweite und damit auf die Leukozytenzahl (Glaser und Müller[1]). Dieser reizenden Einwirkung — und hier scheint besonders die osmotische Reizung betonenswert zu sein — entspricht zu gleicher Zeit bei intrakutaner Verabreichung auch ein reflektorischer Einfluß am Sekretionsvorgang der Magensaftsekretion. So ergibt sich im Nüchternzustand, mit der Duodenalsonde untersucht, nach intrakutaner Einspritzung von 2 cm³ 5%iger Kochsalzlösung, als Beispiel aus einer größeren Reihe von Fällen, bei einem Patienten mit autoptisch festgestelltem Ulcus ventriculi nach einer halben Stunde eine Steigerung der Salzsäurewerte von 45 freier und 72 Gesamtazidität auf 78 freie und 105 Gesamtazidität. In einem anderen Falle von hartnäckiger Hypersekretion und Hyperazidität erfolgte auf eine gleiche intrakutane Injektion eine Steigerung von 41/54 auf 70 unmittelbar danach. In einem dritten Falle stieg der Wert von 47/60 auf 72/84 innerhalb einer Stunde an.

Wir sehen also hier durch die intrakutane Reizung vorwiegend osmotischen Charakters eine Steigerung der Magensaftsekretion

---

[1] Med. Klinik, 1922, 15. — Berl. kl. W., 1919, 34.

eintreten. Wir werden daher rückblickend bei der von mir zuerst beschriebenen Wirkung der intravenösen Einfuhr von hypertonischen Lösungen auf die Magensekretion, die im ersten Moment sich einstellende Steigerung der Sekretion, die insbesondere in den Ausführungen von Karmel (W. kl. W., 1922, Nr. 52) genauer beschrieben ist, für eine durch den zentralen osmotischen Reiz ausgelöste Erscheinung ansehen. Dieselbe wird aber sehr schnell durch die direkte Wirkung der Konzentrationserhöhung, die hemmend auf die Sekretion einwirkt, paralysiert.

Bezüglich der Frequenz der Erscheinung, die ja die praktische Verwendung besonders beeinflußt, möchte ich hervorheben, daß die Angaben von von den Velden, der nur bei 3% seiner Fälle einen Einfluß von intravenös verabreichten Salzinjektionen auf die Blutgerinnung fehlen sah, auch für die osmotherapeutischen Maßnahmen im allgemeinen gelten dürften. An der Magensekretion wird sich im Stundenversuch ein unmittelbarer Effekt in einem Viertel der Fälle nicht nachweisen lassen. Doch ergibt sich durch die Untersuchung am nächsten Tage (Karmel, l. c.), daß es sich nur um eine Verspätung, nicht um ein Ausbleiben der Reaktion handelt. Eine Interferenz der beiden oben beschriebenen Wirkungen wird uns solche Abweichungen erklärlich machen. Anderseits werden wir auch durch derartige Feststellungen zur Vorsicht gemahnt, verschiedenartige entgegengesetzte Resultate bei solchen Wirkungen als Ausdruck einer Phasenwirkung zu betrachten; das verschiedenartige Resultat ist nicht Ausdruck einer positiven und negativen Phase, sondern Ausdruck einer an verschiedenen Stellen angreifenden Einwirkung.

Die veränderte Wirkung von Medikamenten unter dem Einflusse endovenös verabreichter hypertonischer Lösungen war es vor allem, welche die diesen Ausführungen zugrunde liegenden Versuche und Untersuchungen herbeiführte. Klinische Beobachtungen zeigten mir bei wiederholten Verabreichungen einen rascheren und intensiveren Effekt von Digitalis- und Morphiumdosen unter diesen Bedingungen.

Es ist klar, daß in erster Linie die nachgewiesene verbesserte Resorption vom Darm und von der Haut dazu beiträgt; die stark veränderte Wirkung aber von anderen Maßnahmen, so z. B. der Kokainwirkung bei Einpinselung in die Nasenschleimhaut nach endovenösen Injektionen hypertonischer Lösungen, wird es aber notwendig machen, noch andere Momente für diese Wirkung herbeizuziehen. Wenn wir sehen, daß ein Individuum, das sich sonst gegen diesen Vorgang vollkommen indifferent verhält, da in seinem Körper durch eine vorhergegangene Zuckerinjektion eine Veränderung hervorgerufen worden ist, schon nach wenigen Minuten mit schweren Kokainsymptomen erkrankt, so dürfte der alleinige beschleunigte Resorptionsvorgang zur Erklärung dieses Verhaltens nicht genügen. Wir müssen vielmehr eine Veränderung im Körper erschließen. die uns diese veränderte Wirkung erklären soll. Mit der von mir zu therapeutischen Zwecken zuerst verwendeten Vehikelwirkung der Zuckerlösung oder Harnstofflösung kann dieser Vorgang infolge zeitlicher Umstände nicht zusammenhängen, nachdem wir nur bei gleichzeitigem Vorhandensein im Blute die von mir erschlossene Permeabilitätsänderung infolge der Einfuhr hypertonischer Lösungen annehmen können. Wir werden also dazu gedrängt, andere Momente zu suchen, welche uns diese veränderte Wirkung erklären könnten.

Wenn wir ohne Rücksicht auf die vorliegenden Befunde versuchen, uns eine Vorstellung zu machen, welche Momente die veränderte Wirkung hervorrufen könnten, so kommen wir dazu, zunächst zwei Vorgänge, und zwar eine veränderte Verteilung des Medikamentes und zweitens eine veränderte Durchlässigkeit der Gefäße und der Membranen zu diskutieren.

Für eine veränderte Verteilung liegt als Grundlage die veränderte Wasserverteilung im Körper vor. Wir haben schon anderweitig gesehen, daß veränderte Wasserverteilung im Körper das Eindringen von Substanzen, so von Äther ins Gehirn, begünstigt. Es wäre also auch hier daran zu denken, daß sich dieses Moment geltend machen könnte.

In zweiter Linie wäre an eine veränderte Permeabilität der Gefäßwand und der Membranen zu denken. Wenn wir die klinischen und experimentellen Tatsachen, die für eine solche Veränderung der Permeabilität unter pathologischen Verhältnissen im Tierkörper vorliegen, zusammenstellen, so lassen sich einigermaßen gegenwärtig folgende Allgemeinzustände als Ursache veränderter Permeabilität feststellen. In erster Linie würde die lokale Asphyxie nach B o l t o n (zit. nach B a y l i s s), wenn sie zur Stagnation des Blutes mit verminderter O-Zufuhr führt, zu solchen Zuständen führen. Das Ödem des Halses nach Unterbindung der Vena cava superior, das bei Fehlen einer Drucksteigerung in der Vena jugularis und wahrscheinlich auch in den Kapillaren auftritt. soll nach

ihm auf eine gesteigerte Permeabilität der Gefäßwand zurückzuführen sein. Auch Starling (Fluids of the body, 164) nahm
an, daß das Ödem unter diesen Bedingungen durch eine vermehrte
Durchlässigkeit der Gefäßwand, welche die Proteine durchläßt, und
daher im Gewebe Wasser von demselben festhalten läßt, erklärt
wird. Andere Versuche, die mit allgemeiner Asphyxie.
so von Kellaway 1919 (zit. nach Bayliss) unternommen
wurden, kamen zu anderen Schlüssen; derselbe fand keinen Verlust
von Plasma aus dem Blute bei Katzen, die in einer Atmosphäre mit
nur 7°/₀ O durch 1 Stunde 40 Minuten geatmet haben. Auch in den
Versuchen von Erlanger und White (Journ. of physiol., 1920.
S. 41) ist in den Zahlen bei ihren Hunden bei allgemeiner Asphyxie
durch Atmung O-armer Luft keine Änderung zu finden. Lokaler
Blutmangel hingegen macht auch nach den experimentellen Untersuchungen von Bayliss bei Katzen wohl eine vermehrte Durchlässigkeit der Gefäße. Eine Atmung in O-verdünnter Luft macht, wie
aus den früheren Versuchen hervorgeht, nichts dergleichen. Als
weitere pathologische Zustände, die eine abnorme Durchlässigkeit der Gefäßwand hervorrufen können, sind nach den Untersuchungen von Bayliss (Journ. of pharm. and exper. Ther.,
1920, vol. 15, p. 11) alle Zustände, die wir als shockartige Vorgänge
bezeichnen können, anzusehen. Von experimentellen Zuständen sind
insbesondere der körperliche Shock nach Gasser, Erlanger
und Meek (The americ. Journ. of Phys., 1919, 231) und weiters
die gleichartigen Versuchsresultate von White und Erlanger
(Bd. 54, p. 1) hervorzuheben. Der mechanische Shock bei diesen
Autoren wird nach Janevay und Jakson durch vorübergehenden Verschluß der Vena cava hervorgerufen, entweder durch
Unterbindung oder durch eine Klammer. Der Blutdruck sinkt
danach bis auf Zahlen von 30—40 mm herab und bleibt so. durch
2—3 Stunden. Die gefundenen Veränderungen sind große. Bezüglich der quantitativen Bestimmung der Blutmenge aber sowie auch
der Eiweißmengen müssen einige Bemerkungen vorausgeschickt
werden. Die Bestimmung der Blutmenge durch Bestimmung des
Hämoglobingehaltes setzt voraus, daß es sich um eine gleichmäßige
Blutverteilung handelt. Fehlt eine solche, so ist eine Bestimmung
des Blutvolumens auf rechnerischem Wege mit großen Ungenauig-
keiten verbunden. Dasselbe gilt für die Eiweißmenge, auch da wird
es sich darum handeln, ob die Blutmenge in hohem Maße verändert
wird. Wie von den Autoren White und Erlanger hervor-

gehoben wird, bewirkt die verlangsamte Zirkulation eine Anhäufung der Erythrozyten im Kapillargebiet, so daß die Zahl im Arterienblut, in dem das Hämoglobin bestimmt wird, gering ist und daher die Blutmenge zu hoch eingeschätzt wird. Mit einer verbesserten Zirkulation werden die eingekeilten Blutkörperchen in den Kreislauf gebracht und daher das Blutvolumen wieder zu niedrig befunden. Tatsache aber ist, daß wir beim Shock, auch dem Verwundungsshock nach B a y l i s s, eine Verminderung des Blutvolumens annehmen müssen, wobei der absolute Gehalt an Protein absinkt. W h i t e und E r l a n g e r führen nun den Beweis, durch Injektion einer Zucker- und Gummilösung, daß es sich wirklich um einen Austritt von Eiweiß und um eine Verminderung des Blutvolumens handelt, indem sie bei Besserung des Zustandes eine Vermehrung der Blutmenge durch Eintritt einer Flüssigkeit ins Blut, die wohl nicht so reich ist an Eiweiß wie das Serum, aber doch entgegen dem Verhalten unter normalen Umständen nicht fast frei von Eiweiß, sondern eiweißreich ist, konstatieren können.

Von weiteren Zuständen, die als shockartig angesehen werden, bezeichnet B a y l i s s die Asphyxia pallida der Neugeborenen, sowie den Zustand nach großen Verbrennungen, auch bei Infektionszuständen und den Zustand bei Schwarzwasserfieber. Eine weitere Veränderung shockartiger Natur soll durch die von B a y l i s s als „traumatic toxemia" bezeichneten Zustände hervorgerufen werden. Dieser, von C u t b e r t W a l l e r nach Operationen, die eine größere Gewebsschädigung setzen, besonders am Muskel gesehene Zustand, wurde von diesem Autor zuerst als Shock angesehen. C a n o n und B a y l i s s (1919) machten daraufhin Experimente, indem sie den Schenkelmuskel von anästhesierten Katzen zerquetschten und fanden einen progressiven Fall des Blutdruckes bei diesen Shockerscheinungen. Dieser Zustand wurde durch Rückenmarksdurchschneidung nicht beeinflußt, eine Gefäßunterbindung aber verhinderte den Shock so lange, bis die Unterbindung gelöst wurde. Auch Abschnürungen der Extremität und Exstirpation des geschädigten Gewebes beseitigen den Shock. Als Ursache für diese traumatische Toxämie bezeichnet B a y l i s s Substanzen, wie sie von A b e l und K u b o t a 1919 (Journ. of pharm., 12, 243) aus verschiedenem tierischen Gewebe, so Leber und Muskel und auch aus Produkten der Hydrolyse aus Eiweiß, Kasein und Edestin in Form einer sich chemisch und physiologisch wie Histamin verhaltenden Base isoliert wurden. Diese Substanzen sollten auch hier entstehen bei der Quetschung des Muskels, und durch ihre von D a l e und L a i d l o w 1910 (Journ. of pharm. 52, 355) studierten Wirkungen den shockartigen Zustand hervorrufen. Das Histamin bewirkt nach diesen Autoren eine Gefäßerweiterung der Kapillaren, macht diese für Eiweiß durchgängig und übt daneben einen konstringierenden Einfluß auf die Arteriolen aus. Auf diese Substanzen bezieht B a y l i s s die shockartigen Wirkungen bei der traumatischen Toxämie. Alle diese Faktoren kombinieren sich miteinander und erzeugen das Bild des Shocks, und zwar spielt auch die Konstriktionswirkung der Vasomotoren auf die Arteriolen eine große Rolle, wie sich aus den Versuchen von B a y l i s s ergibt. Derselbe konnte nachweisen, daß dilatorische Mittel, wie Äthylcholin, bei intravenöser Verabreichung keinen günstigen Effekt hatten. Auch gefäßverengernde Mittel, wie Adrenalin, die den Blutdruck in die Höhe heben, waren ohne Effekt. Es muß daher für die shockartigen Zustände die vermehrte Permeabilität der Gefäße und die verminderte Blutmenge die Hauptrolle spielen. Dementsprechend sind auch die günstigen Resultate, die B a y l i s s in allen diesen Fällen mit der Gummi-Kochsalzlösung erzielte, hervorzuheben.

Zu diesen Wirkungen, die B a y l i s s bei Shock mit seiner Gummi-Salzlösung erzielt, ist aber meines Erachtens ein Moment vorzubringen, das uns die Wirkung als zum Teil auch durch die Tierart, die für die Versuche verwendet worden ist, erklärt. Wie schon in früheren Abschnitten wiederholt hervorgehoben wurde, sind Katzen gegen alle Formen hypertonischer Lösungen in hohem Maße empfindlich. Aus den Untersuchungen von L i p s c h ü t z[1] sowie aus den eigenen Versuchen von B a y l i s s geht hervor, daß für die Katzen ein Wasserverlust, und zwar insbesondere ein rascher, eine ganz besonders schädigende Wirkung hat. So findet B a y l i s s, bei einer 3 kg schweren Katze bei einem Verlust von 100 g Wasser aus dem Gewebe, einen zum Tod führenden Zustand. Ich muß daher hervorheben, daß die auf das Verhalten dieser Versuchstiere gegründete angenommene bessere Verwendungsfähigkeit von Gummilösungen gegenüber Salzlösungen durch die Wahl der Tierart mitbedingt ist. Wir finden bei Gummi eine langsame Wasserentziehung aus dem Gewebe, während bei Salzen diese Wasserentziehung eine rasche ist. Es ist klar, daß Katzen als Tierart für Versuche, bei denen eine schnellere Wasserentziehung

---

[1] Arch. f. exp. P. u. Ph., 85.

statthat, nicht verwendet werden können. Die Frage hat nicht bloß eine theoretische Bedeutung, sondern auch eine praktische Bedeutung. Wir müssen nach allen Erfahrungen annehmen, daß der Mensch sich nicht so wie eine Katze verhält, und daß daher die Wirkung von hypertonischen Lösungen beim Menschen einen wesentlich anderen Effekt haben wird als bei Katzen. Nachdem es sich nun beim Shock wohl um eine verminderte Blutmenge handelt, so wird eine Substanz, die die eingeführte Flüssigkeit im Blute erhält, wohl notwendig erscheinen, aber anderseits wird es möglich sein, durch hypertonische Lösungen gewisse reflektorische Wirkungen auf das Vasomotorenzentrum auszuüben und damit auch die Blutverteilung in hohem Maße zu beeinflussen — ich möchte nur an die reflektorischen Wirkungen, wie sie sich bei der Sekretion zeigen, erinnern. Da nun aber zum Bilde des Shocks auch eine veränderte Blutverteilung notwendig ist, erscheint mir die aus Versuchen an Katzen erschlossene Unwirksamkeit oder sogar Schädlichkeit der hypertonischen Lösungen geeignet, ihre wirksame Verwendung beim Menschen zu hintertreiben. Es sind beide Momente, sowohl die verminderte Blutmenge als auch die veränderte Blutverteilung, durch intravenöse Verabreichung zu beeinflussen. Ich bin in der Lage, gleich einen Hinweis auf dieses Moment zu erbringen. In der letzten Zeit wurde von S c h l a g i n w e i t und S i l m a n n in der Wr. klin. Wochenschr., 1923, Nr. 12, beschrieben, daß beim sogenannten „Röntgenkater“ eine Blutveränderung in dem Sinne besteht, daß Hämoglobin herabgesetzt ist, und daß des weiteren ein Eintritt eines Stromes ins Blut, der eiweißreich und kochsalzreich ist, statthat. Die vorhandene Eiweiß- und Kochsalzverminderung im Serum, die als Ursache des Röntgenkaters von den Autoren angenommen wird, sollte nach den Autoren durch Kochsalzzufuhr paralysiert werden. Die Autoren beschreiben nun, daß es ihnen konstant gelingt, durch Injektion von $10\,cm^3$ $10^0/_0$iger Kochsalzlösung den Zustand binnen einigen Minuten zu beseitigen. Ich glaube, es liegt nicht eine von den Autoren als spezifisch aufgefaßte Blutveränderung vor, sondern wir müssen den Zustand nach den vorstehenden Zahlen als nicht anders als einen shockartigen Zustand bezeichnen. Durch die Injektion der hypertonischen Lösung ins Blut wird nun eine veränderte Blutverteilung und damit ein Rückgang der Hämoglobinverminderung, d. h. eine gleichmäßige Blutverteilung hervorgerufen. Außerdem kommt es zu einem Abstrom von vorher in das Gewebe übergetretenen Ei-

weiß- und Kochsalzmengen — denn anders kann ja die Eiweiß-
vermehrung im Gewebe nicht zustandekommen — ins Blut. Ich
glaube wohl, daß dieser Vorgang der Besserung eines shockartigen Zustandes durch intravenös verabfolgte hypertonische
Lösungen uns eine solche reflektorische Wirkung auf die Blutverteilung bestätigt. Wenn von S i l m a n n in seiner Diskussionsbemerkung mir gegenüber hervorgehoben worden ist, daß Kochsalz
auch in physiologischer Kochsalzlösung so wirkt, so muß ich dieses
Moment als irrelevant bezeichnen. Denn physiologische Kochsalzlösung wirkt, wie schon hervorgehoben, eben nicht als isotonische
Flüssigkeit und erzeugt, ebenso wie die von S i l m a n n durch-
geführte Verabreichung von größeren Mengen Kochsalz in den
Magen, eine reflektorische Beeinflussung der Blutverteilung. Hieher
gehört auch die günstige Wirkung der hypertonischen Kochsalzlösung bei Schwarzwasserfieber, die M a t k o[1]) fand. Ich möchte
daher glauben, daß wir für alle möglichen Shockzustände in gleicher
Weise wie hier für den Röntgenshock eine intravenöse Verabreichung hypertonischer Lösungen versuchen sollen. Je ausgesprochener die Permeabilitätsänderung sich ausprägen dürfte, desto
günstiger wird die Kombination mit einer Gummilösung wirken,
bei geringer Ausbildung der Permeabilitätsstörung wird aber eine
hypertonische Lösung beim Menschen zu verwenden sein.

Ich habe in den „Grundlagen der Osmotherapie“ als ver-
stärkendes Moment für medikamentöse Wirkungen das Auftreten
von Gewebsprodukten infolge des Abströmens von Gewebsflüssigkeiten ins Blut angenommen und mich dabei auf die Versuche
von F r e u n d und G o t t l i e b berufen. Ich glaube, daß diesbezüglich wohl noch weitere experimentelle Untersuchungen notwendig sein werden, bevor wir diese Frage überhaupt besprechen
können.

Die von mir weiters als Ursache der veränderten Wirkung von
Medikamenten erwogene Vermehrung und Verschiebung von
Ionen im Blut sowie ähnliche Vorgänge im Gewebe sind gegenwärtig noch keineswegs diskutierbar. Dasselbe muß auch von
Änderungen der Hydroxylionenkonzentration im Blute gesagt
werden; auch diesbezüglich sind vorderhand keine Anhaltspunkte
vorhanden, um solche Wirkungen zu erwägen.

---

1) M a t k o. Wr. kl. W., 1918.

Wir müssen wohl annehmen, daß solche Wirkungen erst spätere Folgen erklären könnten; ich habe mich hier darauf beschränken müssen, Frühfolgen und solche, für die schon gewisse experimentelle Grundlagen bestehen, zu besprechen.

Die starken Wirkungen der intravenösen Einfuhr hypertonischer Lösungen auf den Zirkulationsapparat einerseits, sowie die starke Einwirkung derselben auf den Wassergehalt der Gewebe, kurz, die Auslösung von gewaltigen Strömungen im Gewebe infolge der erhöhten Zirkulation im Blutgefäßsystem und in den Lymphwegen wird auch zum Versuche einer therapeutischen Beeinflussung von Lokalprozessen verwendet werden können. Auch hier wird sich der Faktor der Hyperämisierung der Prozesse für die Wirkung günstig erweisen. Es wird sich natürlich ergeben, daß die Wirkung nicht bei allen Organen die gleiche Intensität erlangen wird und es wird sich daher empfehlen, wie ich in den „Grundlagen der Osmotherapie" ausgeführt habe, nach Maßnahmen Umschau zu halten, die uns in den Stand setzen, diese lokale Wirkung zu verstärken.

Daß es sich wirklich um Förderung der Resorption von entzündlichen Prozessen handelt, geht bei akuten Prozessen aus der wiederholt gefundenen Tatsache hervor, daß wir durch Einfuhr von hypertonischen Lösungen bei lokalisierten entzündlichen Prozessen eine Steigerung der Allgemeinerscheinungen (Fieber, toxische Erscheinungen) wiederholt auftreten sahen. Bei hoher Intensität der lokalen Veränderungen scheint es aber auch gelegentlich zu keiner Reaktion zu kommen, sowohl lokal als auch am Allgemeinorganismus, und das dürfte wohl auf die veränderten Zirkulationsbedingungen bei entzündlichen Prozessen, auf die mangelhafte Funktion der mitbeteiligten Gefäße zurückzuführen sein.

Anders verhalten sich chronische Prozesse. Bei diesen sehen wir durch hypertonische Lösungen häufig eine Beeinflussung des Prozesses im Sinne einer erhöhten Resorption auftreten. Wir haben, um die Reaktion des Gewebes und die Resorption zu verstärken, gewisse Handgriffe angewendet, um dieselben Erscheinungen zu verstärken. Im Anschluß an Proteinkörperwirkungen sowie nach fiebersteigernden Mitteln aller Art haben wir wiederholt eine Verstärkung der Resorptionswirkungen durch hypertonische Zuckerlösungen auftreten gesehen. Es scheint, als ob die entzündliche Herdreaktion die Wirkung durch Hyperämie der kranken Gewebe begünstigen würde. Die im Anschluß an das

Abklingen der Fiebersteigerung verabfolgte Zuckerinjektion scheint einen Rückgang der entzündlichen Erscheinungen bei einer Reihe von Augenkrankheiten, bei Iritiden, Chorioiditiden, zu begünstigen.

Gemeinsam mit meinem Mitarbeiter L a u b e r haben wir bei Augenkrankheiten auch anderweitig lokale Hyperämie hervorgerufen, so durch Hyperämisierung, mittels Dionin, durch Hitzeapplikationen, lokale Saugbehandlung und durch subkonjunktivale Kochsalzinjektionen.

Auf mechanische Weise habe ich es auch versucht, resorptive Wirkungen zu verstärken. Von dem Gesichtskreise ausgehend, daß einerseits sowohl die vermehrte Wasserabströmung aus einem verkleinerten Kreislauf in den ersten Minuten stärker erfolgen wird und zweitens von dem Gesichtspunkte aus, daß das Austreten des hypertonischen Agens auch stärkere sekundäre Veränderungen im Gewebe bei kleinerem Kreislauf zur Folge hat, haben wir zur Zeit der Injektion die nicht zur Injektion verwendeten Extremitäten durch Abbinden aus dem Kreislauf für 20 Minuten ausgeschaltet. Mit allen diesen Maßnahmen glauben wir das Maximum der Resorptionswirkungen erzielen zu können.

Die Steigerung der Resorption durch hypertonische Lösungen hat sich mir bei einer Reihe von Iritiden, Chorioiditiden und albuminurischen Retinitiden durch rasche Besserung des Visus innerhalb weniger Tage günstig erwiesen. Besonders schnellen Effekt sah ich bei zwei Fällen von Glaskörpertrübungen infolge arteriosklerotischer Veränderungen der Gefäße; bei Trübungen, die in Membranen gelegen sind, wurde nur ein geringer oder auch kein Erfolg erzielt. In einer Arbeit von W i t t e aus der Klinik J. H a j e k (Monatschr. f. Ohrenheilkunde und Laryng. Nr. 55, Heft 12) wurde anderseits von günstigen Wirkungen bei Nebenhöhlenerkrankungen der Nase berichtet. Von Ohrenerkrankungen habe ich bei drei Fällen von ausgesprochener Vestibularerkrankung mit starkem Schwindelgefühl, im Anschluß an Grippe entstanden, einen Rückgang sowohl der subjektiven Beschwerden als auch der gesteigerten kalorischen Vestibularreaktion nach 2—3 Injektionen auftreten gesehen.

In letzter Zeit haben wir insbesondere bei Otosklerose nach $^1/_2$stündiger Hyperämisierung des Ohres durch heiße Spülungen oder Pannitrininjektionen von nachfolgenden intravenösen Zuckerinjektionen eine wesentliche Besserung des Hörvermögens und der subjektiven Ohrgeräusche binnen 14 Tagen oder 3 Wochen durch 4—6 Injektionen erzielen können. Vorausgehende intramuskuläre Milchinjektionen, wobei im Abklingen der Fieberreaktion dann die Zuckerinjektion verabfolgt wurde, zeigten noch stärkere Wirkungen dieser Art[1]).

Für die Ausnützung der hypertonischen Lösungen zu dem Zwecke der Resorption scheint mir aber insbesondere eine rasche Verabreichung der Injektion notwendig. Ich habe wiederholt gesehen, daß anderweitig verabreichte Injektionen ohne Erfolg geblieben sind, während unsere Injektionen infolge der großen Übung, die wir haben, zu einem deutlichen, günstigen Erfolg geführt haben.

Für die praktische Durchführung dürften sich neben der 50%igen Traubenzuckerlösung noch die Glaubersalzlösung, und zwar 20%ig 20 cm³ intravenös empfehlen. Von Kochsalzlösungen haben wir nicht mehr Wirkung gesehen, als von den oben angegebenen Lösungen, und sie fallen den Patienten durch die starke Durstempfindung lästig[2]).

In allerletzter Zeit hat mein Mitarbeiter L a t z e l (Wr. klin. Wochenschr., 1923, Nr. 26) Angaben über klinische Beobachtungen veröffentlicht, welche im Sinne einer Verstärkung der desinfizierenden Wirkung von Trypaflavin und von Optochin durch hypertonische Dextroselösungen bei Endokarditiden zu sprechen scheinen. Diese Wirkung wäre der von S i l b e r s t e i n (Deutsche med. Wochenschr., 1923, Nr. 11) in vitro an Bakterienkulturen erhobenen Verstärkungswirkung von hypertonischen Dextroselösungen auf Rivanollösungen, also einem physikalischen Vorgange, analog. Die von mir für die Verstärkung der Simultaninjektionen von Salvarsan - Traubenzucker vorgebrachte Erklärung durch Permeabilitätssteigerung kann hier bei den Fällen, wo 3 Stunden vorher Zucker und dann 5 cm³ Trypaflavinlösung 1% verabreicht wurde, nicht angenommen werden, um so mehr, da es sich hier um eine Wirkung im Blute selber handelt. Wir werden hier wohl an eine gesteigerte Adsorption des Trypaflavins und Optochins an

---

[1]) In einer in nächster Zeit erfolgenden Publikation wird von W. Zeman Material in dieser Richtung beigebracht werden.

[2]) Eine besonders günstig wirkende, von Nebenerscheinungen freie Zuckerlösung wird von der Pharmazeutischen Industrie A. G. Wien unter dem Titel „Osmon" in den Handel gebracht. Gewisse Zusätze (Chinin, Strychnin) sollen gewisse Wirkungen begünstigen.

die Bakterien im Blute denken müssen. Solche Wirkungen finden in der gesteigerten Adsorption von Essigsäure an Kohle (W i e - g e n e r und Mitarbeiter, Kolloidzeitschrift, 1921) sowie in der stärkeren hämolytischen Wirkung von Saponin bei Zusatz von hypertonischen Kochsalzlösungen in vitro (H a n d o v s k y, Grundbegriffe der Kolloidchemie, 1923, p. 19 und 49), eine gewisse Unterstützung. Es wären also gewisse Hinweise auch auf eine Verstärkung gewisser Adsorptionsvorgänge durch hypertonische Lösungen, richtiger Kochsalzlösungen, im Organismus vorhanden. Solche Wirkungen könnten auch bei der Erklärung der verstärkten Kokainwirkung nach hypertonischen Zuckerlösungen erwogen werden.

Schlußbemerkungen zur Osmotherapie.

Die Kolloidwirkungen der osmotherapeutischen Maßnahmen.

In den Ausführungen der Autoren über die Wirkungen hypertonischer Lösungen, in denen diese als Analoga der Proteinkörpertherapie bezeichnet werden, wird immer als Ursache der Wirkung das in diesem Zusammenhange nicht dem Urheber der Bezeichnung zur Last fallende Schlagwort der Protoplasmaaktivierung gebraucht, so in neuester Zeit von S c h o l z auch für die verstärkende Wirkung von Traubenzuckerlösungen auf die Salvarsanwirkung. Ich habe es bis jetzt vermieden, dieses Schlagwort zu gebrauchen, aus später zu erörternden Ursachen, und möchte hier nur noch hinzufügen, daß ich mich mit dem Begriffe der Protoplasmaaktivierung an anderer Stelle ausführlicher auseinandersetzen werde. Auch einem zweiten Vorgehen der Autoren, das die Vorgänge als Kolloidwirkungen hinstellt, bin ich nicht gefolgt, will aber jetzt auf die Wirkungen der hypertonischen Lösungen auf die Kolloidkörper des Organismus eingehen. Daß ich beides bisher unterlassen habe, hat seinen Grund darin, daß mir ein Gebrauch beider Ausdrücke für das Verständnis des komplexen Vorganges bei der Wirkung hypertonischer Lösungen nichts Klärendes zu ergeben schien. Ich habe es vielmehr vorgezogen, gewisse Begriffe hier einzuführen und zu erwägen, welche physikalischer Natur sind und eigentlich in einer auf Lebenserscheinungen sich beziehenden Darstellung nicht am Platze erscheinen. Ja, noch mehr, es wird für einzelne dieser Begriffe, so das Wasseranziehungsvermögen der Substanzen, die Durchlässigkeit der Membranen und Gefäße, eigentlich zugegeben werden müssen, daß sie an und für sich in der Abstraktheit, in der sie verwendet werden, kaum gebraucht werden können. Die Begriffe zeigen einerseits für gewöhnlich kolossale Schwankungen an Größe im Körper und in den einzelnen Geweben, anderseits werden sie für gewöhnlich durch andere physiologische Funktionen überdeckt, so z. B. der Begriff der Permeabilität, der durch den Faktor der Tätigkeit oder des Bedürfnisses des Gewebes so in den Hintergrund gedrängt wird, daß er nur an gewissen Geweben (seröse Höhlen, Bindegewebe) überhaupt neben anderen Faktoren eine ins Gewicht fallende Größe erreicht. Auch das Wasseranziehungsvermögen kann infolge seiner Schwankungen von fast Null bis zu hohen Werten kaum in seiner Bedeutung als Durchschnittsgröße verwendet werden. Es muß aber der Umstand hier angeführt werden, daß diese Begriffe, wenn auch ihre Diskussion unter normalen Umständen keine Gültigkeit haben kann, doch unter unseren abnormen Bedingungen eine Bedeutung gewinnen können. Die physiologischen Begriffe und Zustände treten unter unseren Bedingungen gegenüber den physikalischen Änderungen, wie es scheint, in hohem Maße in den Hintergrund. Der Grund, warum dieses Vorgehen eingeschlagen wurde, war das Streben, den physikalischen Faktoren, der Wirkung der Lösungen, auch im Körper unter den Bedingungen, wo die auslösende Ursache physikalischer Natur ist, nachzuspüren. Zum anderen schien es mir zweckmäßig, bei dem Mangel oder der Unauffindbarkeit physiologischer oder pathologischer Daten über die Wirkungen der Substanzen mich bei der Behandlung der Frage mehr von physikalischen Momenten leiten zu lassen. Jetzt, nachdem die Methode ihren heuristischen Wert, indem sie eine Reihe von Wirkungen finden ließ, erfüllt hat, können alle diese Momente zugegeben werden. Ich habe dabei keinen Mißbrauch bei dem Vorgehen begangen, da ich es nicht dazu verwenden will, um irgendwelche Gesetze über Lebenserscheinungen abzuleiten, sondern nur, um in der Richtung, in welcher diese Schlußfolgerungen aus physikalischen Momenten hinweisen, nach Wirkungsfolgen dieser einzelnen Faktoren zu suchen. Wenn es sich ergeben sollte, daß auch die Erklärung der Wirkung auf Grund dieser Schlußfolgerungen durch neue Befunde sich als falsch erweisen sollte, so werden doch die vermuteten und gefundenen Erscheinungen an und für sich, wie ich hoffe, eine Bestätigung erfahren.

Die Klärung der Stellung der Osmotherapie wird die Diskussion ihres Einflusses gegenüber den Kolloidsubstanzen des Körpers erfordern. Zunächst sollen hier die Wirkungen der osmotherapeutischen Maßnahmen auf die Kolloide des Blutes und auf gewisse physikalische Eigenschaften desselben berichtet werden.

Bezüglich der Veränderungen im Blute, die nach Einfuhr von hypertonischen Lösungen auftreten, sind wir noch spärlich unterrichtet. Die Veröffentlichungen betreffen fast nur die Einwirkung einer hypertonischen Kochsalzlösung. So fand S z e n e s (Münchn. med. Wochenschr., 1920, Nr. 27, p. 786) nach intravenöser Injektion hypertonischer Kochsalzlösung eine initiale Gerinnungsverzögerung, ebenso wie nach Röntgenbestrahlung. Ausführlichere Angaben über die Blutveränderungen nach Einfuhr hypertonischer Lösungen finden wir in den Untersuchungen von R o s e n b e r g und A d e l s b e r g e r (Zeitschrift f. Immunforschung, 1922, Bd. 34). Nach Einfuhr hypertonischer Lösungen, und zwar 10 cm^3 10^0/$_0$iger Kochsalzlösung, scheint die Plasmafällbarkeit, untersucht mit Alkoholfällung und Milchsäurefällung, vorübergehend etwas abzunehmen. Über die Dauer der Wirkung ist nichts bekannt. Die Autoren heben hervor, daß zur Feststellung der Bedeutung des Flüssigkeitseinstroms ins Blut für die Herabsetzung der Fällbarkeit sowie zur Klarstellung der Beziehungen zwischen der erwähnten initialen Fibrinogenverminderung nach Röntgenbestrahlung und nach Kochsalzinjektion noch keine Befunde vorliegen. In vitro wirkt der Salzzusatz zum Plasma im stabilisierenden Sinne auf das Fibrinogen ein. Gleichlautende Befunde veröffentlicht auch S t a r l i n g e r (Biochem. Zentralbl. Nr. 23, 1921, p. 215). In vivo allerdings wird die Zunahme der Salzkonzentration nur gering sein und kurz dauern. Ein späterer Zustrom von niedrigeren Eiweißspaltprodukten aus den Geweben könnte nach R o s e n b e r g und A d e l s b e r g e r die Stabilität erhöhen.

Bezüglich anderer physikalischer Erscheinungen im Blute finden R o s e n b e r g und A d e l s b e r g e r, daß nach 10 cm^3 10^0/$_0$iger Kochsalzlösung, intravenös verabreicht, sich die Senkungsgeschwindigkeit der roten Blutkörperchen verlangsamt, sowohl in dem nach einer halben Stunde, noch stärker in dem nach einer Stunde entnommenen Blute. Doch soll sich hierin nicht der Einfluß der Blutverdünnung geltend machen. Die Oberflächenspannung ist nicht wesentlich verändert. Die Serumglobulinfällung zeigt keinen Unterschied, auch die Plasmafällungen zeigen in einem Falle keine, in den anderen eine vorübergehende Abnahme. In vitro bewirkt Salzzusatz eine Verminderung der Sedimentierung der Erythrozyten. In vivo ist allerdings hervorzuheben, daß das Salz das Blut schnell verläßt. Rosenberg und Adelsberger finden weiters, daß eine geringe Verminderung der Stabilisierung des Fibrinogens wohl vorhanden ist; doch ist es bereits zu einer Zeit vermehrt nachweisbar, wo die Senkungsverzögerung noch wächst. Vielleicht strömen zu dieser Zeit nach Rosenberg und Adelsberger sowohl grob disperse (fibrinogenartige) als auch hoch disperse Eiweißabbauprodukte in die Blutbahn ein, wobei die niedrigen Spaltstücke einerseits lösungsvermittelnd, die höheren bis zu einem gewissen Grade vor dem Fällungsnachweis schützen, anderseits benetzungsfördernd die Suspensionsstabilität der Erythrozyten erhöhen.

Wir sehen also bei der Einfuhr hypertonischer Lösungen gegenüber später zu besprechenden gleichartigen Vorgängen bei der Eiweißzufuhr eine Veränderung im Blute ausbleiben. Es wird wohl nicht unwichtig sein, daß wir diese fehlenden Veränderungen mit dem veränderten Wirkungsmechanismus der hypertonischen Lösungen gegenüber den der Eiweißlösungen in Zusammenhang bringen. Worauf die sowohl bei Zuckerlösungen als auch bei Kochsalzlösungen auftretenden Fieberreaktionen nach Stunden nach der Injektion zurückzuführen sind, ist wohl gegenwärtig noch nicht klarzustellen. Von H. H. Meyer wird das Fieber nach Kochsalzeinfuhr auf eine Störung des Verhältnisses zwischen Kochsalz und Kalk zurückgeführt (relative Kalkarmut). Wie weit das Prinzip sich auch für andere Lösungen erweitern lassen wird, ist wohl vorderhand nicht möglich zu diskutieren. Auch das Moment der unveränderten Oberflächenspannung, wenigstens für Kochsalzlösungen vorderhand festgestellt, wird eine besondere Wirkung dieses Momentes für die Veränderung von Arzneiwirkungen im Anschluß an die hypertonischen Lösungen vorderhand nicht annehmen lassen.

Die Wirkungen der osmotherapeutischen Maßnahmen auf die Gewebe sind noch weniger durch Angaben und Befunde zu umschreiben. Der Vorgang selber, die Wirkung von höher konzentrierten Lösungen im Blute und der Austritt derselben ins Gewebe. ist ein so eingreifender und weitgehender, daß er einer Analyse kaum unterworfen werden kann. So ist schon die Frage von dem

Eintritt der Substanzen selbst in gewisse Gewebe nicht genügend
zu beantworten. So möchte ich hier hervorheben, daß wir in der
Muskulatur ein wirkliches Eintreten von Kochsalz in die Muskel-
faser selber unter normalen Umständen noch nicht mit Sicherheit
erschließen können. Angaben, wie die von F a h r, sprechen gegen
den Eintritt von Kochsalz in die Muskelsubstanz selbst; wie das bei
hypertonischen Lösungen ist, ob nicht auch hier in dem Gewebe
um die Gefäße und in dem Stützgewebe sich der Eintritt der hypertonischen Substanzen erschöpft, läßt sich vorderhand nicht sicher
sagen. Es wäre möglich, daß sich der Einfluß an den Gewebs-
elementen selbst nur in der Änderung des Wassergehaltes allein
ausprägt. Ein weiteres Moment, welches uns die Diskussion erschwert, ist, daß es sich nicht bloß um osmotische Vorgänge
handelt, die sich an den Vorgang anschließen, sondern daß wahrscheinlich sekundär eine Reihe anderer Veränderungen auftreten.

An den Gewebskolloiden werden die für die Tätigkeit der
Zelle bedeutsamen Faktoren des Wasserhaushaltes, der Oberflächenaffinitäten und der elektrischen Ladung durch die Maßnahmen einer großen Einwirkung unterliegen müssen. Von allen
anderen gegenwärtig überblickbaren Einflüssen ist der des verminderten Wassergehaltes in seiner erregbarkeitsvermindernden
Wirkung auf die Muskulatur und das Nervengewebe genügend
durch vielfache Beobachtungen festgestellt. Es ist aber anzunehmen, daß sich die Einwirkung nicht bloß, wie schon hervorgehoben, auf das freie Wasser der Gewebe, sondern auch auf das
Quellungswasser erstrecken wird. Bezüglich des Wasserentzie-
hungsvermögens ist aber hier gleich hervorzuheben, daß sich
äquimolekulare verdünnte Lösungen wesentlich in quantitativer
Weise verschieden verhalten. So erwähnt H a n d o v s k y[1]), daß
der Froschmuskel in n/10 KCl-Lösung um 50%, in n/8 NaCl um
5% an Gewicht zunimmt, während er in einer n/8 $CaCl_2$ eine Abnahme von 20% des Wassers erfährt. H a n d o v s k y betont, daß
diese Erscheinung nicht bloß durch osmotische Kräfte hervorgerufen werden kann. Ob ähnliche differente Wirkungen auch
unter unseren Umständen, der Verwendung hypertonischer Lösungen im Körper, hervortreten, wird noch zu untersuchen sein.
Hier wäre weiters klarzustellen, inwieweit durch unsere Maßnahmen das von S c h a d e hervorgehobene Vermögen der

[1]) H a n d o v s k y, „Grundbegriffe der Kolloidchemie“ Berlin, Springer
1913, p. 42.

Kolloide, Wasser und Salze anzuziehen, eine Beeinflussung erfährt. Wir müssen aber aus den Versuchen von v. G a z a und W e s s e l (Z. f. d. g. exp. Med., 1923, 32) schließen, daß durch krankhafte Prozesse (Entzündungen) der Quellungs- und Entquellungsvorgang an den Kolloiden durch hypertonische Lösungen (n/5 NaCl, $Na_2 SO_4$, $CaCl_2$, $MgCl_2$-Lösungen) in vitro eine quantitative und qualitative Änderung erfährt. Wie weit sich im Körper diese Veränderung der lokalen Bedingungen für die Wasserbindung der Kolloide bei unseren Maßnahmen und ihren Wirkungen ausprägen wird, ist erst durch systematische Versuche klarzustellen. Eine Änderung der Wirkung einzelner Lösungen würde dann auch durch die pathologischen Verhältnisse bedingt sein können.

Bezüglich der Oberflächenaffinitäten der Zelle und Gewebe sind oben Hinweise auf vermehrte Adsorptionserscheinungen hervorgehoben worden. Inwieweit Viskositätsänderungen sich geltend machen werden, sowie Änderungen der elektrischen Vorgänge in den Zellen und Geweben, darüber ist ohne positive Daten nicht zu diskutieren. Die nachgewiesenen reversibeln Veränderungen des Kolloidzustandes in der durch Narkotika gelähmten und in der erregten Zelle, die gegensätzlichen Vorgänge am Dispersitätsgrade des Protoplasmas unter diesen beiden Bedingungen könnten einen Hinweis auch auf die Möglichkeit des Eintretens reversibler Veränderungen unter unseren Bedingungen bilden; reizende Einwirkungen werden auch hier mit Dispersitätsgraderhöhungen, lähmende mit einer Verminderung des Dispersitätsgrades des Protoplasmas einhergehen.

Auch die physiologischen Begriffe des spezifischen Ionenbindungsvermögens der verschiedenen Zellkolloide könnten durch unsere Maßnahmen beeinflußt werden. Die Eigenschaften, z. B. des Froschmuskels, der bei einem Blutgehalte von $0·02^0/_0$ K einen Gehalt von $3^0/_0$ K energisch festhält und auch an eine isotonische Rohrzuckerlösung nach 6 Stunden nur $6^0/_0$ seines Kaliumgehaltes, hingegen $90^0/_0$ seines Na-Gehaltes abgibt, wäre unter dem Einflusse hypertonischer Lösungen zu untersuchen. In jedem Falle werden aber nur vorübergehende Beeinflussungen im Körper zu erwarten sein. Eine weitere physiologische Eigenschaft, die variable Ionenempfindlichkeit der einzelnen Organe und sogar gewisser Organteile (P i c k und K o l m[1]) wäre auch noch einer Untersuchung unter unseren Bedingungen zu unterziehen.

---

[1] Arch. f. exp. P. u. Ph., 84.

Über Auslösungen oder Hemmungen von Fermentwirkungen im Körper sind auch Voraussagen nicht zu machen; osmotische Stoffwechselwirkungen könnten in geringem Ausmaße und von kurzer Dauer auftreten.

Im Sinne einer Gleichartigkeit des Vorganges im Körper und des Verhaltens von kolloiden Substanzen — Gelatine — in vitro könnte noch eine äußerlich gleichartige Erscheinung verwendet werden; im Körper haben wir den Vorgang der Verhinderung des Austrittes des hypertonischen Agens ins Gewebe bei Wassermangel im Gewebe besprochen und erörtert. Ein Analogon dazu könnte in dem von Hofmeister bei der Gelatine gefundenen Vorgang gesehen werden, wo bei gequollener Gelatine die eindringende Substanz stärker konzentriert ist, als die draußen verbleibende. Es wäre möglich, in diesem Vorgang der stärkeren Konzentrierung der eindringenden Substanzen in gequollener Gelatine ein dem physiologischen Vorgange des vermehrten und konzentrierten Eindringens des hypertonischen Agens ins Gewebe analogen Vorgang zu sehen; in nicht gequollener Gelatine findet dieses Eintreten einer konzentrierten Lösung ebenso wie der Austritt des hypertonischen Agens ins wasserarme Gewebe im Organismus in vermindertem Maße statt. Wir müssen hier allerdings hervorheben, daß ein äußerlich gleichartiger Vorgang noch immer kein Beweis auf ein inneres gleichartiges Geschehen darstellt. Es könnte sich im Körper doch um eine Wirkung anderer Faktoren nicht rein physikalischer, sondern eventuell z. B. elektrischer Vorgänge im Gewebe handeln, die eine größere oder geringere Permeabilität hervorrufen oder es könnte eine Nervenreizung (Howel, Duke und Löwy, Ascher[1]) eine solche Permeabilitätssteigerung hervorrufen.

Das Hauptprinzip der Wirkung hypertonischer Lösungen stellen wohl zwei Erscheinungen dar. Die erste ist die Reizwirkung des osmotischen Druckes auf Nervengewebe. Ich glaube, daß wir aus der Schnelligkeit des Vorganges heraus einen durch nervöse Reizung ausgelösten Regulationsvorgang annehmen müssen. Der von E. Meyer (Kl. W., II. 1) beschriebene ähnliche Vorgang der Verkleinerung des Herzens nach Blutentziehung und der der späteren Wasserentziehung aus den Geweben, der durch das Erhaltenbleiben auch nach Durchschneidung des Vasomotoren-

---

[1] Kl. W., 1922, 31.

zentrums der Medulla oblongata seine Unabhängigkeit vom Vasomotorenzentrum erkennen läßt, ist als langsamer Vorgang nicht
mit unserem raschen Vorgang in Parallele zu setzen. Auch die
allmähliche Entwicklung des Vorganges in der Phylogenese und
der Ontogenese spricht für eine Nervenwirkung. Die Wirkung auf
die Blutverteilung im Körper, sowie auf die Durchlässigkeit der
Scheidewände, beruht **auf** dieser Reizwirkung. In zweiter
Linie wirken die physikalischen Eigenschaften des hypertonischen
Agens, seine Konzentration, sein im einzelnen Agens schwanken-
des Wasseranziehungsvermögen und damit sein Einfluß auf eine
Reihe von Prozessen auf den Vorgang im Körper ein. Daneben
werden natürlich chemische Eigenschaften des Agens noch gewisse physiologische Wirkungen hervortreten lassen. Ich möchte
aber die ersten beiden Punkte in der Darstellung besonders
hervorheben, weil sie uns für die nun zu beginnende Analyse
der Proteinkörperwirkung im Körper gewisse Grundlagen geben
werden.

Als Letztes wäre noch zu erwägen, ob der parenterale Weg
für alle diese osmotherapeutischen Maßnahmen notwendig ist.
Unter gewissen Bedingungen werden sicher auch insbesondere
gewisse reflektorische Reizwirkungen von seiten der kristalloiden Substanzen sich auch vom Verdauungstrakt geltend machen.
In diesem Sinne sprechen auch die von S c h a d e [1]) hervorgehobenen antionkischen Wirkungen, doch dürfte es reichlicher
Erfahrungen vieler Autoren bedürfen, um durch besonders
günstige Umstände eine Beantwortung dieser Fragen geben zu
können. Dem einzelnen Beobachter dürfte die Beantwortung
dieser Frage gegenwärtig nicht möglich sein.

Wirkungen der intravenösen Einfuhr von hypotonischen Lösungen.

Hypotonische Lösungen hingegen zeigen wesentlich geringere
Wirkungen im Körper.

Vorderhand habe ich erst am Sekretionsapparate gewisse
reizende Wirkungen von hypotonischer Kochsalzlösung nachweisen können.

---

[1]) M. m. W., 1922, 43.

Bei einem Patienten, der in nüchternem Zustande mit der Duodenalsonde untersucht, bei dreimaliger Untersuchung keine freie Salzsäure aufwies, zeigte sich bei einem vierten Versuch nach Injektion von 100 cm^3 0·5 Na Cl-Lösung

	freie Salzsäure	Ges.-Azidität
vorher	0	15·0
10 Minuten nach der Injektion	4	25·0
1 Stunde nach der Injektion . .	30	43·0

Hier könnte aber für den Effekt noch der Reiz zur Sekretion durch die Duodenalsonde mitwirken.

Durch diesen Nachweis erscheint mir die von Lo Monaco und seinen Schülern bei subkutaner Zufuhr von verdünnten Rohrzuckerlösungen gesehene reizende Wirkung auf Drüsensekretionen, die für die intravenöse Anwendung allerdings noch nicht bestätigt ist, in gewissem Sinne verifiziert. Ich muß aber gleich hinzufügen, daß die von Lo Monaco gegebene Erklärung dieses Verhaltens der Drüsenorgane mir unrichtig erscheint. Es handelt sich hier nicht, wie Lo Monaco annimmt, um eine reizende Wirkung des Rohrzuckers auf die Gefäße, sondern um einen allgemeinen Vorgang infolge der Einfuhr verdünnter osmotischer Lösungen, die imstande sind, Drüsengewebe zur vermehrten Tätigkeit anzuregen. Diese Wirkung scheint sich auch an den spezifischen Drüsenprodukten (siehe Salzsäure) nachweisen zu lassen.

Ich möchte hier noch hinzufügen, daß mir auf Grund von zwei Versuchen auch eine gewisse reizende Einwirkung hypotonischer Lösungen auf die innere Sekretion der Schilddrüse wahrscheinlich geworden ist. Ich habe in den „Grundlagen der Osmotherapie" (Wien, Verlagsbuchhandlung Šafář, 1922) mitgeteilt, daß wir Pulsbeschleunigung, erhöhte Erregbarkeit bei zwei Fällen von gewöhnlicher Struma nach intravenöser Einfuhr hypotonischer Lösungen auftreten sahen.

Andere Wirkungen von hypotonischen Lösungen könnten noch gesucht werden im Sinne der Ausführungen von Bottazzi. So könnte ein vermehrter Wassergehalt durch Einfuhr von hypotonischen Lösungen bei Intoxikationen eine leichtere Ausspülung von toxischen Substanzen bewirken. Ob diesen gegenüber den physiologischen Lösungen ein gewisser Vorteil zukommt, wird erst durch darauf gerichtete Versuche klargestellt werden müssen.

Auch das von Bottazzi hervorgehobene ausgleichende Verhalten der Zelle, durch Zerfall von kolloiden Substanzen in osmotisch aktive, den vermehrten Wassergehalt zu paralysieren, könnte gewisse Wirkungen zeitigen. An den Pflanzenzellen ist der „Anatonose"-Vorgang (Verwandlung von Stärke in Oxalsäure) sehr gebräuchlich.

Wie weit allen diesen Versuchen mit hypotonischen Lösungen eine praktische Bedeutung zukommt, ist wohl vorderhand nicht zu erschließen. Ich möchte aber glauben, daß wir hier, wie bei allen reizenden Einwirkungen, keine qualitative Veränderung der Reaktion, sondern nur eine quantitative erwarten können. Nur bei anspruchsfähigem Gewebe und bei erhaltener Reizbarkeit ist ein Effekt zu erwarten.

Über physikalische Veränderungen des Blutes nach Einfuhr hypotonischer Lösungen liegen nur Angaben von Ilkewitsch vor (C. f. Gynäkologie, 1913, p. 1399), der annimmt, daß größere Mengen, durch Hämolyse, wirksame Dosen von Eiweißkörpern freimachen oder unmittelbar durch Änderung des kolloiden Milieus Einfluß ausüben können. Rosenberg und Adelsberger (Z. f. Immunforschung, 1922, 34, Origin., p. 45) finden nach intravenöser Injektion von 2 cm³ Wasser keine, nach 10 cm³ in einem Falle nach einigen Minuten eine geringe Zunahme, nach $^{1}/_{2}$ Stunde eine ebensolche Abnahme der Plasmastabilität, die nach einer Stunde zum Ausgangspunkt zurückgekehrt war. Rosenberg und Adelsberger sahen keine klinische Erscheinung von der Injektion.

II. Teil. Proteinkörpertherapie*).

Versuch einer Abgrenzung gegenüber der Osmotherapie.

Als zweite zu besprechende Art der Therapie haben wir in der Einleitung die Proteinkörpertherapie bezeichnet. Zeitlich ist dieselbe jedenfalls zuerst entstanden, indem sie aus der Bakteriologie und Immunitätsforschung ihren Ursprung nahm. Die Therapie mit hypertonischen Lösungen erscheint demgemäß als Späterscheinung, gewissermaßen nur als kleine Abart der Proteinkörpertherapie und sie wird auch dementsprechend in den meisten Auseinandersetzungen über Proteinkörpertherapie unter dem Titel „Analoga der Proteinkörpertherapie" verzeichnet.

Ich möchte aber doch glauben, daß eine Reihe von Umständen es begreiflich erscheinen lassen wird, einen vorläufigen Versuch der Abtrennung der beiden Therapien vorzunehmen. Zwei Umstände bewegen mich dazu, den Versuch zu unternehmen: der erste ist der, daß wir in dem verhältnismäßig übersichtlichen Vorgang bei der Osmotherapie wohl eine Ursache sehen können, ihn gesondert von dem verhältnismäßig noch unklaren Vorgange bei der Proteinkörpertherapie zu besprechen. Der zweite Umstand scheint mir in den gänzlich verschiedenen, vorderhand hervorstechenden, Wirkungen der Osmo- und Proteintherapie gelegen zu sein. Wir sehen bei der Osmotherapie, insbesondere bei der übersichtlichen Therapie mit hypertonischen Lösungen, hauptsächlich herabsetzende Wirkungen gegenüber den reizenden Wirkungen bei der Proteinkörpertherapie. Auch die raschen Wirkungen der Osmotherapie scheinen vorderhand doch eine Scheidung der beiden Therapien zu begünstigen. Auch der Umstand, daß wir bei der Proteinkörpertherapie länger andauernde und veränderte Wirkungen in höherem

---

*) Es wird hier zugestanden werden müssen, daß der Titel: „Proteinkörpertherapie" nicht zutrifft und daß der Ausdruck „unspezifische Therapie" entsprechender wäre. Doch repräsentiert der erstere Titel dem unbekannteren zweiten gegenüber schon eine gewisse Reihe von bekannten Wirkungen, daher die Benennung.

Maße auftreten sehen als bei den Therapien mit Kristalloiden, wird in diesem Sinne sprechen. Wie in dem vorigen Abschnitte hervorgehoben worden ist, wird aber die Trennung keine definitive sein, sondern ich will im Gegenteil nach versuchter Klärung des einen Vorganges durch Vergleich der beiden Wirkungskomplexe nach gemeinsamen und verschiedenen Seiten der Folgezustände beider Therapien suchen.

Entwicklung der Proteinkörpertherapie.

Die durch W r i g h t inaugurierte Vakzinebehandlung bei allen Infektionszuständen und Infektionskrankheiten führte insbesondere zu einer intensiven und vielseitigen Anwendung der spezifischen Vakzinebehandlung beim Typhus. Das Symptomenbild, das insbesondere bei intravenöser Vakzinebehandlung des Abdominaltyphus nach I s h i k a w a sich immer wieder einstellte, der unter Schüttelfrost rasch auftretende, von Temperaturabfall und Kollapszuständen begleitete therapeutische Erfolg in einer Reihe von Fällen bildete immer wieder ein genau untersuchtes Studienobjekt einer großen Reihe von Beobachtern. Schon im Anfang der Behandlung im Jahre 1893 hat aber R u m p f in der Deutschen medizin. Wochenschrift, 1893, in der Absicht, parallel wie bei der Variolaimmunität nach Kuhpockenvakzination an Stelle der Typhusvakzine einen nicht oder nur wenig pathogenen Mikroorganismus einzuführen, eine mit der Annahme einer spezifischen Wirkung der Typhusvakzine unvereinbare Tatsache erhoben. Derselbe konnte mit abgetöteten Pyozyaneuskulturen eine im Prinzip gleiche Wirkung, wie sie P e i p e r, F r ä n k e l und P e t r u s c h k y mit spezifischer Vakzine erhalten hatten, erzielen. Trotzdem dadurch gezeigt worden ist, daß ein gleicher Effekt mit unspezifischer Vakzine erzielt werden kann, wurde weiterhin die spezifische Vakzinetherapie beim Typhus fortgesetzt. Erst im Jahre 1911 hat M. R e n a u d (Presse méd., 1911) gefunden, daß seine mit Quarzlicht abgetöteten, in physiologischer Kochsalzlösung aufgeschwemmten Typhusbazillen nicht bloß bei Typhus einen deutlichen therapeutischen Effekt hatten, sondern auch bei Phlegmonen, Eiterungen, Peritonitis, Osteomyelitis und tuberkulösen Affektionen günstig einwirkten. Es wurden also mit einem spezifischen Vakzinepräparat bei verschiedenen Krankheiten sicher unspezifische Wirkungen hervorgerufen und damit die Heterovakzinetherapie begründet. Eine systematische Anwendung erhielt dieselbe aber erst durch die Arbeiten Rudolf Kraus' (Wr. klin. Wochenschr., 1914, 45, 1915, 21). Derselbe wollte, ausgehend von der Ähnlichkeit des Erscheinungskomplexes nach intravenöser Einfuhr von Typhusbazillen mit dem Shock bei anaphylaktischen Tieren, die Möglichkeit der Deutung des Vorganges als einen anaphylaktischen Reaktionsprozeß erproben. Es zeigte sich aber die nach ihm mit einem Anaphylaxievorgang unvereinbare Tatsache, daß auch Aufschwemmungen von Kolibazillen die gleichen Temperaturveränderungen und den gleichen therapeutischen Erfolg hatten. Er hebt daher schon in seiner ersten Arbeit hervor, daß es sich bei der Wirkung der Vakzine beim Typhus um eine Wirkung von artfremdem Eiweiß handeln dürfte. Durch eine Arbeit von H. Lüdke (Münch. med. Wochenschr., 1915, Nr. 10) wurde diese Deutung durch den Nachweis der gleich günstigen Wirkung von Deuteroalbumosenpräparaten von Merck auf den Typhus bei intravenöser Einfuhr von 1 cm^3 2—4%iger Lösung wahrscheinlich gemacht.

In der Erkenntnis, daß die Erfolge der Therapie beim Typhus dieselbe Grundlage zu haben scheinen, wie ähnliche Behandlungsmethoden, die bei verschiedenen Affektionen als günstig wirkend bekannt waren, faßte R. Schmidt (Med. Klinik, 1917, 7), wie insbesondere Kaznelson (Berl. klin. Wochenschr., 1917) ausführt, alle diese therapeutischen Bestrebungen, die offenbar dieselbe Wirkungsart haben mußten, als „Proteinkörpertherapie" zusammen. Es muß hier aber gleich betont werden, daß das als Grundlage der Zusammenfassung dienende Moment, die Wirkung artfremden Eiweißes, die aus dem Hinweis Schmidts auf die Serumkrankheit und auf die Ausführungen Fr. Hamburgers in dessen alter Arbeit „Arteigenheit und Assimilation" (Wien, Deuticke, 1903) — in der Hamburger als erster auf die biologische Bedeutung der Zufuhr artfremden Eiweißes hinwies — hervorgeht, nicht für die Wirkung aller Eiweißkörper gelten konnte. Insbesondere lassen sich unmittelbare Beziehungen zwischen dieser Eiweißtherapie mit der im folgenden besprochenen Wirkung von arteigenem Serum und dem Autoserum des Patienten selber nicht ohne weiteres annehmen. Rudolf Schmidt hat daher die Weichardtsche Lehre von der Protoplasmaaktivierung durch Eiweißspaltprodukte zur Ergänzung herangezogen.

In der ursprünglichen Darstellung S c h m i d t s und K a z-
n e l s o n s (Ztschr. f. kl. Med., 83) ist der Standpunkt S c h m i d t s
am Ausgangspunkt der Proteinkörpertherapie ein anderer gewesen.
Ausgehend von dem Umstand, daß es bei parenteraler Proteinkörperzufuhr zu günstig wirkenden Zellreaktionen bei verschiedenen Krankheitsprozessen kommen kann, sowie von der günstigen Wirkung fieberhafter Zustände bei verschiedenen Krankheitsprozessen geleitet, verwendet S c h m i d t die Proteinkörperzufuhr auf parenteralem Wege. Da dieselbe die fieberhaften Erkrankungen, wenn auch nicht vollkommen, so doch offenbar in
vielen wesentlichen inneren Details zu ersetzen imstande ist, ergibt
sich für R. S c h m i d t ein ganz besonders weiter Indikationsbereich für die therapeutische Anwendung der Proteinkörpertherapie. In dieser Hinsicht und in dieser Perspektive würde, nach
S c h m i d t, die Proteinkörpertherapie gewissermaßen in Beziehung treten zu Maßnahmen der allgemeinen Hygiene, bei welcher
sich, wie beispielsweise auf dem Gebiete der Hydrotherapie,
auch nicht an und für sich, sondern nur in Bezug auf Dosierung,
Temperatur usw., Indikationen aufstellen lassen. Solche Erwägungen lassen es S c h m i d t für berechtigt erscheinen, Proteinkörper, beziehungsweise deren Spaltprodukte bei den aller-
verschiedensten Krankheitsprozessen in Anwendung zu bringen.
Dem Prinzip, ein gleichmäßig wirkendes und zusammengesetztes,
überall vorrätiges Medikament zu verwenden, entspricht die Einführung der intramuskulären Milchinjektion in der Dosis von 5 cm³.
Die Milch wird durch Kochen im Wasserbad durch 10 Minuten sterilisiert. Das Ansteigen der Körpertemperatur erfolgt unter Frösteln,
dem Hitzegefühl und Schweißausbruch nachfolgt. Das Maximum
der Temperatursteigerung fällt in die 6.—8. Stunde nach der Injektion. Herpes wurde einmal beobachtet, Diazo- und Urobilin-
reaktion im Harn mangeln. Der Blutdruck zeigt keine Veränderung.
Euphorie tritt am folgenden Tage ein. Latente Krankheitszustände
werden manifest (Gelenksschmerzen, lanzinierende Schmerzen).
Der Angriffspunkt der Therapie dürfte im Wurzelgebiete bio-
logischer Lebensvorgänge nach S c h m i d t gelegen sein, in einer
Protoplasmaaktivierung W e i c h a r d t s durch Eiweißspaltprodukte; daher auch die Vergleichbarkeit mit allgemein hygieni-
schen Maßnahmen balneotherapeutischer Natur. Die Milchinjektion
ist durch ihre pyrogene Wirkung ein Ersatz für Nuklein- und
Tuberkulininjektionen. Für die Wirkung bei Infektionskrank-

heiten wäre, abgesehen von der Möglichkeit von günstig wirkenden humoralen Vorgängen, eine zelluläre Umstimmung und auch die im Fieber erhöhte Durchblutung als wirksamer Faktor anzunehmen. Daher auch die diuretischen Wirkungen, die neben den styptischen bestehen.

Hier wären, entgegen der Angabe von S c h m i d t von einem nur bei 15°/₀ der Fälle fehlenden Serumexanthem, die aus der Originalarbeit von W e a w e r (Archiv internal Medicin, 1909, p. 485) hervorgehenden Zahlen von Serumexanthem, und zwar bei 1—10 cm³ von 10·9°/₀ bis maximal bei Einfuhr 80—280 cm³ 61°/₀ hervorzuheben. Das Serumexanthem gehört also entgegen S c h m i d t bei geringen Serumdosen direkt zu den wenig frequenten Folgen.

Untersuchungen von S c h m i d t und K a z n e l s o n (Zeitschr. f. klin. Med., 83) ergeben einen weitgehenden Parallelismus der Deutero-Albumosenwirkung (5°/₀ Lösung 1—2 cm³ intragluteal, 1 cm³ intravenös) mit der Milchwirkung. Weiters ergibt sich, daß die stärkere Wirksamkeit nicht durch die Artfremdheit des Ausgangsproduktes bestimmt wird.

In weiteren Mitteilungen R. S c h m i d t s (Med. Klinik, 27, 691, 1920) hebt derselbe die Unschädlichkeit der Milchinjektionen. die durch Tausende von therapeutischen Versuchen gestützt wird, hervor. Er faßt auch die Tuberkulinwirkung als Proteinkörperbehandlung auf, die in ihrem therapeutischen Wirkungsmechanismus nichts anderes als eine unter dem Auftreten doppelphasiger Herdreaktion ablaufende unspezifische allgemeine Protoplasmaaktivierung im Sinne W. W e i c h a r d t s darstellt. Er betont die Doppelphasigkeit der Temperaturwirkung und der Lokalreaktion. Namentlich die letztere steht vielfach im Zeichen einer pendelartigen Doppelphasigkeit, wobei S c h m i d t den erhaltenen Eindruck hervorhebt, als ob das Pendel vorerst in der Richtung des pathologischen Geschehens noch stärker hinaus bewegt werden müßte, um vielleicht eben dadurch eine erhöhte Geschwindigkeit zu gewinnen, das physiologische Gleichgewicht anzustreben. Die Protoplasmaaktivierung W e i c h a r d t s schützt davor, den Wirkungsmechanismus der Proteinkörper, beziehungsweise Kolloidtherapie auf die Wirkung irgendeines speziellen Faktors zurückzuführen.

Weitere Ausführungen in dieser Hinsicht, sowie einen Erklärungsversuch für das Zustandekommen des Temperatursturzes sowie der therapeutischen Resultate beim Typhus mit Vakzine- und Proteinkörperbehandlung finden wir bei R. S c h m i d t nicht.

L ü d k e hebt bei seinen therapeutischen Versuchen mit Deuteroalbumose beim Typhus hervor, daß der Agglutinationstitre durch die intravenösen Einspritzungen nicht merklich beeinflußt wird. Es ließ sich bloß einigemal der Nachweis von präzipitierenden Reaktionskörpern im Blute der Patienten erbringen. Die Entfieberung und die anschließende Heilung des Typhus wird nicht durch stärkere und schnellere Antikörperbildung herbeigeführt. Der anatomische Krankheitsprozeß ist noch nicht abgeheilt, ebenso wie bei Pneumonien, obzwar Entfieberung aufgetreten ist. Roseola, Milzschwellung, Diazoreaktion, Leukopenie, Darmschmerzen sind noch einige Tage danach nachzuweisen, während der Allgemeinzustand, Puls und Atmung ganz bedeutend gebessert sind. Um einen anaphylaktischen Temperatursturz handelte es sich nicht, da die Tierversuche auf solche Reaktionskörper negativ ausfallen. Mit 2- und 4%iger Witte - Peptonlösung läßt sich eine gleiche Wirkung wie mit Deuteroalbumosen nicht hervorrufen. In einer weiteren Veröffentlichung (Beitr. zur Klinik der Infektionskrankheiten, 4) findet er eine vermehrte Komplementkonzentration im Serum von mit Albumosen gespritzten Tieren und führt auf diese Komplementsteigerung in Verbindung mit der durch das Antigen hervorgerufenen Ambozeptorenvermehrung, die eine Beschleunigung des bakteriolytischen Prozesses veranlaßt, die Wirkung der Deuteroalbumosen beim Typhus zurück. Ähnlich wie nach P f e i f f e r und B e s s a u soll durch fermentative Komplementwirkung eine Umwandlung der hochtoxischen Endotoxine in atoxische Substanzen erfolgen.

Eine wesentlich andere Anschauung über die Wirkung von Vakzine bei Typhus tritt uns in den Ausführungen von v. G r ö e r (Wiener klin. Wochenschr., 1915, Münchn. med. Wochenschr., 1915, Nr. 39 und Therap. Monatsh., 1916) entgegen. Derselbe verwendet zur Vakzinetherapie beim Typhus einen von ihm aus Typhuskulturen dargestellten Eiweißkörper, ein Nukleoproteid, welches er Typhin benennt (fabriksmäßig hergestellt in den Höchster Farbwerken). Mit diesem konstanten Präparat, das er sowohl intravenös (1—2 mg) als auch intramuskulär (5 mg), als auch in beiden Verabreichungsweisen kombiniert anwendet, bekommt er die

gleichen therapeutischen Effekte wie mit der spezifischen Typhusvakzine. Das Präparat, das noch die Eiweißreaktionen gibt, hat
nach G r ö e r eine geringe primäre Toxizität — Kaninchen und
Meerschweinchen vertragen Dosen, die für den Typhuskranken
als Maximaldosen bezeichnet werden müssen, anstandslos und
reagieren darauf nur mit einer nach einigen Stunden abklingenden
Temperatursteigerung und Ermüdung. — Da die anaphylaktogene
Funktion des Typhins sehr gering ist und für die Sensibilisierung
große, praktisch nicht in Betracht kommende, Dosen erforderlich
wären, ist auch bei der Reinjektion keine Steigerung der Toxizität
(nur lokale Überempfindlichkeit gegen intrakutane Reinjektion)
bemerkbar. Bei Gesunden und nicht mit Typhus geimpften Individuen machen Dosen, die bei Typhuskranken Schüttelfrost, Zyanose
und rapide Temperatursteigerungen. auslösen, nur mäßige und
rasch abklingende Temperatursteigerungen. Bei Gesunden stellt
sich im Gegensatz zu Typhuskranken eine längerdauernde Resistenz gegen neuerliche Einspritzungen ein. Bei wiederholten
Typhininjektionen mit steigenden Dosen werden die Reaktionen
immer schwächer. Ein Fall von Lymphdrüsentumor zeigte dieses
Verhalten und noch nach 3 Monaten eine gewisse Resistenz gegen
Typhin. Bei Typhuskranken ist das Typhin viel stärker wirksam,
indem das Blut und Gefäßsystem sowie das Wärmeregulations-
zentrum und das vegetative Nervensystem beeinflußt wird. Zuerst
zeigt sich die therapeutische Wirkung am Allgemeinbefinden.
Verschwinden der Delirien und der Kopfschmerzen. Es tritt aber
nicht bloß Entfieberung ein, sondern die Diazoreaktion wird
negativ, die Stühle werden fest, eine Roseola blaßt ab, der Milztumor verschwindet in der Mehrzahl der Fälle. Nach Sektions-
befunden ist auch eine auffallende Heilwirkung am Darmprozesse
nachzuweisen. Die Typhusbazillen in den Organen werden nicht
beeinflußt. Der Agglutinationstitre sinkt bei intravenöser Verabreichung regelmäßig ab, oft ganz bis auf Null, während er bei intramuskulärer Injektion sowie bei Versagern deutlich emporschnellt.
Bei den Versagern sind die Heileffekte entweder weniger ausgesprochen oder fehlen auch ganz. Komplikationen werden nicht beeinflußt, ebensowenig Fälle von ausgesprochener Typhussepsis.
Auch Fälle mit protrahiertem mehrwöchigen Verlauf mit Rezidiven
lassen sich nicht beeinflussen. Die Intensität und der zeitliche Verlauf der Typhuswirkung ist von drei Faktoren abhängig: 1. von der
Geschwindigkeit, mit welcher das Mittel in die Blutbahn gelangt,

2. von der Typhindosis, 3. von einem im Organismus selbst zu suchenden Faktor, der rein umschreibend als individuelle Typhinempfindlichkeit bezeichnet werden könnte. Mittlere Typhindosen rufen intravenös nach 30 Minuten recht stürmische Erscheinungen hervor wie bei allen anderen Ergotropinen. Plötzlicher Temperaturanstieg mit Schüttelfrost und Cyanose, dann Temperatursturz unter Schweißausbruch; der Schüttelfrost dauert 15—45 Minuten, die Temperatur erreicht nach 2 Stunden ihren Höhepunkt, dabei ist das Allgemeinbefinden nicht entsprechend so schlecht; Herz und Puls werden, wenn vor der Verabreichung 0·1 Digipurat mehrmals täglich verabreicht wird, nicht stärker beeinflußt, nur etwas beschleunigt. Der Schweißausbruch geht mit starker Erweiterung der Hautkapillaren einher, öfters kommt Erbrechen zustande. Kollaps kommt nur bei Überdosierung vor. 7 Stunden nach der Injektion ist die niedrigste Temperatur erreicht, in der folgenden Nachwirkungsperiode zeigen sich 4 Typen: 1. das Fieber bleibt dauernd unter 37. das Allgemeinbefinden bessert sich zusehends und gleichzeitig verschwinden alle Krankheitssymptome, unmittelbarer Eintritt in Rekonvaleszenz. Diese Form kommt vor allem bei der kombinierten Behandlung zustande. 2. Das Fieber steigt vorübergehend nach der Entfieberung an, um nach einigen Schwankungen innerhalb 3—5 Tagen sich auf das Niveau von 37 endgültig einzustellen. Während dieser Temperaturschwankungen tritt die Rekonvaleszenz ein. 3. Nach der unmittelbaren Entfieberung stellt sich eine typische typhöse Kontinua wieder ein, aber gegen die ursprüngliche Kurve um 1 Grad tiefer. Das Allgemeinbefinden ist wesentlich gebessert, die Krankheit nimmt ihren weiteren, wenn auch abgeschwächten Verlauf. 4. Das Fieber erreicht bald nach der unmittelbaren Reaktion das frühere Niveau, die Besserung des Allgemeinbefindens war nur von kurzer Dauer oder bleibt ganz aus, die Intensität der Krankheit hat sich nicht geändert. Ernste Prognose.

In den ersten 3 Tagen nach der intravenösen Injektion ruft Typhusinjektion keine oder nur abgeschwächte Erscheinungen hervor, die Resistenz ist bereits nach 3 Tagen geschwunden.

Bei intramuskulärer Injektion ist der Verlauf der Erscheinungen ein mehr protrahierter und quantitativ abgeschwächter. Erst 2 Stunden nach der Injektion kommt die Temperaturerhöhung ohne Schüttelfrost und ohne Cyanose. Die Entfieberung tritt nicht kritisch, sondern lytisch auf, nach 3—7 Injektionen. Die klinischen

Symptome gehen dem parallel zurück, nur das Allgemeinbefinden bessert sich schon nach der ersten Injektion. Auch hier besteht ein Refraktärstadium von 3—5 Tagen, das aber quantitativ je nach der Größe der Dosis abstufbar ist.

Kombinierte Behandlung. A. Die kombinierte Methode erfolgt zuerst mit einer unterschwelligen Typhindosis intramuskulär, um die im Refraktärstadium nachfolgende intravenöse Injektion in ihrer unmittelbaren Wirkung abzuschwächen (zweizeitige kombinierte Injektion). B. Die intramuskuläre und intravenöse Injektion werden gleichzeitig gegeben, um einerseits mit Umgehung der Kollapsgefahr mehr Typhin einzuverleiben, und anderseits, um die unmittelbare Reaktion protrahierter zu gestalten. Diese Methodik besitzt alle Charaktere einer einfachen intravenösen Einspritzung, nur ist das Stadium des Temperaturanstieges verlängert, da zur Zeit der Maximalwirkung des intravenös einverleibten Typhins das intramuskulär gespritzte zu wirken beginnt. Wichtig ist eine sicher intramuskuläre Verabreichung (einzeitig kombinierte Injektion). C. Die beiden Methoden können in Fällen bei ein und demselben Kranken nach Ablauf des Refraktärstadiums wieder angewendet werden. G r ö e r hebt hier besonders hervor, daß er von der Wiederholung einer intravenösen Injektion wenig Nutzen gesehen hat.

Bezüglich der Indikationen der drei Methoden gibt G r ö e r folgendes an: Durch intramuskuläre Injektion lassen sich Erscheinungen und Erfolge, die der intravenösen kaum nachstehen, erzielen, in der Mehrzahl der Fälle sogar durch einmalige Injektion. Der Vorgang dauert einige Tage, die Kurven sind wohl nicht so effektvoll wie bei intravenöser Verabreichung. Es werden aber die stürmischen Erscheinungen vermindert und das Endresultat ohne Gefährdung des Patienten erreicht. Bei intravenöser Verabreichung ist eine stetige Überwachung des Patienten notwendig. Die maximale Dosis beträgt 2 mg als oberste Grenze für intravenöse Verabreichung; für kombinierte Behandlung 2 mg intramuskulär, 2—3 Tage vor der endovenösen Einverleibung. Bei der gleichzeitig kombinierten Einspritzung 1·5—2 mg intramuskulär und 1—1½ mg intravenös. Bei alleiniger intramuskulärer Verabreichung 5—8 mg. Bei Kindern sollen annähernd dieselben Dosen verabreicht werden.

Aus der Beschreibung von 23 Fällen wäre hervorzuheben der prompt kupierende Erfolg bei 5 Fällen in der zweiten Krankheitswoche durch intravenöse Injektion, wobei konstant der Agglutiningehalt absinkt. Dabei tritt in einem der Fälle am zweiten Tage nach der Injektion eine Angina mit promptem Fieberanstieg ein. Bei 3 Fällen von Typhussepsis zeigte sich keine Wirkung des Typhins, doch auffallend rasche Abheilung der typhösen Lokalerscheinungen bei Fortbestehen von Typhusbazillen im Blute. In einem Falle kam es nach positiver Probepunktion eines Eiters mit Typhusbazillen zu keinem größeren Empyem, was G r ö e r für ein Unempfindlichwerden des Organismus gegenüber dem Erreger verwendet. Eine Bazillenausschwemmung durch das Typhin, die zu befürchten war, ist nicht anzunehmen; bei den intramuskulär behandelten Fällen steigt der Agglutiningehalt im Gegensatz zu den intravenösen Fällen deutlich an.

G r ö e r fährt dann fort: „Was ist das eigentliche Wesen dieser unglaublich plötzlichen Umwälzung aller Krankheitssymptome? Wie ist es möglich, daß durch Einspritzung einer minimalen Menge derselben Bakterien, von denen sich Millionen ohnedies im kranken Organismus befinden und tagtäglich auch vernichtet werden, derartig stürmische Erscheinungen ausgelöst werden." Es handelt sich nach G r ö e r hier nicht nur um eine mehr oder minder starke Fieberreaktion, denn die Geschwüre heilen, überhäuten sich, pigmentieren. Die Milz- und Drüsenschwellung gehen zurück, es stellen sich geformte Stühle ein, die Diazoreaktion wird negativ und alles dies innerhalb kürzester Zeit. Keine der bisherigen Heilungstheorien vermag diese Fragen zu lösen. Es handelt sich hier weder um eine Sterilisierung der Organe noch um aktive Immunisierung. Man hat vielmehr den Eindruck, als ob wir es hier mit einer nach kurzem Kampfe einsetzenden plötzlichen Hemmung des Reaktionsvermögens zu tun hätten, als ob der Kranke seinen Typhus innerhalb 24—48 Stunden gänzlich durchzumachen gezwungen wäre. Es handelt sich hier um eine weitgehende Analogie mit dem anaphylaktischen Shock und der darauffolgenden Antianaphylaxiephase. Es wäre aber nach G r ö e r verfrüht, die beiden Gruppen von Erscheinungen ohne weiteres zu identifizieren, zumal es bis jetzt nicht gelungen ist, diesen Typhusschutz passiv auf Tiere zu übertragen. Dagegen kann man die Verwandtschaft dieser beiden Vorgänge nicht ohne weiteres leugnen, wie es R u d o l f K r a u s getan hat, weil der Typhuskranke auch auf Kolivakzine und sogar auf Albumosen mit ähnlichen Erscheinungen antwortet. G r ö e r würde diese Tatsache eher als einen weiteren Beweis für die Zusammengehörigkeit beider Erscheinungen betrachten, denn auch die sogenannte Anaphylaxie ist nur quantitativ spezifisch und läßt sich bis zu einem gewissen Grade auch durch den Peptonshock und die Vergiftung mit Eiweißabbauprodukten erzeugen. Es ist nicht ausgeschlossen, daß durch weitere Studien eine quantitative Spezifizität der Vakzinevorgänge doch zutage treten wird.

Gröer will sich auf Erklärungsversuche dieser Wirkung nicht einlassen, nur hinweisen, wo nach seinem Erachten die Lösung der Frage zu suchen ist. Nach den heutigen Anschauungen ist die Summe der Symptome einer Infektionskrankheit als das Resultat des Zusammenstoßes zwischen der pathogenen Wirkung des Erregers und den Reaktionsvorgängen des Organismus aufzufassen. Theoretisch gesprochen, kann man die Schlacht dadurch einstellen, daß man entweder die Erreger oder ihre Produkte vernichtet oder daß man dem Organismus die Möglichkeit gibt, sich in eine gepanzerte Deckung zurückzuziehen, wo ihm nichts geschehen kann; er hört auf zu reagieren. Dieser Zustand würde eine gewisse Ähnlichkeit mit der Immunität durch Rezeptorenmangel besitzen. Diese neue Art der Therapie stünde im Gegensatz zu der Therapie sterilisans magna Ehrlichs und zwischen den beiden Polen würde der langwierige Kampf mit Hilfe der Antitoxine, Lysine, Opsonine und Tropine zu stellen sein. Jedenfalls handelt es sich um eine neue Gruppe der Heilungsvorgänge, deren Wesen in der Auslösung einer Umstimmung der Reaktionsfähigkeit des Organismus zu suchen ist. Gröer schlägt deswegen für die Art der Behandlung den Ausdruck ergotrope Therapie, und zwar im Gegensatz zur parasitotropen, welche sich in der Chemound Serotherapie gegen den Parasiten und dessen Produkte richtet.

In ausführlichen Untersuchungen an einer großen Reihe von Typhusfällen wurden diese Resultate Gröers von Svestka und Marek (Wr. klin. Wochenschr., 1916, Nr. 13 und 14) bestätigt und durch gewisse Befunde erweitert. Sie arbeiteten nur mit der intramuskulären Injektion von Typhin und fanden durch 3—6 Tage nach der ersten Injektion eine Hemmung der Reaktion. dann wieder eine gleichartige wie nach der ersten Injektion. Bei Verabreichung an normalen Individuen wird die Temperatur nach 8—9 Stunden wieder normal. Über das Verhalten der Typhusbazillen im Blute fanden sie an 6 täglich bakteriologisch untersuchten Fällen noch 5 Tage nach der ersten Injektion Bazillen im Blute, obwohl die Patienten fieberfrei waren. Die am 4. und 5. Tage gezüchteten zeigten abgeschwächtes Wachstum und Degenerationserscheinungen. Es kommt also zu keiner Sterilisierung im Blut, wozu auch der Befund paßt, daß in der Galle bei Autopsien noch Bazillen nachzuweisen waren. Im Stuhle verschwinden sie in der größten Zahl der Fälle nach der Injektion sehr schnell. Es gelang den Autoren, unter täglichen (1680) Stuhluntersuchungen nur dreimal, d. i. $2 \cdot 6^0/_{00}$ der Fälle ein Nachweis der Bazillen. Auch bei Sektionen wurden von den Darmgeschwüren und auch vom Darm keine Bakterienkulturen erzielt. Die Agglutinationskurve, bei 60 Patienten viermal geprüft, steigt vorübergehend etwas an, sinkt aber wieder ab. Jedenfalls kommt es zu keiner ausgesprochenen Vermehrung der Agglutinine. Bei Individuen mit negativem Widal kommt es nach der Injektion zu keiner oder nur minimaler Agglutininbildung im Blute.

In Ausführungen „Über die Einwirkung pyrogener Substanzen auf das Fieber, insbesondere bei Typhus abdominalis" (Wr. med. Wochenschr., 1916, Nr. 3), stellt P. S a x l das Ergebnis von klinischen Untersuchungen in folgenden Grundzügen dar: Die Wirkung der Vakzine auf die Temperatur ist wohl ein Hauptfaktor der Wirkung und es tritt uns da als ein therapeutisches Novum die durch Hyperpyrese erzeugte Antipyrese entgegen. Um so mehr ist es zweckmäßig, sich über die Wirkung der artifiziellen Hyperthermie im allgemeinen auf die Fieberkurve klar zu werden. Er verwendet Milch, die seit langem im Tierexperiment verschiedentlich zu Hyperthermien verwendet wurde, auch am Krankenbett beim Menschen. Er injiziert 5 cm³ Milch, die durch Aufkochen sterilisiert wurde, in den Bizeps bei verschiedenen Individuen, Kranken und Gesunden. Man unterscheidet zwei Etappen der Wirkung. Die erste, eine 36—48 Stunden dauernde Fiebersteigerung, nur in ganz seltenen Fällen dauert das Fieber 3 Tage. Die zweite Etappe bildet die Fiebersenkung, die nur in einem Teile der Fälle eintritt. Er unterscheidet dementsprechend zwei Typen: a) Der stabile Typus mit Temperatursteigerung von $^1/_2$ bis 1 Grad Steigerung. Ihn zeigen normale Personen, leichte, mittelschwere und hochfiebernde Kranke mit Tuberkulose. Einzelne, hochfieberhafte Kranke zeigen auf der Höhe der Kontinua überhaupt keine nennenswerte Fiebersteigerung. b) Der labile Fiebertypus weist Temperatursteigerungen von 1 bis $2^1/_2$ Graden auf, bei normalen Individuen kommt er überhaupt nicht vor. Hingegen zeigen denselben sehr viele Fiebernde, und zwar mehr den labilen als den stabilen Typus, so Tuberkulose, Erysipel, Endokarditis und die meisten Typhen. S a x l schließt daraus, daß die Einwirkung der pyrogenen Noxe auf das Fieber eines Infektionskranken nur zum Teil von der Art seines infektiösen Fiebers, zum anderen Teil jedoch von der Anspruchsfähigkeit seiner Wärme bildenden und regulierenden Organe auf die hyperpyretisch wirkende Noxe abhängt.

Die Fiebersenkung. In einer nicht kleinen Anzahl von Fällen folgt diesem Temperaturanstieg eine Temperatursenkung unter das Fieberniveau. Es tritt eine Entfieberung in wechselnder Stärke, rasche oder langsame Form, völlige oder nur relative Entfieberung ein. Ein Zusammenhang zwischen der Größe der Hyperpyrexie, die der Antipyrese vorausgeht und der Fiebersenkung besteht im allgemeinen, aber nicht immer. Die Krankheit verläuft in leichterer Form bei geringerem Fieber fort. (Typhus abdominalis, Pneumonien, Erysipel, leichte Tuberkulose.) Es handelt sich hier nicht um eine spezifische Entfieberung, denn gewisse Krankheitssymptome, so Roseola, traten auch in fieberfreiem Zustande auf und das Erysipel wandert, wenn auch in blässerer Form, weiter. Bei Tuberkulösen stellt sich in einigen Tagen das Fieber auf die alte Höhe wieder ein. Im Gegensatz zum Typhus zeigen jedoch zahlreiche Fälle von Tuberkulose und anderen Infektionskrankheiten keine Entfieberung.

In den Beobachtungen „Über die Wirkungsweise parenteral einverleibter Proteinkörper zu therapeutischen Zwecken bei Infektionskrankheiten" von G. H o l l e r (Med. Kl., 1917, Nr. 39) sind auch Beobachtungen und Erklärungsversuche über das uns vorliegende Thema enthalten. H o l l e r setzt die Versuche von L ü d k e mit M e r c k scher Deuteroalbumose in intravenöser Verabreichung fort, in der Absicht, in denselben als tieferstehenden Eiweißprodukten ein weniger körperfremdes und dabei bei geringer organotroper Wirksamkeit ein Präparat von parasitotroper Wirkung zu verwenden. Das Verhalten der Temperatur bei infektiösen Prozessen nach intravenöser Injektion von Deuteroalbumosen scheint ihm nur bis zu einem gewissen Grade auf einer unmittelbaren Wirkung derselben auf den Organismus zu beruhen. Eine große Rolle spielt nach H o l l e r die Wechselwirkung zwischen Organismus und dessen Schutzwirkung einerseits und dem Erreger, dessen Produkten und den Zerfallsprodukten anderseits. Es lösen Dosen, die bei Gesunden oder an lokalen Prozessen Leidenden keine unmittelbare Erscheinung auslösen, bei Allgemeininfektionen, wie Typhus, Fleckfieber usw., schon stürmische Reaktionen aus. Der Stoffwechselzustand, in dem sich das Individuum befindet, ist ein wichtiges, modifizierendes Moment für die Art der Reaktion. Die kritische Entfieberung hängt, wie die Krise bei der Pneumonie, mit dem E h r l i c h schen Ictus immunisatorius zusammen. Sie fällt mit dem plötzlichen Zugrundegehen einer größeren Menge der Infektionserreger zusammen. Für die letztere Tatsache spricht der von ihm an einer Reihe von Fällen von Typhus und Paratyphus (5 Typhen und 7 Paratyphen) erhobene Befund, daß entgegen dem vor der intravenösen Deuteroalbumoseneinspritzung prompt erbringbaren Nachweis der Infektionserreger im Blute, derselbe nach der Injektion andauernd mißlang. Bezüglich des Agglutinationstitres fand er, während bei schon vorhandener Agglutination keine sichtbare Änderung desselben auftrat, bei Fehlen der Agglutination zur Zeit der Injektion bei 11 Fällen, daß eine Agglutination auch in der fieberfreien Periode am sechsten und achten fieberfreien Tage auftrat. Organotrope Wirkungen der Deuteroalbumosen erschließt er aus gewissen Herdreaktionen und aus Schädigungsreaktionen am kranken Gewebe, sowie aus gewissen resorptionsbeschleunigenden Wirkungen auf Exsudate. Für eine Wirkung der Leukozytose durch bakteriotrope Substanzen findet er in seinen Beobachtungen keine Anhaltspunkte. Die Stoffwechselwirkung der Deuteroalbumose hat für die Allgemeinwirkung eine große Bedeutung. Das eigentlich wirksame Moment stellen die Abwehrfermente des Körpers auf körperfremde Substanzen (A b d e r h a l d e n) vor, die auf die Einfuhr der Deuteroalbumosen und ihre Abbauprodukte, vor allem bei intravenöser Verabreichung, gebildet werden. Durch diese sowie durch physikalische Bedingungen, die ausgelöst werden, wird auch ein Teil der Infektionserreger zersetzt. Durch die aus dem Zerfall der Bakterien frei werdenden Eiweißkörper wird der Organismus zur Abscheidung spezifischer Schutzstoffe gereizt. Für die Auslösung von spezifischen Heilwirkungen durch unspezifische physikalisch-chemische Reaktionen am infizierten Organismus spricht auch die therapeutische Wirksamkeit parenteral einverleibter Kochsalzlösungen.

In klinischen und experimentellen Untersuchungen über die Wirkungsweise der vakzinalen Therapie bei Typhen und anderen fieberhaften Krankheiten von O. Löwy (Zeitschr. f. exp. Path. u. Therapie, 21, 1920) werden die Differenzen zwischen den Temperaturverhältnissen bei der Vakzinetherapie und der Anaphylaxie hervorgehoben. Das Symptomenbild und der Temperaturverlauf bei der Vakzine entspricht nicht dem Bild bei der Anaphylaxie. Bei der Anaphylaxie tritt der Temperatursturz mit dem Shock auf und geht rasch zurück. Bei der Vakzinebehandlung tritt Temperaturerhöhung und Schüttelfrost (Fremdkörperwirkung) auf, erst nach einigen Stunden erfolgt Temperaturabfall, der andauert. Eine Antianaphylaxie tritt bei Menschen nicht ein, die späteren Injektionen haben denselben Effekt wie die erste Injektion. Die rasche Wirkung spricht gegen die Mitwirkung von Reaktionskörpern, die ja erst nach 2—3 Tagen auftreten.

Weitere Auseinandersetzungen über die therapeutische Typhuswirkung der Vakzinentherapie finden wir in den Ausführungen Bessaus (Deutsche med. Wochenschr., 1916, Nr. 7). Nachdem derselbe den Prozeß als einen spezifisch immunisatorischen der Schnelligkeit, sowie der gleichartigen Wirkung der unspezifischen Vakzine wegen abgelehnt hat, und auch auf die Weichardtsche Protoplasmaaktivierung als Denkmöglichkeit hingewiesen hat, führt er vom Standpunkt der Resistenzerhöhung nach Pfeiffer folgendes aus: Durch alle möglichen Eingriffe kann eine sofort auftretende unspezifisch geartete Resistenzerhöhung eines Makroorganismus gegenüber Mikroorganismen erzeugt werden. Dieselbe ist aber durch die Schnelligkeit und ihre Unspezifizität von dem Vorgange der experimentellen Immunität scharf zu scheiden. Sie beruht auf der Leukozytose, der Vermehrung des Komplementgehaltes der Säfte sowie einer beschleunigten Komplementregeneration. Alle diese biologischen Faktoren sowie auch eine Steigerung der lokalen Entzündung unterstützen die Bakteriolyse. Eine zu schwach dosierte Giftwirkung hat als ungünstige Wirkung den Eintritt einer negativen Phase zur Folge.

Der von R. Schmidt nicht genügend begründete Übergang von der Typhustherapie zur anderweitigen Anwendung der Proteinkörper erfährt in den Ausführungen seines Mitarbeiters Kaznelson (Berl. klin. Wochenschr., 1917) eine Begründung und

Erklärung. Derselbe führt aus, daß, wenn die Typhustherapie auf einer allgemeinen unspezifischen Steigerung der Vitalität des Organismus beruht, es klar war, daß im Prinzip der Indikationsbereich der Proteinkörpertherapie nicht auf Infektionen allein beschränkt bleiben konnte, sondern ein sehr weites Gebiet der Anwendung auf Grund der Leistungssteigerung vor sich hatte. Um diesen Weg in Sicherheit zu gehen, hat R. S c h m i d t in der abgekochten Kuhmilch ein stabiles und dabei nach ihm nicht zu Anaphylaxiezuständen führendes Reagens für die Proteinkörpertherapie ersonnen. Er hebt dabei selbst den alten F r i t z H a m b u r g e r schen Gedanken, subkutan mit Kuhmilchinjektionen gegen die schädigende Wirkung von Rinderserum zu immunisieren, hervor. Dieser glückliche Fund R. S c h m i d t s eines gleichmäßigen und unschädlichen therapeutischen Faktors sowie die später von ihm und nach ihm von M ü l l e r gesehene unspezifische Herdreaktion sind die führenden Gedanken der Proteinkörpertherapie geworden.

Die in einem späteren Artikel von R. S c h m i d t vorgenommene Einführung des Konstitutionsbegriffes in die Proteinkörpertherapie scheint mir aber, wie ich im folgenden ausführen möchte, weniger glücklich. In der Absicht, das pyrogenetische Moment der Milchinjektion einer Analyse zu unterziehen, kommt er zu dem Schlusse, daß das pyrogenetische Reaktionsvermögen Ausdruck eines konstitutionellen Faktors ist. Zu dieser Ansicht scheint R. S c h m i d t auch auf Grund seiner Angabe, daß bei Milchinjektionen keine Schwankungen in der Wirkung, so wie sie für die Sensibilisierung durch Pferdeserum (H a s h i m o t o, A. f. exper. P. u. Ph., 78, p. 370) nachgewiesen worden sind, auftreten, verleitet zu werden. Er findet weder Gewöhnung, noch auch Sensibilisierung. Dieser Gedanke ist aufzufassen als Reaktion auf die von einzelnen Autoren gepflogene Gewohnheit, die Wirkungen der Proteinkörpertherapie auf einzelne kleine Wirkungen an Organsystemen zurückzuführen.

Wenn entgegen dieser Erklärung der therapeutischen Wirkung aus einzelnen kleinen Faktoren eine allgemeine Veränderung des Organismus, die leider schlechthin als Konstitution bezeichnet wird, von S c h m i d t als Ursache der veränderten Wirkung der Proteinkörper bewiesen wird, so scheint mir doch die Einführung dieses Begriffes der Konstitution als Faktor für eine veränderte Reaktion der weiteren Entwicklung sowie der

Forschung nach den Ursachen dieser Wirkung hindernd im Wege
zu stehen. Dabei möchte ich hervorheben, daß die von klinischem
Scharfsinn zeugende Annahme eines Bestehens einer afebrilen
Konstitution nicht geleugnet werden soll, und damit für einzelne
seltene Fälle der Begriff einer Konstitutionsanomalie nicht von
der Hand zu weisen ist. Trotz alledem möchte ich, da die Einführung des Begriffes der Konstitution als Erklärung der Unwirksamkeit für die Mehrzahl der Fälle, wie fast immer in der Medizin
eine Finalisierung des Denkprozesses zur Folge hat, in der Einführung eines Gemeinplatzes eine Forschungsbehinderung nach
einfachen Momenten, die die abnorme Reaktion hervorrufen, sehen.
So möchte ich es vorziehen, um nicht bloß ablehnend, sondern
auch positiv eine Leistung zu versuchen, darauf aufmerksam zu
machen, daß wir für das Kochsalzfieber durch S c h a p s gelernt
haben, daß ein verminderter Wassergehalt der Haut ein Ausbleiben
der Fieberreaktion im Tierexperiment zur Folge hat. So erwähnt
M a t h e s, daß die bei hungernden Hunden ausfallende Fieberreaktion sich schon nach einer Kohlehydratmahlzeit einstellt. In den
Ausführungen S c h m i d t s — so zitiert S c h m i d t auch die
S c h i t t e n h e l m sche Ansicht (Verh. d. Kongr. f. inn. Med.,
1913, 53) von der Bedeutung der Änderung des kolloidalen Gleichgewichtes als fiebererzeugendes Mittel — sind aber noch andere
Momente auch enthalten, die imstande wären, an Stelle des
leidigen Begriffes Konstitution hier erwogen zu werden. Ich möchte
nur kurz hier noch einschalten, daß ich selbst vor dem Ausdruck
Ignoramus statt des Begriffes Konstitution nicht zurückschrecken
würde.

Ungefähr um die gleiche Zeit entwickelte sich eine andere
therapeutische Richtung, wobei in gleicher Weise, wie die Vakzine
zu spezifischen Zwecken, Rekonvaleszentensera zur Behandlung
von Kranken mit demselben Leiden herangezogen wurden. Auch
hier knüpft sich die Erkennung der Unspezifizität dieser Wirkung
an eine intensive und vielfache Durchführung dieser Therapie bei
einer Krankheit, dem Scharlach an. Zwecks Übertragung der Im-
munstoffe wurden Rekonvaleszentensera hier von W e i ß b e c k e r,
H u b e r und B l u m e n t h a l e r usw. verabreicht und damit
günstige Resultate — kritischer Temperaturabfall mit Schüttelfrost und nachheriger Besserung des Allgemeinbefindens — erzielt.
R o w e (Med. Klinik, 1913, 48) fand nun zuerst, daß auch nor-

males Menschenserum (20—60 cm³ intravenös) in gleicher Dosis denselben Effekt hatte, eine Tatsache, die insbesondere später von S c h u l t z (Therap. Monatshefte, 1918, 1) bestätigt wurde.

Auch bei Schwangerschaftstoxikosen wurde als Gegenkörper gegen die Intoxikation normales Schwangerenserum eingeführt und dabei günstige Resultate von M a y e r und L i n s e r (M. m. W., 1910, 52) erhalten. Auch hier wurde gezeigt, daß durch normales Menschenserum derselbe Erfolg erzielt werden konnte, und diese zuerst von F r e u n d (Z. f. Geburtshilfe u. Gynäkologie, 1913) gefundene Tatsache hat zu einer allgemeinen reichlichen Anwendung des normalen Menschenserums bei einer Reihe von Hautkrankheiten geführt.

Gefördert wurde die Einsicht in den Mechanismus durch die von F r e u n d festgestellte Tatsache, daß auch artfremdes Serum (Pferdeserum), entgegen der Angabe von M a y e r und L i n s e r, die auf arteigenes Serum Gewicht legen, wirkt.

In diesen beiden letzten Kapiteln hat sich, wie insbesondere K a z n e l s o n hervorhebt, gezeigt, daß der Weg von der spezifischen zur unspezifischen Wirkung führt und daß sie deshalb unter die Proteinkörperwirkungen eingereiht werden müssen.

Zeitlich vor die Versuche R u d o l f S c h m i d t s fallen die ausführlichen und systematischen Untersuchungen L u i t h l e n s. In einer Publikation (Wr. klin. Wochenschr., 1910, 20) „Tierversuche über Hautreaktion", wies derselbe nach, daß die Entzündungsbereitschaft der Haut bei Katzen und Hunden, unter allen Kautelen mit Krotonöl und Terpentinkampfer geprüft, bei verschiedener Ernährung wechselt. Auch bei Kaninchen ist dasselbe der Fall, bei Grünfutterkaninchen nimmt sie ab, bei Ernährung von Kaninchen mit Haferfutter zu. Dieselbe Steigerung der Irritabilität zeigt sich nach Säurezufuhr; schon bevor diese noch zur Gewichtsabnahme der Tiere führt, tritt eine Steigerung der Entzündungsbereitschaft der Haut ein, die im Gegensatz dazu durch Kalkzufuhr herabgesetzt werden kann. In Fortsetzung dieser Untersuchungen in der Wiener klin. Wochenschrift, 1912, 658, „Über Chemie der Haut", erweitert L u i t h l e n diese Beobachtungen, indem er weiters feststellt, daß auch Pankreasexstirpation, wenn sie zu Zuckerausscheidung und Säurebildung führt, sowie Arsenvergiftung zu einer erhöhten Irritabilität der Haut führt. Alle diese Änderungen der Hautreaktion durch verschiedene Ernährung, Vergiftungen, Zufuhr von Medikamenten haben gemeinsam, daß die Einwirkung stets eine Zeitlang anhalten muß, bis die Wirkung sichtbar wird. Da diese auf einer Änderung des Basengleichgewichtes der Haut beruht, ist dies wohl verständlich. In weiteren Ausführungen, deren genaue Publikation im Arch. f. exp. Path.. 68, 69, sich vorfindet, weist der Autor durch Analysen nach, daß eine Störung des Basengleichgewichtes in der Haut die Ursache für eine verschiedene Reaktion der Haut gegen Entzündungsreize bildet. In einem weiteren Aufsatz des Autors, „Über Reaktionsänderung der Haut bei Injektion von Serum und kolloiden Substanzen" (Wr. klin. Wochenschr., 1913, Nr. 17), stellt derselbe im Anschluß an die Mitteilung von A. Mayer und Linser über die therapeutische Wirkung artgleichen Serums bei Schwangerschaftstoxikosen sowie in Rücksicht auf die günstige Wirkung von normalem menschlichen Serum bei manchen Hautkrankheiten (Zieler, Bingel, Henck, Löwenberg, Veil usw.) Untersuchungen über die Wirkung solcher Körper auf die entzündliche Hautreaktion nach Krotonöleinpinselungen an. Mit artfremdem Serum kommt es nach Luithlen sofort zu einer Umstimmung des Organismus unmittelbar nach der Injektion. Diese Veränderung kann daher nicht Folge eines veränderten Chemismus im Sinne des oben bezeichneten Faktors der Störung des Basengleichgewichtes in der Haut sein. Bei arteigenem Serum zeigt sich schon nach 24 Stunden eine Veränderung der Reizwirkung und dasselbe Verhalten zeigt sich auch bei Einfuhr des eigenen Serums des Tieres. Auch Plasma wirkt in gleichem Maße. Dieselbe Veränderung der Hautreaktion findet Luithlen aber auch bei Bluttransfusion sowie bei Einfuhr kolloidaler Substanzen, Kieselsäure und lösliche Stärke. In allen Fällen, sowohl mit eigenem als auch mit artfremdem Serum, dauert dieses veränderte Reaktionsverhalten der Haut zirka 4 Wochen an. Luithlen bringt dieses Verschwinden der Reaktionsänderung mit dem dann fehlenden Nachweis der artfremden Eiweißkörper in Beziehung.

Der Autor führt aus, daß der Vorgang nichts mit antitoxischen und biologischen Vorgängen zu tun hat, sondern daß es sich darum handelt, daß ein kolloidaler Komplex parenteral in den Organismus eingeführt und damit eine Stoffwechseländerung von bisher unbekannter Art hervorgerufen wird. Die Einfuhr von Kristalloiden, von Kochsalzlösung — Luithlen verwendet physiologische Kochsalzlösung — setzt die Erregbarkeit nicht herab, sondern erhöht sie deutlich. Noch stärker erhöhend wirkt auf die Reaktion eine 5%ige Natriumsulfatlösung. Auf diese Erregbarkeitssteigerung der Haut durch Kochsalzlösung führt L u i t h l e n den mangelnden Erfolg von Kochsalzauswaschungen bei Hautkrankheiten zurück. L u i t h l e n sieht die Ursache in Beziehungen zu den kolloidalen Eiweißsubstanzen. Es werden aber nur Exsudations- und Transsudationsprozesse beeinflußt, nicht aber Gewebsbildungen. In einer weiteren Arbeit (Med. Klinik, 1913, Nr. 42) „Über die Einwirkung parenteral eingeführter Kolloide und wiederholten Aderlässen auf die Durchlässigkeit der Gefäße", prüft L u i t h l e n die parenterale Einfuhr von Kolloiden in ihrer Einwirkung auf die Gefäße. Mit der Versuchsanordnung von P o l l a k — Injektion von 100 cm³ Kochsalzlösung in die Bauchhöhle und intravenöse Einfuhr von Ferrozyankalium und Jodlösung mit nachherigem chemischen Nachweis des Durchtrittes des injizierten Körpers in die Bauchhöhlenflüssigkeit — findet L u i t h l e n, daß mit artfremdem Serum vorbehandelte Tiere am 2. und 4. Tage eine Verminderung der Durchlässigkeit der Gefäße, insbesondere bei wiederholter Injektion von Pferdeserum, zeigen. Nach 7 Tagen findet sich keine Verzögerung des Durchtrittes mehr. L u i t h l e n erklärt das mit dem am 7.—8. Tage von H a mb u r g e r und D e h n e gefundenen Verschwinden artfremden Serums aus dem Blute. Bei Vorbehandlung mit arteigenem Serum zeigt sich schon 24 Stunden und 2 Tage nach der Injektion eine Verzögerung der Ausscheidung. Nach einmaliger Gelatineinjektion ist sie nach 20 Stunden nachzuweisen, nach mehrmaliger Injektion wird sie deutlicher. Nach Kieselsäure besteht eine gleiche Verlangsamung des Durchtrittes, die sich trotz toxischer Erscheinungen am Tier nachweisen läßt. Das gleiche Verhalten, die Verlangsamung des Austrittes der Prüfungssubstanz in die Bauchhöhlenflüssigkeit, findet L u i t h l e n auch nach Aderlässen, insbesondere nach gehäuften. Intravenös verabreichte physiologische Kochsalzlösung macht, in großen Mengen (etwa 60 cm³) eine Stunde vor Anstellung des Versuches verabreicht, die entgegengesetzte Wirkung, eine Beschleunigung des Durchtrittes. Nach Salzsäureeinfuhr kommt es infolge einer starken Beschleunigung des Durchtrittes zu einer raschen und dabei auffallend intensiven Reaktion auf die Prüfungssubstanzen in der Bauchhöhlenflüssigkeit. Der Autor schließt die Arbeit mit einer Empfehlung einer ausgedehnten Verabreichung des Aderlasses, da er die Gefäßdurchlässigkeit herabsetzt, bei Affektionen entzündlicher und exsuda- tiver Natur, bei Pneumonien, Pleuritiden und anderen ähnlichen Zuständen. In der Wiener klin. Wochenschrift, 1913, Nr. 45, zeigt L u i t h l e n, daß auch die spezifische intrakutane Tuberkulin- reaktion bei tuberkulösen Meerschweinchen durch Pferdeserum in dem Sinn einer Herabsetzung des Vorganges beeinflußt wird. Es werden die entzündlichen Vorgänge der Tuberkulinreaktion ver- mindert. Dabei ergibt sich die merkwürdige Tatsache, daß, während auf 5 cm³ Pferdeserum die Reaktionsveränderung erst am 2. und 3. Tage nachzuweisen ist, sie nach kleinen Dosen (1 cm³) schon nach 24 Stunden eintritt. Sowohl bei intrakutaner als auch bei subkutaner Verabreichung werden Reaktionen vermindert. In der Wiener klin. Wochenschrift, 1916, Nr. 7, „Zur Kenntnis der Wirkung der Vakzine‟, geht der Autor von den zwei Faktoren der Wirkung, von der Allgemeinreaktion sowie von der örtlichen Reaktion am Krankheitsherde bei abgeschlossenen Gonokokken- prozessen aus, und, da er Besserungen auch ohne beide Erschei- nungen findet, versucht er die Wirkung artfremden Eiweißes, und zwar Pferdeserum bei Epididymitiden. Die entzündlichen Erschei- nungen bei solchen Prozessen gehen zurück, während die infiltra- tiven Vorgänge persistieren. Nach Milchinjektionen bei den gleichen Zuständen, die er auf S a x l s Empfehlung verwendet, kommt dasselbe nach vorübergehenden Reizerscheinungen zu- stande. Nur in wenigen Fällen findet er mit Milch einen dauernden Erfolg. Auch hier können bei fehlenden Fiebererscheinungen aus- gesprochene Besserungen auftreten. Das Fieber kann die Wirkung steigern, bewirkt aber auch keine Ausheilung. Nach L u i t h l e n kommt bei der Wirkung der Vakzine in Betracht: 1. der artfremde Eiweißkörper, 2. die Körpertemperatursteigerung, 3. die spezifische aus Gonokokken bestehende Substanz. Dieser Standpunkt L u i t h- l e n s verdient eine besondere Beachtung, die Vereinigung un- spezifischer und spezifischer Wirkung muß auf die Betrachtung der gesamten biologischen Therapie ausgedehnt werden (G r ö e r). In einer auf S z i l y s Mitteilung reflektierenden Auseinander- setzung (Münchn. med. Wochenschr., 1919, Nr. 16) schließt L u i t h l e n, daß angesichts der von S z i l y gefundenen Wirk- samkeit von hohen Salzlösungen auch hier die Wirkung durch kolloide Substanzen eintritt, und zwar, durch das Depot von zer- fallenden Eiweißkörpern kommt es nach Aufsaugung der Infiltrate zum Eintritt kolloider Substanzen in den Kreislauf. In einer weiteren Ausführung des Autors (Wr. klin. Wochenschr., 1918, p. 1207) faßt L u i t h l e n die Kolloidtherapie zusammen und findet drei Komponenten bei der Wirksamkeit derselben: 1. ein Eiweißgemenge, den kolloiden Komplex, 2. die spezifische Substanz und 3. die Körpertemperatur erhöhende Mittel. Unter die Kolloidtherapie fällt nach seinen Ausführungen der Aderlaß, die parenterale Einfuhr aller kolloiden Substanzen, Serum, Plasma, Blut, Vakzine, alle Bakteriotherapie, Heterobakteriotherapie, Eiweißkörper, Proteinkörpertherapie, Heterotherapie, kolloide Metalle und andere Methoden, die zur Aufsaugung von Zerfalleiweiß führen.

In einer Zusammenstellung über „Kolloidtherapie" (Wr. med. Wochenschr., 1921, Nr. 37 u. 38) entwickelt L u i t h l e n seine oben beschriebenen Gedankengänge bei der Ausarbeitung der Kolloidtherapie und hebt als einfachste Form der Kolloidtherapie den Aderlaß hervor. Vom Eigenserum injiziert er nur kleine Mengen, 1—2 cm³, und betont den Vorteil gewisser Reaktionsprodukte bei dem Eigenserum. Er erinnert an die Beziehungen dieser Therapie zu der uralten Therapie des Haarseiles und der Fontanelle.

Die Gruppierung der wirksamen Komponente lassen folgende Teile der Kolloidtherapie erkennen: Reine Kolloidwirkungen, a) ohne Zufuhr von Medikamenten, Aderlaß; b) lösliche Stärke, kolloid. Kieselsäure, Gummilösung u. a.

Kolloid + Eiweiß: jedes Serum, Blut, Gelatine, Wittepepton, Deuteroalbumosen, alle Bakteriengemische, die der betreffenden Krankheit fremd sind, Zerfalleiweiß.

Kolloid + Eiweiß + spezifische Wirkung: manches Serum, Bakteriengemische der gleichen Art wie die Krankheitserreger im betreffenden Falle.

Kolloid + Eiweiß + Fieber: manche Bakteriengemische, Tuberkulin, Natrium nucleinicum, Milch.

Kolloid + Metall: Kollargol, Elektrargol.

Auf ein ähnliches Prinzip, und zwar auch wieder ursprünglich als die Einfuhr spezifischer Gegenkörper, sind auch die Versuche mit der Autoserotherapie zurückzuführen. Es ist vielmehr die älteste dieser Methoden. Sie geht auf Beobachtungen und Anregungen von D e b o v e und R é m o n d (1891) zurück, welche bei tuberkulöser Bauchfellentzündung einige Kubikzentimeter Exsudat dem Kranken unter die Haut spritzten. Es trat fieberhafte Allgemeinreaktion auf und Abnahme, beziehungsweise Aufsaugung des Bauchfellergusses. Die Autoren vergleichen das Ereignis mit der Wirkung von Tuberkulin, sehen es also als einen an einen spezifischen Stoff gebundenen Vorgang an. 1894 hat G i l b e r t diese Versuche auf tuberkulöse Pleuritis und Hydrokele ausgedehnt. Von den Nachuntersuchern wurden oft Erfolge konstatiert, aber auch oft Versager. Auch sie halten an einer spezifischen Wirkung fest, während Z i m m e r m a n n (zitiert nach Autoserotherapie von S e n a t o r und S c h m u t z e, W o l f - E i s n e r, „Handbuch der Serotherapie") eine leukozytäre Wirkung der injizierten Flüssigkeit annimmt. Des weiteren hat B a l f o u r 1909 Blutserum bei Schlafkranken intralumbal eingeführt. Eine Reihe anderer Forscher haben Eigenserum subkutan und intravenös (zuerst S p i e t h o f) verwendet. Eine rein örtliche Verwendung fand das Eigenserum 1908—1910 in der Antifermentbehandlung von M ü l l e r, J o c h m a n n, P e i s e r und K o l l a c z e k, die das eigene Serum wegen seines hohen Antifermentgehaltes auf Wunden oder Geschwüre brachten. Nur bei unmittelbarer Berührung des Serums mit der eiternden Fläche zeigte sich ein Erfolg, Allgemeinwirkung trat nicht ein. Bei Abszessen und progredienten Eiterungen wurde ein Effekt dieser Behandlung von M. H i r s c h (Wr. klin. Wochenschr., 1910, Nr. 4, 140) negiert. E. F r e u n d hob in der Diskussion hervor, daß eine verdauende Wirkung des Eiters sich fast nicht nachweisen lasse und daher die Wirksamkeit eines Antiferments, das nach S c h w a r z zu den Lipoiden gehört, auch theoretisch keine Stütze hat. R a v a u t (Ann. de Dermat., Paris, 1913, Mai) führte demgegenüber die Eigenblutbehandlung der Infektionsgefahr wegen, die durch das Serum (Semaine méd., 1913, Nr. 52) bedingt sein sollte, ein. 1913 berichteten W i d a l, A b r a m i und B r i s s a u d über günstigen Einfluß von Eigenseruminjektionen bei paroxysmaler Hämoglobinurie. Jeden 2. Tag wurden 40 cm³ intravenös injiziert, sie sahen Rückgang nach 6—15 Einspritzungen. Sie betonen als e i n z i g e Autoren Erscheinungen eines anaphylaktischen Shocks nach Eigenseruminjektionen. 1915 konstatierte K ö n i g s f e l d günstige Erfolge bei Typhus, 1916 R ö s c h e n bei Flecktyphus mit Eigenserum.

Hieher gehören auch die Versuche von S p i e t h o f, der seit 1913 (M. m. W., 1913, Nr. 10, Med. Klinik, 1913, 24, Med. Klinik,

1913, Nr. 45, Med. Klinik, 1915) in ähnlicher Weise wie L u i t h l e n eine Herabsetzung der Empfindlichkeit der Haut für Chrysarobin durch das von ihm eingeführte Eigenserum fand. Außerdem konnte er Idiosynkrasien gegen Chinin und Salvarsan durch Eigenserum, Eigenblut und Natrium nucleinicum (0·5 g) beseitigen.

Hervorhebenswert erscheint, daß bei allen diesen therapeutischen Erfolgen Besserung sowohl mit sichtbaren Reaktionen (Allgemeinerscheinungen, Herderscheinungen oder Blutveränderungen) eintritt als auch ohne diese. Zur Erklärung werden fermentative Wirkungen, wie sie F r e u n d, A b d e r h a l d e n, P i n k a s zuerst beschrieben haben, herangezogen.

S p i e t h o f injiziert intravenös, R a v a u t subkutan.

Während die im vorhergehenden besprochene Proteinkörpertherapie sich gewissermaßen systematisch durch die Mitarbeit verschiedener Forscher aus der Vakzinetherapie und aus der bei derselben gewonnenen Erfahrung, daß auch unspezifische Agenzien zu einem Heileffekt führen, entwickelt hat, ist die uns gegenwärtig vorliegende „Transfusionstherapie" allein durch den genialen Scharfblick und das schöpferische Genie von A. B i e r aus der alten mit Recht verworfenen Transfusionstherapie fremden und arteigenen Blutes hervorgegangen. Wie A. B i e r in einem ausführlichen Artikel in der Münchn. med. Wochenschr., 1921, Nr. 6, hervorhebt. — „Heilentzündung und Heilfieber mit besonderer Berücksichtigung der parenteralen Proteinkörpertherapie", — hat er in dem Bestreben, die Hyperämie, die von ihm als wichtiger Heilfaktor erkannt wurde, auch an Innenorganen hervorzurufen, zu dieser Therapie gegriffen. Während er an Gliedmaßen dieselbe durch einfache physikalische Maßnahmen hervorrufen kann, verfiel er auf das artfremde Blut als hyperämisierendes Agens mit folgender Vorstellung. Bei der Einspritzung artfremden Blutes, die er anfangs nur in die Venen vornahm, ist gerade der gefürchtete Zerfall des Blutes das wirksame Moment. Das zerfallene Blut wirkt als Reiz auf alle Zellen des Körpers (Heilfieber), besonders aber auf den Entzündungsherd, den er mit dem Krankheitsherd für identisch auffaßt, weil seine Zellen eine höhere Reizbarkeit besitzen als die Zellen des übrigen Körpers (Heilentzündung). Auf diese Heilentzündung, setzt er auseinander, kam es ihm in erster Linie an. Vor allem wollte er chronische Entzündungsherde akut machen. Außer defibriniertem Blute benützte er Serum, durch Zentrifugieren gewonnene und dann in physiologischer Kochsalzlösung aufgeschwemmte rote Blutkörperchen und Brei von Leber und Milz; den letzteren nur zu Einspritzungen unter die Haut und in die Muskeln; er kehrte aber bald wieder zum defibrinierten Blute zurück. Er hebt mit vollem Rechte hervor, daß das Proteinkörpertherapie sei und daß er als Erster bewußt Proteinkörpertherapie betrieben habe. Er wollte, wie er ausdrücklich hervorhebt, eine Art künstliche Infektionskrankheit mit der Tierbluteinspritzung erzeugen, mit allen ihren Erscheinungen und ihrer günstigen Wirkung.

In seiner Darstellung geht er von dem Gedanken aus, daß die von vielen Seiten mitgeteilten Erfolge der Transfusion nicht weggeleugnet werden können und daß das Verfahren nur deshalb in Verruf gekommen sei, weil es praktisch verkehrt angewendet wurde, in zu hohen Dosierungen verabreicht wurde und zweitens die theoretischen Auseinandersetzungen, das Blut zur parenteralen Ernährung zu verwenden, falsch waren; es handelt sich nur um einen chemischen Reiz, der auf alle Organe ausgeübt wird und damit eine Umstimmung des ganzen Körpers und Hebung des Stoffwechsels hervorruft. Bezüglich der Wirkungen der Transfusion hebt er hervor, daß schon von den alten Autoren, so von H a s s e, die anregende Wirkung auf den Körper, auf die glatte Muskulatur, Peristaltik des Darmkanals, die Erhöhung des Tonus der Gefäßmuskulatur festgestellt wurde. Er fügt diesen Beobachtungen bei seiner Form der Verabreichung, der Transfusion fremden Blutes, als besondere Wirkungen noch folgende hinzu: eine vermehrte Harnabsonderung, eine vermehrte Milchabsonderung, daneben die von ihm beobachtete Trockenheit des Mundes, die er auf eine Herabminderung der Drüsentätigkeit zurückführt, sowie eine Vermehrung der Gerinnbarkeit des Blutes.

In den folgenden Ausführungen versucht er sich mit der Protoplasmaaktivierung W e i c h a r d t s auseinanderzusetzen, wobei er zu dem Schlusse kommt, daß diese Protoplasmaaktivierung W e i c h a r d t s eigentlich nichts anderes darstelle, als die von den alten Autoren schon gefundene Umstimmung. Zu einem Widerstande gegen das ihm überflüssige Schlagwort Plasmaaktivierung wird er hauptsächlich aus dem Grunde getrieben, da er fürchtet, daß der Begriff des Heilfiebers und der Heilentzündung dadurch beeinträchtigt werde. Da diesen Begriffen eine große Bedeutung zukommt, versucht nun B i e r, indem er sich gegen die

Ausführungen R e i t e r s („Über Milchtherapie", Deutsche med. Wochenschr., 1918, Nr. 37) wendet, — derselbe hat behauptet, daß die Annahme, daß Fieber Krankheiten günstig beeinflusse, sei unbewiesen — an dem Beispiel der Heilentzündung zu zeigen, wie wichtig und erfolgreich die Verwendung der Entzündung für die Therapie sei. Er führt weiters aus, daß auf das Passive die Schädigung, das Aktive, die Reaktion auf die Schädigung, unmittelbar folge und das letztere Moment stelle das Heilende dar. Indem er entwickelt, daß von den Kardinalsymptomen der Entzündungsreaktion der Schmerz eine Folge der Schädlichkeit, nicht aber der Entzündung sei und daß weiters die „functio laesa" nichts mit dem Entzündungsvorgang zu tun hat, sondern daß es sich in Wirklichkeit um eine wohl veränderte, aber aufs allerhöchste gesteigerte Funktion des Entzündungsherdes handelt, kommt er zu dem Schlusse, daß die Entzündung als therapeutischer Faktor zu verwerten sei. Als günstiges Moment für die Verwertung der Entzündung als therapeutisches Agens nimmt er die erhöhte Reizbarkeit des Entzündungsherdes an. In ähnlicher Weise wie Lymphdrüsen, Milz und Knochenmark imstande sind, in den Kreislauf gelangte fremdartige Stoffe aufzufangen und festzuhalten, so wirkt auch der chronische Entzündungsherd nach B i e r in dem Sinne, daß er Einflüsse, die den Körper treffen, in höherem Maße festhält und dadurch beeinflußt wird. So kommt also zu der erhöhten Reizbarkeit des Entzündungsherdes die erhöhte Massenwirkung des Mittels in ihm dazu. Bei chronischen Entzündungen wirkt nun dieser Vorgang heilend, da die erloschene Tätigkeit der erschlafften Zellen durch das Reizmittel angefacht wird. Hier hebt B i e r weiters den Unterschied zwischen dem chronischen Ödem — das eine besondere Empfindlichkeit und eine Speicherungsmöglichkeit für Toxine bedingt und dabei Gewebsbestandteile vernichtet — und dem akuten Ödem — das entgegengesetzt, nach B i e r also heilend wirkt — hervor.

Seine Folgerungen in Bezug auf Proteinkörpertherapie, und zwar: daß kleine Mengen der Proteinkörper umgekehrt wirken wie große, jene anregend, diese lähmend, weiters, daß sie individuell verschieden wirken, und zwar auf Kranke anders als auf Gesunde, weshalb daher die richtige Dosierung von ausschlaggebender Wichtigkeit sein müsse, sind nach seinen Ausführungen nur Folgerungen aus dem A r n d t - S c h u l z schen Gesetz, wenn man anstatt der von den Autoren hervorgehobenen pharmazeutischen

Mittel Proteinkörper setzt. Des weiteren hebt auch B i e r hervor, daß unspezifische Reize heilend auf alle möglichen Krankheiten wirken, indem sich unter ihrem Einflusse Antikörper bilden. Er betont diesbezüglich die Wirkung der Derivantien und Revulsiva der alten Autoren, und weist im folgenden den Vorwurf der Verwendung seiner Methode als Allheilmittel mit der Begründung zurück, daß sich ja fast jeder Krankheitsherd im Zustande der Entzündung befindet und damit die Brauchbarkeit der Verwendung gegeben ist.

Des weiteren erinnert B i e r daran, daß die von ihm schon seit langem behauptete Wirkung auch von nicht eiweißhaltigen Mitteln, die zum Teil selbst oder auch durch Spaltung des eigenen Eiweißes des Behandelten nützen, als Faktor der Wirkung wohl auch nichts Neues darstelle und daher kein neuer Faktor, der der Protein-körpertherapie eigen wäre, in die Therapie eingeführt würde.

In seinem letzten Kapitel, „Über die Wirkung des Protein-körperreizes", geht er auf theoretische Fragen über die Bedeutung der Entzündung und auf die V i r c h o w sche Reizlehre ein, die ihn zu dem Schlusse führt, daß der Grundsatz derselben ist, daß ein und derselbe Reiz, je nach seiner Stärke und nach der Reizbar-keit der Gewebe, Tätigkeit, Ernährung, Neubildung, Entzündung und Tod auslösen kann. Nach seinen Ausführungen könne sich auch das Blut entzünden, und es fließen damit die Begriffe der Ent-zündung und des Fiebers, die er für untrennbar hält, ineinander. Einerseits ist also der Entzündungsherd enorm reizbar, und dieser Reizvorgang zeigt insbesondere bei der „heißen Stauung" nach B i e r s Vorgehen Erscheinungen, die man mit gewissen Immun-vorgängen im Entzündungsherd nach einer aktiven Stauung in Zusammenhang bringen könnte. Anderseits besteht in einer Eigen-schaft des Entzündungsherdes, daß er nach B i e r unabhängig vom Blutdruck und sogar bei hochgradigster Einschränkung der Blut-zufuhr das Blut zu sich anzuziehen vermag, ein weiteres Moment, das für die Entstehung der Entzündung und die Wirkung des Ent-zündungsvorganges bei chronischen Krankheiten günstige Bedin-gungen schafft.

B i e r beschreibt, daß er mit seinem Transfusionsverfahren akute Sepsis, Pyämie, schweres Erysipel und auch Syphilis bei Ausbruch von sekundären Erscheinungen behandelt hat, er hatte dabei nur Mißerfolge, außer bei akut entzündeten Trippergelenken. Hier hatte das in der Nähe der Gelenke subkutan eingespritzte

Blut sehr gute Wirkungen. Er verließ aber das Verfahren, weil die bequemere Stauungsbinde dasselbe leistete. Den Internisten will B i e r die Anregung geben, die Proteinkörper, um die Ernährung und das schlechte Befinden heruntergekommener Menschen zu verbessern, zu verwenden, und weist auf seine ganz vortrefflichen Erfolge hin. Blut ist hier viel wirksamer als andere Proteinkörper; Kaseosaneinspritzungen, die von Z i m m e r an der B i e r schen Klinik unternommen wurden, wirkten bei weitem nicht in dem Maße. Diese großen Erfolge hatte er allerdings nur bei intravenöser Bluteinspritzung, die natürlich dieselben Folgeerscheinungen hat wie die bei akuten Infektionskrankheiten. Ob man dasselbe auch mit wiederholten subkutanen oder intramuskulären Einspritzungen erreicht, kann B i e r, trotzdem er diese oft ausgeführt hat, nicht sicher sagen. Er verweist aber darauf, daß Menschen mit Knochenbrüchen, die infolge Blutergusses das aseptische Fieber v o n V o l k m a n n s aufwiesen, starken Appetit bekamen und außerordentlich an Gewicht zunahmen.

In seinen weiteren Ausführungen kommt B i e r zum Schlusse, daß es sich auch bei der Wirkung von Transfusion von Menschenblut um denselben Faktor handelt wie bei Transfusionen von Tierblut. Auch hier geht ein großer Teil des Übertragenen zugrunde und wirkt als Reiz auf den Körper, was insbesondere bewiesen wird durch den Umstand, daß die intrakutanen Einspritzungen hier auch, wenn auch schwächer wirken, als vom Blute aus. Die Beibehaltung des Ausdruckes Transfusion erklärt B i e r zum Teil als Prinzip, um die geschichtliche Überlieferung zu wahren. Er gibt dabei zu, daß der Ausdruck in Rücksicht auf die geringe Menge des intravenös eingespritzten Blutes (2—20 cm³) vielleicht nicht ganz entsprechen könne. Insbesondere bei der Bluteinspritzung bei Lungenkranken hebt er die Beeinflussung des Allgemeinzustandes hervor und betont, daß bei vorsichtiger Dosierung er noch von keinem anderen Proteinkörper dieselben überraschenden Wirkungen erlangt hätte. Dieser günstige Effekt ist nach B i e r auf den Zusammenhang zwischen Reiz und Hyperämie zurückzuführen.

In dem Schlußworte hebt B i e r hervor, daß die neuzeitliche Proteinkörpertherapie, die er in dem theoretischen Aufbau in vielen Punkten angreifen mußte, doch praktisch einen großen Vorteil gebracht hat, indem sie chemisch rein darstellbare und gleichmäßig dosierbare Stoffe mit weniger unangenehmen Nebenwirkungen eingeführt hat. Für allgemeine Anwendung seien sie ausgezeichnet brauchbar, die Hauptaufgabe bestehe nun darin, für die Anwendung bei den einzelnen Krankheiten die richtigen Dosierungen und die richtigen Indikationen herauszufinden. Sie sind sicher nicht alle gleichwertig; es wird aber die unbequemere Bluteinspritzung doch noch ihre Stelle behaupten.

In einem „Schwellenreiz - Therapie" betitelten Aufsatz der Münchn. med. Wochenschr., 1921, Nr. 18, führt A. Z i m m e r die Grundsätze B i e r s noch einmal an und geht dann zur praktischen Durchführung derselben über. In gleicher Weise wie B i e r macht er der Proteinkörpertherapie den Vorwurf, daß sie sich ohne Fühlungnahme mit der B i e r schen Lehre der Hyperämie entwickelt hat. Sie ist an der fundamentalen Bedeutung der Hyperämie, Entzündung und Fieber, als den gewaltigsten Heilmitteln des Körpers, vorbeigegangen. Wo sie von Entzündung und Fieber sprach, faßte sie dieselben in den einzelnen Symptomen, ohne in ihnen die großen Zusammenhänge unendlich vieler physiologischer Vorgänge zu erblicken, die das untrennbare Bild der drei Zustände darstellen. Es liegt aber in der Wirkung der parenteralen Proteinkörpertherapie, wenn man sie als unspezifische Leistungssteigerung auffaßt, schon, wenn auch unausgesprochen, die beherrschende Bedeutung der Hyperämie eingeschlossen; denn erhöhte Leistung geht, wie Z i m m e r hervorhebt, mit Hyperämie in dem betreffenden Zellkomplex Hand in Hand. B i e r war sicher der Erste, der Proteinkörpertherapie übte, dabei aber einsah, daß in der Proteinkörpertherapie nur ein kleiner Bruchteil derjenigen Maßnahmen eingeschlossen sein wird, die durch Steigerung von Entzündung und Fieber Heilwirkungen erzielen wollen. Z i m m e r weist hier auf seine im Juli 1920 (Therapie der Gegenwart, 1920, Nr. 8) publizierten günstigen Erfolge mit Kaseosan bei subkutaner (Rückenhaut) und intramuskulärer Verabreichung, die nach ihm große Vorzüge gegenüber der intravenösen Verabreichung bietet, bei subakuten und chronischen Arthritiden und Neuritiden hin. Aus dieser Veröffentlichung seien nur einige Stellen, die sich auf lokale Verwendung der Kaseosanlösung an den erkrankten Gelenken beziehen, erwähnt. So hebt er (pag. 278) hervor, daß man durch Injektionen mittlerer Dosen in und um die erkrankten Gelenke sehr starke Herdreaktionen, unter Umgehung der gleichstarken Allgemeinreaktion, hervorrufen kann. Ebenso erwähnt er auf Seite 279, daß neue Versuche mit Injektionen in die Gelenke bei dem sonst refraktären primären chronischen Gelenksrheumatismus mit festen Kontrakturen, Erfolge versprechen. Seine fortgesetzten Untersuchungen haben ihm ergeben, daß sich die empirisch gefundenen Tatsachen zwanglos den Bier schen Gedankengängen unterordnen und in ihnen ihre Erklärung finden. Die Folgen der Injektionen zeigen sich in mehr oder weniger deutlich entzündlichen Herdreaktionen und fieberhaften Allgemeinreaktionen. Dabei weisen die Proteinkörperinjektionen (Kaseosan und Milch) keinen grundlegenden Unterschied zu den Injektionen von Sanarthrit, Kollargol und Jodkollargol entgegen den Angaben von Denecke (Th. d. Gegenw., 1920), der bei Milch, Kaseosan und Gonargin Herdreaktionen konstant fehlen sah, auf. Das eigentümliche Verhalten dieser Krankheitsprozesse zu der Dosierung des Reizmittels ist begründet in dem Grundgedanken des Arndt - Schulz schen biologischen Grundgesetzes. Er führt im weiteren eine Reihe von Punkten aus.

In erster Linie läßt sich erweisen, daß den Proteinkörpern keine spezifischen Eigenschaften zukommen für die beobachteten Wirkungen, und daß sie auch auf andere Weise erzielt werden können. Schon der oben angegebene Vergleich zwischen den Proteinkörpern und den anderen Maßnahmen, und endlich mit rein physikalischen Maßnahmen läßt diese Frage in obigem Sinne beantworten. Zimmer weist hier unter anderem auch auf die Ameisensäureeinspritzungen nach Krull, deren vorzügliche Wirkungen er in einer großen Anzahl von Fällen feststellen konnte, sowie auf die von Munk (Deutsche med. Wochenschr., 1921, Nr. 5) erhaltenen Resultate mit Kaseosan, Sanarthrit, Nukleinsäure, Nukleohexyl und Argoflavin, hin. Zimmer selber hat die Proteinkörper durch Terpentin, kolloidale Kohle und Yatren ersetzt und damit grundsätzlich die gleichen Reaktionen und Heilwirkungen erzielt bei quantitativen Unterschieden. Am wenigsten wirksam ist die kolloidale Kohle. Die Reizwirkung des Terpentins, das Zimmer in Form von Terpichin anwandte, ist in vielen, insbesondere den chronischen Fällen, selbst bei kleinen Dosen (0·1 cm³), zu stark. Am beweisendsten sind nach seinen Ausführungen die Versuche mit Yatren, das in seiner praktischen Verwertbarkeit und Einwirkung dem Kasein am nächsten kommt, beziehungsweise es in gewissen Fällen übertrifft. Von den Eigenschaften des Yatren sind die Wasserlöslichkeit, seine Ungiftigkeit und Unzersetzlichkeit im menschlichen Körper die wichtigsten, es erscheint auch, wie immer es gegeben wird, in kurzer Zeit im Harn, dabei sind die Yatreninjektionen nur im entzündeten Gewebe von Schmerzempfindungen begleitet. Dieselben führen auch zu deutlichen Herdreaktionen in den erkrankten Gelenken. Die Allgemeinerscheinungen, Übelkeit, Erbrechen, Temperatursteigerungen sind wesentlich geringer. Z i m m e r ist daher darangegangen, die desinfizierende Wirkung des Yatrens mit der des Kaseins zu vereinigen und hat ein Yatrenkasein (Westlaboratorium Hamburg, Billbrook) in die Therapie eingeführt. Hervorzuheben ist hier, daß auch orale Gaben von Yatren ebenso wie Methylenblau Herd- und Allgemeinreaktionen auslösen.

Im weiteren führt Z i m m e r an, daß außer der absoluten Quantität auch die Konzentration des Mittels von höchster Wichtigkeit ist. Die Wirkung von $0{\cdot}1\ cm^3$ $5^0/_0$iger Kaseinlösung ist schwächer als die von $1\ cm^3$ einer $^1/_2{}^0/_0$igen Kaseinlösung. Verdünntere Lösungen von $1—2^0/_0$ machen im Verhältnis zu der $5^0/_0$igen Lösung in vielen Fällen ganz erheblich größere Allgemeinerscheinungen. Die Patienten klagen über Herzklopfen, Schweißausbruch, die bei stärkeren Konzentrationen wegfallen. Auch die Herdreaktion ist bei dünnen Lösungen oft stärker als bei der $5^0/_0$igen Lösung. In abgeschwächter Form findet man das auch bei Yatrenkonzentrationen. Eine Verminderung der Wirkung tritt hier erst bei Lösungen unter $1^0/_0$ ein. Die $5^0/_0$ige Yatrenlösung erzeugt bei Gelenkserkrankungen geringere Herdreaktionen als die gleiche Menge von $5^0/_0$iger Kaseinlösung.

Des weiteren führt A. Z i m m e r aus, daß die wichtigste Frage die Dosierung des Reizes darstellt. Die folgende Überlegung scheint ihm zur Beantwortung dieser Frage notwendig. Auf jeden Reiz muß eine Reaktion folgen. Wo nichts reagiert, kann nichts gereizt werden. Die Reaktion ist die Antwort des Gewebes auf einen Reiz, indem sich die diesem Gewebe eigentümlichen Funktionen in ihrer Intensität verändern und damit die Reaktionen in Form einer Leistungssteigerung sich ausprägen. Die Anregung der Leistungssteigerung der Zellen ist nicht unbegrenzt. Das Optimum der Leistungsfähigkeit der Zelle muß erreicht werden und damit die Schwelle erreicht werden, bis zu der der Reiz noch eine dauernde Leistungssteigerung hervorbringt. Bei Reizungen, die über diesen Schwellenreiz hinausgehen, nimmt die Leistung der Zelle allmählich wieder ab, es tritt Leistungsverminderung und schließlich eventuell Lähmung ein. Durch Abstufung des Reizes können also gegenteilige Wirkungen im Körper erzielt werden. In diesem Gedanken prägt sich das von B i e r immer wieder hervorgehobene biologische Grundgesetz von A r n d t und S c h u l z, namentlich in seiner Erweiterung von S c h u l z für pathologische Verhältnisse deutlich aus. Die von S c h u l z hervorgehobene Gegensätzlichkeit der kleinen und großen Dosen sowie die Verschiedenartigkeit des Reaktionsvermögens der verschiedenen Organe im normalen, akut und chronisch erkrankten Zustande bilden die Anzeigen für die Reiztherapie. Eine Wirkung kann dieselbe nur da entfalten, wo das erkrankte Organ einer Steigerung seiner Leistung überhaupt noch fähig ist. Die Wirksamkeit wird um so mehr hervortreten, je weiter die tatsächliche Leistung des erkrankten Organes von dem Leistungsoptimum entfernt ist. Bei überschwelligen Dosen wird die Krankheit verschlimmert werden müssen. Die Dosis des Reizmittels ist also so zu wählen, daß die Schwelle der höchsten Leistungsfähigkeit der Zelle erreicht wird. Dabei ist hervorzuheben, daß mit der Reiztherapie der gesamte Organismus und nicht nur das bestimmte Gewebe, auf das die therapeutischen Maßnahmen sich beziehen, betroffen wird. Befinden sich also neben dem zu behandelnden Krankheitsprozeß noch andere gleich stark oder stärker reagierende Krankheitsherde im Körper, so ergeben sich daraus kompliziertere Dosierungsverhältnisse. Eine zahlengemäß bestimmte Dosierung des Reizmittels kann nicht gegeben werden, durch praktische Erfahrung muß in jedem Falle das Symptom, das bei der optimalen Dosis, dem Schwellenreiz, auftritt, gesucht werden, beziehungsweise die objektiven und subjektiven Erscheinungen am Patienten, die unter diesen Umständen auftreten. Es ist klar, daß das auf jedem einzelnen Gebiete und bei jeder Erkrankungsform andere sein können. Dabei ist hervorzuheben, daß im Anschluß an die Reizbehandlung auch Veränderungen der Erregbarkeit auftreten werden, die berücksichtigt werden müssen. Es muß also diejenige Reaktion gesucht werden, die erfahrungsgemäß das Optimum der Leistungssteigerung des Reizes begleitet und diese gibt uns das Maß des Reizmittels. Die optimale Dosis muß aus der Erfahrung erschlossen und durch die Wirkung an dem Heilobjekt korrigiert werden.

Z i m m e r setzt dann auseinander, daß bei seinen praktischen Versuchen an Gelenkserkrankungen in Bezug auf Dosierung von den verschiedenen Reizmitteln ihm drei verschiedene Gruppen entgegengetreten sind, und zwar je nach dem, ob diese Reizmittel bei normalen Gesunden oder bei normalem, aber akut entzündetem Gewebe oder bei einem chronisch kranken, pathologisch veränderten Gewebe angewendet wurden. Er hebt hervor, daß er mit Kaseosan, kolloidaler Kohle, Yatren beim normalen Menschen auch mit 5—20 cm³ keine Reaktion erzielt hat. Bei einem sonst normalen, aber in entzündlichem Zustand sich befindlichen Gewebe bei rheumatischen und gonorrhoischen Gelenkserkrankungen erzeugen diese Dosen eine deutliche, kurz dauernde Herd- und oft auch starke Allgemeinreaktion. Die starke Hyperämie des Herdes, die sich auch einstellt, wenn entfernt vom Ort der Entzündung injiziert wird, verschwindet nach wenigen Stunden und macht einem Aufhören der vorher entstandenen Entzündung Platz. Eine Schädigung durch Überdosierung in Dosen von 3—10 cm³, mehrmals wöchentlich, konnte nicht beobachtet werden.

Ganz entgegengesetzt verhält sich das chronisch kranke, pathologisch veränderte Gewebe. Hier genügt nach Z i m m e r ein verhältnismäßig kleiner Reiz, um die chronische, schleichende Entzündung wieder akut zu machen. Das chronisch erkrankte und veränderte Gewebe überwindet aber diese reaktive Entzündung nicht so schnell; hier klingt nicht in Stunden, sondern erst in Tagen und Wochen die Reaktion wieder ab. Wird in dem Reaktionsstadium mit denselben Dosen weitergereizt, so erlebt man, wie Z i m m e r ausführt, statt einer Besserung, oft eine geradezu verheerende Wirkung auf den lokalen Entzündungsprozeß, und zwar nicht in Form einer flammenden Entzündung, sondern einer allmählich eintretenden, aber außerordentlich stetigen und hartnäckigen Verschlimmerung.

Z i m m e r gibt an einigen praktischen Beispielen Anhaltspunkte für eine zahlenmäßige Schwellenreizdosis. Er gibt an, daß er bei akuten Entzündungen, daß er bei einer eben eingetretenen gonorrhoischen Gelenkserkrankung mit einer tiefsubkutanen oder intramuskulären Injektion von Yatrenkasein am Orte der Wahl, je nach der Konstitution des Betreffenden, von 4—8 cm³ beginnt. Er erzielt dadurch in jedem Falle nach einigen Stunden eine flammende Entzündung mit Schwellung und Rötung, dann nach kurzer Steigerung Verschwinden der Schmerzhaftigkeit, Wiedereinsetzen der Bewegungsfähigkeit. Die Allgemeinreaktion ist sehr verschieden, das individuelle Verhalten mit Rücksicht auf die Allgemeinreaktion hat keinen Einfluß auf den Heilungsprozeß. Mit den folgenden Injektionen, die in Abständen von 3 Tagen vorgenommen werden, ist eine Reaktion am Krankheitsherde nicht mehr oder nur sehr schwach auszulösen; ein Herabgehen mit der Dosis ist nur bei starker Allgemeinreaktion erforderlich. Weiters führt Z i m m e r aus: reagiert bei älteren Fällen ein noch nicht völlig ausgeheilter Herd auf Injektion von Yatrenkasein nicht mehr, so verwenden wir als stärkeren Reiz Injektionen von $5^0/_0$igem Yatren in das erkrankte Gewebe selbst (5—20 cm³). In der Zusammenfassung lautet also hier die Anweisung Z i m m e r s : in akuten und subakuten Fällen Erzielung der stärksten Herdreaktion, da sie hier die höchste Leistungssteigerung bedeutet. Gefahren einer Überdosierung mit den Dosen besteht nicht.

Bei chronisch erkranktem und pathologisch verändertem Gewebe, so bei einer Arthritis sicca auf der Basis einer Stoffwechselanomalie, erzielt Z i m m e r mit 1—2 cm³ Yatrenkasein eine deutliche Herdreaktion mit erhöhten Schmerzen. Wenn die Dosis nicht genügt, so wird sie in 3 Tagen auf 2—3 cm³ gesteigert, andernfalls geht man mit der Dosis so weit herab, daß mit ihr eben noch bemerkbare oder gerade nicht mehr bemerkbare Herdreaktion erzielt wird, 1—0·2 cm³ Yatrenkasein oder $5^0/_0$ige Yatrenlösung. Die Injektionen werden in Abständen von 3 Tagen wiederholt. Allgemeinreaktionen sind ebenfalls gering oder überhaupt nicht wahrzunehmen. Die Behandlung muß länger dauern, die objektive und subjektive Besserung kommt langsam. In gewissen Fällen, führt er aus, kann dasselbe erreicht werden, wenn man fortgesetzt hohe Dosen gibt, doch wird man nach Wochen und Tagen durch das schwere Rezidiv eines anderen belehrt. Des weiteren betont Z i m m e r das eigenartige Verhalten der von den übrigen chronischen Gelenkserkrankungen abweichenden, der vorgeschrittenen Fälle von Arthritis urica. Hier schließt sich an eine, durch eine größere Dosis (0·5—1) Yatrenkasein erzielte starke Herdreaktion eine derartige Steigerung der Reizbarkeit an, daß die folgenden Dosen erheblich verringert werden müssen. Er geht dann bis zu Injektionen von 1 : 2000—1 : 10.000 von Yatrenkasein oder Yatrenlösung in der Menge von 0·5—0·2 cm³ herab. Die Reaktionen darauf erfolgen spät und es muß oft die Behandlung wegen der erhöhten Schmerzen bis zu 4 Wochen unterbrochen werden. Für chronische Fälle also faßt Z i m m e r die Anzeige für den Schwellenreiz in der Erzielung einer anfänglich starken Herdreaktion, dann Herdreaktionen, die objektiv wie subjektiv gerade noch oder gerade nicht mehr bemerkbar sind. Des weiteren hebt Z i m m e r die Übereinstimmung dieses, auf dem empirischen Wege gefundenen Verhaltens mit dem A r n d t - S c h u l z schen biologischen Grundgesetz hervor.

In den abschließenden Ausführungen geht Z i m m e r auf die Ursachen dieser Reaktionen im Organismus ein. Die Reaktionen können nach ihm an drei Stellen ihre Entstehung haben. Aus dem injizierten Material, durch Zerfall von normalem Körpergewebe und drittens durch Zerfall von Geweben des erkrankten Zellkomplexes. Das erste schließt sich aus, wo wir als Reiz kein Eiweiß parenteral injizieren, sondern andere chemische definierbare Substanzen, Terpentin und Yatren, oder physikalische Reize verwenden. Die zweite Möglichkeit: Zerfallsprodukte des normalen Körpereiweiß können wirksam sein, geht aus der lokalen Beeinflussung verschiedener Entzündungsprozesse durch fern vom Orte der Erkrankung, durch Fontanellen und Haarseile, beziehungsweise aus der Wirkung hervor, die Röntgenbestrahlung normalen Gewebes auf fern vom Orte der Bestrahlung gelegene Krankheitsherde auslösen kann. Dafür, daß das erkrankte Gewebe Stoffe hervorbringt, die im Sinne von Leistungssteigerung oder Leistungsverminderung wirken, sprechen nach Z i m m e r folgende Beobachtungen: Injiziert man bei solchen Patienten, bei denen keine lokale Herdreaktion mehr auftritt, lange Zeit noch kleine Mengen von Kasein, so kommt es zu keiner Veränderung im Allgemeinzustand des Patienten. In anderen Fällen aber, wo ein lokaler chronischer Prozeß regelmäßig eine lokale Reaktion aufweist, tritt neben den kurz dauernden Allgemeinreaktionen auch eine Veränderung der gesamten Körperfunktionen ein; Gewichtszunahmen bis zu 10 Pfund in kurzer Zeit sind keine Seltenheit, weiters körperliches Wohlbefinden. Es kommt aber auch gelegentlich einmal bei Dosen, die auf die Ausheilung des lokalen Prozesses deutlich günstig einwirken, zu einer ungünstigen Beeinflussung des Allgemeinzustandes, zu Gewichtsabnahme, Appetitlosigkeit, Schlaflosigkeit, Nervosität, Haarausfall, Zeichen, die man nach Z i m m e r auf eine proteinogene Kachexie zurückführen muß. Dasselbe konnte Z i m m e r bei Terpichin beobachten, bei Yatren eigentlich nicht in dem Maße, doch kommen auch hier bei guter Beeinflussung des lokalen Prozesses Allgemeinstörungen vor. Kurz zusammengefaßt ist diese Beeinflussung des Allgemeinbefindens nach Z i m m e r s Beobachtungen bei den verwendeten kleinen Dosen

immer an das Vorhandensein von deutlich reagierenden Lokalprozessen gebunden. Z i m m e r stellt sich dabei auf folgenden
Standpunkt: Sowohl Spaltprodukte aus injiziertem körperfremden
Eiweiß, als auch aus sicher nicht eiweißhaltigen Stoffen können
ebenso wie Abbauprodukte aus normalen Körpergeweben den
ersten Reiz auf das entzündete noch reaktionsfähige Gewebe
bilden. Es entstehen unter ihrem Einflusse in den erkrankten Zell-
komplexen Stoffwechselprodukte, die nun ihrerseits ebenso wie
größere Dosen von Reizstoffen allein Allgemeinerscheinungen auslösen können, und zwar je nach Beschaffenheit und Menge im
günstigen oder ungünstigen Sinne und die auch gelegentlich wie
ein neuer Reiz auf den lokalen Herd weiterwirken. Die direkte
Wirkung nicht eiweißhaltiger Stoffe ohne Vermittlung von Proteinkörpern erschließt Z i m m e r aus der Wirksamkeit oraler Gaben
von Yatren, das ebenso wie Methylenblau deutliche Herd- und
Allgemeinreaktionen auslöst.

Aus diesen Erwägungen erschließt Z i m m e r, daß den
Eiweißkörpern keine Sonderstellung unter den Reizstoffen zukommt. Es fehlt daher dem Namen Proteinkörpertherapie die Berechtigung, soweit man damit die Therapie mit injizierten Proteinkörpern zusammenfaßt. H u g o S c h u l z nannte die Reiztherapie
Organtherapie. Es sollte damit ausgedrückt werden, daß nicht das
Reizmittel, sondern das gereizte Organ die Heilwirkung hervorbringt. Er will damit auch andeuten, daß den an und für sich einseitig wirkenden Reizmitteln eine gewisse elektive Reizwirkung
auf besondere Organe zukommt, wodurch es erklärt wäre, daß
nicht jedes Mittel auf jede Krankheit und jedes Organ gleich
günstig einwirkt. Der Name Organtherapie ist unbekannt geblieben,
hingegen hat die Protoplasmaaktivierung W e i c h a r d t s als
Übersetzung von unspezifischer Leistungssteigerung große Verbreitung gewonnen. Es bedarf nach Z i m m e r eines einheitlichen
Namens, der das ganze Gebiet umfaßt. Es muß in ihm die Bezeichnung dessen, wodurch die Leistungssteigerung erzielt wird,
als auch der wichtige Hinweis auf die grundlegende Bedeutung
der Dosierung des Reizmittels enthalten sein. Z i m m e r kommt
also zu dem Schlusse: Will man dem Körper nicht fremde, z. B.
toxinbindende Heilmittel zuführen, sondern seine eigene Heilungstendenz durch abgestimmte Reize bis zum äußersten anregen, will
man durch Reize die Schwelle der Höchstleistung der Zelle zu
erreichen suchen, d. h. durch den Schwellenreiz das Optimum der

Reaktion auslösen, so ergibt sich nach seinem Erachten für die Therapie bezeichnenderweise der Name „Schwellenreiztherapie".

In einer neuen Auseinandersetzung von August Bier in der Münchn. med. Wochenschr., 1923, Nr. 7, geht derselbe in seinen Ausführungen „Über den nutritiven Reiz" auf uns berührende Fragen ein. In ähnlicher Weise wie Leibesübungen und andere physikalische Maßnahmen ist auch die Zersetzung von Körperbestandteilen imstande, als nutritiver Reiz zu wirken. Zersetzte Eiweißstoffe in größtem Ausmaße und wirksamster Form liefert das intravenös eingespritzte Blut. Da aber die Zersetzung des Blutes das Entscheidende ist, so liegt es nahe, gleich autolytisch zersetztes Blut steril aufzubewahren und zu benützen. Dieser Weg ist von Kisch beschritten worden und wird darüber im folgenden berichtet werden. Die Dosierung ist hier das wichtigste, sie. muß ausprobiert werden und diesbezüglich ist vor allem die Tatsache hervorzuheben, daß ein Zuckerkranker schon auf die kleinsten Gaben Tierblutes in der. heftigsten und schädlichsten Weise reagiert, während in der Ernährung stark heruntergekommene Tuberkulöse eine verhältnismäßig hohe Anfangsgabe vertragen und sogar zur Wirkung benötigen. Bier schildert die plötzlichen Umstimmungen, die sich nach seinen weit zurückliegenden ersten Versuchen nach Tierbluttransfusionen einstellten. Er hebt insbesondere den Umschwung im Krankheitsgefühle und Krankheitszustand bei dem Patienten hervor und führt den Gedanken ein, daß bei der ungeheuren Zersetzung von eigenem Körpergewebe und fremdartigem Blute freiwerdende Stoffe vom Körper verbraucht und Giftstoffe, die die Zellen lähmten, herausbefördert werden. Er weist darauf hin, daß nach Kischs Untersuchungen die Auflösung des Eigenblutes des Indizierten schon nach geringen Gaben von zersetztem Tierblut eine ganz ungeheure ist, daß aber anderseits die zersetzten Blutkörperchen sich mit unglaublicher Schnelligkeit regenerieren. Dies spricht nach Bier dafür, daß das Baumaterial der zersetzten wieder verwendet wird. In dem anschließenden Artikel von Kisch „Über die Hebung der Ernährung heruntergekommener Tuberkulöser durch intravenöse Tierbluteinspritzungen", führt derselbe aus, daß er bei Verwendung des Tierblutes versucht hat, den Allgemeinzustand Kranker mit Knochen- und Gelenkstuberkulose günstig zu beeinflussen, und zwar namentlich bei solchen Fällen, bei denen der tuberkulöse

Prozeß unter physikalischer Behandlung einen günstigen Verlauf nahm, die Gewichtskurve aber aus irgendeinem Grund allmählich oder plötzlich sank. Er weist darauf hin, daß diesbezüglich, im Gegensatz zur Lungentuberkulose, kein Parallelismus zwischen der Gewichtszunahme oder -abnahme und dem Verhalten des lokalen Prozesses besteht (im Gegensatz zur Lungentuberkulose). In zweiter Linie wurden Fälle von Knochen- und Lungentuberkulose behandelt, bei denen vorwiegend der lokale Prozeß eine besondere therapeutische Maßnahme wünschenswert erscheinen ließ. Den Bericht über die zweite Reihe von Fällen verschiebt er auf später. Bei den ersten Fällen führte er ausschließlich intravenöse Einspritzungen aus, und zwar verwandte er Schweine-, Pferde-, Rinder- und Hammelblut. Das aseptisch aufgefangene Tierblut wurde in sterilen Kolben durch Schütteln mit Glaskugeln defibriniert, durch ein mehrfaches Mullfilter geschickt und innerhalb 12 Stunden injiziert. Später hat K i s c h dieses defibrinierte Blut steril in kleinen Ampullen vom pharmazeutischen Institut Ludwig Gans in Oberursel bei Frankfurt am Main herstellen lassen, von wo es auch unter dem Namen „Hämoprotein" in den Handel gebracht wird. Die Injektionsmethodik ist eine langsame, er spritzt in die Kubitalvene in einem Zeitraum von je 5 Minuten je 1 cm³ ein. Er beginnt mit 5 cm³, wiederholt die Einspritzung 6mal, bei der letzten Einspritzung injiziert er nur mehr 1 cm³. Die stärkste Reaktion erfolgt durch Schweineblut, dann kommt Pferdeblut, dann Rinderblut und die schwächste ruft Hammelblut hervor. Er beginnt mit der Injektion von Hammelblut und versucht die Wirkung bei gleichzeitiger Verminderung der injizierten Menge durch Änderung der Tierblutsorte im oben angegebenen Sinne zu heben. Das gewöhnliche Schema ist bei Erwachsenen:

1. Injektion 5 cm³ Hammelblut,
2.   „   5 „ Rinderblut,
3.   „   3 „ Hammelblut,
4.   „   3 „ Pferdeblut,
5.   „   2 „ Rinderblut und 1 cm³ Pferdeblut.

Bei Kindern wird ungefähr die Hälfte der Dosis verabfolgt. Diese Einspritzungen werden in Abständen von mindestens einer Woche ausgeführt, bei starken Reaktionen wird das Abklingen derselben abgewartet. Die unmittelbaren Erscheinungen sind Kreuzschmerzen, aufsteigende Hitze nach dem Kopf, Hustenreiz; das waren die schwachen Reaktionen. Häufiger wurde Eiweißausscheidung beobachtet, sie hält aber nicht länger als 24 Stunden an. Urtikaria trat gleichfalls oft auf. Starke Dyspnoen, die höchstens 10—20 Minuten anhielten, wurden mitunter beobachtet, Kollaps (Pulslosigkeit, Cyanose) trat nur selten auf. Schnell vorübergehende Benommenheit und Verwirrungszustände hat er in einem einzigen Falle gesehen. Treten bei den ersten zwei Injektionen nur schwache Reaktionen auf, so wird bei der 4. und 6. Injektion anstatt Pferde-, Schweineblut eingespritzt. Von 54 Fällen, wo intravenöse Einspritzungen ausgeführt wurden, kann hier nur von 44 Fällen, wo zur Beeinflussung der Ernährung die vollständige Prozedur vorgenommen wurde, die Rede sein. Die ersten 11 Fälle, in denen es sich um Knochentuberkulose mit ausgesprochenen Amyloiderscheinungen, um doppelseitige kavernöse Phthisen mit durchgebrochenem Empyem, um vorgeschrittene Phthisen mit Darmtuberkulose, um kavernöse Phthisen mit mischinfizierter Knochentuberkulose und um tuberkulöse Septikopyämien handelte, wurden nur zur Feststellung der richtigen Dosierung verwendet. Weitere 7 Fälle können statistisch wegen zu geringer Anzahl der Injektionen nicht verwertet werden. Von den restierenden 25 Kranken, bei denen fortschreitende Gewichtsabnahme bestand, haben nur 3 trotz der Einspritzungen weiter an Gewicht verloren. Bei den übrigen 22 Kranken gelang es regelmäßig durch die Einspritzungen eine Hebung des Appetits und gleichzeitig erhebliche Gewichtszunahme zu erzielen, bei Aufhebung des Gewichtssturzes. Die Gewichtszunahmen betrugen in 16 Fällen 1—9 Pfund, in 2 Fällen 10—19 Pfund, in 3 Fällen 20—29 Pfund und in einem Falle 36 Pfund. Die Mehrzahl dieser Kranken wurde infolge dieser außerordentlichen Besserung des Ernährungszustandes dem Tode entrissen, dem sie sonst nach aller Erfahrung verfallen wären. K i s c h hebt noch hervor, daß weder die Behandlung noch die Ernährung gegen vorher geändert wurde, und daß einige Kranke in der Zeit ihrer großen Gewichtszunahme nicht einmal merklich mehr Nahrung zu sich genommen haben. An Kurvenbeispielen demonstriert K i s c h, daß während der Zeit der Einspritzung ein Aufhalten des Gewichtssturzes erzielt wurde, gelegentlich aber die Gewichtszunahme erst nach Aufhören der Einspritzungen auftrat. Tritt ein Sinken der Gewichtskurve auf, so genügt eine einmalige Injektion von 1 cm³ meist Schweineblutes, um einen Wiederanstieg der Kurve zu bewirken. Um die Einwirkung der intravenösen Tierbluteinspritzung auf die Zusammensetzung des Blutes des Kranken genau zu beobachten, wurden planmäßige Blutuntersuchungen, Erythrozytenzählung, Leukozytenzählung mit Berücksichtigung der einzelnen Leukozytenformen und Bestimmung des Hämoglobingehaltes vorgenommen. Kisch beschreibt, daß die intravenösen Einspritzungen bei den ersten Injektionen insbesondere eine rapide Abnahme der Erythrozytenzahlen hervorrufen bei unverändertem Hämoglobingehalt. Es kommt zu einer Hämolyse bis zu 50% der roten Blutkörperchen, die aber nur eine Stunde anhält und eine Steigerung der ursprünglichen Erythrozytenzahl hervorruft. Kisch zieht aus seinen Beobachtungen den Schluß, daß die zum Teil 2 Jahre klinisch und röntgenologisch sorgfältigst beobachteten Fälle und der bei ihnen erzielte Effekt ihm einen weiteren Beweis für die von Bier aufgestellte Behauptung erbracht haben, daß das Tierblut ein sehr gutes Mittel darstellt, Tuberkulöse, die vor und während der Behandlung in einem Zustand der Reizlosigkeit verharren, der Beeinflussung durch geeignete Therapien zugänglich zu machen und den Allgemeinzustand durch Hebung der Reaktionsfähigkeit gewaltig zu bessern. Ein spezifisch therapeutisches Mittel im Kampf gegen die Tuberkulose ist das Tierblut aber nicht. Zu der quantitativen Abschätzung der Blutzerstörung durch Kisch ist hier wohl hinzuzufügen, daß eine veränderte Blutverteilung im Kollaps eine scheinbare Verstärkung des Blutauflösungsvorganges hervorruft; der rasche Rückgang der Blutkörperchenverminderung beweist die veränderte Verteilung. Eigene Versuche mit Schweineblut allein ergaben in fünf Fällen schwerer kavernöser Phthisis durchschnittlich 3 kg Gewichtszunahme in 8—14 Tagen.

In einem weiteren anschließenden Aufsatz berichtet A. Zimmer und E. Schulz über die Beeinflussung des Ernährungszustandes chronischer Gelenk- und Muskelkranker durch Reizbehandlung. Die an einer beträchtlichen Anzahl von Kranken, die zum Teil schon seit Jahren in Behandlung stehen, erworbenen Erfahrungen werden berichtet. Die Kranken mit chronisch-rheumatischen Muskel- und Gelenkserkrankungen unterscheiden sich in ihrer Reaktionsform ganz wesentlich von den Tuberkulösen. Sie sprechen schon auf kleine und kleinste Dosen von Reizmitteln jeder Art deutlich an. Diesbezüglich heben die Autoren die Empfindlichkeit der Kranken gegen verschiedenste äußere Einflüsse (Wind, Wetter, Abkühlung, Feuchtigkeit) als parallelgehende Erscheinung hervor. Die Reizstärken sind sehr gering. Bei etwas stärkerer Dosierung werden nicht nur starke Herdreaktionen, sondern auch gelegentlich langwierige Verschlimmerungen des Leidens beobachtet. Daher wurden die stark wirkenden Blutinjektionen hier nicht vorgenommen. Weiters wird hervorgehoben, daß bei akuten gonorrhoischen Gelenksentzündungen sich Blut, selbst in das entzündete Gewebe injiziert, ganz besonders bewährt hat. Für derartige chronische Zustände verwenden sie schwächer wirkende Eiweißkörper, und zwar das Yatrenkasein in sehr kleinen Dosen (0·2—1 cm³) zweimal wöchentlich intramuskulär, je nach der Größe der Reaktion. In anderen Fällen gingen sie dazu über, das Eiweiß ganz auszuschalten und verwandten rein chemische Produkte als Reizmittel, wie kolloidale Kohle, Terpentin, Glyzerin, Ameisensäure, Yatren, Silizium u. a. m. Auch von der parenteralen Behandlungsweise gingen sie gelegentlich ab und gaben innerlich Mittel, die unzersetzt vom Darme aufgenommen werden und als Reizmittel in die Blutbahn gelangen: Yatren, Methylenblau, Silizium, Schwefel. Auch durch diese wurden Herdreaktionen ausgelöst und sie wurden in kleineren Dosen und größeren Intervallen angewandt. Die Autoren führen aus, daß es im Wesen der Reiztherapie liegt, daß sie nicht spezifisch auf irgendeine Erkrankung oder irgendein Organ eingestellt ist, sondern ganz allgemein im Organismus überall dort ihre Wirksamkeit entfaltet, wo das physiologische Gleichgewicht der Zellfunktionen durch irgendeinen Krankheitsreiz gestört worden ist. Es kommen daher bei der gleichen Reizbehandlung an verschiedenen Krankheitsformen verschiedenartige Wirkungen vor; die Dosierung der Reizmenge ist aber von ausschlaggebender Bedeutung. Kranke mit tuberkulösen Gelenkserkrankungen sind gegen die bei den Rheumatikern angewandten Reizdosen völlig refraktär und die Gesunden zeigen, von geringen Schwankungen im Blutbild abgesehen, keine Einwirkung von solcher Behandlung. Neben den Veränderungen an den lokalen Prozessen der Gelenke oder der rheumatisch erkrankten Muskulatur treten bei der Behandlung in vielen Fällen auch auffallende Wirkungen auf das Allgemeinbefinden und den Ernährungszustand der Kranken auf, gleichgültig, ob Eiweißkörper oder nichteiweißhaltige Reizkörper parenteral oder intern verabreicht werden. Nur bei Kranken mit anhaltend schubweise fortschreitenden Prozessen und mit subfebrilen Temperaturen wurden keine Erfolge erzielt. In den anderen Fällen der Gruppe des chronischen Rheumatismus wurden sowohl die Schwellungen

zurückgebildet als auch die Beweglichkeit und Gebrauchs-
fähigkeit der Glieder in gewissem Grade erlangt, dabei kam
es durch Besserung des Allgemeinbefindens, Besserung der Eß-
lust, des Schlafes, Verschwinden der Nachtschweiße und des Kälte-
gefühles zu Gewichtszunahmen von 10—20 Pfund. Mit stärkeren
Dosen traten Rückschläge von seiten der Gelenke auf. In einer
anderen Gruppe von Fällen, wo bei den weiblichen Kranken im
Klimakterium eine ausgesprochene Adipositas mit mehr oder
weniger starker Arthritis deformans vereint war, kam es zur Rückbildung der Fettsucht, sowohl der universellen Fettsucht als auch
der um die Gelenke, sowie zu Schwund der Schmerzhaftigkeit
dieser Fettansammlungen und der Muskelschwielen. Hervorzuheben ist die Zunahme der Urinmenge auf 2—3 l, die Besserung
im Befinden und in der Leistungsfähigkeit, wobei aber die
Gewichtskurve häufig keine nennenswerte Gewichtsabnahme aufweist. Eventuell erfolgte auch eine Zunahme um wenige Pfunde.
Über die Beeinflussung durch bestimmte Organpräparate läßt sich
eine Aussage noch nicht machen. Z i m m e r und S c h u l z heben
hervor, daß auch mit einer längere Zeit durchgeführten Ganz-
massage ähnliche Erfolge, wie oben beschrieben, durch Reizkörper
erzielt werden können und daß auch das psychische Moment für
die Besserung eine Rolle spielt.

Die von B i e r und Z i m m e r erwähnte Wirkung auch von
peroralen Gaben von Yatren und Methylenblau wird von P r i n z
(M. m. W. 1921, Nr. 38) ausführlicher beschrieben. Es sind dazu
große Dosen der beiden Körper notwendig — von Yatren 2 g
durchschnittlich (gegenüber 0·1 subkutan). Die Wirkung, bestehend in Schmerzloswerden der entzündeten Gelenke oder in
Schmerzen in alten rheumatischen Gelenken oder in der Leber
nach abgelaufener Cholangitis (Selbstversuch), tritt nach
6—8 Stunden ein. Im Beginn tritt Leukopenie, dann Leukozytose
auf. Da plasmaschädigende Wirkungen von beiden Präparaten
festgestellt sind, insbesondere auf kranke Zellen, kann die Wirkung, da sie auch auf Injektionen mit destilliertem Wasser erfolgt, nach P r i n z nicht auf eine direkte Wirkung der Medikamente bezogen werden. Als Beweis gegen die Wirkung von
Abbauprodukten (P r i n z denkt hier an Substanzen aus dem
Leukozytenzerfall) kann die Erscheinung nicht verwendet
werden, da bei allen Änderungen des Gewebszustandes Stoff-
wechselfolgen auftreten können.

In einem zusammenfassenden Artikel „Proteinkörpertherapie und Entzündungshemmung“ von E. S t a r k e n s t e i n in der Münchn. med. Wochenschr., 1919, Nr. 8, werden eine Reihe von Befunden und Folgerungen aus diesen mitgeteilt, die wir im folgenden wiedergeben wollen. Die von R u d o l f S c h m i d t unter Darlegung der praktischen Brauchbarkeit der Therapie gezogenen Schlüsse auf die Unspezifizität der Proteinkörpertherapie werden von S t a r k e n s t e i n angenommen, desgleichen gibt er zu, daß ihr jede spezifisch ätiotrope sowie elektiv organotrope Wirkung mit Recht abgesprochen werden kann. Die Wirkung erstreckt sich auf den ganzen Organismus, dessen Vitalität im Sinne einer Erregung von Katalysatorentätigkeit und Protoplasmaaktivierung eine allgemeine Erhöhung erfahren soll und die damit zu einer Leistungssteigerung aller Funktionen führt. S t a r k e n s t e i n hebt aber dann hervor, daß der Entwicklungsgang der Chemotherapie sich in gleicher Weise vollzieht, wie der der Proteinkörpertherapie, die aus der spezifischen Vakzine über die Heterovakzine zur unspezifischen Milchtherapie ihren Weg nahm. Für die wenigsten als Chemotherapeutika verwandten Mittel, die spezifisch in vivo wie in vitro die Krankheitserreger vernichten sollten, ist eine Wirkung in diesem supponierten Sinne erwiesen oder auch nur anzunehmen. Die antibakterielle Wirkung, die in vivo angenommen wurde, weil es den Verhältnissen in vitro entsprach, läßt sich trotz klinischer Erfolge nicht festhalten. S t a r k e n s t e i n verweist hier auf Kollargol und die anderen kolloiden Silberpräparate. Die auch bei anderen Krankheiten, nicht bloß bei Sepsis, erhaltenen Resultate mit demselben weisen darauf hin, daß es sich hier nicht um eine spezifische Wirkung auf Streptokokken und Staphylokokken handelt, sondern daß es sich, worauf S t a r k e n s t e i n bei der Anwendung des Kollargols bei Fleckfieber bereits hingewiesen hat, nicht um eine spezifische chemotherapeutische Wirkung handelt, sondern daß die Wirkung für diese Körper (Kollargol) als auch für Nukleohexyl, der Proteinkörpertherapie, der Deuteroalbumose- und Milchinjektion, in einer gemeinsamen elementaren Grundwirkung anzunehmen sei. S t a r k e n s t e i n führt weiters aus, daß dasselbe bezüglich der klinisch guten Wirkung des Methylenblau bei Typhus abdominalis gelte. Auch hier spricht die auch bei anderen Krankheiten gefundene Wirkung des Methylenblau in diesem Sinne, also nicht für eine spezifische chemotherapeutische Wirkung, die mit der in vitro gefundenen

minimalen Hemmung der Typhusbazillen in Zusammenhang zu
bringen wäre. In dritter Linie hebt S t a r k e n s t e i n hervor, daß
die Wirkung von Kochsalzlösungen, die in entsprechend großen
Mengen intravenös verabfolgt, bei Infektionskrankheiten verschiedenster Art in gleicher Weise nach Schüttelfrost mit Fieberanstieg einen vorübergehenden oder dauernden Fieberabfall bewirkten, einhergehend mit subjektivem und auch objektivem
Besserbefinden der Kranken, jeden Gedanken an eine spezifische
chemotherapeutische Wirkung von solchen Stoffen schwinden
lassen wird. Es gilt daher die Unspezifizität, die R u d o l f
S c h m i d t für die gesamte Proteinkörpertherapie hervorhob, auch
für eine Reihe sogenannter chemotherapeutisch wirkender Stoffe,
und wir kommen bezüglich aller dieser Stoffe, wie S t a r k e n-
s t e i n ausführt, zu einer gemeinsamen, nichtspezifischen, elementaren Grundwirkung. Daraus erwächst nach S t a r k e n s t e i n
die Notwendigkeit, den zu eng begrenzten Begriff der Proteinkörpertherapie fallen zu lassen und ihn durch einen Begriff zu
ersetzen, der dieser angenommenen gemeinsamen Grundwirkung
von Mitteln verschiedenster chemischer und verschiedenster pharmakologischer Herkunft gerecht wird.

In weiteren Ausführungen verweist S t a r k e n s t e i n zunächst auf seine in der Wr. klin. Wochenschr., 1918, S. 87, wiedergegebenen Resultate der Untersuchungen über Entzündungshemmung (Pharmakologisches Institut der Prager deutschen Uni-
versität, Prof. W i e c h o w s k i). In diesen Untersuchungen wurde
der antiphlogistische Effekt an der Senfölentzündung am
Kaninchenauge, an Entzündungen der Haut und an der Ex-
sudationshemmung nach parenteraler Verabreichung einer Reihe
von Mitteln untersucht. Alle diese Mittel gehören weder einer einheitlich chemischen noch einer einheitlich pharmakologischen
Gruppe an, denn es zeigt sich, daß einen antiphlogistischen Effekt
bisher folgende Mittel aufweisen: Chinin, ätherische Öle, Kalziumsalze, Atophan, Salizylate, Antipyrin, Morphium, Magnesiumsulfat.
Nikotin, Adrenalin, Serum, Plasma, Gelatine, Kieselsäure, Stärke.
Alle diese Substanzen übten eine deutliche Herabsetzung der Ent-
zündungsreaktionen, eine Entzündungshemmung, kurz, eine antiphlogistische Wirkung aus. Hervorzuheben wäre noch, daß einerseits Natriumchloridlösungen, noch mehr aber Natriumphosphat-
lösungen, die zu einer starken Kalziumverarmung des Organismus
führen, auch entzündungshemmend wirken. Des weiteren führt

Starkenstein aus, daß der Nachweis einer Wirkung von Methylenblau, das ungefähr so wie Methylenblausilber wirkt, sowie der Wirkung von Fuchsin und Eosin, sowie von Jod, von Milch bei subkutaner und intramuskulärer, sowie von Kollargol bei intravenöser Injektion sich erbringen läßt. Es zeigt sich aber weiter noch, daß 50—80 cm³ physiologischer Kochsalzlösung pro Kilogramm Tier und noch mehr die gleiche Menge 2%iger Kochsalzlösung die Entzündung zu hemmen imstande ist; daß es sich hier nicht um Ionenwirkungen handelt, beweist die gleichartige Wirkung von destilliertem Wasser. Die Wirkung von destilliertem Wasser, und zwar subkutan 50—80 cm³, intravenös 20—30 cm³ destillierten Wassers pro Kilogramm Kaninchen, tritt erst nach einer Stunde ein und hält eine weitere Stunde an. Endlich stellt Starkenstein fest, daß selbst eine Verabreichung von entsprechend großen Mengen von Salzlösungen oder von destilliertem Wasser per os, 100 cm³ pro Kilogramm, die gleiche Entzündungshemmung erkennen läßt. Starkenstein hebt weiters hervor, daß stärker hypertonische und stark hypotonische Lösungen stärker wirken als physiologische Kochsalzlösung, doch wirkt Natriumsulfat und Natriumphosphat in gleicher Konzentration im gleichen Sinne. Die hier von Starkenstein nachgewiesene Entzündungshemmung wird mit der bei Proteinkörpertherapie gefundenen als von wesensgleichem Ursprung angesehen.

Weiter führt Starkenstein aus, daß uns die Analyse der Grundwirkung, die für den symptomatischen Heilerfolg bei Infektionskrankheiten, sowie für die Entzündungshemmung als wesensgleich angenommen wird, zunächst zu den Arbeiten Weichardts über Protoplasmaaktivierung führt. Der Begriff ist ein derartig allgemeiner, daß es der Beibringung weiteren experimentellen Materiales bedarf, um der Analyse der obigen Grundwirkung nähertreten zu können. Starkenstein hebt hervor, daß die besonders starke Wirkung von osmotisch differenten Lösungen es naheliegend erscheinen lassen wird, diese Wirkungen mit Beziehungen von Salzen zu Eiweiß speziell mit der Bedeutung der Salze für den Quellungszustand der Kolloide unter Beeinflussung des osmotischen Druckes und der Diffusionsvorgänge in der Zelle und deren Umgebung in Beziehung zu bringen. Die große, oben angeführte Zahl der Stoffe läßt bei vielen starke allgemeine Stoffwechselwirkungen annehmen, daher muß eine weitere Analyse der Wirkung dieser Stoffe noch einer experimentellen Durcharbeit im

Sinne W e i c h a r d t s zugeführt werden, bevor wir etwas über deren Wirkung aussagen können. Es handelt sich dabei auch um die Beibringung vieler Detailbefunde, da Wirkungen, die nur unter bestimmten Verhältnissen und an bestimmten Entzündungsprozessen auftreten, vorliegen können. S t a r k e n s t e i n weist hier auf die Unregelmäßigkeit, die die Chlorkalziumwirkung in ihrem antiphlogistischen Effekt aufweist, hin. Der Effekt kann nur bei bestimmten Entzündungsprozessen in Erscheinung treten.

S t a r k e n s t e i n setzt auseinander, daß er sich der Analyse der geschilderten entzündungshemmenden Wirkung zugewandt hatte und dabei aus dem Symptomenkomplex des gesamten Entzündungsprozesses einen Faktor, die Permeabilität der Gefäße, herausgegriffen habe. Die Grundwirkung fast aller entzündungshemmenden Stoffe wurde auf Grund der Ausführungen von H. H. M e y e r (Münchn. med. Wochenschr., 1910, Nr. 44) auf eine Herabsetzung der Permeabilität der Gefäße zurückgeführt, auf eine Kolloidfestigung und Dichtung der Kittsubstanz zwischen den Zellen. Es wurden dementsprechend die Kalziumsalze und gleichartig wirkende Körper, sowie die indifferenten Kolloide als fernwirkende Adstringenzien angesehen. Als Maßmethode für seine weiteren Experimente wurde für die Gefäßwirkung, die Durchlässigkeit der Ziliargefäße für Fluoreszinnatrium nach den grundlegenden Beobachtungen E h r l i c h s in der gleichen Versuchsanordnung, wie sie R o s e n o w (Zeitschr. für die gesamte experimentelle Medizin, 1916, 426) verwendet, angewandt. Durch subkutane und perorale Verabreichung der zu prüfenden Substanz sollte die nachherige Einfuhr einer ausreichenden Menge von Fluoreszinnatrium beeinflußt werden. Es stellte sich nun bei den Versuchen von S t a r k e n s t e i n heraus, daß von den geprüften Stoffen destilliertes Wasser, physiologische Kochsalzlösung, Kalziumchloridlösung und Milch nach subkutaner Verabreichung, sowie $3^0/_0$ige Kochsalzlösung nach oraler Verabreichung die Ausscheidung des Fluoreszinnatriums deutlich hemmten. Der beim Kontrolltier nach $^1/_4$ Stunde auftretende Ikterus — die Grünfärbung nach $^3/_4$ Stunden deutlich und nach 6 Stunden vollkommen verschwunden — ließ sich bei den Versuchstieren bei Einverleibung der vorbezeichneten Substanzen kaum andeutungsweise feststellen. Die Vorderkammer des Auges blieb meist gänzlich ungefärbt. Demgegenüber zeigte sich, daß Atophan sowie subkutan verabreichte $3^0/_0$ige Kochsalzlösung äußerst stark im entgegengesetzten Sinne wirksam waren, dieselben förderten den Durchtritt des Fluoreszinnatriums in die Vorderkammer des Auges derart, daß dieselbe zu einer Zeit, wo sie beim Kontrolltier kaum begonnen hatte, beim Atophantier bereits deutlich ausgebildet war. Auch dauerte beim Atophantier die Verfärbung der Pupille länger an, war noch nach 24 Stunden zu erkennen und zeigte ebenso wie der Ikterus ein schnelleres und intensiveres Auftreten. Diese Wirkung des Atophan erscheint gegenüber seiner starken antiphlogistischen Wirkung paradox, doch ist sie bei Dosen von 0·1 Atophan pro Kilogramm Tier subkutan, sowie 0·25—0·5 per os deutlich nachweisbar. Eine Erklärung dieser hemmenden Wirkung der Milch sowie der anderen oben beschriebenen Agenzien durch Verhinderung der Resorption ist nicht möglich, wir müssen nach Starkenstein diese hemmende Wirkung auf eine Verzögerung der Ausscheidung in die Gewebe zurückführen. Darauf weist nach Starkenstein das Verhalten im Harne hin. Im Harne erscheint das Fluoreszinnatrium am schnellsten und vollständigsten bei den mit Milch vorbehandelten Tieren, dann beim Chlorkalziumtier, dann beim normalen Kontrolltier und zuletzt erst beim Atophantier. Starkenstein betont, daß die Ausscheidung des Farbstoffes durch die Nieren und dessen Übertritt in die Vorderkammer des Auges und in die Gewebe in direkt entgegengesetztem Verhältnis zueinander stehen. Der von Wessely angenommene Parallelismus zwischen dem Austritt des Fluoreszinnatriums aus der Iris zur Weite der Gefäße derselben, kann gleichfalls diese Verhältnisse nicht erklären. Es wird hier, wie Starkenstein anführt, das verschiedenartige Verhalten der einzelnen Gefäßgebiete (so bei Äther, Chloroform, Amylnitrit) eine Rolle spielen. Starkenstein hebt hier hervor, daß auch beim Kalziumchloridtier gänzlich verändertes Verhalten gefunden wird, wenn große schädigende Dosen eingeführt werden. Die Einfuhr solcher Dosen von Kalziumchlorid, nach welchen das Tier unter Symptomen zentraler Lähmung nach 6—10 Stunden zugrunde geht, läßt wahrnehmen, daß der Farbstoff nicht mehr wie früher retiniert wird, sondern plötzlich mit großer Geschwindigkeit in die Augenvorkammer ausgeschieden wird. Hier wird wohl nach Starkenstein die plötzliche Gefäßlähmung das schuldtragende Moment darstellen. Starkenstein führt weiters aus, daß periphere und zentrale Gefäßlähmung, Schnelligkeit der Ausscheidung durch die Nieren, sowie Veränderungen in den Geweben selbst bedeutungsvolle Faktoren für das Zustandekommen der geschilderten Erscheinungen darstellen. Eine genauere Analyse der verschiedenen Wirkungen ist ihm gegenwärtig nicht möglich. Die Wirkungen der Substanzen auf den Stoffwechsel bedürfen einer genauen Prüfung, insbesondere auch an überlebenden Organen. Zur weiteren Beibringung von Material über Einzelwirkungen der Proteinkörper ist Starkenstein zur Untersuchung des Verlaufes akuter Vergiftungen unter der Einwirkung der genannten Substanzen übergegangen. Er konnte feststellen, daß nach Einfuhr von 5—10 cm³ Milch intramuskulär beim Kaninchen oder 0·3—0·4 dg Atophannatrium oder Kalziumchlorid pro Kilogramm subkutan eine 1—1¹/₂ Stunden später verabfolgte einfach tödliche Strychninnitrikumdosis anstatt der normalen tödlichen Strychninvergiftung nur eine ganz kurz dauernde, leicht gesteigerte Reflexerregbarkeit nachweisen ließ. Die Milch- und Atophantiere bleiben auch weiterhin von Erscheinungen verschont. Die zur Erklärung dieser Erscheinung in Betracht kommende geänderte Ausscheidung des Giftes, die durch die Milchinjektion beschleunigt zu werden scheint, ist beim Atophan, da dasselbe die Ausscheidung verzögert, nicht anzunehmen. Es wird daher notwendig sein, alle Bedingungen der Wirkung bei jedem Stoffe von neuem zu prüfen. Starkenstein verweist hier auf die Möglichkeit einer die allgemeine Reflexerregbarkeit herabsetzenden Wirkung dieser Stoffe. Auch Oxydationsvorgänge könnten gesteigert werden. Zur Erlangung eines weiteren Einblickes in diese Bedingungen der Vergiftung hat Starkenstein einen Stoff gewählt, der einen anderen Angriffspunkt hat und ein anderes Schicksal im Organismus erleidet und hat deshalb die Phenolvergiftung nach Milch- und Atophaninjektion untersucht. Kontrollkaninchen, die 0·4 Phenol pro Kilogramm per os erhielten, zeigten durch 1—2 Stunden ein Vergiftungsbild, sich darstellend in kleinschlägigem Zittern, also auf Erregung von Zentren der Medulla oblongata und des Rückenmarks beruhende Erscheinungen. Die mit Atophan und Chlorkalziumchlorid vorbehandelten Tiere zeigten nach der gleichen und sogar nach der doppelten Phenoldosis keine Vergiftungserscheinungen oder nur gelegentlich eine Andeutung. Die mit Milch vorbehandelten Tiere zeigten aber einen wesentlich erhöhten Vergiftungszustand, sowohl dem Grade als auch der Schnelligkeit der Wirkung nach, der schon eine Minute nach der Verfütterung des Phenols einsetzte und in wenigen

Minuten zum Tode führte. S t a r k e n s t e i n führt diese fördernde Wirkung der Milch darauf zurück, daß die Milch für das lipoidlösliche Phenol ein ausgezeichnetes Vehikel ist und daher das Gift rascher an die Orte seiner Wirksamkeit bringen kann. Durch Albumosen in wässeriger Lösung läßt sich eine deutliche Abschwächung und Verzögerung der Phenolvergiftung erreichen. Die Zeit, die der Organismus braucht, um in seiner Reaktion gegenüber nachfolgenden Vergiftungen geändert zu werden, ist relativ kurz. Schon eine Viertelstunde nach der Milchinjektion ist die Strychnininjektion unwirksam und dieser veränderte Zustand hält 5—6 Stunden in absteigender Intensität an. Anfangs ist die Strychninvergiftung aufgehoben, später wesentlich abgeschwächt. Die Atophanwirkung erstreckt sich auf einen kürzeren Zeitraum, Kalziumchlorid zeigt hier, in den entsprechenden Gewichtsmengen wie das Atophan verabfolgt, die stärkste Wirkung. S t a r k e n s t e i n weist hier auf die Untersuchungen einer Reihe von Autoren über antagonistisches Verhalten von Tetanusantitoxin zur Strychninvergiftung hin, aus denen eine wesensgleiche Ursache beider Vergiftungen erschlossen wurde. Doch hat schon L o M o n a c o nach Einverleibung von einfachem Rinderserum ähnliche hemmende Wirkungen beobachtet. Im Zusammenhang mit seinen Befunden erklärt S t a r k e n s t e i n, daß es sich hier nicht um eine spezifische Antitoxinwirkung handelt, sondern daß eine unspezifische Umstimmung des Organismus als Ursache der geänderten Reaktionsfähigkeit anzusehen ist. Auch die von W i e c h o w s k i gefundene antagonistische Wirkung des Natrium salicylicum gegenüber der die Reflexerregbarkeit steigernden Wirkung des Strychnins ist hier mit Rücksicht auf die antiphlogistische Wirkung der Salizylsäure von besonderem Interesse. Alle diese Wirkungen bedürfen noch einer genaueren Analyse.

S t a r k e n s t e i n führt weiters aus, daß alle diese Erscheinungen anderer Natur sein müssen als die genau analysierten pharmakodynamischen Wirkungen. Die analysierten pharmakologischen Stoffe wirken entweder ätiotrop, antibakteriell oder durch chemische oder physikalisch-chemische Beseitigung wirksamer Stoffe, oder organotrop. Die organotrope Wirkung kann eine direkte Organwirkung sein oder sie kann durch Vermittlung von Nerven erfolgen. In diesem letzteren Falle liegt die letzte Wirkung in den Erfolgsorganen, die durch Nervenwirkung in einen veränderten Zustand versetzt werden. Es kann dann die gleiche Änderung des physiologischen Zustandes verschiedenartige Wirkungen hervorrufen. S t a r k e n s t e i n weist auf die Möglichkeit hin, daß z. B. Reizung des Sympathikus bei gleichartiger physikalischer chemischer Zustandsänderung der Zellkolloide in den Drüsen und in den Gefäßen und in den Leberzellen, je nach der Funktion des betreffenden Organes, zu verschiedenen Wirkungen führen kann, so Steigerung der Sekretion, eine Gefäßkontraktion und Blutdrucksteigerung, Steigerung der Fermenttätigkeit, Zuckerbildung, Glykosurie usw. Die Mittel mit organotroper Wirkung rufen ihre letzten Wirkungen nur in den betreffenden Organen hervor, während andere Stoffe direkt ohne jede Organvermittlung in allen Zellen ohne Unterschied diese letzte Wirkung auszulösen vermögen. Eine Stoffwechselwirkung, die das Zellprotoplasma des gesamten Organismus betrifft, kann als Grundwirkung verschiedener Einzelwirkungen in Betracht kommen. Stoffe, die solche Stoffwechselwirkungen auslösen, brauchen am gesunden Organismus außer den Stoffwechseländerungen, die nur durch Stoffwechselanalysen festzustellen sind, keinerlei pharmakologische Wirkungen hervorzurufen, sie können aber den gesunden Organismus derart in seiner Vitalität beeinflussen, daß er sich nachfolgenden pharmakologischen Wirkungen gegenüber andersartig verhält, und sie können anderseits den kranken Organismus durch diese Umstimmung den Krankheitserregern gegenüber zu einer vollkommen geänderten Reaktion anregen. Die Therapie, die von der Umstimmung des Organismus ausgeht, beeinflußt nicht in elektiver Weise ein bestimmtes Organ, sondern ändert die Reaktion aller Zellen des Organismus. Sie wirkt omnizellulär. Der von W e i c h a r d t eingeführte Begriff der Protoplasmaaktivierung zeigt den Angriffspunkt aller dieser Mittel mit omnizellulärer Wirkung an. S t a r k e n s t e i n scheinen physikalisch - chemische Zustandsänderungen des Protoplasmas wenigstens teilweise die Änderung der Gesamtvitalität des Organismus zu bewirken. Er verweist hier auf Ausführungen von v. S z i l y (Wiener med. Wochenschr., 1918, S. 1716). Der Begriff der omnizellulären Therapie würde mit dem von G r ö e r (Therapeutische Monatshefte, 1916, S. 21) entwickelten Begriffe der ergotropen Therapie zusammenfallen. Die Ergotropine G r ö e r s, Mittel mit omnizellulärer Stoffwechselwirkung, sind aber nach den Befunden S t a r k e n s t e i n s keineswegs auf die Proteinkörper beschränkt, sondern es tritt diese Wirkung auch bei Mitteln mit wohldefinierter pharmakologischer. Wirkung in Erscheinung.

In den Schlußsätzen geht S t a r k e n s t e i n auf die klinische Bedeutung der Therapie ein, und hebt hervor, daß auch für diese der Grundsatz, daß die Kraft unserer Therapie in der Therapie der ersten Stunden liegt, volle Bedeutung habe; denn nach erfolgter Umstimmung wird der Organismus vom Anfang an der schädigenden Krankheitsursache anders begegnen als in seinem physiologischen Zustand. Es bedarf der Mitwirkung der Klinik, um die quantitativen Unterschiede der in Frage kommenden Mittel festzustellen, sowie die Bedingungen zu prüfen, die für die Wirkung im einzelnen Falle maßgebend sind. Die genaue Kenntnis der Bedingungen dieser Arzneiwirkung am Krankenbett wird uns für jeden einzelnen Fall das beste Mittel in die Hand geben.

Bald nach der allgemeinen Einführung der spezifischen Vakzine in die Typhustherapie, insbesondere nach der Feststellung L ü d k e s über die Deuteroalbumosenwirkung bei Typhus, hat W e i c h a r d t in einer Veröffentlichung, betitelt „Über die unspezifische Therapie von Infektionskrankheiten" (in der Münchn. med. Wochenschr., 1915, Nr. 45, p. 1525) seine Ansichten über diesen Gegenstand folgendermaßen zusammengefaßt. Die bei Typhus erhaltenen Resultate, der Temperaturabfall sollen auf einer Umstimmung des Organismus beruhen. W e i c h a r d t weist diesbezüglich auf seine Untersuchungen hin, bei denen er durch vorherige Aufspaltung von Eiweiß Produkte darstellen kann, die durch Dialyse von niedermolekularen Substanzen gereinigt, bei Tieren in einer bestimmten Menge injiziert, eine Reihe wohlcharakterisierter Erscheinungen hervorrufen. Die Erscheinungen bestehen in einem Temperatursturz, Atemverlangsamung und Sopor. Er führt weiters aus, daß derartige Eiweißspaltprodukte, in geringer Menge eingespritzt, sehr bald eine hochgradige Steigerung der Leistungsfähigkeit nach den verschiedensten Richtungen hin hervorrufen. Diese von ihm als Protoplasmaaktivierung bezeichnete Reaktion ist keineswegs spezifisch, sie kann mit wiederholten Dosen recht verschiedener Mittel hervorgebracht werden. Diesbezüglich hebt W e i c h a r d t hervor, daß in der Deuteroalbumose M e r c k s 16—18 % Kochsalz sich finden und verweist hier auf eine Mitteilung von E n g l ä n d e r, der in der Sitzung der Gesellschaft der Ärzte in Wien, Juni 1915, mitgeteilt hat, daß er mit großen Mengen physiologischer Kochsalzlösung günstige Wirkungen bei Typhus erzielt hat. Es wäre also möglich, daß nach W e i c h a r d t s Beobachtungen eine Leistungssteigerung nach Kochsalzinjektionen bei einer gewissen günstigen Dosierung hervorgebracht werden könne. Diesbezüglich muß man daran denken, daß solche Erfolge einer Abspaltung von Produkten im Körper selber die Entstehung verdanken. Der Unterschied besteht nur darin, daß die Produkte im Körper selbst entstehen und nicht im Reagenzglas hergestellt werden. Die Dosierung dieser Produkte ergibt die klinische Erfahrung. Man könnte daran denken, die Leukozytentätigkeit zu kontrollieren. Zum Nachweis der Protoplasmaaktivierung verwendet W e i c h a r d t die Milchsekretion älterer, schon seit einem Jahre nicht mehr belegter Ziegen. Es läßt sich erweisen, daß diese durch Deuteroalbumosenlösung, die durch Dialyse auf $5^0/_0$ Kochsalz vermindert worden ist, eine deutliche, längere Zeit andauernde Milchvermehrung aufweisen. Es wirken aber auch andere Produkte, so Sukzinimid (wegen der bindenden Imidgruppe) und andere indifferente Körper in ähnlichem Sinne. Des weiteren verwendet W e i c h a r d t zum Nachweise der Protoplasmaaktivierung isolierte Organe. So zeigt er an Kurvenreihen den Einfluß von dialysierter Deuteroalbumose auf ein ermüdetes, belastetes Herz unter bestimmten streng einzuhaltenden Bedingungen und Dosen. Gleiche Anregungen könne man mit höher molekularen Eiweißprodukten auch an anderen Organen nachweisen.

In einer weiteren Veröffentlichung von W e i c h a r d t in der Münchn. med. Wochenschr., 1918, 22, p. 581, führt derselbe aus, daß die mit der Proteinkörpertherapie von R u d o l f S c h m i d t zweifellos beobachteten Heilerfolge auf dem Prinzipe der Protoplasmaaktivierung beruhen, der Veränderung des lebenden Organismus nach parenteraler Einverleibung richtiger Dosen von Eiweiß und dessen Spaltprodukten. Er hebt die Ähnlichkeit mit der unspezifischen Resistenzsteigerung von R. P f e i f f e r hervor und führt die allgemeine Leistungssteigerung auf die Summe der gesteigerten Leistungen der verschiedenen Organe zurück. Bezüglich der Dosierung, die für den Arzt das notwendigste ist, lassen sich nur gewisse Grundsätze feststellen. Die bei Einfuhr von unverändertem Eiweiß unter die Haut einsetzende parenterale Verdauung desselben verläuft bei der ersten Injektion langsam, bei den folgenden geht sie schneller vor sich. Nach Unter-

suchungen von W e i c h a r d t und S c h i t t e n h e l m läßt sich
ein Schema aufstellen über die entstehenden Spaltprodukte, die
auf ihre Wirksamkeit untersucht wurden. Natives Eiweiß, ein-
faches und zusammengesetztes, ist unwirksam. Hochmolekulare.
schwer dialysable Spaltprodukte von Antigencharakter sind wirksam. Von dialysierbaren Spaltprodukten von geringerer Molekular-
größe sind die monaminosäurereichen wenig wirksam, die diaminosäurereichen (Kyrine) wirksam. Während die Monaminosäuren und
Diaminosäuren unwirksam sind, sind die Monamine und Diamine
wirksam. Von den Spaltprodukten des zusammengesetzten Eiweißes sind die diaminosäurereichen Paarlinge (Histone und Protamine) wirksam. Niedrige Spaltprodukte (Protone) sind wenig
wirksam. Die Wirkungsweise solcher Spaltprodukte, ob sie
chemisch wirken oder rein physikalisch, ist nicht entschieden. Es
sind aber starke Störungen an lebenswichtigen Zentren bereits
dadurch denkbar, daß aus dem eingespritzten kolloiden Materiale
nach der Aufspaltung Stoffe mit Volumsenergie entstehen, die
physikalische Störungen unter dem Bilde der Überempfindlichkeit
hervorrufen. W e i c h a r d t verweist hier auf die Ausführungen
von P. S c h m i d t (Zeitschr. f. Hygiene, 83, S. 98), der die Überempfindlichkeit auf physikalisch-chemischem Wege erklären will.
Die physikalischen Prozesse sind wohl sekundäre, während die
chemischen Vorgänge primär auftreten, beide aber können die
Vorgänge hervorrufen. Es ist also die erste Frage, was aus dem
eingespritzten Materiale entsteht, nur sehr unvollkommen zu beantworten.

Nicht alle bei der parenteralen Verdauung entstehenden Stoffe
sind nun in gleicher Weise leistungssteigernd, bei einigen ist die
Breite der anregenden Dosis sehr gering, so daß sie praktisch als
lähmend anzusehen sind. Wie schon früher von W e i c h a r d t
hervorgehoben worden ist, führt derselbe aus, daß die Leistungssteigerung nicht bloß auf Eiweiß beschränkt ist, sondern daß auch
nichteiweißartige Körper, wie z. B. Kochsalz, in gleicher Weise
wirken. Es ist also die Dosierung das Entscheidende. Die Wahl
R. S c h m i d t s, Milch als Agens zu verwenden, erfolgt mit
Recht, da dieselbe doch eine gewisse gleichmäßige Beschaffenheit
gewährleistet, jedenfalls mehr als Albumosenlösungen. In Bezug
auf die spezifischen Sera erklärt aber W e i c h a r d t, an denselben festzuhalten, da die Bindung spezifischer Schutzstoffe zu-
mindestens für späteren Schutz von Bedeutung sein muß.

Die Grenzen für die Proteinkörpertherapie werden von Weichardt folgendermaßen umschrieben: Die zweite Seite des Problems, die Reaktion der lebenden Zelle, ist nach unseren Kenntnissen noch unsicherer zu bestimmen. Er hebt hervor, daß Herzen von wohlgenährten Fröschen anders als die von Winterfröschen auf Spaltprodukte reagieren: dieselbe Dosis, die anregend wirkt, wirkt bei den anderen schon lähmend; ferner gehört nach ihm ein gewisser Ermüdungszustand des Organes dazu, um die anregende Wirkung völlig in Erscheinung treten zu lassen. Des weiteren führt Weichardt an, daß der positive Teil der Kurve, der der Anregung, bei jüngeren und kräftigen Individuen und Organen verhältnismäßig größer ist; ältere und erschöpfte Organe reagieren überhaupt nicht oder im Sinne der Lähmung. Für die praktische Verwendung förderlich ist nach Weichardt ein Moment, daß bei parenteraler Injektion von Eiweiß oder Eiweißspaltprodukten, Zellen zur Abwehr angeregt werden, die bei gewissen Infektionskrankheiten nicht in genügender Weise gereizt werden. Die lähmende Wirkung der Spaltprodukte hofft Weichardt möglichst auszuschalten durch Hinzufügung gewisser Substanzen, wie seine und Schwenks Untersuchungen in der Zeitschr. f. physiol. Chemie, 83, S. 381 und Zeitschr. f. Immunforschung, 19, 1913, S. 528, gezeigt haben. Doch wird auch dazu notwendig sein, daß gleichmäßig dargestellte Eiweißpräparate verwendet werden können. Das Summum der Wirkung wird man durch parenterale Einverleibung von solchen Proteinkörpern und gleichzeitig von Präparaten, welche lähmende Dosen absättigen, erreichen. Der Vorgang entspricht der Simultanimmunisierung, welche bei der spezifischen Bekämpfung von Infektionskrankheiten angewendet wird. Bei der Proteinkörpertherapie können wir erwarten, durch derartige Kombinationen die anregenden Wirkungen zu verbessern und damit die Aktivierung zu erhöhen. Notwendig erscheinen zur Erprobung der Wirksamkeit eine weitere Ausbildung der Maßmethoden der Leistungssteigerung. Von Maßmethoden erscheint die Wirkung auf die Leukozyten nicht genügend, auch die von Weichardt und Stötter (Arch. f. Hyg., 75, S. 265) beschriebene Katalysatorensteigerung durch geringe Mengen von Eiweißspaltprodukten kann nur im Zusammenhang mit anderen Methoden verwendet werden.

In seinen weiteren Ausführungen weist Weichardt darauf hin, daß Leistungssteigerungen durch Eiweißspaltprodukte schon vor ihm von Popielsky (Arch. f. ges. Phys., 1909, S. 294) beschrieben worden sind. Für die nach nichteiweißhaltigen Körpern entstehenden Wirkungen weist Weichardt auf seine Untersuchungen mit kolloidalen Metallen hin, wo durch Einfuhr von kolloidalen Metallen Leistungssteigerungen hervorgerufen werden. Auch diese sind durch Eiweißspaltprodukte hervorgerufen und stützen die obige Annahme im Sinne einer Protoplasmaaktivierung. Zum Schlusse erklärt Weichardt, daß die Protoplasmaaktivierung durch gut zu dosierende Chemikalien, z. B. kolloidale Metallsalze oder andere chemisch definierbare Substanzen oder auf physikalischem Wege anzustreben seien. Die Wirkung dieser Mittel, die wahrscheinlich nicht direkt, sondern durch Spaltprodukte des körpereigenen Eiweißes wirken, wird vorzuziehen sein. Zwei Zustände dürfen aber nicht außer acht gelassen werden, der eine ist die proteinogene Kachexie, und der zweite Zustand ist der Überempfindlichkeitszustand. Unter die Wirkungen der Protoplasmaaktivierung reiht Weichardt auch erhebliche Wachstumsreize ein. Im übrigen verweist Weichardt darauf, daß weitere Studien notwendig sind, bevor an eine praktische Verwendung gedacht werden kann.

In einer weiteren Veröffentlichung in der Münchn. med. Wochenschr., 1919, Nr. 11, p. 360, „Über unspezifische Leistungssteigerung, Protoplasmaaktivierung" von Weichardt und Schrader untersuchen die Autoren die Auswertung der Antikörperbildung unter dem Einflusse leistungssteigernder Maßnahmen. Ausgehend von der von Fleckseder (Wr. klin. Wochenschr., 1916, Nr. 21) beschriebenen Erhöhung des Agglutinintitres durch Einspritzung pyrogener Stoffe, Deuteroalbumosen und Nukleinsäure, verwenden die Autoren eine Reihe von Körpern, Deuteroalbumose, Nukleinsäure, Kaseinpepton und Milch, um bei Tieren den Agglutinintitre für Typhusbazillen nach vorhergehender Immunisierung der Tiere mit Typhusbazillen zu steigern. Es kommt nach allen diesen Substanzen zu einer Steigerung des Agglutinintitres, die bei Deuteroalbumosen schneller und sicherer noch am selben Tage eintritt, während sie nach Nukleinsäure erst nach einigen Tagen in Wirkung tritt. Kaseinpepton und Milch ergeben gleichfalls einen schnellen Anstieg, so wie Deuteroalbumosen, Aolan wirkt halb so stark wie Milch. Dies gilt für immunisierte Tiere. Die Normalagglutinine bei nicht immunisierten Tieren zeigen auf gleiche Verabreichungen nur einen kleinen und kurzdauernden Anstieg in der Agglutininkurve, der mit den folgenden Injektionen immer schwächer wird. Wichtig ist auch noch, daß hier unter diesen Umständen bei nicht immunisierten Tieren keine Prävalenz der Deuteroalbumosenlösung in Erscheinung tritt. Nach den Autoren wirken Albumosenlösungen als direkter Reiz, früher als die anderen Körper.

Die Autoren beschreiben im folgenden die Prüfungen, die notwendig sind, um über die Verwendbarkeit einer Substanz für leistungssteigernde Zwecke ein Urteil abgeben zu können. Erstens muß die absolute Sterilität der Injektionsflüssigkeit und die Unschädlichkeit in praktisch verwendbaren Dosen feststehen. Zweitens soll sich die Prüfung auf die Überempfindlichkeit erregende Wirkung erstrecken. Für die nach der ersten Injektion auftretende Anaphylaxie müssen Untersuchungen an dem hiezu besonders geeigneten Meerschweinchenorganismus vorgenommen werden. Drittens die Prüfung der leistungssteigernden Wirkung muß sich erstrecken: a) auf die blutbildenden Organe; b) auf Antikörperbildung, sowohl bei bereits spezifisch behandelten Tieren als auch bei noch nicht behandelten Tieren; c) auf die Drüsensekretion; d) auf gut definierbare fermentative Prozesse; e) auf die Erhöhung muskulöser Leistungen bei streng dosierter elektrischer Reizung; f) auf eine Erhöhung der Gesamtleistungen des Menschen bei Anwendung von durch Suggestion nicht beeinflußbaren Maßmethoden.

Die Prüfung auf anaphylaktische Erscheinungen ergibt, daß beim Meerschweinchen mit Deuteroalbumosen auch bei intravenöser Injektion keine Anaphylaxie auftritt. Kaseinpepton ist unbrauchbar, da es schon bei der ersten Injektion äußerst giftig wirkt. Milch ist für intravenöse Injektion ungeeignet, da schon bei der zweiten Injektion Anaphylaxie sich zeigt. Bei subkutaner und intramuskulärer Injektion am Menschen scheint bei Milch Anaphylaxie kaum zu befürchten zu sein. Sie ist übrigens auch durch vorherige Injektion kleiner Dosen zu vermeiden. Mit Aolan wurde auch bei intravenöser Verabreichung keine Anaphylaxie konstatiert.

In einem weiteren Aufsatz von A. Schittenhelm, dem Mitarbeiter Weichardts, in der Münchn. med. Wochenschr., 1919, Nr. 49, p. 1403, erklärt der Autor, daß er der scharfen Kritik Reiters (Deutsche med. Wochenschr., 1918, Nr. 7) über die vielen Bestrebungen auf dem Gebiete der Proteinkörpertherapie beistimmt und erst auf dem experimentellen Wege eine Grundlage für alle diese Bestrebungen zu erwarten sei. Er hebt hervor, daß er in Untersuchungen mit W e i c h a r d t zu gewissen Anschauungen gekommen ist, über die Wirkung gut charakterisierter Eiweißstoffe. Natives Eiweiß aus der Gruppe der Albumine, der Globuline, des Fibrins und der Nukleoalbumine, wahrscheinlich auch der Albuminoide im allgemeinen, ist bei einmaliger Injektion relativ ungiftig. Histone und noch mehr die Protamine sind primär giftig. Ihr Vorkommen im Körper in Form zusammengesetzter Eiweißkörper als Paarling einer Säure (Nukleinsäure) bewirkt eine Entgiftung, ebenso werden andere Stoffe, wie das selbst stark giftige Globin in der Paarung mit Hämoglobin ungiftig. Bakterienproteine sind primär giftig, ebenso höhermolekulare Peptone, während niedermolekulare Peptone und Aminosäuren ungiftig sind. Die Reaktion des Organismus auf die einzelnen Eiweißkörper und ihre Abkömmlinge zeigt den Typus einer Gruppenreaktion, die alle diese gemeinsam besitzen. Daneben sind aber auch noch wesentliche Unterschiede in der Wirkung der einzelnen Stoffe zu konstatieren. Die Vielseitigkeit der beobachteten Wirkungen, wie sie sich in der Beeinflussung der Körpertemperatur von Herz und Kreislauf, der Blutzusammensetzung, der Lymphströmung, der Drüsentätigkeit, des Stoffwechsels u. a. m. zeigen, sprechen nach S c h i t t e n h e l m dafür, daß der ganze Organismus in den Grundfesten betroffen wird. Die Gesamtwirkung tritt bei einem Stoff mehr, beim anderen weniger hervor. Sie kann erregend oder lähmend sich äußern. Der von W e i c h a r d t eingeführte Begriff der Leistungssteigerung auf Grund der Protoplasmaaktivierung, aufgebaut aus dem Studium der Wirkung von Eiweißspaltprodukten bei seinen Kenotoxinversuchen, hat in der letzten Zeit allgemeine Anerkennung gefunden.

S c h i t t e n h e l m untersucht mit einer Reihe von Präparaten die Reaktion im Körper auf diese. Während polyvalentes Ruhrserum und Gelatine keine Reaktionen hervorrufen, zeigt sich Milch, Sanarthrit, Aolan von deutlicher Wirksamkeit. An den erkrankten Organen zeigen sich sowohl bei multipler Sklerose Veränderungen als auch bei Arthritis deformans. Die Gelenke schwellen an und werden gerötet. Diese stärkere Wirkung der Proteinkörper am erkrankten Gewebe, die insbesondere von S c h m i d t und K r a u s zu dem Schlusse verwendet wird, „was die Tuberkulintherapie leistet, scheine die Proteinkörpertherapie auch zu leisten", wird vom Autor besonders hervorgehoben. Es ist aber diesbezüglich hervorzuheben, daß keineswegs jeder Proteinkörper dieselbe Wirkung hat, sondern daß für die eine Wirkung das eine Präparat, für die andere Wirkung ein anderes Präparat verwendet werden wird. Diesbezüglich ist hervorzuheben, daß sogar für die Wirkung organotherapeutischer Präparate neben der spezifischen Wirkung als Substitutionstherapie und Fermenttherapie noch von L. B o r c h a r d t (Ergebn. der inn. Med. u. Kinderheilkunde, 1919) ein Teil der Wirkung auf Proteinkörperwirkung zurückgeführt wird. Es wird aber sicher im Sinne von W e i c h a r d t notwendig sein, durch weitere experimentelle Forschungen die Grundlage für die Verwendung von Proteinkörpern zu therapeutischen Zwecken zu legen.

In einer weiteren Veröffentlichung W e i c h a r d t s in der Münchn. med. Wochenschr., Januar 1920, geht derselbe auf die unspezifische Leistungssteigerung weiter ein. Der Ausdruck Protoplasmaaktivierung lasse eine omnizelluläre Wirkung, eine vermehrte Funktion nach den verschiedensten Richtungen, niemals nur eine Mehrleistung eines Organsystems annehmen. Er hebt die Unrichtigkeit der Vorstellung einer andersartigen Funktion der Organe hervor. Es läßt sich immer nachweisen, daß die Leistungen bereits vorhanden waren und nur eine Steigerung erfahren. Durch die Summation der ganzen Steigerungen im Organismus kommt es eben zu dem hochgradigen Effekte für den Organismus. Er betont den prinzipiellen Unterschied zwischen normalem und sensibilisiertem, d. h. also behandeltem oder erkranktem Tier, indem letzteres auf unspezifische Reize mit einer hochgradigen Mobilisation der schon in Tätigkeit befindlichen Abwehrvorgänge reagiert. Die Reaktion prägt sich lokal an den erkrankten Partien oft am deutlichsten aus. Er hebt hier die für uns weniger Bedeutung habende Tatsache hervor, daß auch die Einwirkung physikalischer Energiearten Protoplasmaaktivierung hervorrufen kann und geht zu der Umschreibung der Leistungssteigerung über. Man müsse nach W e i c h a r d t passive und aktive Leistungssteigerung unterscheiden. Alle Mittel, welche im Sinne einer passiven, d. h. durch Hinwegnahme lähmender Spaltprodukte wirken, kennzeichnen sich dadurch, daß ihre Wirksamkeit erst deutlich in Erscheinung tritt, wenn Symptome der Ermüdung sich vorfinden. Höhere Effekte als normale Leistungsgrößen können mit diesen spezifisch antitoxischen, nicht organotrop wirkenden Mitteln nicht erhalten werden. Die Wirkung tritt bei günstiger Resorption sofort ein und versagt bei hochgradiger Ermüdung. Die Leistung kann im ganzen durch Hinausschieben des Eintrittes der Ermüdung erhöht werden. Im Gegensatz dazu sind die Leistungssteigerungen durch Protoplasmaaktivierung bedeutend hochgradiger. Sie tritt auch beim unermüdeten Organ ein, ist abhängig von der Dosierung und von dem Zustand des Organs, es braucht eine deutliche Latenzzeit bis zum maximalen Effekt. Es sind organotrope Mittel, Reizmittel, welche sich bei Wiederholung abschwächen und bei erschöpften Organen ausbleiben können.

Diese aktive unspezifische Protoplasmatherapie erregt in Gestalt der Proteinkörpertherapie hauptsächlich klinisches Interesse.

Weichardt weist diesbezüglich auf die Ausführungen Schittenhelms hin, in denen vor allem auf die wichtige Tatsache einer Differenzierung der Therapie je nach der Art des Ausgangsmateriales hingewiesen wird. Die verschiedene Form der Kurve der Anregung und ihr Übergang in Lähmung muß bei verschiedenen Spaltprodukten der parenteralen Verdauung anders ausfallen. Für bestimmte Zwecke werden auch bestimmte Proteinkörper angewendet werden müssen, und diesbezüglich weist Weichardt auf die klinischen Erfahrungen von Rudolf Schmidt, v. d. Velden und Döllken hin. Die sicherste Methodik wäre die Verwendung chemisch definierbarer Spaltprodukte. Es genügt aber auch das nicht, denn es muß berücksichtigt werden, daß bei der Injektion aus der Körpersubstanz auch noch sekundäre Produkte entstehen, die bei der Wirkung im Körper mitbeteiligt sein können. Das Auftreten einer Euphorie und gesteigerter Leistungsfähigkeit nach einer gewissen Latenzzeit, welches in dem Sinne der Proteinkörpertherapie spricht, wird, wie Weichardt ausführt, auch nach der Applikation physikalisch wirkender Energiearten auftreten können. Diesbezüglich weist Weichardt auf die gleichartigen Wirkungen der rein physikalischen Behandlung mit faradischen Strömen nach Bergonié hin. Die Entstehung solcher Spaltprodukte aus dem Körper selber, sowohl durch physikalische Behandlung als auch auf Grund chemisch wirkender Energiearten, führt zu einer Steigerung von Antikörpern, und diese Steigerung ist ein bequemes Maßmittel einer gelungenen Protoplasmaaktivierung. Auch an verschiedenen Organen wird sich eine Reizwirkung der Proteinkörper in der Begünstigung von Wachstumsvorgängen geltend machen, so hat bereits B e r g e l Anregung des Knochenwachstums, H o c k e, D o b e r a u e r und B i t t r o f f vermehrte Bindegewebswucherung durch Proteinkörperinjektion (Milch) erzielt. Bezüglich der verwendeten Präparate gibt weiters W e i c h a r d t an, daß er durch Sensibilisierung von Meerschweinchen und Reinjektion nach 3 Wochen intravenös von größeren Mengen verschiedener Präparate gefunden habe, daß das Aolan der Firma Beiersdorf, das Ophthalmosan der Dresdner Serumwerke und das Milchkasein der Firma Heiden nach L i n d i g keine Anaphylaxie, ebensowenig wie die Deuteroalbumosen M e r c k s hervorrufen. Milch selbst zeigte bei der gleichartigen Prüfung ausgesprochene Anaphylaxieerscheinungen. In den Schlußsätzen weist W e i c h a r d t auf die Versuche von O p i t z und F r i e d r i c h in Nr. 1 der Münchn. med. Wochenschr., 1920, hin, wo durch Proteinkörpertherapie eine Protoplasmaaktivierung der Bindegewebszellen versucht wird, zum Zwecke der Paralysierung exzessiver Strahlenwirkungen. Die Minuskurve der Leistung solcher Zellen soll in eine Pluskurve umgewandelt werden und dadurch die in ihren Leistungen gehobenen Zellen des alternden Organismus dazu veranlaßt werden, sich wie jugendliche zu verhalten. Damit würde ein Vorgang erzielt, wie ihn E h r l i c h als „Atreptische Immunität" bezeichnete, wobei die Karzinomzellen an Nährstoffmangel zugrunde gehen, da die leistungsfähigen, mit ihnen konkurrierenden Zellen die Nährstoffe für sich wegnehmen. Es handelt sich, wie W e i c h a r d t ausführt, um einen ähnlichen Vorgang, wie ihn T e i l h a b e r durch gute Ernährung und Diathermie der umgebenden Partien zu erreichen sucht. Der von O p i t z und F r i e d r i c h eingeschlagene Weg erscheint W e i c h a r d t besonders aussichtsvoll. Es wird sich nur darum handeln, so wie T e i l h a b e r es macht, einen zweiten physikalischen Reiz am Orte der Karzinomreste anzubringen, der allerdings so fein dosiert sein müßte, daß nur die Leistungssteigerung der erwünschten Zellbezirke erzielt und die nicht gewünschte der Karzinomzellen ausgeschaltet wird.

In einer weiteren Mitteilung von W e i c h a r d t in der Münchn. med. Wochenschr., 1920, Nr. 32, p. 1025, weist er im Tierexperiment nach, daß auch bei septikämischen Prozessen leistungssteigernde Maßnahmen auf den Gesamtorganismus, z. B. die Proteinkörpertherapie, von Nutzen sein können. Sie müssen jedoch in eine Zeit des infektiösen Prozesses fallen, in der die Ab-wehrvorrichtungen des Körpers noch überwiegen.

In weiteren Ausführungen des Autors W e i c h a r d t zur Frage der Überempfindlichkeit bei unspezifischer Therapie in der Berliner klin. Wochenschr., 1921, Nr. 31, p. 872, führt der Autor folgendes aus: Seitdem die physikalische Beobachtungsweise der Überempfindlichkeit mehr in den Vordergrund getreten ist, wissen wir, daß die Kolloidstabilität der Körpersäfte beim Zustande-kommen anaphylaktischer Zustände eine große Rolle spielt. Es ist klar, daß bei intravenöser Injektion es immer wieder einzelne In-dividuen geben wird, die besonders leicht auf physikalische Zu-standsänderungen der Körpersäfte reagieren werden. Obzwar nun ein solches Verhalten, wie aus den Ausführungen W e i c h a r d t s (am deutschen Dermatologentag in Hamburg, referiert in der Deutschen med. Wochenschr., 1921) hervorgeht, als physikalische Immunität bei der Heilung infektiöser Prozesse wirksam beitragen kann, so wird immerhin die intravenöse Verabreichung nur für ganz bestimmte Fälle reserviert werden müssen.

Klinisch werden Folgezustände von echter Anaphylaxie nicht zu unterscheiden sein von solchen Anaphylaktoiden. Genuines Eiweiß wird eine spezifische Überempfindlichkeit hervorrufen, ob Albumosenpräparate eine solche geben, ist nicht sicher zu sagen, da die ungleichmäßige Herstellung eine Entscheidung hierüber er-schwert. Diesbezüglich verweist W e i c h a r d t auf die Atmid-albumosen N e u m e i s t e r s, die durch Erhitzen im Autoklaven hergestellt, widerstandsfähig gegen verdauende Fermente sind. Vom Albusol A m m a n n s hat sich W e i c h a r d t überzeugt, daß eine spezifische Überempfindlichkeit nicht auftritt. Es ist aber her-vorzuheben, daß, wenn auch das anaphylaktische Gefahrenmoment nicht ganz zu umgehen sein wird, doch besondere Befürchtungen von diesen Momenten nicht zutreffen, denn, wenn wir die Verhält-nisse bei dem anaphylaktischen Meerschweinchen auf den Menschen übertragen, so müßten beim Menschen 400 cm³ Pferde-serum auf einmal intravenös eingespritzt werden, wenn ein 300 g schweres Meerschweinchen 2 cm³ erhält. Es ist also die Gefahr nicht so groß, daß sie eine therapeutische Verwendung behindern würde. Es muß allerdings hervorgehoben werden, daß gewisse anaphylaktoide Reaktionen auch noch zustandekommen können, wenn wir die physikalische Betrachtungsweise nach S a c h s der Auffassung zugrunde legen. Denn der Organismus wird bereits durch die physikalische Strukturstörung, die für ihn einen Defekt bedeutet, zu einer Ersatzleistung angeregt werden, um den ursprünglichen Zustand wieder herzustellen.

In einer weiteren Arbeit geht der Mitarbeiter W e i c h a r d t s, A. S c h i t t e n h e l m, in der Münchn. med. Wochenschr., Nr. 46, vom 18. November 1921, auf die Frage der Proteinkörpertherapie mit folgenden Ausführungen ein: Die von ihm in seinem Vortrage auf dem Kongreß für innere Medizin (Verhandlungen des Kongr. f. inn. Med., 32. Kongreß, Dresden, 1920) eingehend besprochenen theoretischen Grundlagen der Proteinkörpertherapie haben neuerdings durch Studien über die Beeinflussung bestimmter Antikörper, vor allem der Agglutinine, eine Erweiterung erfahren. So konnten außer F l e c k s e d e r, W e i c h a r d t und S c h r a d e r noch K o n r a d i und B i e l i n g zeigen, daß sich die Agglutinine für Typhus durch Injektion von unspezifischen Reizen mittels Eiweißkörper, Deuteroalbumosen und Nukleinsäuren in die Höhe treiben lassen, weiters hat B o r c h a r d t nachgewiesen, daß die Anreicherung der Agglutinine auch durch Organpräparate erfolgt. In weiteren Untersuchungen aus der Klinik S c h i t t e n h e l m s ist durch L ö h r gezeigt worden, daß der Agglutinintitre im Blutserum und in der Milch bei Typhus- und Paratyphuskranken bei schweren hochfebrilen Typhen nach Injektion unspezifischer Reizkörper nur während der ersten 2—3 Stunden eine Erhöhung erfährt. Diese Ausschwemmung der Agglutinine geht dann aber auf das alte Niveau zurück. Bei den Rekonvaleszenten und Bazillenträgern bleibt der hochgetriebene Agglutininwert tagelang erheblich über dem Ausgangswert. Hervorzuheben ist, daß der Agglutinintitre in der Milch sich dauernd wesentlich höher stellt als der im Blutserum und auch höher zu steigern ist durch parenterale Eiweißkörper. Die von R o s e n t a l und H o l z e r (Berliner klin. Wochenschr., 1921, Nr. 25) angenommene Erschütterung des autonomen Nervensystems durch parenterale Einfuhr von Proteinkörpern und Umstimmung in der Richtung auf ein Sympathikus-Hervortreten und die damit in Beziehung gebrachte Vermehrung des Agglutinintitres infolge Reizung des autonomen Nervensystems bezweifelt S c h i t t e n h e l m, da er annimmt, daß die Antikörper nicht insoweit vom vegetativen Nervensystem abhängig sind, sondern weit verbreitet gebildet werden.

Des weiteren führt S c h i t t e n h e l m aus, könnte man annehmen, daß der Anstieg der Agglutinine uns eine Erklärung abgeben könnte für die Wirksamkeit der Proteinkörpertherapie bei Infektionskrankheiten. Die vielerlei Beobachtungen von günstiger Beeinflussung akuter Infektionen, wie Typhus, Grippe, Pneumonie, Exanthemata, Sepsis und anderen, könnten in diesem Sinne sprechen. Diesbezüglich hebt S c h i t t e n h e l m hervor, daß nach seinen Erfahrungen bis heute der unspezifischen Reiztherapie bei den genannten Infektionskrankheiten eine wichtige Rolle nicht zugeschrieben werden kann. Gerade da, wo man eine starke Beeinflussung wünscht, also bei schweren Fällen, hat S c h i t t e n h e l m nie einen besonderen Erfolg gesehen. Er glaubt deshalb nicht, daß sich die Proteinkörpertherapie bei diesen Krankheiten einbürgern wird. Er verweist diesbezüglich darauf hin, daß die Höhe der Agglutinintitres keineswegs parallel geht mit dem mehr oder weniger günstigen Verlauf der Krankheit, und daß deshalb der rasch vorübergehende Anstieg des Titres bei dieser Therapie nicht als Beweis für eine günstige Wirkung des Mittels angesehen werden könne. Die in ihm sich ausprägende Teilreaktion des Organismus geht der Gesamtreaktion der Zellen nicht parallel. Es scheint ihm also bis heute kein Beweis dafür vorzuliegen, daß wir imstande sind, eine akute Infektionskrankheit auf ihrer Höhe von außen zu beeinflussen. Dem Scharlach ist hier vielleicht eine Ausnahmsstellung einzuräumen, wenn die therapeutische Wirksamkeit von normalem Menschenserum bei ihm im Sinne der gangbaren Vorstellungen mit der Proteinkörperwirkung erklärt werden wird. Desgleichen kann man beim Abklingen einer Infektion, wenn ein Typhuskranker lange Zeit zur Entfieberung braucht, zuweilen, wie S c h i t t e n h e l m hervorhebt, durch parenterale Reizmittel einen günstigen Erfolg sehen. Eine reguläre Sepsis, bei der man Streptokokken aus dem Blute züchten kann, ist aber nach S c h i t t e n - h e l m völlig unbeeinflußbar. Leichte Infektionen und chronische Infektionskrankheiten eignen sich nach S c h i t t e n h e l m eher zur Proteinkörpertherapie, doch hebt er hier ausdrücklich hervor, daß die Behauptung, die Tuberkulinwirkung auf den tuberkulösen Organismus sei mit der Wirkung von Eiweißkörpern identisch, nach Untersuchungen von S o n s und von M i k u l i c z - R a d e t z - k i (Deutsche med. Wochenschr., 1923, Nr. 26) unrichtig ist. Wenn auch der tuberkulöse Organismus sich naturgemäß gegen alle biologischen Reize empfindlicher erweist als der gesunde, so ist doch die Tuberkulinreaktion keine unspezifische Proteinkörperwirkung, sondern vielmehr auf eine elektive Wirkung des Tuberkulins am tuberkulösen Organismus zurückzuführen. Sie ist daher durch keinen Eiweißkörper ersetzbar. Dies muß hervorgehoben werden. wenn auch zugegeben werden muß, daß vereinzelte günstige Wirkungen, auffällige Besserungen, auch sehr schwer erkrankter tuberkulöser Personen nach Transfusion fremdartigen Blutes von B i e r und nach Erfahrungen von W e i c h s e l (Münchn. med. Wochenschr., 1921, Nr. 30, p. 368) durch proteinartige Körper hervorgerufen werden können. Hier müssen nach S c h i t t e n - h e l m weitere Erfahrungen gesammelt werden. Des weiteren führt S c h i t t e n h e l m aus, daß die Versuche, bei metaluetischen Erkrankungen mit Tuberkulin, Nukleinsäure usw. die spezifische Therapie zu unterstützen, auf das allgemeine Bestreben zurückzuführen sind, die Reaktionsfähigkeit der einzelnen Zellen zu steigern, um wieder den normalen Ablauf der Zellvorgänge hervorzurufen. Sicherlich wird es sich nach S c h i t t e n h e l m ergeben. daß erhebliche Differenzen in der Wirkung der einzelnen Reizkörper sich nachweisen lassen, insofern als die eine Substanz mehr diese. die andere mehr jene Teilfunktion beeinflußt. Diese verschiedene Wirkungsweise der einzelnen Stoffe kommt in der Therapie ja schon zum Vorschein. Sie prägt sich nach S c h i t t e n h e l m darin aus, daß einzelne Behandlungsformen bereits jetzt für bestimmte Zwecke vorgezogen werden. Diesbezüglich weist S c h i t t e n - h e l m auf die Verwendung der K l i n g m ü l l e r schen Terpentinbehandlung bei Hautaffektionen, sowie auf die Verwendung von Milchinjektionen bei Augenkrankheiten hin. Auch die D ö l l k e n - sche Beobachtung, daß sein Vakzineurin bei neuralgischen Zuständen besonders wirkt, ist in diesem Sinne zu verwenden. Auch die Beobachtung H o l l e r s, daß das Ulcus ventriculi und duodeni durch Vakzineurininjektionen günstig beeinflußt wird, ist als ein allerdings noch der Bestätigung bedürfendes Beispiel in diesem Sinne der Spezifizität gewisser Mittel für bestimmte Zwecke zu verwenden.

Als wichtigstes Gebiet der Proteinkörpertherapie hat sich nach S c h i t t e n h e l m zurzeit die Behandlung chronischer Arthritiden herausgestellt. Hiebei werden am meisten angewandt die parenterale Verabreichung von Milchprodukten einerseits und Sanarthrit anderseits. Vakzineurin und Xifalmilch wirken hiebei nicht. Diesbezüglich hebt S c h i t t e n h e l m hervor, daß er wiederholt konstatieren konnte, daß eine besondere konstante Wirksamkeit der verschiedenen Präparate sich in einzelnen Fällen nicht erweisen ließ. Es bestehen große Verschiedenheiten, ob durch ätiologische Momente oder durch individuelle Momente bedingt, läßt sich nicht feststellen. Auch mit Eiereiweißlösungen wurden in einzelnen Fällen genau dieselben therapeutischen Erfolge erzielt. Es handelt sich also noch um eine weitere Klärung dieses Kapitels.

Energisch warnt hier Schittenhelm vor kritiklosen therapeutischen Versuchen; wenn er auch nicht die Zimmersche Schwellenreiztherapie in allen Punkten annimmt, so ist es ihm doch klar, daß die Dosierung des Reizes im Einzelfall eine verschiedene sein muß. Die Bierschen Resultate mit der Bluttransfusion sind natürlich zuzugeben, doch ist in dem von Bier hervorgehobenen biologischen Grundgesetz von Arndt und Schulz kein prinzipiell entscheidendes Moment für die Auswahl der Therapie zu sehen und auch die Reizschwellentherapie ist eigentlich beim Tuberkulin schon lange angewendet worden.

Bezüglich der von Hildemeister und Seiffert hervorgehobenen Anaphylaxiegefahr bei Proteinkörpertherapie weist Schittenhelm darauf hin, daß es richtig ist, daß wiederholte intravenöse Injektionen von Eiweißpräparaten schädigende Wirkungen hervorrufen können und daß deshalb intramuskuläre Injektionen, da sie unschädlicher sind, und man mit ihnen dasselbe erreicht, vorzuziehen wären. Des weiteren hebt Schittenhelm hervor, daß er auf Grund seiner Erfahrungen bei der Serumtherapie bei Dysenterie, wo ja große Serummengen verwendet werden, wohl unangenehme Zustände eintreten, aber nie eigentliche Schädigungen auftreten sah. Es ist richtig, daß man bei der Proteinkörpertherapie bei langer Durchführung der intramuskulären Injektionen auch zunehmende Reaktionen erhalten kann, doch ist dies kein Grund, um vor dieser Behandlung zu warnen. Auch Weichardt hat ja (Berliner klin. Wochenschr., 1921, Nr. 31) darauf hingewiesen. Diesbezüglich wird eine Erwerbung von Kenntnissen das therapeutische Handeln, dem jedes Schematisieren ja verwerflich ist, dirigieren.

Bezüglich des Zustandekommens der heilenden Wirkung der Proteinkörpertherapie verweist Schittenhelm auf die Weichardtsche Leistungssteigerung. Die vielseitige Wirksamkeit der Proteinkörper auf den Organismus, die sich in dem Worte ausprägt, erkennt auch Bier als richtig an. Erst durch die Erkenntnis Weichardts ist einer vielfachen Verwendung der Proteinkörpertherapie der Weg gewiesen worden. Die vielerlei

Wirkungen an den verschiedenen humoralen und zellulären Funktionen der Proteinkörpertherapie sind dasjenige, was die Wirkungsweise erklärt und die Verwendungsfähigkeit bedingt.

Des weiteren führt S c h i t t e n h e l m aus, daß die Angaben von F r i s c h und S t a r l i n g e r (Zeitschr. f. d. ges. exp. Med., 1921, 24. Bd., S. 142), daß dem Wesen der Protoplasmaaktivierung ein Zellzerfall zugrunde liege, wohl nicht zutreffen dürften. Die auf den deletären Reiz vorwiegend durch ihre Minderwertigkeit und verminderte Widerstandskraft mit Zerfallerscheinungen reagierenden Zellen sowie die dadurch angeregte Regeneration frischer junger Zellen, woraus notwendig eine Erhöhung des Niveaus der Leistung resultiert, ist wohl nicht als Hauptmoment für die Erklärung anzunehmen. Neben diesem Vorgang oder vor ihm kommt nach S c h i t t e n h e l m die Gesamtheit der Vorgänge, die die Leistungssteigerung hervorruft, und die, wie S c h i t t e n h e l m hervorhebt, ebenso sicher nachgewiesen sind wie die von F r i s c h und S t a r l i n g e r gefundenen Einflüsse auf den Fibrinogengehalt und die Blutgerinnungszeit.

Daß physikalische Veränderungen bei den Reizen der Proteinkörpertherapie eine erhebliche Rolle spielen müssen, hat S c h i t t e n h e l m bereits in seinem Kongreßvortrag (Verhandl. d. deutsch. Kongr. f. inn. Med., 32. Kongreß, Dresden, 1920) erörtert. Er hat damals insbesondere unter Hinblick auf die Vorgänge bei der Anaphylaxie auf die Ausführungen H a n s S a c h s', daß durch solche physikalische Änderungen, die sich vornehmlich an den Globulinen abspielen, vielleicht Schranken beseitigt werden, die dem autolytischen Eiweißzerfall entgegenstehen, verwiesen. Des weiteren hat er eben dort ausgeführt, daß einseitig abnorme Wirkungen von Serumbestandteilen (D o e r r) Hormonwirkungen von Kalium, Magnesium, Natrium und Kalium auslösen können. Auch Änderung und Gleichgewichtsstörung des Elektrolytengehaltes und des Ionengleichgewichtes können mit ihrem Einfluß auf die Konstitution die Reaktion des Körpers beeinflussen. Endlich führt S c h i t t e n h e l m in seinem Kongreßvortrag aus, daß auch katalytische Vorgänge durch solche physikalische Veränderungen hervorgerufen werden können und weist darauf hin, daß katalytische Beschleunigungen verschiedener parallel verlaufender Prozesse aufeinander im Sinne einer Reaktionsbeschleunigung als Allokatalysatoren (S c h a d e) wirken können. Zu den dort angeführten beweisenden Unterlagen sind in seiner gegenwärtigen Zusammenfassung noch weitere Unterlagen für den Beweis hinzugekommen. Er weist hier auf die von W e i c h a r d t beschriebene physikalische Immunität hin und erklärt, daß diese physikalische Zustandsänderung der Körpersäfte infolge Einwirkung auf die Lebenssubstanz der Infektionserreger und Schädigung ihres Stoffwechsels, die manchmal zu beobachtende krisenartige Beeinflussung des Krankheitsverlaufes hervorrufen könnte. Komplizierte Prozesse also sowohl chemischer als auch physikalischer Natur setzen die Proteinkörperwirkung zusammen. Was das Primäre, was das Sekundäre ist, muß nach S c h i t t e n h e l m von Fall zu Fall entschieden werden.

Im Ausklang seiner Ausführungen geht S c h i t t e n h e l m noch auf die Versuche F r e u n d s ein (referiert in der Münchn. med. Wochenschr., 1921, Nr. 30, p. 961). Hochwirksame Substanzen, die beim Zerfall von Blutplättchen entstehen, beeinflussen autonom innervierte Organe, vor allem die Gefäße und es läßt sich nachweisen, daß ähnliche Stoffe unter pathologischen Umständen auch im strömenden Blute kreisen. Ein vorher negatives Blut wurde wirksam, wenn die Tiere mit unspezifischen Reizmitteln, wie Aderlässen, Röntgenbestrahlung oder Kaseosan vorbehandelt waren. Auch die von D r e s e l (ref. i. d. Münchn. med. Wochenschr., 1921, Nr. 30, S. 961) aus seinen Befunden über die bakterizid wirkenden Blutplättchenstoffe gezogenen Schlüsse, die Proteinkörpertherapie auf den Zerfall von Blutplättchen zu beziehen, erörtert S c h i t t e n h e l m. Die gleichartigen Feststellungen von F r e u n d und G o t t l i e b (Münchn. med. Wochenschr., 1921, Nr. 13, S. 383) über die Bedeutung von Zerfallsprodukten für den Ablauf pharmakologischer Reaktionen werden von S c h i t t e n h e l m hier als maßgebende Faktoren eingereiht. S c h i t t e n h e l m weist auch diesbezüglich hin, daß bezüglich der letzteren Wirkung nach Aussage der Autoren selber noch nicht feststeht, ob es sich um einen direkten Einfluß der Produkte selbst handelt, oder ob durch sie eine physikalische Veränderung im Sinne der gesteigerten Labilität der Kolloide von S a c h s oder der Zustandsfremdheit von A b d e r h a l d e n (Pflügers Arch., 1920. 185, S. 322) hervorgerufen werden und die so veränderten Kolloide dann die Angriffspunkte umstimmen. Es sind also unsere Kenntnisse über die Beeinflussung des gesunden und kranken Organismus durch Proteinkörper noch in den Anfängen befindlich. S c h i t t e n h e l m warnt vor allzu hochgespannten Erwartungen auf die Proteinkörpertherapie; eine fortschreitende Bearbeitung des Gebietes wird die nötige Aufklärung bringen. Für bedenklich hält S c h i t t e n h e l m aber den Vorgang von Z i m m e r und P r i n z (Münchn. med. Wochenschr., 1921, Nr. 38), den Wirkungsmodus innerlicher Gaben von Yatren und Methylenblau wegen scheinbarer Ähnlichkeiten dem der Proteinkörper gleichzustellen.

In weiteren Ausführungen W e i c h a r d t s in der Münchn. med. Wochenschr., 1922, Nr. 4, p. 107, versucht W e i c h a r d t den Begriff der Proteinkörpertherapie schärfer zu umschreiben und gegenüber Einwürfen B i e r s den Begriff der Leistungssteigerung zu verteidigen. Die Betrachtung der Proteinkörpertherapie unter dem Gesichtswinkel der Leistungssteigerung hat sich praktisch bewährt, sie hat eine bewußte Therapie mit Proteinkörpern eingeleitet und hat es zustande gebracht, daß Arbeiten, welche die Proteinkörpertherapie von einem Symptom aus beurteilen, verschwunden sind. Die Proteinkörpertherapie wird als leistungssteigernde Maßnahme betrachtet, und die gelegentlichen Sonderbestrebungen einzelner Autoren, welche auf Grund von Teilresultaten eine Namensgebung für diese Therapie versucht haben, hält W e i c h a r d t für fehlerhaft. W e i c h a r d t führt an, daß seines Erachtens kein Name aufzufinden wäre, welcher der Vielheit der Wirkungsmechanismen bei der Proteinkörpertherapie gerecht werden könnte. Gegenüber der Bezeichnung L u i t h l e n s als Kolloidtherapie weist W e i c h a r d t darauf hin, daß Kolloide des Körpers bei jedem Eingriff verändert werden; deshalb die Therapie Kolloidtherapie zu nennen, bedeutet keinen wesentlichen Gewinn. Das experimentelle Studium der Art der Veränderungen im einzelnen wird nach W e i c h a r d t unsere Erkenntnis fördern. Ebenso erscheint die Bezeichnung kolloidoklastische Therapie (W i d a l und seine Mitarbeiter, Presse méd., 1921, Nr. 19) wegen der günstigen Veränderung, „die diese Substanzen in dem kolloidalen Gleichgewicht unserer Säfte hervorbringen", bei den bestehenden Humoralreaktionen, die zweifellos bei der Proteinkörpertherapie ebenfalls eine Rolle spielen, verfrüht. W e i c h a r d t weist darauf hin, daß ohne experimentelle Begründung solche Vorstellungen vage bleiben müssen.

Gegenüber der B i e r schen Lehre versucht W e i c h a r d t seine Namensgebung der Protoplasmaaktivierung zu rechtfertigen, indem er ausführt, daß einen wesentlichen Anteil bei der Proteinkörpertherapie die Reizwirkung hat, und daß unter den Begriff der Aktivierung eine Reizung der Zelle oder ihrer Bestandteile hineinfällt. Er bezeichnet den Reiz mit aktiver Leistungssteigerung, die er von der passiven, die mit dem Reiz nichts zu tun hat, abtrennen will. Leistungssteigerung ist als unbedingt übergeordneter Begriff nicht ohne weiteres mit Erregung gleichzusetzen. Er betont, daß er auch schon die Bedeutung des Zustandes des jeweilig zu beeinflussenden Organes hervorgehoben hat.

Weichardt führt weiters aus, daß zwar viele Symptome, die bei der Proteinkörpertherapie ausgelöst werden, durch Erhöhung der Antikörperbildung, verstärkte Leukozytentätigkeit, Reizung des bindegewebigen Abwehrapparates erklärlich sind, der plötzliche Umschlag aber, der als Krise auch während des natürlichen Verlaufes einer Infektion in Erscheinung tritt, die plötzliche Überlegenheit des Körpers dem Infektionsprozeß gegenüber, welcher den Infektionserreger in keiner Weise mehr aufkommen läßt, ist mit diesen Symptomen nicht zu erklären. Er führt weiter aus, daß er das Wesen dieser Immunität in physikalischen Vorgängen sieht, und zwar in Fällungsvorgängen, die die Vermehrung der Infektionserreger hintanhalten. Diese sich rein humoral abspielenden Vorgänge bedeuten eine gesteigerte Abwehr eines Infektionsprozesses, der auch ohne Reizung der Körperzellen möglich ist. Er hebt hervor, daß ähnliche Ansichten A. Bier schon im Jahre 1901 von Änderungen der Zusammensetzung des Blutes, welche auf gewisse Bakterienarten tötend oder abschwächend wirken können, erörtert hat. Des weiteren kämen Absättigungen lähmender Gruppen und damit Leistungssteigerung zustande, wie er in der Münchn. med. Wochenschr., 1921, S. 91, ausgeführt hat. Aus allen diesen Ausführungen wird sich ergeben, daß also der Reiz auf die Körperzellen bei der Proteinkörpertherapie nicht allein in Frage kommt; einen weiteren Fortschritt sieht Weichardt in der Verwendung der Absättigung lähmender oder unerwünscht wirkender Gruppen durch chemisch definierbare Körper. Es würde sich dann ein Vorgang analog der Simultanimmunisierung der Immunitätsforschung ergeben. Auch die Kenntnis von einer spezifischen Wirkung der einzelnen Spaltprodukte wird von Bedeutung sein. Auch Weichardt wehrt sich gegen den Ausdruck orale Reiztherapie, solange nicht durch Stoffwechseluntersuchungen und quantitative Untersuchungen an isolierten Organen die Art der Wirkung des jeweiligen angewendeten Mittels sichergestellt worden ist. Bis dahin soll eine derartige Therapie nach dem angewandten Mittel und nicht nach dem angenommenen Wirkungsmechanismus genannt werden. Proteinkörpertherapie kann unter dem Gesichtswinkel der Leistungssteigerung betrieben werden. Die Leistungssteigerung kann beruhen: 1. auf organotroper Wirkung: a) unspezifischer Art bei sensibilisierten Organen oder bei spezifisch eingestellten mit spezifischer Auswirkung, b) organotroper Wirkung spezifischer Art durch Gruppen mit spezifischer Wirkung; 2. auf humoraler Wirkung: a) unspezifischer Art, Zustandsänderung der Körpersäfte, b) spezifischer Art, Absättigung lähmender Gruppen.

Den höher molekularen, nicht oder schwer dialysablen Eiweißabbauprodukten ist nach W e i c h a r d t eine Sonderstellung zuzuweisen, wegen ihrer physikalischen Beschaffenheit und wegen der Vielheit der beim Abbau auftretenden Gruppen, welche für die Gesamtwirkung ein wesentlicher Faktor ist. Gegenüber dem Entzündungsbegriff hebt W e i c h a r d t hervor, daß Einigkeit über den Entzündungsbegriff keineswegs besteht, und daß für praktische Zwecke der Proteinkörpertherapie der Begriff der Sensibilisierung maßgebend sei. Solche sensibilisierte Zellen oder Organe verhalten sich anders als die normalen, sie reagieren hochgradig bei spezifischer, weniger stark bei unspezifischer Beeinflussung. Die sensibilisierte Zelle ist chemisch oder physikalisch anders als die normale. Die Veränderung des sensibilisierten Organs äußert sich oft so, daß von einer Entzündung gesprochen werden kann. Diesbezüglich hebt aber W e i c h a r d t hervor, daß das aber durchaus nicht der Fall zu sein braucht.

In einer weiteren Veröffentlichung wendet sich A. S c h i t t e nh e l m (Med. Klinik, 1922, 30) gegen die Einbeziehung einer Reihe von Maßnahmen in die Proteinkörpertherapie. Kolloidale Metalle, das von K l i n g m ü l l e r eingeführte Terpentin, hypertonische Kochsalzlösung, hochprozentige Zuckerlösungen, Chemikalien, so das von Z i m m e r verwendete Yatren sollen am kranken Menschen ähnlich wirken, und selbst der Effekt des Glüheisens, der Stauungsbinde, der Röntgenbestrahlung, ja sogar Badekuren sollten in gleicher Weise ihre Erklärung finden, wobei man als bequeme Hilfshypothese vielfach annahm, daß die unter dem Einflusse der verschiedensten Manipulationen hervorgebrachte Bildung wirksamer Eiweißabkömmlinge hier als in Tätigkeit tretender Faktor in Betracht gezogen werden soll. Nach S c h i t t e n h e l m kann es keinem Zweifel unterliegen, daß hier ganz heterologe Vorgänge durcheinander geworfen werden, wenn auch der therapeutische Effekt bei manchen Krankheitszuständen ein ähnlicher sein kann. S c h i t t e n h e l m gibt deshalb einen Überblick über die vielfache Verwendung der Proteinkörpertherapie und der von R u d o l f S c h m i d t als Äquivalente bezeichneten Mittel und hebt hervor, daß sich in allen Disziplinen die lokalisierten toxischen und bakteriotoxischen Entzündungen am zugänglichsten für die Therapie zeigten. Er versucht an einzelnen Beispielen zu zeigen, daß man der Deutung der therapeutischen Wirkung immerhin näher kommen kann und eine gewisse Scheidung derselben vornehmen kann.

Bezüglich des Yatrens scheinen ihm die bisherigen Kenntnisse von der Wirksamkeit desselben nur für desinfektorische Wirkungen und nebenher auch für intern hervortretende schädigende Einflüsse zu sprechen. Gegen eine direkte Zellaktivierung sprechen alle bisherigen Erfahrungen. Auch ein indirekter Effekt durch regeneratorische Vorgänge nach vorausgegangener Zellschädigung ist nicht anzunehmen. Der Endeffekt der hypertonischen Lösungen der Osmotherapie schafft zum Teil einen therapeutischen Endeffekt wie die Proteinkörperinjektionen. Es unterliegt keinem Zweifel, daß die unmittelbare Folge hochprozentiger Zuckerlösung eine stärkere Blutverdünnung ist und diese durch den eiweiß- und salzarmen Wasserstrom aus den Geweben zu einer erheblichen lymphstromfördernden Wirkung führt, wodurch die Resorption angeregt wird. Wirklich leistungssteigernde Wirkungen kommen, wenn überhaupt, erst in zweiter Linie in Betracht und nicht in höherem Ausmaße, wie sie schließlich jeder eingreifenden Therapie eigen sind. Leichte Zellreize dieser Art werden eine vorübergehende Beschleunigung des Stoffwechsels und eine Ausschwemmung gewisser Zellzerfallsprodukte hervorrufen. Eine Herdwirkung, wie sie der Proteinkörpertherapie zukommt, findet sich bei der Osmotherapie nur bei lokaler Verwendung. Und auch da spielt sie sich anders ab und erklärt sich anders als bei der Proteinkörperwirkung. Die Gleichstellung von Hydro- und Balneotherapie mit der Proteinkörperbehandlung steht auf denselben schwachen Füßen. Der therapeutische Effekt des K l i n g m ü l l e r schen Terpentins gibt ähnliche Resultate wie die Proteinkörperbehandlung. Der Wirkungsmechanismus dieser ähnlichen Behandlung wird aber von K l i n g m ü l l e r anders erklärt und hebt derselbe das Fehlen von Herdreaktion, die Entzündungshemmung, die Sekretionshemmung ohne Fieber und den fehlenden Einfluß auf das Blutbild zum Unterschied von der Proteinkörperwirkung hervor. Der schnelle Erfolg sowohl bei intravenöser als auch bei intraglutealer Verabreichung läßt eine primäre Wirkung des ,Terpentins gegenüber sekundären indirekten sehr in 'den Vordergrund treten. Es sollen die reaktionsauslösenden Stoffe verhindert werden, sich nach dem Krankheitsherde einen Weg zu bahnen. Dafür sprechen der abschwächende Einfluß auf die örtliche Tuberkulinwirkung sowie die Verhinderung der gewebsschädigenden Wirkung der Bakterien, insbesondere der Gonokokken.

S c h i t t e n h e l m macht darauf aufmerksam, daß schon W e i c h a r d t davor gewarnt hat, allzuviel unter die Proteinkörperwirkung und in die Kategorie der leistungssteigernden Stoffe einzureihen. Eine scheinbare Wirkung im indirekten Sinne muß in strikter Weise erwiesen werden, da auch der gleiche Endeffekt auf ganz verschiedene Weise erzielt werden kann. Als sichere, indirekt auszulösende Proteinkörperwirkungen sieht S c h i t t e n h e l m die Röntgenbestrahlung mit ihrem Zerfall von Körpergewebe, der dann Reizwirkungen wie die Proteinkörper auslösen kann, an. Doch spielt auch hier die spezifische Strahlenwirkung eine Rolle. Des weiteren hebt S c h i t t e n h e l m die Größe des Eingriffes bei der Proteinkörpertherapie hervor, weist auf die humoralen und zellulären Reaktionen hin und warnt vor rücksichtsloser intravenöser Injektion von allerlei Substanzen, darunter auch Proteinkörper. Die Gefahr der intravenösen Injektion kann durch die beinahe ebenso wirksame intramuskuläre Injektion umgangen werden.

S c h i t t e n h e l m s Schüler, W. und H. L ö h r, bringen in der Zeitschr. f. ges. exp. Medizin, 29, 30, 31, eine Reihe von experimentellen Beiträgen zur parenteralen Proteinkörperwirkung. Sie finden, daß nach Eiweißinjektionen, nach sterilen Operationen und bei Krankheiten eine Senkungsbeschleunigung der Erythrozyten mit Fibrinvermehrung einhergeht. Parallel mit dieser ergab sich eine erhebliche Zunahme der relativen Viskosität des Plasmas und eine Oberflächenspannungsverminderung, dabei Globulinvermehrung im Plasma. In einer weiteren Arbeit stellen sie fest, daß Reizkörper, wie 18°/₀ Terpentinlösung, Olivenöl, destilliertes Wasser, Silberpräparate, isotonische und hypertonische Kochsalz- und Dextroselösungen keinen Einfluß auf die Leberautolyse nach P i c k und H a s h i m o t o ausüben und daher auch den Stoffwechsel nicht verändern, wie es parenteral einverleibte Eiweißkörper tun.

Es ist daher nach ihnen vollkommen unberechtigt, kritiklos Nichteiweißkörper und Proteinkörper mit unbekannter Zusammensetzung unterschiedslos therapeutisch zu verwenden. Sie müssen
sich, worauf schon S c h i t t e n h e l m hingewiesen hat, in ihrem
therapeutischen Effekt wesentlich unterscheiden. In weiteren Untersuchungen finden die Autoren weder bei intravenöser noch bei
intramuskulärer Zufuhr von Proteinkörpern eine Änderung des Blutzuckergehaltes. Hingegen läßt sich als Lokalsymptom einer Einwirkung auf die Leber eine Herabsetzung der Assimilationsgrenze
für alle Zuckerarten feststellen, eine Störung der Kohlehydrat-
assimilation in der Leber.

In gleicher Weise wie in früheren Heilbestrebungen bei fieberhaften Allgemeinerkrankungen, haben das Studium und Heilbestrebungen bei einem anderen Krankheitszustand, bei der
akuten Ophthalmoblennorrhöe, den Weg von der spezifischen zur
unspezifischen und endlich zu einer Therapie mit anorganischen
Substanzen geführt. S z i l y hat 1913 durch subkutane Einverleibung hochwertiger homologer Vakzine einen prompten abortiven Verlauf der akuten Ophthalmoblennorrhöe hervorgerufen
(Berl. klin. Wochenschr., 1914, Nr. 24).
Dasselbe Resultat hat er im Jahre 1915 durch Einverleibung
heterologer Vakzine erzielt. Er kam damals zu dem Schlusse, daß
es sich bei dieser prompten abortiven Wirkung um das allgemeine
Prinzip eines parenteral applizierten unterschädlichen Giftreizes
handle und demnach diese shockartig einsetzende Zustandsänderung in keine Beziehung mit den bekannten Immunitätserscheinungen gebracht werden könne. Weitergehende Versuche mittels
Applikation kolloidaler anorganischer Giftstoffe (Zbl. f. Augenheil-
kunde, 1918) zeigten ihm, daß der gleiche Effekt bei 5 Fällen von
akuter Ophthalmoblennorrhöe durch Einverleibung einer organi-
schen Zusammenstellung von Quecksilber, Arsen und Jod in einer
Lösung erreichbar war. In der Wiener med. Wochenschr., 1918,
p. 1716, hat er damals hervorgehoben, daß Milch keinen Vorzug
über die Heterovakzine habe, und hat die Wirkung aller dieser Maßnahmen auf folgende Grundsätze zurückgeführt. Das Organproto-
plasma als kolloides Gefüge ist auf einen spezifischen und
adäquaten Quellungszustand eingestellt, jede Abweichung davon
sowohl nach der Seite der Quellung als der Entquellung hat eine
Dispersitätsänderung und damit eine Änderung der Leberfunktion

zur Folge. Sie führt entweder zu Leistungssteigerung oder Leistungsverminderung. Die Wirkung einer Reihe von Giften ist bekanntlich von ihrer Protoplasmalöslichkeit abhängig und erklärt sich aus der Beeinflussung des Quellungszustandes des Organprotoplasmas. Durch Steigerung der Protoplasmalöslichkeit kann eine außerordentliche Steigerung der Giftwirkung erzielt werden. Besonders kann auch durch chemische Variation (Substitution, Komplexbildung, Verästerung usw.) die Giftwirkung beliebig modifiziert werden. Nach alledem erscheint bei Auslösung der Umstimmung der Gewebe die toxische Quote des eingeführten Antigens als maßgebend. Es steht nach dieser Auffassung außer Zweifel, daß die Auslösung eines unspezifisch therapeutischen Effektes durch entsprechende Kombinationen geeigneter Protoplasmagifte zu erreichen ist. S z i l y sucht diese Wirkung durch eine 10—30%ige Natriumchloridlösung mit 0·02% Kalziumchlorid zu erzielen, die er intra nates in der Menge von 5—8 cm³ an vier nacheinander folgenden Tagen injiziert. Er verweist darauf, daß E p s t e i n (Münchn. med. Wochenschr., 1917, Nr. 25) diese Lösung zur Stillung von Blutungen verwendet hat.

In den folgenden Ausführungen sollen Gedanken wiedergegeben werden, die von H. S a c h s in der Kolloidzeitschrift, 24, 1919, S. 113, sowie in den Therapeutischen Halbmonatsheften, 1920, S. 379 u. ff., und in der Münchn. med. Wochenschr., Nr. 12, 1921, S. 351, ausgesprochen wurden. In seinem Aufsatz zur Frage der Proteinkörpertherapie geht S a c h s von der Tatsache aus, daß die Erfolge der unspezifischen Therapie von der Individualität des erkrankten Organismus weitgängig abhängig und daher scharf umschriebene Indikationen für Anwendung und erfolgreiche Aussichten des therapeutischen Prinzipes kaum aufzustellen sind. In der allgemeinen Auffassung besteht wohl Übereinstimmung darüber, daß der Angriffspunkt der Wirkung nicht in der Krankheitsursache, sondern in dem erkrankten Organismus gelegen ist. Es besteht daher eine Berechtigung des Ausdruckes „ergotrope Therapie" nach v. G r ö e r, der darunter die Umstimmung des Organismus, beziehungsweise seiner Leistungsfähigkeit versteht. Spezifische Affinitäten zu bestimmten Organen, also elektiv organotrope Wirkungen, liegen nicht vor, vielmehr wirkt das therapeutische Agens omnizellulär (S t a r k e n s t e i n). Nach S a c h s' Ausführungen hat am meisten Anklang der von W e ic h a r d t eingeführte Begriff der unspezifischen Leistungssteigerung oder Protoplasmaaktivierung gefunden. Diesbezüglich hebt S a c h s hervor, daß, wenn man das Prinzip der Proteinkörpertherapie mit W e i c h a r d t als Protoplasmaaktivierung definiert, so ist damit freilich zunächst nur die Frage nach dem Wirkungsmechanismus zurückgestellt und das Moment der ihm folgenden Reaktion in den Vordergrund gerückt. Die Reaktion erstreckt sich auf den Gesamtorganismus, nicht auf eine besondere Teilfunktion, an die man früher gedacht hat. Es besteht die Möglichkeit, nach dem Vorgang von We i c h a r d t gewisse Funktionen in ihrer Beeinflussung durch den therapeutischen Einfluß zu messen. Dies hat W e i c h a r d t auch getan. Es muß dabei aber beachtet werden, daß für die Beurteilung des therapeutischen Prinzipes erst der Gesamtkomplex und nicht die einzelne Funktion von Bedeutung ist. Bezüglich der Erfolge der Proteinkörpertherapie weist S a c h s darauf hin, daß der schon ehemals von K r a u s hervorgehobene Umstand der Ähnlichkeit des Symptomenbildes bei intravenöser Injektion von Vakzine mit dem Symptomenbild bei der Anaphylaxie auffallend erscheint; wenn auch die Schlußfolgerungen von K r a u s richtig sind und es sich um keinen anaphylaktischen Shock als Folge einer Antikörperantigenreaktion handelt, so ist doch schon ehemals von R. M ü l l e r unter Hinweis auf die Peptonvergiftung das Bild der intravenösen Wirkung von Vakzine mit Recht zu anaphylaxieähnlichen Zuständen in Beziehung gebracht worden. S a c h s weist hier insbesondere darauf hin, daß es auch ohne Beteiligung der Antigenantikörperreaktion zu anaphylaxieartigen Erscheinungen kommen kann. In den weiteren Auslassungen S a c h s' wird dieser Begriff schärfer formiert, und zwar in folgender Weise: Entgegen der Ansicht F r i e d b e r g e r s, daß es sich bei der Anaphylatoxinbildung um Antikörper handelt, hat S a c h s hervorgehoben, daß vielmehr die physikalische Struktur derjenigen Agenzien, die zur Anaphylatoxinbildung führen, das Maßgebende ist. S a c h s verweist auf die Bildung von Anaphylatoxin durch organische Kolloide Agar-Agar, Stärke, Inulin und sieht in diesem Vorgange einen Beweis für die Richtigkeit seiner physikalischen Theorie der Anaphylatoxinbildung. In Zusammenfassung der Versuche kommt er zu dem Schlusse, daß man in der besonderen normalen physikalischen Struktur des Blutes einen wichtigen Faktor für den normalen Ablauf der Lebensvorgänge erblicken darf; die Veränderungen der physikalischen Struktur können dann dem Durchbrechen einer Schutzwirkung gleichkommen, das abnormen und für den Organismus schädlichen Vorgängen freien Lauf lassen würde. Damit ergeben sich für das Verständnis und die Erforschung der Entstehung von Gesundheitsstörungen, von Krankheitserscheinungen und von Vergiftungen neue Ausblicke. Man kann auch das gemeinsame Moment bei der Proteinkörpertherapie darin erblicken, daß primär eine physikalische Änderung der Säftestruktur durch die verschiedenartigsten Mittel bewirkt wird. Diesen Darlegungen entspricht auch, wenn Abderhalden neuerdings in ähnlichem Sinne von einem Körper-, Blut- und zellfremden Zustande, beziehungsweise von zustandsfremden Stoffen spricht. H. Sachs führt dann weiter aus, daß derartig entstehende Veränderungen der physikalischen Struktur des Blutes häufig nicht ungefährlichen Charakters sind, wie es sich ja bei der intravenösen Proteinkörpertherapie erwiesen hat. Für den infizierten Organismus kann der Vorgang trotzdem einen nützlichen Reiz bedeuten. Der Defekt für den Organismus im physiko-chemischen Sinn würde als ein mächtiges Stimulans auf die Zellen und Gewebe wirken und sie zu erhöhter Leistungsfähigkeit führen. Die Protoplasmaaktivierung im Sinne von Weichardt wäre also die Folge einer primären bio-physikalischen Zustandsänderung. Die Ursache der erhöhten Kraft, die den Organismus die Infektion so rasch überwinden läßt, würde in einer Art von anaphylaktoider Reaktion zu erblicken sein. Man muß nur darunter solche Folgeerscheinungen verstehen, die in Bezug auf Pathogenese mit der echten Anaphylaxie nicht identisch sind, aber doch insofern einen gewissen Zusammenhang besitzen, als in dem einen Fall primär, in dem anderen Fall bei der Anaphylaxie sekundär, eine physikalisch-kolloide Reaktion in den Säften stattfindet, die ähnliche biologische Folgen für den Organismus hat. Auch Weichardt hat übrigens schon seinerzeit neben chemischen auch physikalische Momente bei der Protoplasmaaktivierung für wirksam erachtet. Für die physikalische Natur des Erscheinungskomplexes spricht einerseits nach Sachs die Ähnlichkeit, die die Injektion von Eiweißkörpern mit jener von kolloidalen Metallen sowie mit Kochsalzlösungen, insbesondere heterosmotischen, hat; auch der Umstand, daß Luithlen die Formen der Proteinkörpertherapie mit denjenigen der Verwendung kolloidaler Substanzen als Kolloidtherapie zusammenfaßt, spricht gleichfalls für die Bedeutung physikalischer Momente. Auch die Wirkung des Aderlasses, der wie die parenterale Zufuhr

einer kolloidalen Substanz wahrscheinlich wegen des kompensa-
torischen Eintrittes von Gewebsspaltenplasma in Blut nach H. H.
M e y e r wirkt, spricht in diesem Sinne. Es würde also bei der
Proteinkörpertherapie eine physikalische Änderung der Säftestruktur durch die verschiedenartigsten Mittel bewirkt. In den
Ausführungen von S a c h s finden wir weiter auseinandergesetzt,
daß bei solchen Reaktionen die Beschaffenheit beider Komponenten von Einfluß sein muß, einerseits diejenige des auf die Blutflüssigkeit wirkenden Agens, anderseits diejenige der Blutflüssigkeit selbst. Beide Faktoren werden die erforderliche physikalische
Struktur besitzen müssen, die die gegenseitige Einwirkung ermöglicht. Es ergibt sich also, daß der Grad, beziehungsweise die Intensität der Reaktion nicht allein von der Fremdartigkeit und der
physikalisch-chemischen Konstitution der in den Organismus ge-
langenden Stoffe, sondern auch durch den Zustand der Körpersäfte selber bedingt ist. Der jeweilige Zustand der Säfte, ihre
Kolloidstabilität spielt dementsprechend eine große Rolle für die
Reaktion. In den Beiträgen von S a c h s und Ö t t i n g e n finden
sich nun positive Befunde über Änderungen dieser Kolloidstabilität
durch eine Reihe von körperlichen Zuständen. Des weiteren sind
für die Untersuchung des Blutes in dieser Richtung eine Reihe von
Methoden gefunden und angewendet worden.

In weiteren Ausführungen hebt nun S a c h s hervor, daß eine
derartige physikalische Betrachtungsweise die Beteiligung von
Eiweißspaltprodukten bei den im Organismus sich abspielenden
Vorgängen nicht ausschließt. Es ist möglich, daß primäre physi-
kalische Zustandsänderungen sekundär zu fermentativen autolytischen Prozessen führen. S a c h s erörtert dann in ähnlicher
Weise wie schon W e i c h a r d t, daß die eigentliche biologische
Wirkung möglicherweise auf sekundäre Reaktionen, so auch auf
Eiweißspaltprodukte zu beziehen wäre, die einerseits in dem einen
Falle direkt eingeführt werden, in dem anderen erst in vivo durch
den der physikalischen Noxe folgenden parenteralen Abbau arteigenen oder artfremden Eiweißes entstehen. Dies gilt natürlich
vorderhand nur von dem bei den intravenösen Injektionen rasch
ablaufenden Vorgang. Es ist aber möglich, daß auch nach subkutaner und intramuskulärer Verabreichung solche physikalische
Veränderungen auftreten. Nur wird hier im Gegensatz zu der Überlegenheit der intravenösen Zufuhr die Wirkung der subkutanen
Injektion in höherem Maße von der individuell wahrzunehmenden

Eignung der physikalischen Säftestruktur abhängig sein. In welcher Weise die lokalen Reaktionen und die an Entzündungsherden einer physikalischen ursächlichen Betrachtung zugänglich sind, erörtert Hans Sachs nicht. Er hebt des weiteren hervor, daß die übereinstimmende Wirkung, die verschiedenartigen Stoffen bei der Proteinkörpertherapie zukommt, sich auch auf den Provokationseffekt erstreckt, der durch solche Substanzen bei einer Reihe von Krankheiten, Malaria, Gonorrhöe, auch Syphilis in Bezug auf die Wassermannsche Reaktion ausgeübt werden kann. Auch hier ist es denkbar, daß eine primär physikalisch-chemische Alteration die Ursache der Reizwirkung darstellt, die omnizellulär gerichtet, die gesamte biologische Reaktionsfähigkeit des Organismus anfacht.

Weitere Ausführungen finden wir in den „experimentellen Untersuchungen zur Proteinkörpertherapie" von W. Seiffert (Berl. klin. Wochenschr., 1921, 31, 873). In erster Linie konnten die von Weichardt 1919 gemachten Beobachtungen über antikörpersteigernde Wirkung injizierter Proteinkörper an der Typhusagglutinationssteigerung bei Kaninchen bestätigt werden. Nach einer Woche kommt es nach Deuteroalbumoseninjektion zu einer in 17 Tagen abgeklungenen Steigerung der Typhusagglutinine, mit den zugehörigen Nebenagglutininen. Dasselbe gilt auch für andere Tierarten, so Esel, die zu gleichen Untersuchungen verwendet wurden. Hingegen ließ sich nachweisen, daß Tiere, die mangelhaft reagierten, in ihrem Präzipitingehalt nicht zunahmen; ebenso konnten die normalen Agglutinine nicht vermehrt werden. Proteinkörper wie Deuteroalbumosen können auf antikörperbildende Zellen eine anregende Wirkung haben, die Wirkung ist aber an bestimmte Bedingungen geknüpft.

Es muß erstens ein primärer spezifischer Reiz vorliegen, welcher die spezifische Zellfunktion auslöst. Zweitens darf der Erregungszustand, der von diesem Reiz ausgeht, nicht maximal sein, sondern er muß noch einer Steigerung fähig sein. In dieser Steigerung des Erregungszustandes ist die Wirkung der Proteinkörper zu suchen. Die Steigerung findet ihren Ausdruck in einer Verstärkung der spezifischen Funktion, welcher die Zelle gerade obliegt. Sie ist quantitativ von dem jeweiligen Zellzustand abhängig. „Für eine erhöhte Leistungsfähigkeit bieten die Versuche nach Seiffert keinen Beleg. Die Fähigkeiten der Zelle bleiben dieselben, gleichviel, ob sie spezifisch oder unspezifisch angeregt werden; eine Zelle, die nicht imstande ist, auf einen spezifischen Reiz zu reagieren, verschließt sich auch dem unspezifischen Reiz." Die unbestreitbare reizsteigernde Wirkung von parenteral eingeführten Proteinkörpern läßt S e i f f e r t zu Untersuchungen über etwaige direkt anregende Eigenschaften der Proteinkörper übergehen. Die Experimente S t a r k e n s t e i n s und die klinischen Beobachtungen anderer Autoren weisen direkt auf chemisch-physikalische Vorgänge hin. In ausführlichen Untersuchungen, über die aber nur resümierend berichtet wird, beschreibt S e i f f e r t eine Steigerung der Phagozytose durch Proteinkörperlösungen, die bisweilen bis an die Phagozytosesteigerung im aktiven Meerschweinchenserum heranreicht. Es handelt sich also um eine direkte Reizwirkung der Proteinkörper auf diese Zellen. Versuche, eine ähnliche Einwirkung bei Bakterien festzustellen, schlugen aber fehl. Die direkte Beeinflussung chemisch-physikalischer Vorgänge wurde am Diffusionsprozeß geprüft. Die Diffusionszone von Kupfersulfat in Substanz in 10%iger Deuteroalbumosenlösung betrug nur 1 cm, während sonst Kupfersulfat in Kochsalzlösung sich gleichmäßig verteilt und die Flüssigkeit gefärbt hatte. Deuteroalbumosenlösung, beziehungsweise Kaseosan mit stark konzentrierter Anilin - Gentianaviolettlösung überschichtet, zeigt die Menge des diffundierten Farbstoffes dem Reichtum des Mediums am Proteinkörper proportional, während in Kochsalzlösung keine Diffusion unter gleichen Umständen auftrat. Weitere Versuche über Adsorptionsvorgänge ergaben, daß sich gleiche mechanische Adsorptionsvorgänge, wie sie B e c h h o l d bei Eiweißserum und Methylenblau ermittelt hat, nachweisen lassen. Auch die Dialyse konnte durch Proteinkörper direkt beeinflußt werden. Schon W e i c h a r d t hatte beobachtet, daß es selbst bei sorgsamster Dialyse unmöglich ist, der Deuteroalbumose sämtliches Kochsalz zu entziehen. Die Dialyse wird erschwert durch Albumosenlösungen.

Es hat sich also ergeben, beziehungsweise wurde bestätigt, daß die Proteinkörper tatsächlich auf der einen Seite direkt erregende, auf der anderen Seite die Adsorption fördernde, diffusionshemmende und dialysenhemmende Eigenschaften besitzen. Während es nun für die chemisch-physikalischen Faktoren keinem Zweifel unterlag, daß sie nur in demjenigen Medium zur Entfaltung kommen konnten, in dem sich die Proteinkörper unmittelbar befanden, ließ nach S e i f f e r t der Nachweis einer

erregenden Wirkung nicht ohne weiteres die Folgerung zu, daß
auch sie an die Anwesenheit des Proteins in der erregten Zelle
gebunden war. Bei der Tatsache der Phagozytosensteigerung war
nach S e i f f e r t zunächst die Frage zu beantworten, ob diese
Steigerung der spezifischen Funktion auf ein Eindringen der
Proteinkörper in die Leukozyten zurückzuführen sei oder ob der
Reiz auch extrazellulär ausgelöst würde.

Es handelt sich also darum, den Eintritt der Proteinkörper
in die Zellen sichtbar zu machen. S e i f f e r t zeigte nun, daß sich
lebende Bakterien, Zellen also, aus einem Adsorptionskomplex
Proteinkörper-Farbstoff unter gewissen Bedingungen nicht färben
lassen, hingegen tote gefärbt werden. Diese Färbbarkeitsbehinde-
rung bei genügender Farbstoffkonzentration schloß die lebende
Zelle als Träger dieser Behinderung aus, es mußte also in der Farb-
stofflösung selbst eine Veränderung der Durchlässigkeit in hem-
mendem Sinne gesucht werden, eine Impermeabilität für den Komplex Proteinkörper-Farbstoff. Rote Blutkörperchen verhalten sich
wie diese Bakterien. In Kochsalzlösung werden sie gefärbt, in
Proteinlösung zeigen sie bis zu einer bestimmten Farbstoffkonzentration einen normalen rötlichen Grundton. Bei Leukozyten behinderte Deuteroalbumose das Eindringen des Farbstoffes in so
geringem Maße, daß schon nach wenigen Minuten kaum mehr ein
Unterschied gegenüber der Kochsalzkontrolle bestand. Menschenserum behinderte den Farbton eine Zeitlang beträchtlich, Kaseosan verzögerte den Vorgang. Da rote Blutkörperchen meist
dauernd ungefärbt bleiben, so kann die Färbung der Leukozyten
nicht auf einen freien überschüssigen Farbstoff zurückgeführt
werden. Das Verhalten der Leukozyten gegenüber diesem Komplex
Farbstoff-Proteinkörper ist wohl mit der amöboiden Beweglichkeit
zu erklären. Dieselbe setzt die Dichtigkeit der Zellgrenze herab,
dafür spricht auch das gleiche Verhalten von Amöben. Die Steigerung der spezifischen Funktion der Leukozyten durch Proteinkörper entgegen dem Verhalten von Bakterien spricht dafür, daß
die Permeabilität für Protein die Ursache der Erscheinung darstellt.
Wenn man also die Erregung von dem Eindringen des Proteins
in die Zelle abhängig macht, so ist auch die Möglichkeit gegeben,
sich eine Vorstellung über die Art des Reizes zu machen, der von
den Proteinkörpern ausgeht. Jedes Eiweißspaltprodukt, unbeschadet seines chemischen Aufbaues, muß innerhalb gewisser Abbaustufen einen spezifischen Reiz auszuüben imstande sein. Geht

der Abbau zu weit, so kann der Reiz nur geringfügig sein. Die Klinik hat sich dieser Tatsache nicht verschlossen und wählt hochmolekulare Eiweißkörper ihrer anregenden Wirkung halber aus, unter der Annahme eines nutritiven Reizes. Neben der Reizwirkung werden bei einer gewissen Dosierung auch die oben geschilderten chemisch-physikalischen Eigenschaften der Proteinkörper hervortreten, wenn es auch nicht immer gelingt, wie bei den Leukozyten, den Nachweis derselben zu führen. Wenn man nun diese Vorstellungen ganz allgemein der Proteinkörpertherapie zugrunde legt, so erheben sich nach Seiffert zwei Fragen: 1. Liegen auch in denjenigen Fällen, in denen eine Einwirkung der Proteinkörper klinisch beobachtet wurde, Bedingungen vor, unter denen ein Eindringen der Proteine in die Zellen überhaupt denkbar ist? 2. Genügen die experimentell festgestellten Eigenschaften der Proteine, die angenommene nutritive Reizung und ihr chemisch-physikalisches Verhalten, um die beobachtete Einwirkung zu erklären? Im allgemeinen, führt Seiffert aus, wird man der normalen Körperzelle kaum eine Permeabilität für Eiweißmoleküle zubilligen, mit Ausnahme der Leukozyten. Demgemäß liegt aber auch nur eine einzige Beobachtung über unspezifische Reaktion des gesamten Organismus auf Proteinkörperinjektion vor — die Beeinflussung der Körpertemperatur soll hier nicht berücksichtigt werden —, die einwandfrei und bestätigt ist. Es ist dies die sogenannte künstliche Resistenzsteigerung von Pfeiffer und Issaeff bei Meerschweinchen nach intraperitonealer oder intravenöser Injektion von Serum. Sie hat aber in erster Linie die Leukozyten als Wirkungsobjekt, also gerade solche Zellen, die anscheinend besonderen Permeabilitätsverhältnissen unterliegen. Alle übrigen, einigermaßen bestimmten Angaben gestatten nach Seiffert auch andere Deutungen, als die der direkten Einwirkung des hochmolekularen Proteins auf die gesunde Zelle: der erhöhte Stoffwechsel erklärt sich hinlänglich aus einer angeregten Leukozytentätigkeit; die gesteigerte Durchlässigkeit der Gefäße, die Luithlen angibt, muß bei dem mehrtägigen Intervall zwischen Injektion und Beobachtung wohl eher irgendwelchen Spaltprodukten als dem hochmolekularen Eiweiß zugeschrieben werden; die Giftversuche Starkensteins lassen die Möglichkeit einer schnellen Einwirkung erst im Augenblick des beginnenden toxischen Reizzustandes offen; die anregende Wirkung, die Weichardt auf das isolierte Froschherz von Zusatz von 10%iger

Deuteroalbumosenlösung erzielte, kann auch auf die kolloid-mechanische Veränderung des Mediums, auf die natürlichen Bedingungen, welche die Proteinkörperlösung den an Serum gewöhnten Herzen gegenüber der Kochsalzlösung bot, zurückgehen; ein Beweis für die Beeinflussung aller normalen Körperzellen ist also bisher nicht erbracht, eine Feststellung, die den Permeabilitätsverhältnissen durchaus entspricht.

Die kranken Zellen hingegen, welche sich der unspezifischen Therapie zugänglich zeigen — akute oder chronische Entzündungsherde, entzündliche Blutungen, Milchdrüse im Zustand der Laktation, antikörperbildende Zellen im Antigenreiz u. dgl. —, haben einen grundlegenden Faktor gemeinsam, sie stehen unter dem Einfluß einer Entzündung oder entzündungsähnlicher Vorgänge, d. h. unter Bedingungen, die gerade mit einer Veränderung der Permeabilität einhergehen. Das entzündete Gewebe ist für Albumin $>$ Globulin $>$ Fibrinogen durchlässig (O s t w a l d). Damit wird auch die Annahme einer Dialyse der parenteral eingeführten Proteinkörper gerechtfertigt.

Da nun nach S e i f f e r t die gesamten Körperzellen mit den geringen Ausnahmen die Aufnahme des eingeführten Eiweißkörpers ablehnen, so kommt die gesamte injizierte Dosis für den Krankheitsherd zur Verwendung. Dadurch wird die quantitative Beurteilung der Proteinkörpertherapie vom Grunde aus verschoben, indem die kranken Zellen die eingeführten Substanzen in recht erheblichem Maße in sich aufspeichern.

S e i f f e r t geht nun auf die Frage ein, ob die klinischen Erscheinungen den Eigenschaften der Proteinkörper entsprechen. Die starke Anregung, die der nutritive Reiz auf die spezifische Zellfunktion ausübt, hat bereits vor Jahren F r i e d b e r g e r in derselben Versuchsanordnung, wie W e i c h a r d t, an antikörperbildenden Zellen nachgewiesen, nur daß er Cholerabakterien als spezifisches Antigen und Alkohol als nutritives Reizmittel verwandte. Auch die erhöhte Tätigkeit der Milchdrüse oder das Aufflackern eines chronisch entzündeten Herdes schon unter kleinen Dosen läßt sich durch solche Reizwirkung erklären. B i e r kommt vor allem das Verdienst zu, diese Reizwirkung klar umrissen aus dem Rahmen der allgemeinen Leistungssteigerung herausgehoben zu haben. Bei der tiefgreifenden Störung, welche der kolloide Apparat der Zelle durch die chemische Irritation erfährt (F i s c h e r), ist es jedoch ungewiß, ob sich das mehrfach beschriebene Abklingen akuter Entzündungen binnen kürzester Zeit durch eine bloße Steigerung des entzündlichen Reizzustandes erklären läßt. Selbst wenn wir annehmen, daß die Abwehrstoffe gegen die einwirkende Schädlichkeit, sei es in den betroffenen Zellen selbst oder in irgendwelchen antikörperbildenden Stellen sich durch den intensiven Reiz vervielfältigen, so scheint S e i f f e r t doch die Schnelligkeit, mit der die kolloide Reaktion ihren normalen Verlauf wieder aufnimmt, noch nicht erklärt. Auch die relativ großen Dosen, zu denen die Kliniker in akuten Fällen greifen, deuten im Hinblick auf die kleinen Mengen, die bei kranken Zellen zur Steigerung des Erregungszustandes genügen, noch auf einen anderen Faktor als eine bloße Reizwirkung hin.

In seiner Diskussion der Proteinkörpertherapie fährt nun S e i f f e r t folgendermaßen fort: Als zweiten Faktor der Proteinkörperwirkung haben seine Untersuchungen eine Einwirkung auf eine Reihe chemisch-physikalischer Eigenschaften ergeben. Es wurde die Adsorption beeinflußt, die Diffusion und die Dialyse gehemmt. Bei dem ausgesprochenen kolloid-chemischen Charakter der entzündlichen Vorgänge lag es besonders nahe, an eine Auswirkung dieser Eigenschaften zu denken, und es erscheint das differente Verhalten der akuten und chronischen Entzündungsherde nach S e i f f e r t bei einer Betrachtung derselben von kolloidchemischen Gesichtspunkten, vollkommen verständlich. Er führt weiters aus, daß bei der akuten Entzündung der kolloide Apparat insgesamt noch intakt ist, der Reiz ist abnormal, nicht die Reaktion. Wenn es mit Hilfe der Proteinkörper gelingt, die Antistoffe bis zur Neutralisierung der Noxe zu vermehren und gleichzeitig in den betreffenden Zellen die gesteigerte Dialyse wieder zu hemmen, so wird, da die Bedingungen jetzt normal werden, das Gewebe in normaler Weise weiterarbeiten. Die chronisch entzündliche Zelle dagegen hat sich kolloidchemisch den krankhaften Verhältnissen allmählich angepaßt, ihre Reaktion ist auch eine andere geworden. Die spezifische Reizwirkung an derselben wird als Ausdruck einer veränderten chemisch-physikalischen Einstellung, z. B. einer manifest gewordenen Permeabilitätssteigerung entsprechen. Der hemmende Einfluß der Proteinkörpertherapie wird sich hier nur gering geltend machen können. In der Tat entspricht die Dosierung, die aus der klinischen Erfahrung hervorgegangen ist: große Dosen in akuten Fällen, minimale Mengen bei chronischen Herden (Z i m m e r), zwanglos diesen

Vorstellungen. Es erscheint nach S e i f f e r t durchaus verständlich, daß zur mechanischen Beeinflussung große Mengen erforderlich sind als zu einer Reizwirkung. Große Mengen werden auch notwendig sein, um entzündliche Blutungen durch gerinnungsfördernde Fermentwirkung zu beeinflussen. Auch hier ist es weniger der Reiz als eine kolloidmechanische Wirkung, wie es ja auch aus der Wirkung des antiphlogistischen Kalziumions hervorgeht.

Nach seinen Vorstellungen spielt sich die Wirkung der Proteinkörper bei parenteraler Einfuhr ungefähr folgendermaßen ab: Der größte Teil des Proteinkörpers gelangt mit der Körperflüssigkeit an den Ort der Entzündung und wird von den erkrankten Zellen aufgenommen. Hier kommen die Eigenschaften der Proteinkörper zur Geltung: auf der einen Seite werden die Zellen in einen Erregungszustand versetzt, der sich in einer Steigerung der jeweiligen Zellfunktion äußert. Hier spielt für den Verlauf des Prozesses der Einfluß auf die Abwehrfunktion die größte Rolle. Anderseits kommen die kolloidchemischen Bedingungen zur Auswirkung. Dieselben arbeiten der entzündlich gesteigerten Durchlässigkeit entgegen. Von diesen beiden Faktoren hängt der Erfolg ab, der in der Beseitigung der einwirkenden Noxe und in der Wiederherstellung der normalen kolloidchemischen Bedingungen in der Zelle selbst besteht.

Hier weist nun S e i f f e r t auf den Parallelismus hin, der zwischen der lokalen Einwirkung der Proteinkörper und den Allgemeinerscheinungen besteht. Er fährt fort: Wenn man das schnelle Abklingen des lokalen Prozesses des Typhusgeschwüres usw., sowie die gesteigerte Antikörperbildung bedenkt, und sich gleichzeitig das gewöhnliche Aufblühen eines Rekonvaleszenten vor Augen hält, dann wird die Notwendigkeit, aus der kräftigen Reaktion des Gesamtorganismus auf besondere aktivierende Vorgänge schließen zu müssen, nicht einleuchten. In gleichem Sinne sprechen gegen die W e i c h a r d t schen Anschauungen die großen Dosen, die von I s s a e f f zur künstlichen Resistenzerhöhung bei intravenöser Verabreichung gegeben werden mußten, für eine spezifische Funktionssteigerung des leukozytären Apparates. Es muß auch nach S e i f f e r t hervorgehoben werden, daß diese Resistenz keineswegs eine Umstimmung des Gesamtorganismus bedeutet; sie schafft nur den sekundär eindringenden Keimen höchst ungünstige Bedingungen; ob der Organismus als solcher widerstandsfähiger geworden ist, ob er sich nicht doch durch die frühzeitige prophylaktische Inanspruchnahme geschwächt erweist, muß nach S e i f f e r t dahingestellt bleiben. Das wird sich nur zeigen, wenn die eingedrungenen Bakterien die örtlichen ungünstigen Verhältnisse überwinden.

Wir sehen damit nach S e i f f e r t einen Beweis für eine besondere allgemeine Aktivierung nicht erbracht und suchen den Angriffspunkt der unspezifischen Therapie an dem lokalen Krankheitsherde selbst. Die den Proteinkörpern zukommenden Eigenschaften bilden durch ihre unmittelbare Gegenwart am Orte der Reaktion die Vorbedingung der Wirkung. Es ist nicht eine allgemeine Protoplasmaaktivierung, sondern eine unspezifische Zellulartherapie. Die von Z i m m e r vorgeschlagene Schwellenreiztherapie hebt einen höchst bedeutsamen Faktor. der Proteinkörpertherapie hervor; da jedoch nach S e i f f e r t anzunehmen ist, daß die oben erwähnten übrigen Eigenschaften der Proteinkörper im kranken Organismus auch zur Geltung kommen, so erscheint die Hervorhebung der Reizwirkung nicht umfassend genug. Es erscheint daher die allgemeinere Bezeichnung „unspezifische Zellulartherapie" zweckmäßig. Der Erfolg dieser Therapie ist von der Zelle selbst abhängig. In der Durchlässigkeit derselben liegt die Voraussetzung für die Wirkung. Von ihrer kolloidchemischen Reaktionsfähigkeit hängt der Charakter dieser Wirkung, das Überwiegen der erregenden oder des physikalischen Momentes ab. Der Ausdruck schließlich, unter dem die Erregung in Erscheinung tritt, richtet sich vollkommen nach den jeweiligen spezifischen Zellfunktionen. Die behauptete allgemeine Verwendbarkeit der Proteinkörpertherapie als eines unbedenklichen Medikamentes muß nach S e i f f e r t eine unbedingte Zurückweisung erfahren; in manchen Fällen ist sie zwecklos, in anderen kann sie auch durchaus unerwünschte Reaktionen auslösen. Sie bleibt ein Eingriff in den Stoffwechsel des Organismus, der eine sorgfältige Indikation verlangt und der die veränderten Bedingungen, die in der kranken Zelle bestehen, berücksichtigen muß. Auch für Yatren und Methylenblau gelten dieselben Grundsätze; infolge der Permeabilität der Zelle und des Zellzerfalls kommt es zu sekundärer lokaler Anhäufung hochmolekularer Eiweißkörper.

In einem Aufsatz von S e i f f e r t: „Gibt es eine allgemeine Protoplasmaaktivierung mit allgemeiner Leistungssteigerung?" in der Deutschen med. Wochenschr., 1922, 33, 1094, setzt der Autor folgendes auseinander: Über das Wesen der Proteinkörperwirkung als unspezifische Therapie stehen sich zwei Anschauungen diametral gegenüber: Auf der einen Seite wird als das wesentliche der Proteinkörperwirkung eine omnizelluläre Leistungssteigerung angenommen, die sich in der mannigfaltigsten Art sowohl organotrop und humoral, spezifisch und unspezifisch äußern kann, die jedoch trotz der verschiedensten Erscheinungsformen auf das einheitliche Prinzip der allgemeinen Aktivierung zurückgeht. Im scharfen Gegensatz zu dieser von Weichardt begründeten Theorie stehen die zahlreichen Versuche, den Heileffekt auf ganz bestimmte Symptome zurückzuführen, also eine symptomatologische Auffassung der Wirkung. Man muß einräumen, daß Weichardt in dem Punkte absolut recht hat, wenn er erklärt, daß es im Laufe der Reaktion des Organismus auf Proteinkörperinjektion kein einziges Symptom gebe, auf das sich allein der ganze Komplex der therapeutischen Wirkung zurückführen ließe. Demgegenüber hebt Seiffert neuerlich hervor, daß die symptomatische Wirkung unspezifischer Injektionen eine Vielheit darstelle, und daß je nach dem Zustand der Zelle und dem Charakter des Krankheitsprozesses bald die eine, bald die andere Reaktion sich als heilsam erweisen könne und man daher nicht gezwungen ist, für die mannigfaltigen Erfolge der Therapie ein bestimmtes Symptom verantwortlich zu machen. Des weiteren führt Seiffert aus, daß die praktische Bedeutung des Gegensatzes auf der Hand liegt, da für Vertreter einer alles beherrschenden Aktivierung es nach dem Prinzip für die Beurteilung der Wirkung nur quantitative Differenzen gibt, d. h. es wird entweder aktiviert oder es wird gelähmt, oder es kommt zu keiner Wirkung.

Der Anhänger der symptomatischen Bedeutung wird dagegen in erster Linie qualitativ unterscheiden; für ihn wird neben der Leistungsfähigkeit noch die gesamte biologische Einstellung der Zelle Bedeutung haben, d. h. er wird vor allem beachten, in welchem Zustande sich die Zelle befindet und diese biologische Einstellung der Zelle wird der Ausgangspunkt seiner Untersuchungen zum Zwecke der Auslösung einer Wirkung des Präparates sein. Diese biologische Einstellung hat sich nun nach Seiffert in letzter Zeit auch Weichardt zu eigen gemacht, indem er angibt, daß auch diese Einstellung sich mit der Theorie der allgemeinen Protoplasmaaktivierung verträgt. Seiffert weist darauf hin, daß der Ausdruck Protoplasmaaktivierung ein vieldeutiger sei und zur Vorstellung führe, daß eine allgemein erhöhte Leistungsfähigkeit zu einer Aktivierung des gesamten Organismus, auch des gesunden führe, und daß diese allgemeine Leistungssteigerung den Körper sekundär befähige, des Krankheitsherdes Herr zu werden. Damit würde jede Indikationsstellung unnötig werden, denn eine allgemein erhöhte Leistungsfähigkeit muß ja unter allen Umständen von Nutzen sein. Er erinnert da an die Ausführungen Hollers, der beschreibt, daß er sich auch selbst Deuteroalbumose eingespritzt und an Gewicht zugenommen habe. Auch Weichardt hat sich bemüht, den Nachweis einer Leistungssteigerung der normalen Körperzelle zu führen. Demgegenüber muß jeder, der die Annahme einer Heilung durch direkte Einwirkung auf die kranke Zelle macht, erkennen, daß die Therapie nur von einem Standpunkt aus erfolgen kann, von dem Standpunkte der Wirkung auf den Krankheitsprozeß aus, und daß damit ganz andere Anforderungen an die Indikationsstellung gestellt werden müssen. Von der gänzlich verschiedenen Reaktion der kranken gegenüber der gesunden Zelle (Bier, Zimmer) wird dann ausgegangen werden müssen.

Man muß dem Arzt sagen, ob er seine Therapie von dem gesamten, also in erster Linie von dem gesunden Organismus aus treiben oder ob er die kranke Zelle zum Ausgangspunkt seiner Behandlung nehmen soll.

Wie verhält sich nun, so fragt Seiffert, die normale Körperzelle, und zwar nicht eine direkt gereizte Körperzelle, die auf Grund ihrer organspezifischen Beschaffenheit oder durch ihre Funktion bei der parenteralen Zufuhr unabgebauter Substanzen, z. B. Knochenmark, vegetatives Nervensystem, beeinflußt wird, gegenüber der unspezifischen Injektion? Diese Frage kann nicht beantwortet werden durch die Anführung der Wirkung der Steigerung der Laktation, denn der Zustand der Sekretion ist für die Brustdrüse kein gewöhnlicher, sondern ein durch Hormonreiz hervorgerufener. Es handelt sich also um die Steigerung einer spezifischen Reizung und nicht um die einer dauernden Funktion. Bezüglich des zweiten Versuches, der Vermehrung der Normalagglutinine, verweist Seiffert auf seine früheren Ausführungen und auf die Vieldeutigkeit der Resultate. Die Hauptstütze der Weichardtschen Anschauungen ist die Anregung des isolierten Froschherzens durch Zusatz von Deuteroalbumosen zur Durchströmungsflüssigkeit. Wiewohl Seiffert diese anregende Wirkung bestätigen kann, muß er dem Experiment seine Beweiskraft bestreiten auf Grund der Tatsache, daß in dem Präparat noch nach mehrtägigem Dialysieren erhebliche Mengen von Kalzium gefunden wurden. Bei diesem sowie bei einigen anderen Versuchen W. e i c h a r d t s ist wohl ein Zweifel an der Reinheit seiner Präparate berechtigt, und bei der enormen physiologischen Bedeutung, die selbst Spuren von Ionen zugeschrieben werden muß, dürften bis zu einer erneuten Nachprüfung Schlußfolgerungen dieser Art in Rücksicht auf eine Einwirkung auf normale Körperzellen verschoben werden müssen. Weiters führt S e i f f e r t aus, daß er sich noch mit der unspezifischen Resistenzsteigerung beschäftigt habe. Es steht fest, daß eine Proteinkörperinjektion auch im Meerschweinchen einen ganzen Erscheinungskomplex auslöst. In dem P f e i f f e r - I s s a e f f schen Versuch spielt aber nach Ansicht S e i f f e r t s die Phagozytose das entscheidende Moment. Prüft man die Resistenz der spezifisch vorbehandelten Tiere mit einem nicht phagozytierbaren Antigen, mit Diphtherietoxin, so kann S e i f f e r t hier über Resultate berichten, die sich mit denen I s s a e f f s sowie K o l l e s und S c h l o ß b e r g e r s prinzipiell decken. Bei subkutaner Injektion der Proteinkörper starben seine Meerschweinchen genau wie die Kontrolle am 4. Tag, bei intraperitonealer Verabreichung ging ein Teil der Tiere sogar schon am 3. Tage ein, war also durch die peritoneale Reizung offensichtlich in seiner allgemeinen Widerstandsfähigkeit geschwächt.

Auf Grund dieser Versuche glaubt W. S e i f f e r t die Frage, ob die Erfolge der Proteinkörpertherapie auf Rechnung einer Gesamtaktivierung des Organismus, insbesondere der gesunden Körperzellen, mit anderen Worten auf Rechnung einer einheitlichen allgemeinen Steigerung der Abwehrtüchtigkeit gesetzt werden müssen, verneinen zu sollen. Damit traten alle die e i n zel n e n E r s c h e i n u n g e n, die sich an eine Proteinkörperinjektion anschließen, in den Vordergrund. Ihre Beurteilung und Bewertung kann aber bei therapeutischen Maßnahmen nur von einem einzigen Standpunkt aus erfolgen, von dem Standpunkte des Krankheitsprozesses aus. Auf die Frage: Sind die verschiedenen Einwirkungen, die ein Krankheitsprozeß durch eine Proteinkörperinjektion erfährt, wirklich unter einem einheitlichen Gesichtspunkte, und zwar dem der allgemeinen Leistungssteigerung zusammenzufassen? kann nach S e i f f e r t nur eine verneinende Antwort erfolgen. Wenn, wie S e i f f e r t weiters ausführt, durch Proteinkörper eine Leukozytose erzeugt wird und die Möglichkeit der Phagozytose erhöht wird, so kommt eine Besserung durch Beseitigung der Krankheitserreger allein auf Rechnung der Leukozyten ohne jede Mitbeteiligung der kranken Zellen. Wenn nach B ü r g e r und D o l d (Zeitschr. f. Immunforschung, 1914) die am Krankheitsherde angesammelten Leukozyten durch bestimmte Substanzen fortgelockt werden (Leukozytenablenkung) und dadurch vielleicht eine örtliche Entspannung erzielt wird, so kommt der Krankheitsherd selbst ebenfalls nicht in Wirkung; ebensowenig, wenn die Bildung serologischer Antikörper (Agglutinine usw.) verstärkt wird. Jede Herdreaktion geht selbstverständlich auf eine Anregung der kranken Zellen selbst zurück. S e i f f e r t schließt: „man kann doch unmöglich von einer Einheitlichkeit reden, wenn der Ausgangspunkt der Heilwirkung bald an dieser, bald an jener Lokalisation zu suchen ist". Noch größere Divergenzen stellen sich ein, wenn die Möglichkeit kolloidaler Veränderungen ins Auge gefaßt wird, die L u i t h l e n, S a c h s und W i d a l ausführten und die von W e i c h a r d t jetzt als passive Aktivierung zugegeben werden. Praktische Belege über solche unspezifisch angelegte und ohne Reizreaktion ablaufende Ausheilung von Entzündungen sieht S e i f f e r t in den Angaben D ö l l k e n s von unspezifisch angeregter und ohne Reizreaktion ablaufender Ausheilung von Entzündungsprozessen (Münchn. med. Wochenschr.. 1919). Wenn durch solche kolloidale Veränderungen, führt S e i f f e r t weiters aus, die Arbeitsbedingungen der Zelle erleichtert und dadurch der Effekt der Zelleistung vergrößert wird, so ist das doch prinzipiell etwas anderes, als wenn die Zelle zu einer vermehrten Tätigkeit angespornt wird. Der Endeffekt gibt keinen Anhaltspunkt für eine Zusammenfassung von Wirkungen. Es läßt sich also, führt S e i f f e r t aus, die Einheitlichkeit nicht nur vom Standpunkte der Lokalisation, sondern auch vom Standpunkte der qualitativen Beurteilung nicht aufrechterhalten.

S e i f f e r t geht dann noch auf die Arbeiten von R o s e n t a l und H o l z e r über die Bedeutung der Parasympathikus-, beziehungsweise Sympathikusreize (Berl. klin. Wochenschr., 1921) sowie auf die Versuche von S t a r k e n s t e i n, D ö l l k e n und H e r z g e r (Münchn. med. Wochenschr., 1922) über die Veränderungen in der Wirkung von Pharmaka durch gleichzeitige parenterale Proteinkörperzufuhr ein, und schließt bezüglich dieser, daß sie augenscheinlich nicht das mindeste .mit einer allgemeinen Leistungssteigerung zu tun haben. Es ergibt sich daraus die einzige

Forderung, daß man Proteinkörpertherapie nicht von einem einheitlichen Standpunkt, dem der Leistungssteigerung aus, treiben darf, sondern nur vom Standpunkte der jeweilig gewünschten speziellen Wirkung, also von den jeweiligen Bedürfnissen der Zelle aus, d. h. als sorgfältig abwägende Zellulartherapie. Dieses Abwägen muß nach S e i f f e r t zumindest drei Momenten Rechnung tragen. Erstens den organspezifischen Reaktionen, die sich dann sekundär dem Krankheitsprozeß gegenüber geltend machen können, z. B. Leukozytose, Parasympathikusreize, Antikörpervermehrung (organotrope Therapie); zweitens den Reizreaktionen der kranken Zellen (Schwellenreiztherapie); drittens den Veränderungen in der kolloidchemischen Einstellung der kranken Zelle (Kolloidosmose-Therapie u. dgl.); derartig kolloidchemische Veränderungen können zurückgehen einmal auf eine biologische Umstellung der Zelle selbst im Anschluß an die Reizreaktion, sodann auf besondere kapillarchemische Eigenschaften etwa in die Zelle eingedrungener Substanzen, und schließlich auf Veränderungen des zellenumspülenden Mediums, z. B. im Anschluß an den Blutplättchenzerfall, die Knochenmarkreizung usw.

Eine Leistungssteigerung möchte S e i f f e r t nur in einem Sonderfall annehmen. in der unspezifischen Verstärkung eines spezifischen, entweder bereits bestehenden oder im Laufe der Therapie erst ausgelösten Reizzustandes. Diese Leistungssteigerung betont zu haben, ist das Verdienst W e i c h a r d t s, das auch von dem anerkannt werden muß, der sich seinen weitergehenden Forderungen nicht anzuschließen vermag. Doch erscheint auch für diesen Sonderfall S e i f f e r t die von B i e r und Z i m m e r begründete Reiztheorie für glücklicher, da der Reiz der Leistung übergeordnet ist.

S e i f f e r t berichtet über neue Untersuchungen, in denen er prüfen wollte, ob die Antitoxinbildung im Meerschweinchen sich auf unspezifischem Wege steigern läßt. Indem Tiere durch 3, 4 Wochen mit geringen Gaben von Diphtherietoxin immunisiert wurden und gleichzeitig mit Aolan, Pferdeserum, Kaseosan, Deuteroalbumose, Yatren usw. behandelt wurden, wurde der Antitoxingehalt teils direkt, teils indirekt an der Hand der tödlichen Dosen nachgeprüft. Durch reichlichste Variationen bei 80 Tieren (Meerschweinchen) wurden die Resultate aufs möglichste verfeinert. Das Ergebnis war durchaus negativ. Es vermag aber das Prinzip der unspezifischen Steigerung eines spezifisch ausgelösten

Reizzustandes nicht zu erschüttern, vielmehr erblickt S e i f f e r t darin nur eine Bestätigung seiner wichtigen Einschränkungen in den früheren Versuchen, die sich auch durch einige angestellte Probeversuche K r e u s c h e r s für Pferde bestätigt. Je schlechter eine Zelle auf den spezifischen Reiz an sich reagiert — das Meerschweinchen ist ein sehr schlechter Antitoxinbilder —, um so weniger ist sie auch der unspezifischen Verstärkung dieses Reizes zugänglich. Zur Erklärung dieses Verhaltens führt S e i f f e r t an, daß ja von vornherein die allgemeine Reizempfindlichkeit der Zelle von dem Grade ihrer augenblicklichen Alteration abhängt; weiters weil im Rahmen einer unspezifischen Reizwirkung die quantitativen Beziehungen der einzelnen spezifischen Funktionen einer Zelle untereinander kaum verschoben werden dürften.

Aus weiteren Untersuchungen über die Einwirkung auf entzündliche oder entzündungsähnliche Vorgänge erklärt S e i f f e r t noch nichts mitteilen zu können wegen der Schwierigkeit der Versuche. Er erwähnt nur, daß es ihm gelungen ist, durch Deuteroalbumosen bei der Kaninchensyphilis Herdreaktionen auszulösen, die nur von kurzer Dauer waren und den Fortgang des Prozesses nicht beeinflußten. Zu prüfen bliebe noch die Kombination mit spezifischen Mitteln. Die Verstärkung eines gleichzeitig gesetzten spezifischen Reizes erscheint S e i f f e r t als der aussichtsreichste Weg der unspezifischen Therapie. Diesbezüglich weist er auf die Mitteilungen K e i n i n g s (siehe Zentralbl. f. Bakteriologie, 1922, 1. Abteilung), der über ausgezeichnete Erfolge bei den verschiedensten Hautaffektionen durch Kombination von Staphylokokkenvakzine und Yatren berichtet.

Die Frage, wie weit es sich bei der Proteinkörpertherapie um eine direkte Wirkung des Präparates oder um sekundäre Auswirkungen neuer erst im Organismus entstehender Spaltprodukte handelt, kann nach S e i f f e r t hier unbeantwortet bleiben. Es ist nach den Untersuchungen von F r e u n d wohl ein Einfluß auf den Körper anzunehmen, doch können diese Spaltprodukte ebensowenig einen alles beherrschenden Einfluß bedingen wie die Leistungssteigerung oder die biophysikalische Zustandsänderung oder die Leukozytose. Alle diese Erscheinungen sind nach S e i f f e r t koordiniert, müssen bei der Indikation in gleicher Weise berücksichtigt werden, und je nach der Begünstigung des einen oder anderen Phänomens durch die verschiedenen Präparate wird in einem bestimmten Fall dieses und in einem anderen Fall jenes wirksam sein. Das Maßgebende ist und bleibt aber der Zustand der Zelle, ihre Leistungsfähigkeit, ihre kolloidale Einstellung, ihre spezifische Reizbarkeit usw. S e i f f e r t schlägt an Stelle des nicht zutreffenden Ausdruckes allgemeine Protoplasmaaktivierung die umfassende Bezeichnung: „unspezifische Zellulartherapie" vor.

Am Schlusse seiner Auseinandersetzungen geht S e i f f e r t auf den Begriff des Spezifischen, beziehungsweise Unspezifischen im Rahmen der Proteinkörpertherapie ein. Der Spezifizitätsbegriff läßt sich nach ihm von zwei Gesichtspunkten aus fassen. Einmal von der Pathologie des Krankheitsprozesses und zweitens von der Mechanik des therapeutischen Effektes aus. Bezüglich des ersteren besteht sicherlich keine Spezifizität der Ätiologie und keine Spezifizität des befallenen Organs. Dagegen besteht nach S e i f f e r t eine überaus wichtige zellulare Spezifizität der biologischen Einstellung (Zellen im Zustand akuter Entzündung oder chronischer Entzündung), die bei der Dosierung eine sorgfältige Individualisierung verlangen. Bei der Zellulartherapie ist eine derartige Spezifizität selbstverständlich. Der Heilmechanismus beruht gewiß auf einer gemeinsamen Basis, die S e i f f e r t vor allem in einer Gleichartigkeit der Permeabilitätsbedingungen sieht. Er hat dieselbe, beziehungsweise die bedeutende Rolle der Gleichartigkeit der Permeabilitätsverhältnisse in einem früheren Aufsatz (Berliner klin. Wochenschr., Nr. 21, 1921) besprochen. Von den Auseinandersetzungen hebt er hier nochmals hervor, daß die Einheitlichkeit in dem mechanischen Eindringen des wirksamen Agens auch in ein und derselben Zelle völlig verschiedene und unabhängig voneinander verlaufende Vorgänge (nutritive Reizung, Veränderung in der chemisch-physikalischen Einstellung) auslösen kann, weiters, daß bei aller Einheitlichkeit in der Mechanik des Permeierens der selbständige Charakter der einzelnen an den verschiedenen Punkten ausgelösten Reaktionen (Leukozytose, Anregung der Phagozytose, Antikörpervermehrung, Herdreaktion usw.) in seiner Auswirkung völlig gewahrt bleibt und bei der Indikation infolgedessen stets für sich berücksichtigt werden muß. Eine derartige mechanische Einheitlichkeit ist geeignet, uns eine Erklärung für den äußeren Zusammenhang des mannigfaltigen Symptomenkomplexes zu geben — Zusammenhänge in der wechselseitigen physiologischen Beeinflussung der verschiedenen Organe kommen nach S e i f f e r t wahrscheinlich noch hinzu —, mit der physiologischen und therapeutischen Beurteilung der einzelnen Symptome und ihrer Bewertung gegeneinander hat sie dagegen nichts zu tun. Nach S e i f f e r t beruht also der Heilmechanismus auf einer gemeinsamen Basis, die, wie gesagt, in einer Gleichartigkeit der Permeabilitätsbedingungen zu liegen scheint und die sich äußerlich in einem Erscheinungskomplex ausprägt, der sich aus der Alteration bestimmter Organe oder Organsysteme, der Reizreaktion der kranken Zelle selbst und bestimmten Veränderungen in der kolloidchemischen Einstellung zusammensetzt. Auch hier ist also die Bezeichnung „unspezifisch" nach S e i f f e r t berechtigt. Durch die verschiedene Wirksamkeit einzelner Präparate in der einen oder anderen Richtung, deren Herausfindung das Ziel der Praxis ist, können hier gewisse spezifische Einzelzüge in die unspezifische Gemeinsamkeit hineinkommen, so daß nach S e i f f e r t eine relative Unspezifizität zustandekommen kann. S e i f f e r t hebt hervor, daß solcherlei Übergänge vom Unspezifischen zum Spezifischen nichts Neues darstellen und weist diesbezüglich auf die Wirkung des Atoxyls und Chinins hin. Die durch diesen Umstand notwendige Forderung nach sorgsam abwägender Indikation im Einzelfalle drohte nach S e i f f e r t in dem Begriffe der allgemeinen Leistungssteigerung verloren zu gehen.

In einem Aufsatz der Berliner klin. Wochenschr., 1919, Nr. 21. S. 481, bringt v o n d e n V e l d e n einen Beitrag zur parenteralen Proteinkörpertherapie. Er berichtet über seine Erfahrung mit der unspezifischen Proteinkörpertherapie, die er seit 12 Jahren betreibt. Seine Hypothese, die er im Jahre 1906 seinem ersten Vorgehen zugrunde gelegt hat, erklärt er auch heute noch nach seinen praktischen Erfahrungen beibehalten zu können. Dieselbe ging von dem Gedanken unspezifischer Aktivierung fermentativer Prozesse im krankhaften Gewebe aus, die mit der Annahme starker vasomotorischer Reaktionen in den betreffenden Gebieten, vermehrter Lymphströmung und Leukozytenvermehrung einhergeht. Er nimmt außerdem in Analogie zu der Lehre von der veränderten Verteilung der Arzneistoffe unter pathologischen Verhältnissen im tierischen Organismus (E h r l i c h, J a k o b i) nach seinen Beobachtungen noch an, daß bei Anwesenheit erkrankter Gewebskomplexe sich die Topographie dieser Wirkungszentren auch für parenteral einverleibtes Eiweiß verschiebe, und zwar nach diesen, beziehungsweise in diese Krankheitsherde. Seine Maßnahmen bestanden in der Verabreichung von einem „künstlichen Serum", das er sich aus

5—10% Ovalbumin- oder Serumalbuminlösung darstellte, dann von unspezifischem Serum, auch spezifischem Serum in unspezifischem Sinne, weiters von Rekonvaleszentensera, Tetanusantitoxin, von sterilem genuinen Pferdeserum und später von Milch. Am häufigsten verabreichte er 2—3 cm³ 10%iger Serumalbuminlösung subkutan oder 10—50 cm³ intramuskulär, intravenös nur bei einer Gruppe von Krankheiten, er sah niemals anaphylaktische Erscheinungen. Das Anwendungsgebiet dieser Therapie sah er überall, wo Einschmelzungen oder Abstoßungen krankhaften Gewebes veranlaßt oder gefördert werden sollten. Zunächst berichtet er, daß er bei Diphtherie Versuche unternommen hat, auf die er aber in Rücksicht auf die B i e n g e l schen Veröffentlichungen nicht weiter eingehen will. Er betont aber, daß er bei schweren Anginen auch am Lokalbefund im Gegensatz zu S c h u l z e, der den Lokalbefund bei Scharlachanginen sich nicht ändern sah, deutliche Reaktionen nachweisen konnte. Auch bei der Diphtherie ist die starke lokale Reaktion zu beachten. Weiters berichtet er, daß er bei Dysenterien mit großen Dosen bei frühzeitiger Verabreichung gute Erfolge gehabt habe, allerdings hat er nicht unter 50 cm³ intramuskulär oder intravenös verabreicht. Auch hier hebt er die lokale Reaktion, die hämostyptisch und wundreinigend wirkt, und daneben eine gewisse antipyretische Wirksamkeit ausdrücklich hervor. Weiters berichtet er, daß er bei Kampfgaserkrankungen an 100 Patienten die Proteinkörpertherapie in Form von Pferdeserum (8—120 cm³), Tetanusantitoxin (5—15 cm³), Milch (10—20 cm³) 1—3mal, und zwar gewisse Präparate auch intravenös verabreicht habe. Seine beste Wirkung sah er bei mittelschweren inzipienten Fällen mit starker Heiserkeit und beginnender Bronchostenose noch ohne stärkere Sekretion. Ferner bei kruppartigen Entzündungen, auch wenn sie mit Pneumonien kompliziert waren. Auch in den Fällen von Bronchorrhöe mit 3 Liter Eiterauswurf, Pneumonien, Abszessen und Lungengangrän sah er gewisse Erfolge. 6—10 Stunden nach der Injektion stellten sich bei günstigen Fällen Lokalreaktion, Nachlaß der Stenosenerscheinungen, Verminderung der Zyanose, Steigerung und Verflüssigung der Expektoration ein. Er hebt hervor, daß er unter den Augen Verschwinden von Membranbildungen beobachtet habe und einen kritischen Abfall der Temperaturkurve nach der 2. oder 3. Injektion. Der Lokaleffekt, die Hemmung des Entzündungsprozesses, ist eine ähnliche wie mit Kolargol. Auch bei Grippe sah er, wie er in der Deutsch. med. Wochenschr., 1918,

Nr. 52, 1446, hervorhebt, gewisse Erfolge. Auf die von ihm beschriebene Tatsache hin, daß neoplastisches Gewebe eine veränderte Verteilung der Arzneistoffe im tierischen Organismus, so z. B. eine deutlich auffallende Ablenkung in das schlecht durchblutete Karzinomgewebe beim Menschen hervorruft, die für das Mäusekarzinom von T a k e m u r a (G o t t l i e b) bestätigt wurde, hat er versucht, mit Proteinkörpern Lokalreaktionen bei 6 Karzinomkranken zu erzielen. Bei 4 von diesen, und zwar bei sichtbaren Karzinomen der Portio, der Blase und des Rektums, konnte er bei Injektion von sogenanntem künstlichen Serum 5—10^0/$_0$iger Ovalbumin- oder Serumalbuminlösung eine deutliche starke Lokalreaktion hervorrufen. Diese äußerte sich subjektiv in einer gewissen Schwere und einem Organgefühl, in Blutungen, einmal in Perforation in die Blase und mehrtägigen Fieberperioden, welche, da sie immer nach der Injektion auftraten, auf Resorptionsprozesse aus den zerfallenden Tumoren bezogen werden können. Er hebt weiters das subjektiv und objektiv danach auftretende Wohlbefinden hervor. Diesen zweifellos mit Einschmelzungen einhergehenden Lokalreaktionen kommt aber, wie v o n d e n V e l d e n hervorhebt, keine praktische Bedeutung zu.

Über das Wesen der Veränderungen nach Einspritzung solcher Proteinkörper äußert sich v o n d e n V e l d e n in folgenden Ausführungen: Zunächst kommt es als Folge der Einspritzung zu einer Veränderung der Zusammensetzung des Blutes, und zwar einer Änderung des physikalischen und chemischen Verhaltens des Blutes, die wichtiger ist als die Leukozytenformel. Man findet akut eine Schwankung der Blutdichte mit Änderung der Gerinnungsbereitschaft und subakut über mehrere Tage hindurch eine Zunahme des Fibrinogens, Erscheinungen, die als Ausdruck einer Beeinflussung der Gefäßwände von verschiedenen Gewebskomplexen (Leber und Knochenmark) angesehen werden können. Diese hämostyptischen Effekte sind therapeutisch von Bedeutung. Diese Gefäßwanddefekte haben eine Änderung der Permeabilität zur Folge, die von einigen Autoren (S t a r k e n s t e i n) in den Mittelpunkt der Dynamik gestellt werden. Daß dieselben nicht nur bei der Entzündungshemmung eine therapeutische Rolle spielen, ist verständlich. Weiter treten die mannigfachsten hemmenden und fördernden fermentativen Potenzen im Blute teils direkt auf, teils indirekt aus den verschiedensten Geweben und Organkomplexen mobilisiert. Man kann die verschiedenen pyrogenetischen oder antipyretischen

Effekte auch als Ausdruck einer Lokalreaktion auffassen, die in einer unübersehbaren Mehrheit an verschiedensten Geweben einsetzen. Dabei werden sie nicht am Primärort erkannt, sondern erst an sekundären oder gar tertiären Wirkungen. Es kommt dann auch, wie oben beschrieben, zu einer Verschiebung der Wirkungszentren. Man spricht dann mit Recht, wie es Weichardt tut, von einer allgemeinen Protoplasmaaktivierung. Zusammenfassend findet von den Velden folgende Formulierung am entsprechendsten: Am pathologischen Gewebe tritt nach der parenteralen Zufuhr von Eiweißkörpern eine starke Lokalreaktion ein, die bis zu einer Einschmelzung und Abstoßung des erkrankten Gewebes führen und damit therapeutisch bedeutungsvoll werden kann.

In einer Arbeit „Über die elektiven Wirkungen der Heterovakzine und Proteinkörper" (Münchn. med. Wochenschr., 1919, Nr. 18, p. 481) bringt Döllken eine Reihe von Befunden und Ansichten vor, die für unser Thema von Bedeutung sind.

Von dem Mißbrauch der beiden Schlagwörter Protoplasmaaktivierung und Resistenzerhöhung ausgehend, der von vielen Autoren in schematischer Weise ohne Beibringung eines Beitrages für den Ausbau und zur Stützung der Proteinkörpertherapie angewendet wird, fordert er mit Recht, wie Reiter, eine festere Basis für die Proteinkörpertherapie. Er führt aus, daß es notwendig sei, Präparate ohne Nebenwirkungen zu finden, da solche mit unangenehmen Nebenwirkungen eine Gefahr für die Einführung wirksamer Methoden darstellen. Döllken (Berl. klin. Wochenschr., 1913 und 14), der sich große Verdienste um die Einführung der Heterovakzine (Vakzineurin) in die Therapie erworben hat, versucht im folgenden nun die Wirkungen der Heterovakzine und der Proteinkörper zu umschreiben. Er hat festgestellt, daß die verschiedenen Heterovakzinen, nicht nur quantitativ, sondern auch qualitativ verschieden wirksam sind. So lassen sich mit Pyozyaneusvakzine Gummen zur Rückbildung bringen, während Pseudodiphtherievakzine auf diese keinen Einfluß hat. Prodigiosusvakzine oder Pyozyaneusvakzine wirkt bei multiplen rezidivierenden Furunkulitiden nicht, während eine Autovakzine aus Furunkeleiter dieselben zur Abheilung bringt. Es kann also bei so verschiedenartiger Wirkung der einzelnen Vakzine nach Döllken keine Rede davon sein, daß alle wesentlichen Symptome, besonders alle Heilerscheinungen, einfache Proteinkörperwirkung, und zwar nichts als Protoplasmaaktivierung durch das Bakterieneiweiß sind. Es gibt qualitative Wirkungsunterschiede zwischen Vakzinen und Eiweißspaltprodukten. So wirkt keine Vakzine styptisch, Milcheiweiß sowohl wie Gelatine 0·01—0·1 wirkt typisch styptisch. Nukleohiston wirkt in kleinen, Deuteroalbumose in mittleren Mengen hämolytisch. Auch in quantitativer Hinsicht geht es nicht an, die Behauptung gleichartiger und gleichmäßiger Proteinkörperwirkungen bei Vakzine und Eiweißspaltprodukten aufzustellen, wenn von einem Eiweißkörper 5 cg notwendig sind, der mit 5 Millionstel Bakteriensubstanz ähnlich erreicht wird, während die vielfache Menge eines anderen Bakterieneiweißes wirkungslos bleibt. Es ergibt sich, daß in diesen verschiedenen Fällen der Mechanismus nicht derselbe sein kann. Das sagt schon die einfache Überlegung. Es ist aber trotzdem notwendig, das hervorzuheben, weil sich das Schlagwort von der schematischen Proteinkörperwirkung, wie D ö l l k e n sagt, allzu breit macht. Ebensowenig ist es auch richtig, daß der einzelne Eiweißkörper auf das gesamte Körperprotoplasma im Sinne einer Heilungstendenz oder auch des Gegenteiles je nach der injizierten Quantität einwirkt. Wir müssen vielmehr annehmen, daß das einverleibte Protein eine Organauslese trifft und nur auf bestimmte Organe einwirkt. Das hat schon W e i c h a r d t in der Münchn. med. Wochenschr., 1918, hervorgehoben, das ergibt sich aber insbesondere aus der klinischen Erfahrung, wo wir bei mehreren Krankheitszuständen, wie D ö l l k e n an Beispielen ausführt, eine Wirkung auf Gelenksschmerzen oder Ikterus finden, während eine bestehende Bronchitis oder eine hinzutretende Grippe nicht beeinflußt wird. Die wesentliche Bedeutung der parenteral dem Organismus zugeführten Vakzine oder Eiweißspaltprodukte liegt also nicht in der allgemeinen, sondern in der ausgesprochen elektiven Wirkung auf Körperorgane.

Proteinkörper haben nach D ö l l k e n keine nachweisbare unspezifische immunisatorische Wirkung. Er verweist hier auf die von L ü d k e vermißte Antikörper- und Agglutininvermehrung. Vakzine wirken als echte Antigene und erzeugen Schutzstoffe, durch deren Wirkung die nach kurzer Zeit eingeführte zweite Injektion geringere Allgemeinerscheinungen macht. Die Immunisierungsfähigkeit des Körpers gegen die einzelnen Vakzine ist verschieden. Sie erfolgt sehr schnell für Pseudodiphtherie, schnell für Typhus und Pyozyaneus, jedenfalls viel langsamer für Tuberkulose. Die Gewöhnung erfolgt rascher bei intramuskulärer wie bei intravenöser Injektion. Auf Bakterieneiweiß zeigt sich nach wiederholter Injektion eine abklingende Reaktionsfähigkeit, indem bei jeder späteren Injektion eine schwächere Reaktion eintritt. Auf Einfuhr von 3000—10.000 Bakterienleiber, 1. Injektion 40° nach 8 Stunden abklingend. Die 2. Injektion nach 4 Tagen nur mehr 39°, die 3. Injektion wieder nach 4 Tagen nur mehr 38° und die 4. Injektion kaum mehr Temperatursteigerung. Gewisse individuelle Schwankungen kamen bei der 1. Injektion am häufigsten vor. Ebenso ist das Tempo der Körpertemperaturabnahme bei der 3. Injektion schwankend (oft noch 39°). Anders verhalten sich Eiweißspaltprodukte. Bei normalen Individuen mit sterilen Reagenzien (steriler Milch) und sterilen Instrumenten ergibt sich, daß mit intravenöser Albumoseninjektion das erste- und zweitemal sich keine Reaktion zeigt, bei der 3. und 4. Injektion kommt es zu einer Temperatursteigerung von 0·5° C. Von 3—6 cm³ k e i m f r e i e r M i l c h, intramuskulär verabreicht, ergibt die 1. Injektion kein Fieber, die 2. Injektion nach 3 Tagen eine Temperatursteigerung von ¹/₂ Grad, die 3. Injektion nach wieder 3 Tagen eine Steigerung von 0·5—1°, die 4. Injektion erzeugt Fieber bis 38°. Die Fieberreaktion tritt nach 3—4 Stunden ein, seltener nach 7—8 Stunden und erreicht in der 6.—10. Stunde ihren Gipfel und fällt langsam lytisch ab. Steilen Anstieg und Schüttelfrost konnte D ö l l k e n nicht beobachten. Nach mittelstarken Reaktionen ist nach 14 Tagen das Reaktionsfieber geringer. Bei der 3. und 4. Injektion kommt es oft zu einer verzögerten Reaktion, so daß 10—12 Stunden das Fieber auf der Höhe bleibt.

Demgegenüber zeigt eine unwägbar kleine Menge von Bakteriensubstanz, intravenös injiziert, eine rasch einsetzende hochfieberhafte Reaktion des Organismus mit lebhaften Allgemeinerscheinungen, also einen sehr schnellen Abbau mit starker Beteiligung verschiedener Organe. Bei der 1. oder 2. Reinjektion trifft das Antigen auf vorbereitete Zellen und Flüssigkeiten, die den Schädling abfangen und die auffallende Störung des Körpers beseitigen. Bezüglich der Wirkung verhalten sich Eiweißspaltprodukte wesentlich anders. P i r q u e t hat mit Serum die Erscheinungen studiert, abweichende Erscheinungen bieten Deuteroalbumosen und Milch. Wenn sie in 2—4tägigen Abständen injiziert werden, so wird das erste und zweite Quantum Milch ohne äußerliche Reaktion abgebaut. Die weiteren Injektionen machen mäßige Temperaturanstiege mit Kopfschmerzen, Mattigkeit als Begleiterscheinungen des Abbaues und als Ausdruck der Überempfindlichkeit des Organismus. Die 3. und 4. Injektion trifft auf nunmehr vorbereitete Fermente oder Stoffe, die die eingeführten Proteinkörper weiter zerlegen als vorher. Dabei werden oft giftige Produkte gebildet, die Fieber und weitere Nebenerscheinungen erzeugen. Dieser Teil der Körperabwehr ist für die Heilwirkung und die Heilvorgänge überflüssig. Er schafft nur unnötige Belastung und Arbeit, der nachweisbare therapeutische Effekt ist nach der 1. und 2. Injektion ohne Fieber usw. stärker als der spätere bei den stärkeren Reaktionen des ganzen Organismus. Bei Hautblutungen sieht man eine stärkere Resorption im Anfang als zur Zeit des Milchfiebers. Doch können gewisse Erkrankungen nicht nur durch die Proteinkörper, sondern auch durch die Körperreaktion günstig beeinflußt werden. Deuteroalbumosen, 0·005—0·01 alle 2 Tage intravenös injiziert, machen keine nachweisbaren Erscheinungen; Dosen von 0·05 rufen bei der 4. und weiteren Injektion oft eine Temperatursteigerung von 0·5° hervor. Dabei wird der Abbau der Eiweißkörper durch die Blutveränderungen bewiesen, wenn auch D ö l l k e n die Hypothese von E. F. M ü l l e r (Med. Klinik, 1918) von einer reinen Knochenmarkswirkung der Milch nicht genügend bewiesen erscheint. Da der Organismus beim Abbau der Proteinkörper erhebliche Arbeit leistet, so besteht eine Kontraindikation bei schwächlichen Individuen. Mit den Deuteroalbumosen wird dem schwerkranken Organismus keine Überarbeit auferlegt, wie es die Milchverabreichung tut, daher können sie leichter verwendet werden. Für die veränderte Wirkung von Bakterienvakzinen spricht die von D ö l l k e n hervorgehobene Tatsache, daß nach denselben, entgegen dem Verhalten nach Milch, keine Euphorie auftritt. In weiteren Auseinandersetzungen geht D ö l l k e n auf die Bedeutung der Herdreaktion über. Die meisten Heterovakzinen wirken auf entzündliche Prozesse entweder nicht oder nur mit sehr beschränkter Auswahl direkt und nachhaltig ein. Proteinkörper haben nach D ö l l k e n einen größeren Wirkungsbereich. Die Beobachtung der Herdreaktion ergibt folgende Typen: Prodigiosusvakzine wirkt auf erkrankte Gelenke, ebenso wirkt Milch. Beide machen Schmerzen in den kranken Gelenken, vermehrte Rötung und Schwellung kommt dazu. Auf Milchinjektion kommt es am nächsten Tage zu einer Abschwellung und einem Nachlassen der Schmerzen. Die Prodigiosuswirkung ist stabiler, und nimmt bei weiteren Injektionen unter Schwellungszunahme zu, während auf die 2. Milchinjektion ein Zurückgehen der Gelenksaffektion zur Norm eintritt. Bei entzündlichen Neuritiden ruft die intramuskuläre Injektion von Prodigiosusvakzine nach $1^1/_2$—2 Stunden, von Milch nach 3—4 Stunden Zunahme der Schmerzen und gesteigerte Empfindlichkeit der kranken Nerven und gestörtes Allgemeinbefinden hervor. Nach 8—12 Stunden kommt es zum Nachlassen der Schmerzen und Empfindlichkeit der Nerven. Dabei ist Prodigiosus (Vakzineurin) der Milch überlegen. D ö l l k e n bezeichnet diese einleitende Reaktion und Art der Entzündung als positive Herdreaktion. Daneben findet er in zirka $20^0/_0$ der Fälle bei Prodigiosus eine negative Herdreaktion. Mit den Allgemeinerscheinungen verschwindet der Schmerz an den erkrankten Orten und Nerven, die Empfindlichkeit läßt nach, Schwellung und Rötung fehlen. Nach 10 Stunden kommt es zur Rückkehr der Schmerzen, aber in vermindertem Ausmaße. Auch nach Milch- wie nach anderen Proteinkörperinjektionen kommt es zum Nachlassen der Schmerzen ohne Steigerung, nach 10—20 Stunden kommt es zur Abnahme der Rötung und Schwellung, Schmerzen kehren auch hier in vermindertem Maße wieder.

Die positive oder negative Herdreaktion kann an Intensität schwanken, vermißt hat sie D ö l l k e n fast nie. In den häufigeren positiven Fällen beginnt jedesmal nach derselben Latenzzeit sich der Schmerz und die Empfindlichkeit der entzündeten Teile zu vermehren, die Rötung und Schwellung nimmt zu. Diese Exazerbation dauert eine Anzahl von Stunden an. In den negativen Fällen zeigt sich keine Spur einer sichtbaren Änderung am Entzündungsherd, weder vor noch nach der Latenzzeit, aber der Schmerz schwindet und die Empfindlichkeit läßt nach. Der Patient empfindet ein Gefühl der Betäubung an den kranken Stellen. Diese Schmerzlosigkeit geht aber nicht in normale Schmerzunempfindlichkeit über. Nach 16—20 Stunden, wenn die entzündlichen Erscheinungen in voller Rückbildung begriffen sind, kehrt der Entzündungsschmerz in sehr verminderter Intensität wieder. Beide Reaktionen sind durch die Einwirkung der Abbauprodukte und Reaktionsprodukte der Medikamente auf die sensiblen Nerven des Entzündungsherdes bedingt; die positive durch eine im Sinne der Reizung der sensiblen Nerven und der Gefäßnerven, die zu einer Vermehrung der Durchblutungsenergie und damit zu einer Vermehrung der Entzündung führt; die negative Reaktion beruht auf einer Lähmung der sensiblen Nerven des Herdes. Ob die Herdreaktion positiv oder negativ ist, die Abheilung der entzündlichen Schwellung — insoweit sie zu kontrollieren ist — erfolgt immer in gleichem Tempo und das Endresultat ist nicht nachweisbar verschieden. Demnach ist die initiale Vermehrung der entzündlichen Erscheinungen für die Heilwirkung bei rheumatischen oder ähnlichen Gelenkserkrankungen ohne Bedeutung. Der Vorgang bei der Herdreaktion steht in Übereinstimmung mit den Angaben Weichardts von erregender und lähmender Wirkung der Proteinkörper. Es hängt aber nicht von der Menge des injizierten Stoffes ab, auch nicht von dem Stande der Krankheit, ob die Herdreaktion positiv oder negativ ist. Ebensowenig läßt sich die Art der Herdreaktion im Einzelfalle voraussagen. Nur stark aktive Vakzinen machen seltener negative Herdreaktionen.

Die Erklärung der positiven Herdreaktion durch lokale Anaphylaxie oder shockartige Vermehrung der Entzündungsvorgänge (R. Müller, Deutsche med. Wochenschr., 1918) trifft auf Gelenksprozesse und Neuritiden nicht zu. Die Entzündungsvorgänge kommen nicht plötzlich, sondern treten nach regelmäßigen Latenzzeiten ein, sind auch nicht hochgradig und laufen innerhalb der typischen Reaktionszeit der Abbauvorgänge ab. Nicht zu erklären ist mit Anaphylaxie und Shock die negative Herdreaktion, die prinzipiell keine andere Grundlage haben kann als die positive. In einem weiteren Abschnitte über Anwendungsgebiete und Organerkrankungen führt Döllken aus, daß der symptomatische Indikationsbereich der Milchtherapie viel größer ist als der kausale, der recht klein ist. Direkte bakterizide Einflüsse irgendwelcher Art fehlen. Gewisse Hinweise auf die Milchwirkung können in den Angaben von Landsteiner über die Absorption von Kasein auf Agglutinine gesehen werden. Des weiteren ist durch die Blutwirkung der Milch gegeben, daß die in der Eprouvette sich findende Hemmung auf lytische Vorgänge (Hemmung von Arachnolysin durch Milch, die Sachs nachwies) zum Verständnis der Wirkung herangezogen werden kann. Ätiotrope Wirkungen der Milchinjektion sind aber nicht nachzuweisen. Vor allem wirkt die Milch auf die blutbildenden Organe, nach 2—3 Injektionen auf Gelenksprozesse, und auch zum Gewebe des Auges scheint eine gewisse Affinität zu bestehen. Bei den Gelenksprozessen scheint die Wirkung der Milch auf die zelligen Elemente der Gelenke eine rasche Aktivierung des Protoplasmas und eine starke Resistenzerhöhung des Protoplasmas hervorzubringen. Die von L u i t h l e n gesehene Durchlässigkeitsverminderung der Gefäße sah D ö l l k e n auch bei der Milchverabreichung. Sie prägt sich in der Durchlässigkeitsverminderung der Gefäße aus, die ohne Änderung der Gerinnungszeit und der Blutplättchenzahlen auftritt. Auch die Vermehrung von Drüsen- und Muskelleistungen nach Milch ist hervorzuheben. So wirken Milch und Deuteroalbumosenlösung auf den Dünndarm ein, woraus D ö l l k e n die Behebung der Dünndarmverstopfung bei Dysenterie, die er wiederholt gesehen hat, erklärt. Auf die Sekretionsvorgänge der Leber wirken Milch und Deuteroalbumosen ein. Von Deuteroalbumosen sah er mit 0·05 am 3.—5. Tage injiziert, Verminderung oder ein Aufhören des Durchtrittes von Gallenfarbstoff in die Haut. Bei W e i l scher Krankheit kommt es innerhalb 24 Stunden zu einem Verschwinden des Ikterus. Auf den zellulären Apparat der Leber wirkt Milch gleichfalls ein und erzeugt bei Schleimhaut- und Hautblutungen eine Steigerung des styptischen Vermögens, ohne Änderung an den Gefäßen. Das vermehrte Auftreten von Thrombokinase aus der Leber fördert die Gerinnbarkeit, dabei sind die Gefäße, wie auch eine Blutung auf Reizung derselben zeigt, noch nach 30 Stunden vermehrt durchlässig. Weiters hat er mit Milch und Proteinkörpern Verschwinden der Albuminurie bei Grippen, Pneumonien, Paratyphus und Ikterus erzielt.

Zusammenfassend führt er aus, daß die Heterovakzinen nicht ätiologisch wirksam sind. Die Möglichkeit einer Produktion von spezifischen Antikörpern kann zwar nicht geleugnet werden, sie erfolgt aber in der Art von Verwandtschaftsreaktionen. Die Wirkung beruht auf der Organwirkung, indem Zellen aktiviert werden. Auf diesen Einwirkungen, und zwar auf das Gewebe der Dünndarmschleimhaut, beruht nach D ö l l k e n das Resultat des P f e i f f e r schen Versuches von gegenseitiger Immunisierung von Typhus und Cholera. Mehr noch als Heterovakzine lassen die Proteinkörper eine Vielheit von zellulären Reaktionen in den Zellen der kranken Organe entstehen. Die elektive Wirkung auf ganz bestimmte Organe und die Zellaktivierung der gesunden Zellen derselben lassen dieselben die Schädlichkeiten überwinden und eine normale Funktion gewinnen. Dabei akquirieren Zellen der befallenen Organe eine Resistenz, an der dann der Organismus teilnimmt. Auf diese führt D ö l l k e n die geringe Zahl von Nachschüben und Rezidiven zurück.

In einem Aufsatz über die therapeutische Wirkung der Proteinkörper, insbesondere die Behandung von Gelenkserkrankungen mit Kaseosan, Sanarthrit, Nukleinsäure und anderen Substanzen in der Deutschen med. Wochenschr., 1921, Nr. 5, führt M u n k eine Reihe von Erfahrungen mit der Proteinkörpertherapie aus.

Für die Wirkung der Proteinkörper scheinen physikalisch-chemische Vorgänge sowohl in den Körpersäften als in den Zellen von ausschlaggebender Bedeutung zu sein. Die physikalischen Vorgänge im Blutserum, Komplementverbrauch, Erhöhung der Agglutinintitre usw., bleiben nicht ohne erhebliche physikalische Rückwirkung auf die Organzellen. Einerseits werden denselben körperfremde Substanzen zugeführt, die chemische Reize bedingen und Reaktionen hervorrufen, anderseits kommt es durch die Agglutinationsvorgänge zu einer Veränderung der Dispersität der Säfte, Herabsetzung derselben, Störung der Oberflächenspannung, die auch auf die Zellen einwirkt. Durch diese kolloidalen Vorgänge im Serum befinden sich die Zellen in einem vollkommen veränderten physikalischen Milieu mit fortwährender Änderung des physikalischen Gleichgewichtes. In dieser Gleichgewichtsstörung, in der durch sie bedingten Zelländerung ist vielleicht auch die Grenze zwischen der heilsamen und schädlichen Wirkung der Proteinkörper, beziehungsweise der Reaktionsfähigkeit der Zellen gegeben. Bis zu einem gewissen Grade der Reversibilität kommt die Reaktion der Zellen einer stärkeren Vitalität gleich. Darüber hinaus kommt es zum Tod. In den Fällen, bei denen im Anschluß an parenterale Proteinkörperzufuhr der Tod eintritt, z. B. beim anaphylaktischen Shock oder Tuberkulintod oder auch in den Organen der auf der Höhe von Infektionskrankheiten Verstorbenen finden sich in den Organen physikalische Dekonstitutionen des Plasmas (tropfige Entmischung, A l b r e c h t). Bezüglich seiner Erfahrungen über die parenterale Therapie der Gelenkserkrankungen führt M u n k folgendes aus: Es wurde polyartikuläre infektiöse Arthritis in akutem, subakutem und chronischem Zustande behandelt, dann die infektiöse monartikuläre Arthritis der größeren Gelenke, dann die gonorrhoische Arthritis und tuberkulöse Arthritis, dann die genuine polyartikuläre Arthritis sicca, dann die Periarthritis destructiva mit oder ohne nachweisbare Destruktion der Gelenke, H e b e r d e n sche Knoten und die B e c h t e r e w sche Krankheit. Verwendet wurde hauptsächlich Kaseosan und eine $5^0/_0$ige Nukleinsäurelösung.

Das pyrogenetische Reaktionsvermögen hängt nicht von der Art der Gelenkserkrankung ab, sondern ist durch konstitutionelle Ursachen bedingt. Dasselbe gilt auch von den allgemeinen Reaktionen, ja selbst von der Beteiligung der Gelenke an diesen, der sogenannten Herdreaktion, soweit sich diese auf subjektive Empfindungen, Schmerzen usw. bezieht. Alle Substanzen verhalten sich gleich, darin stimmt er mit Z i m m e r, nicht aber mit D ö l l k e n überein. Nach einer Einspritzung treten Steigerung der Schmerzen, dann ein Nachlassen der Schmerzen ein. Die Bewegungen werden leicht und freier. Diese subjektive Besserung wird von den Patienten als gleichartig mit der Wirkung spontaner Fieberzustände erklärt. Wichtig ist, daß die Dauer der Besserung auch nach Ablauf der allgemeinen Reaktion nachweisbar erscheint. Außer dieser subjektiven Herdreaktion an den Gelenken finden sich objektiv nur die Wirkungen der vermehrten Beweglichkeit. Eine weitere objektiv nachweisbare Herdreaktion zeigt sich aber in der Abschwellung, Entspannung, dem Verschwinden von Deformitäten der Gelenke, die sich bis zu einer spontanen Einrenkung bei bestehenden Subluxationen erstrecken kann.

Bei frischen Formen der infektiösen Arthritis verwendet M u n k als bestes jeder anderen Art der Verabreichung überlegenes Mittel, die intravenöse Injektion von Argoflavin. Durch 2—4 intravenöse Injektionen von 20—40 cm³ der Lösung wird auch das Fieber selbst bei Endokarditis dauernd beseitigt Bei diesen exsudativen infektiösen Prozessen ist das Argoflavin den Proteinkörpern wesentlich überlegen. Dagegen geben die späteren chronischen Formen der infektiösen Arthritis das erfolgreichste Gebiet für die Proteinkörpertherapie ab. Die Allgemeinreaktion, namentlich die pyrogene Wirkung und darum die intravenöse Injektion, sind für den Erfolg notwendig. Er verwendet von vorneherein daher größere Dosen, 3—5 cm³ Kaseosan in 4tägigen Pausen. Gewöhnlich nach der 3. Injektion soll das Präparat gewechselt werden. 6—10 Einspritzungen werden gegeben. Daneben soll die lokale symptomatische Therapie (Jodvasogen, Rheumasan, Massage) fortgesetzt werden. An den größeren Gelenken ist die Einwirkung der Einspritzung stärker und dauerhafter als an den kleineren Gelenken. Bei gonorrhoischen Arthritiden verwendet er neben Argoflavin Artigon, intravenöse Einspritzungen sind der Allgemeinreaktion halber notwendig. Die Erfolge bei der genuinen primärchronischen Arthritis sind bedeutend geringer. Bei dem schleichenden fieberlosen Verlauf derselben — es handelt sich meistens um Arthritis sicca — hat er mit Kaseosan, Sanarthrit und anderen Proteinkörpern keinen Erfolg gesehen. Am meisten Erfolg sah er von Ovoglandol, von dem er die ersten 3 Einspritzungen intravenös, die späteren dann intramuskulär verabreicht. Mit denselben erzielte er eine wesentliche und anhaltende Besserung des Gelenksprozesses. Bei tuberkulösen Gelenksprozessen ist Tuberkulin besser, bei B e c h t e r e w scher Krankheit erzielte er durch intravenöse und subkutane Verabreichung von Proteinkörpern eine Besserung. Er hebt gegenüber Z i m m e r die stärkere Wirksamkeit der Allgemeinreaktion, die absichtlich hervorgerufen wird, hervor.

In einer experimentellen Arbeit: „Zur Frage der Bedeutung aspezifischer ergotroper Wirkungen des Serums bei der Heilserumtherapie bei Diphtherie" (Zeitschr. f. d. ges. exp. Med., Bd. 7, 1919) führt F. v. G r ö e r den Nachweis einer für den praktischen Zweck nicht wesentlich in Betracht kommenden aspezifischen Serumwirkung, die den ergotropen Wirkungen einzureihen ist. Ihr Wesen ist in der Beeinflussung der Reaktionsweise des Organismus, höchstwahrscheinlich in der Physiologie der Entzündung zu suchen. Diese ergotrope Wirkung ist nach v. G r ö e r an jedem biologischen Heilmittel neben der spezifischen parasitotropen und toxotropen zu unterscheiden. Aus den Versuchsresultaten der Arbeit ist für uns die Einwirkung von Pferdeserum auf die Diphtherietoxinhautreaktion am kindlichen Organismus, wie sie G r ö e r nach der Versuchsanordnung von S c h i c k durchführt, von Interesse. In den allerdings geringen Fällen (2), wo normales antitoxinfreies Pferdeserum in verschiedenen Dosen (einmal 16·5 g, einmal 30 g) teils vor, teils mit dem Diphtherietoxin und endlich auch nach der Einverleibung des Diphtherietoxin in die Menschenhaut eingeführt wird, geht hervor, daß antitoxinfreies Pferdeserum die spezifische Wirkung des Diphtherietoxins nicht aufzuheben imstande ist. Doch hat es einen vorübergehenden Einfluß auf die Entwicklung der Entzündungserscheinungen, und dieser äußert sich sowohl in der Verstärkung und Beschleunigung als auch in der Hemmung und Verzögerung der Entzündung. Unmittelbar auf die gleichzeitig mit der Serumeinverleibung oder kurz vorher einsetzende Entzündungsvorgänge wirkt die Serumzufuhr beschleunigend und verstärkend, nach Überwindung dieser negativen Phase aber sowohl retrospektiv als prophylaktisch gerade umgekehrt. Die prophylaktische Wirkung ist am deutlichsten. Mit großer Wahrschein-lichkeit handelt es sich um die Beeinflussung der Inkubationszeit der Entzündungserscheinungen. Das nach der Seruminjektion ein-verleibte Toxin beginnt später zu wirken, aber auch die trau-matische Reaktion der Serumeinspritzung kommt auch verzögert zur Entwicklung, so daß nicht — oder nicht nur der spezifische Inkubationsmechanismus, sondern auch die Latenzzeit des Entzün-dungseintrittes verkürzt, beziehungsweise verlängert wird. Ähnlich verhalten sich auch die einige Stunden vorher gesetzten Reak-tionen. Hier dürfte es sich nach G r ö e r weniger um direkte Ver-längerung der Inkubationszeit als um eine allgemeine Dämpfung der Entzündungserscheinungen handeln.

In seinen weiteren Ausführungen geht dann v. G r ö e r auf die von ihm eingeführte Bezeichnung „ergotrope Therapie" ein. Sie kann einerseits (und dafür entscheidet sich G r ö e r) in dem Sinne verwendet werden, als damit nur solche Vorgänge bezeichnet werden, welche denen bei der Typhustherapie mit Typhin wesens-gleich sind. Die Bezeichnung kann aber auch angewendet werden, wo wir durch alle möglichen Maßnahmen heterogener Natur irgendeine Änderung der Reaktionsweise des Organismus hervorrufen. Ich halte es aber für besser, diese Ausführungen von G r ö e r an einer anderen Stelle zu berichten, wo wir gleich an sie anschließend eigene Ansichten und Deutungen vorbringen können.

In einem weiteren Artikel „Zur Frage der ergotropen Therapie und der ergotropen Wirkungen" (Ther. Halbmonatsh., 1921, H. 23) nimmt F. v. G r ö e r zu dieser Frage in folgender Weise Stellung: Er findet, daß 1. eine klare Präzisierung der auf diesem Gebiete herrschenden Begriffe, 2. eine möglichst vollständige Klassifizie-rung der hierhergehörigen Erscheinungen, und 3. eine gut reprodu-zierbare Versuchsmethodik notwendig ist. Die ergotrope Therapie, deren Name von ihm 1917 geprägt wurde, ist nach ihm von einer Sterilisierung und einer aktiven Immunisierung des Organismus grundverschieden. Sie führt zu Vorgängen, deren Wesen jedenfalls in der Auslösung einer Umstimmung in der Reaktionsfähigkeit des Organismus zu finden ist. Er lehnt die Bezeichnung Proteinkörper-therapie mit S t a r k e n s t e i n ab und findet die Bezeichnung ergotrope Therapie um so mehr berechtigt, als er an der omnizellu-lären und omnihumoralen Wirkung festhält. Es paßt zu den anderen Bezeichnungen: parasitotrope, organotrope, sympto-matische, auch der Begriff „ergotrope" deshalb gut, weil er die funktionelle und energetische Seite der Therapie deutlich hervorhebt.

Nach ihm ist die Leistungssteigerung ebenso nur ein Symptom der ergotropen Therapie wie die Leukozytose und die Temperatursteigerung. Näher an das Wesen des Mechanismus kommt der B i e r sche Standpunkt, nach welchem die Erklärung der ergotropen Wirkung in der Entzündung zu suchen ist. G r ö e r findet, daß zwei Gruppen von Vorgängen hier eine große Bedeutung haben: 1. eine mehr oder minder explosive Entzündungssteigerung oder Provozierung; 2. die Folgen dieser Entzündung. Die Entzündung, lokale oder allgemeine, Fiebersymptome, ruft eine Schädigung des Organismus hervor. Der Entstehungsmechanismus sowohl des Entzündungsvorganges selber als noch mehr die Entstehung der Entzündungsfolgen ist uns noch ganz unbekannt. Die der Entzündung folgende Heilung (B i e r sche Heilentzündung) kommt nach G r ö e r dadurch zustande, daß der Organismus durch den Vorgang der Entzündung in einem Zustand des Refraktärseins oder Gleichgültigkeit gegenüber der Schädigung auslösenden Noxe versetzt wird. Der Mechanismus dieses Vorganges ist uns noch völlig unbekannt geblieben, stellt aber sicher eines der wichtigsten Probleme der allgemeinen Pathologie und der gesamten Medizin dar. G r ö e r führt hier das Beispiel an, warum ein Furunkel nach Abstoßung des Pfropfes zur Heilung kommt, während doch dieselben Mikroorganismen, die ihn hervorgerufen, noch in seinem gereinigten Grund sich befinden. Eine Erklärung dieses Vorganges wird auch die Lösung des Problems der wahren klinischen Immunität nach G r ö e r bringen. Es darf daher keines der verschiedenen Symptome, deren genetischen Zusammenhang wir noch nicht einmal ahnen, in den Vordergrund gestellt werden.

G r ö e r geht auf den launenhaften Charakter der Methode: neben glänzenden Erfolgen völlige Versager und eventuell auch Schädigungen, ein. Der Erfolg der ergotrop ausgelösten Vorgänge hängt nach G r ö e r von folgenden Faktoren ab: 1. Von der Natur des ergotrop gerichteten Eingriffes, dem Angriffspunkt der Schädigung und ihrem Entstehungsmechanismus. Dabei sind endogene und exogene Reize zu berücksichtigen. Unter den exogenen sind die durch Shockwirkung und die durch Sensibilisierung wirksamen zu betonen. Alle diese Einflüsse bedingen quantitativ und auch qualitativ verschiedene Reaktionen. 2. Von der angewandten Dosis, also von der Intensität der angewandten primären Schädigung. 3. Von der durch den Eingriff getroffenen Krankheitsphase. 4. Von konstitutionellen Faktoren. Ein Universalmittel gibt es bei der ergotropen Therapie nicht. Der Indikationsbereich muß erst experimentell präzisiert werden, notwendig ist dafür eine exakte Dosierung.

Im weiteren wendet sich G r ö e r gegen die Worte Resistenz- und Leistungssteigerung, weil sie den Nachteil haben, daß sie nur die positive Phase der ergotrop ausgelösten Erscheinungen betonen. Die Tatsache, daß sämtliche erreichten ergotropen Effekte zweiphasig verlaufen, sowohl eine positive als eine negative Phase erkennen lassen, ist nach G r ö e r ein höchst bedeutsames Moment. Er hat diese Erkenntnis experimentell demonstriert und auf ihre Bedeutung hingewiesen. Ihm scheint die von ihm gefundene Tatsache, daß durch normales Pferdeserum zuerst eine deutliche Entzündungssteigerung und dann eine Entzündungshemmung auftritt, von Bedeutung, weil sie uns erklärt, daß je nach der Phase der zu beeinflussenden Entzündung, in welche gerade die ergotrope Wirkung hineinfällt, einmal eine Steigerung, das anderemal eine Hemmung der Entzündung als Endeffekt der ergotropen Wirkung bei gleicher Dosierung und bei dem gleichen Individuum auftreten kann. Er hebt weiters hervor, daß unmittelbar auf den ergotropen Eingriff Leukopenie, Temperatursteigerung, Entzündungssteigerung, Gerinnbarkeitsherabsetzung des Blutes, gesteigerte Durchlässigkeit der Gefäße, Steigerung der lymphogenen, Herabsetzung der konstriktorischen Bereitschaft der Gefäße in nachweisbarem Maße auftreten, um dann dem Gegenteil aller dieser Erscheinungen Platz zu machen. Diese negative Phase kann nur dann glücklich überwunden werden, wenn sie nicht in die Erschöpfungsphase des zu beeinflussenden Krankheitsprozesses hineinfällt. Nach G r ö e r haben nun auch die Krankheitsprozesse einen zweiphasigen Typus, so daß es sich um ein allgemein gültiges biologisches Gesetz handelt. Der Umstand, ob der ergotrope Eingriff in die Reaktionsphase oder in die Erschöpfungsphase eintrifft, wird von Bedeutung sein. Bei passender Dosierung wird nur der zum Schlusse der Erschöpfungsphase angewandte ergotrope Eingriff eine optimale Wirkung auslösen, da nur dann seine eigene negative Phase überwunden werden wird. An die Anwendung zu einer richtigen Phase ist der Effekt der ergotropen Therapie gebunden.

Auch der konstitutionelle Faktor, den S c h m i d t betont, ist von Bedeutung. Nach G r ö e r ist er aber ein komplexer Begriff, der sowohl die individuelle Empfindlichkeit auf die primäre Schädigung als die Reaktion und Entzündungsbereitschaft betrifft. Der erste Teil kann an der Hautreaktion gemessen werden, der zweite Faktor, die individuelle Erfolgbereitschaft, d. h. die Fähigkeit, in der Nachwirkungsphase des ergotropen Eingriffes den optimalen Effekt hervorzubringen, kann auch bei der richtigen Dosierung in der entsprechenden Krankheitsphase den Endeffekt des ergotropen Eingriffes .minimal gestalten. Der Mißerfolg beruht darauf, daß keine neuen Kräfte und Energie zugeführt werden, sondern daß der ergotrope Eingriff als Peitschenhieb die vorhandenen Reserven mobilisiert. Sind diese erschöpft, nützt die Therapie nichts. Daher ist das frühzeitige Einsetzen der ergotropen Therapie bei Infektionskrankheiten und bei noch gutem Kräftezustande des Individuums notwendig. Daneben kommen noch Fälle vor, wo der mangelnde Erfolg auf eine Störung des Mechanismus der Entzündungsfolgen zurückzuführen ist. Der Vorgang selber ist noch unklar, möglich wäre, hier an eine Behinderung der Mobilisierung der vorhandenen Reserven oder an qualitative Insuffizienz derselben zu denken.

Weiters führt G r ö e r an, daß er das wesentliche Merkmal der ergotropen Therapie keineswegs in ihrer Aspezifizität sieht. Aus dem anfänglich überwiegenden Eindruck des irreführenden Begriffes der Aspezifität ist der nach G r ö e r unglückliche Begriff der Proteinkörpertherapie entstanden. Nach Ansicht G r ö e r s ist die Spezifizität der bisher bekannten Immunisierungsvorgänge nur ein Spezialfall der ergotropen Aspezifizität. Der Spezifizitätsbegriff muß revidiert werden, er darf vor allem nicht absolut sein. Die ergotropen Wirkungen können ebensogut auf spezifisch (im alten Sinne) als auch auf unspezifischem Wege entstehen.

Welcher Mechanismus der vorteilhafteste ist, ist nach G r ö e r eine andere Frage. Spezifische Ergotropie wird unter Umständen vorteilhafter sein, adäquater. Sie kann nicht ausschließlich parasitotrop, sondern sie kann auch organotrop (H e i l n e r s Sanarthrit) gedacht werden.

Das wahre Spezifitätsproblem, so schließt G r ö e r, liegt aber nicht im Entstehungsmechanismus des Shocks, der unmittelbaren Reaktion, beziehungsweise in dem Zustandekommen der Heilentzündung, sondern im Mechanismus der Entzündungsfolgen. Die Entzündungsfolge ist stets mit einer weitgehenden Spezifizität gegen die durch das Pathogen bedingte Schädigung verbunden. Während der völlig gesunde Organismus nur allgemein aspezifisch reagiert, reagiert der Kranke daneben noch mit einer spezifischen Reaktion gegen den Krankheitsprozeß und seine Ursachen. In den neuen Arbeiten der Autoren ist nach G r ö e r die Hervorhebung der ergotropen Komponente und die Feststellung, daß in allen Therapien ergotrope Nebenwirkungen mitspielen, das wichtigste Ergebnis. Das Prinzip der ergotropen Wirkungen wird nach G r ö e r auch auf andere Gebiete — Physiologie und Pathologie — ausgedehnt werden müssen. Die Versuche, welche auf die experimentelle Bearbeitung des Problems eingehen, müssen einerseits die Demonstration der ergotropen Effekte betreffen, anderseits die Analyse derselben. Für die das erste Ziel anstrebende Methodik ist das Herausfinden zuverlässiger Indikatoren der ergotropen Wirkungen das wichtigste. Die Messung der Leistungssteigerung nach W e i - c h a r d t ist sicher eine entsprechende. Die Methode der Entzündungsbeeinflussung sowie die Methode der Beeinflussung von Vergiftungsvorgängen sind andere Methoden, und zwar, da sie ein Syndrom und nicht ein Symptom der ergotropen Therapie betreffen, erfolgreiche Indikatoren der ergotropen Wirkungen. Die experimentelle Analyse wird sich mit der Analyse der primären Schädigung und der Entzündungsfolgen, und dann erst mit der Analyse der Entzündungsfolgen selbst, beschäftigen müssen. Für die erstere wird nach G r ö e r das ungeheure Tatsachenmaterial der Anaphylaxieforschung und der Forschung der aspezifischen Shockarten verwertbar sein. Die zweite hingegen wird sich mit der Erforschung der spezifischen und der aspezifischen Anaphylaxie beschäftigen. Sehr wichtige Aufschlüsse nach beiden Richtungen hin dürften nach G r ö e r von der Umdeutung und der Ergänzung der klassisch-klinischen Entzündungsanalysen, der vakzinalen Energie und Serumkrankheit von P i r q u e t sowie der Experimente H e r m a n n P f e i f f e r s zu erwarten sein.

In seinen eigenen sechsjährigen Untersuchungen über das Problem der ergotropen Wirkungen ist er von dem Standpunkt der funktionellen Identität des Wesens der ergotropen Wirkungen mit der Entzündung ausgegangen. Zuerst ist er zu einer klinischen und funktionellen Analyse der Hautentzündung geschritten, dann hat er die Wirkungen der lokalisierten Hautentzündung spezifischer und aspezifischer Natur unter dem Einflusse allgemeiner ergotroper Einflüsse untersucht. Nach dem Studium desselben Prozesses unter dem Einfluß der ergotropen Lichtwirkungen ist er dazu übergegangen, lokale ergotrope Wirkungen in ihrem Einflusse auf spezifische und aspezifische Entzündungsreize gegenüber der normalen Haut zu prüfen. Dabei wurden die ergotropen Schädigungen simultan mit dem probatorischen Entzündungsreiz verwendet oder ihm vorausgeschickt, und auf diese Weise die Wirkung quantitativ und qualitativ austitriert.

Die Methodik der pharmakodynamischen Hautuntersuchungen nach v. G r ö e r und H e c h t war ihm dabei von großem Nutzen, da ihr paralleles Verhalten ihm ein Maß in die Hand gab. Die Änderung der lymphagogen, vasokonstriktorischen und vasodilatatorischen Hautbereitschaft geht mit der ergotrop erreichten Allergie auch bei allgemeinen ergotropen Eingriffen Hand in Hand. P r o g u l s k i hat unter seiner Leitung festgestellt, daß nach intramuskulärer Milchinjektion bei gesunden Menschen und Tieren das Verhalten der Haut gegenüber Morphium (Lymphagoge) Adrenalin (Vasokonstriktion) und Koffein (Vasodilatation) zuerst eine kurzdauernde negative Phase zeigt, welche durch Ansteigen der lymphagogen, Herabsetzung der vasokonstriktorischen und Umkehrung der vasodilatatorischen Hautbereitschaft charakterisiert ist. Dem folgt die langdauernde positive Phase, welche sich durch Hemmung der Exsudation, erhöhte Vasokonstriktion und Rückkehr zur normalen Dilatationsbereitschaft auszeichnet. Nach v. G r ö e r liegt es nahe, diese funktionellen Veränderungen mit den Erscheinungen der Entzündungsbeeinflussung in kausalen Konnex zu bringen.

Gleichfalls auf einer unspezifischen Wirkung beruht die von K l i n g m ü l l e r eingeführte Terpentinbehandlung. In seiner ersten Veröffentlichung (Deutsche med. Wochenschr., 1917) über die Behandlung von Entzündungen und Eiterungen durch Terpentineinspritzungen führt derselbe aus, daß er zur Erklärung der Vakzinewirkung von Trichophytin bei Trichophytie Versuche mit anderen Stoffen, und zwar zunächst Krotonöl in kleinen Dosen, 0·01, in öliger Lösung machte. Da auch diese am Ort der Einspritzungen Zerstörungen des Gewebes und vorübergehende Infiltrate hervorriefen, zeigt sich mit ihnen auch ein heilender Einfluß auf die Wucherungen bei tiefen Trichophytien. Denselben hemmenden Einfluß auf die Eiterung konnte K l i n g m ü l l e r bei Furunkulosen und Gonorrhöen nachweisen, wo die Eiterung nach 24—48 Stunden nachzulassen pflegte. Er ist aber dann der geringen Reizwirkung halber zu Terpentinöl (20—40%ige in verschiedenen Ölsorten gelöst) übergegangen, von denen er 0·1—0·2 im Anfang intrakutan, der stärkeren Reizwirkung wegen, und später nur intramuskulär ad nates, beziehungsweise vereinzelt auch intravenös einspritzte. Nur in vereinzelten Fällen von gonorrhoischer Konjunktivitis und Gelenks- und Sehnenerkrankung ging er bis 0·4. Er injiziert einmal 0·2 oder 2—4mal in steigender Dosis 0·1, 0·15, 0·2 und wartet immer 3—5 Tage. In späterer Zeit (Dermatolog. Kongreß, 1921) verabreicht er eine 10%ige Lösung bis maximal 10 cm³ in die Gesäßgegend in der hinteren Axillarlinie bis tief auf die Beckenschaufel. Er läßt einen halben Tag im Bett liegen und sah dann unter 1000 Injektionen nur dreimal geringe Eiterungen. Selbst bei Nierenstörungen sah er keine Schädigungen. Weder Fieber noch örtliche Reizwirkung ist notwendig, um den vollen Effekt zu erzielen. Er sah günstige Wirkungen bei Gonorrhöe, bei Furunkulosis und Follikulitis, dann auch bei einzelnen Fällen von Infektionskrankheiten, bei Typhus exanthematicus. Auch eine örtliche Abnäherung an die Krankheitsherde hat er versucht, indem er bei gonorrhoischer Erkrankung des Handgelenkes Injektionen in den Vorderarm machte. Er verhindert Komplikationen der Gonorrhöe, nur bei der Gonorrhoea posterior ist Vorsicht am Platze.

Die Wirkung des Terpentins oder ähnlicher nicht spezifischer Stoffe ist nach K l i n g m ü l l e r zurzeit nicht zu erklären. Gewisse Vorstellungen sind möglich. Es wirkt bei den verschiedensten Formen bakteriellen und toxischen Gewebsveränderungen, also in jedem Falle unspezifisch. Eiterabsonderungen bei Gonorrhoea anterior, Konjunktivitis, Furunkulose versiegen nach mehreren Stunden fast vollständig. Die Wirksamkeit der intravenösen Verabreichung auch kleinster Dosen ohne Allgemeinerscheinungen, und ohne Beeinflussung des Blutbildes, ist hervorzuheben. Die Untersuchungen von H e i n z, die eine Leukozytenvermehrung im Knochenmark feststellen, sprechen für eine Wirksamkeit als spezifisches Anreicherungsmittel für die Leukozyten. K l i n g m ü l l e r kommt zum Schlusse, daß zu einer bestimmten Zeit nach der Einspritzung die krankheitserregenden Ursachen am Orte ihres Sitzes nicht mehr wie bisher das umliegende Gewebe zu beeinflussen vermögen und auch ihre chemotaktischen Fernwirkungen, z. B. auf das Blut, Knochenmark nicht mehr auszuüben vermögen. Nach K l i n g m ü l l e r handelt es sich also entweder darum, daß die am Krankheitsherde wirkenden Gifte durch Zuführung von Gegengiften unschädlich gemacht werden oder die Herauslockung von gewebsschädigenden Stoffen durch die Gegenwirkung des Terpentins ausgeschaltet wird.

Das Terpentin „lenkt ab“ oder führt die Zellvorgänge wieder in normale Bahnen zurück. Für die erstere Auffassung spricht nach Klingmüller nichts; die Verhinderung der örtlichen Wirkung bei Tuberkulin oder die Verminderung der Reizwirkung durch Lichtstrahlen nach vorheriger oder gleichzeitiger Terpentininjektion spricht für die zweite Wirkung. Das Terpentin soll die reaktionsauslösenden Stoffe verhindern, sich nach dem Krankheitsherde einen Weg zu bahnen. Die pathogenen Mikroorganismen sollen dadurch zu unschädlichen Schmarotzern gemacht werden. In diesem Sinne spricht die Verhinderung der gewebsschädigenden Wirkung der Gonokokken durch Terpentininjektion durch einige Tage. Klingmüller gibt zu, daß diese Erklärung nicht befriedigt. Es wird weiterer Klarstellungen und Erweiterungen unserer Kenntnisse auf dem Gebiete der Entzündungslehre bedürfen, um zur Klärung der Frage beitragen zu können. Der Autor selbst hebt die Ähnlichkeit der Terpentinwirkung mit der alten Haarseilmethode hervor.

In gleichem Sinne wie das Terpentin wirken andere dargestellte Präparate aus demselben, und zwar das Terpichin Karos (Fabrik Dr. Österreicher, Berlin), eine ölige Lösung von gereinigtem, entharztem und von Oxydationsprodukten befreitem Terpentinöl mit Chinin, welches intragluteal, 2 Injektionen wöchentlich bis jeden 2. Tag intra nates, gegeben wird. Die Befreiung des Terpentins von monozyklischen Terpentinkohlenwasserstoffen soll zur Verhinderung des Schüttelfrostes und zur Verhinderung des Auftretens von Infiltraten dienen. Der Autor Karo hebt Hyperleukozytosen als Folgeerscheinungen hervor. Therapeutische Wirkungen sollen namentlich bei Entzündungsprozessen am weiblichen Genitale und am Urogenitaltrakt auftreten.

In einer letzten Publikation (Deutsche med. Wochenschr., 1923, 21) führt Klingmüller ein neues, gereinigtes Terpentinpräparat — Olobintin, eine 10% ölige Lösung, in Phiolen zu $1{\cdot}1$ cm³, Riedel A. G., Berlin — in die Therapie ein. Es kann auch intravenös bis 2 cm³ langsam eingespritzt werden. Dabei tritt Hustenreiz, Schwindel. Übelkeit auf. Gegenwärtig erklärt er die

Terpentinwirkung als Folge einer Spaltung in ungiftige Verbindungen, die einerseits auf den Organismus im allgemeinen wirken, anderseits Organwirkungen auslösen (Blutbildung, Abwehrstofferzeugung, Bindung von Giften). Auch eine direkte Wirkung am Krankheitsherd besteht. Die Umstimmung im Organismus beeinflußt die Entzündung in heilendem Sinne. Die vielfachen Wirkungen funktionieren in regulatorischer Abhängigkeit voneinander, dabei sind in dem vorstehenden noch nicht alle Möglichkeiten erschöpft.

In einer Arbeit (Münchn. med. Wochenschr., 1922, Nr. 6) führt Döllken im Verein mit Herzger aus, daß das Problem der Proteinkörperwirkung ein humorales und ein zelluläres sei. Den injizierten Proteinkörpern kommt im normalen Organismus eine sehr ausgebreitete Gewebsaffinität und Organotropie zu, und zwar sowohl im Sinne einer Reaktionsfähigkeit als auch einer Bindung von Substanzen an Gewebsflüssigkeiten und Zelle mit und auch ohne Funktionsänderung. Es fehlt aber vorderhand der Beweis, daß die omnizelluläre Wirkung, wenn sie besteht, allein die Ursache des Heilvorganges an bestimmten Krankheitsherden darstellt.

Des weiteren führt Döllken aus, daß Proteinkörper erregend auf die zellulären Bestandteile des Blutes wirken (Bier). Nachweisbar ist im normalen Organismus ihre Reaktionsfähigkeit mit Gefäßen (Läven und Dittler), Muskeln, Drüsen (Weichardt), Knochenmark (E. F. Müller), gewisse Großhirnzentren im Sinne einer Leistungssteigerung, ferner nach Döllkens Untersuchungen auch mit dem parasympathischen Nervensystem, den Zentren der Atmung, der Gefäße, der Temperatur und mit dem Großhirn, indem sie Ruhe und Schlaf erzeugen. In den weiteren Ausführungen von Döllken vertritt derselbe die Annahme, daß eine adsorptive Bindung mit Gewebssäften für die Wirksamkeit von Giften den wesentlichen Faktor darstellt; Speicherung erfolgt keine. Jedes Gewebsadsorpt mit einem bestimmten Gift hat seinen besonderen Giftigkeitsgrad, seine besondere Qualität, sowie besondere Latenzzeit. Hier verweist Döllken auf Kokain, wo diese Annahme bereits bewiesen ist. Von einem Schema der Giftwirkung und Giftverteilung sind wir aber noch weit entfernt.

Aus den angeführten Beispielen läßt sich, da die Publikation den Charakter einer vorläufigen Mitteilung hat und eine ausführlichere Publikation der vielen Giftversuche mit Strychnin, Nikotin, Milch, Phenol, Chinin, Kokain, Morphium, Thebain noch nicht erschienen ist, wohl nur mit Sicherheit eine weitgehende Verallgemeinerung der S t a r k e n s t e i n schen Angaben über verstärkende und hemmende Wirkungen der Proteinkörper auf solche Vorgänge erschließen. Doch erscheinen hier Begriffe in einem ungewöhnlichen Sinne gebraucht. So bezeichnet D ö l l k e n schon innerhalb einer Stunde nach der ersten intravenösen Verabreichung von Proteinkörpern auftretende kurzdauernde, auch schwere bis tödliche neuerliche Vergiftungserscheinungen als Überempfindlichkeit, obzwar dieselbe nicht streng spezifisch (Gruppenreaktion?) ist. Es handelt sich hier und auch bei einer weiteren Reihe solcher Versuche D ö l l k e n s mit Giften um nicht charakteristische Vergiftungszustände, die wohl am ehesten durch physikalische oder biologische Momente erklärt werden können. Es scheinen hier Summationswirkungen von unmittelbaren Schädigungen durch artfremde Substanzen mit der Injektion von trüben und mit Niederschlägen versehenen Lösungen vorzuliegen, die dann insbesondere an bulbären Zentren weitgehende Shockwirkungen unübersichtlichen Charakters hervorrufen. Es scheint der ganze Mechanismus nach den bisher publizierten Daten nicht so weit klar, um die weitgehenden Schlußfolgerungen D ö l l k e n s aus ihnen prüfen zu können. Es wird daher erst eine ausführliche Publikation, mit Beispielen belegt, abgewartet werden müssen. Eine praktische wichtige Folgerung D ö l l k e n s möge hier nur verzeichnet werden, daß Proteinkörper nicht imstande sind, auf eine vergiftete Zelle beruhigend zu wirken, was von ihm gegen die Wirkung des einfachen Permeabilitätsfaktors bei den Vergiftungserscheinungen verwendet wird.

In ausführlichen Auseinandersetzungen geht Fr. R o l l y in der Münchn. med. Wochenschr., 1921, Nr. 27, p. 835, auf die moderne Reiztherapie ein.

In der Einleitung wendet er sich gegen die Benennung Proteinkörpertherapie, da wir auch durch Injektionen von nichteiweißhaltigen Reizkörpern, von Kolargol, Elektrargol, Argochrom, Gold, Terpentin, Jod, ganz ähnliche und zum großen Teile dieselben Wirkungen im Organismus erzeugen können, weshalb die Bezeichnung Reiz- oder Reizkörpertherapie entsprechender erscheint. Auch gegen das Wort Protoplasmaaktivierung wendet er sich, da es nur einen Teil der Reaktion darstellt, da ja nach Einspritzung von Reizkörpern auch das Gegenteil der gewöhnlichen Wirkung: eine Schädigung auftreten kann. Von den Ursachen der Wirkungen scheint ihm die Wirkung auf die **Leukozyten,** woraus sich die Wirkung der Seruminjektion, von Ameisensäure und Zinksäure erklärt, vor allem festzustehen. Er verweist des weiteren darauf, daß er im Jahre 1909 mit B ö t t c h e r in einer Veröffentlichung mitgeteilt hat, daß man Mäusen durch Injektion von normalem Serum eine beträchtliche Erhöhung ihrer Resistenz gegen Pneumokokkeninfektionen verleihen kann. Er hat weiters im Jahre 1912 auf dem Naturforscherkongreß eigene unspezifische Wirkungen von Diphtherieserum, und weiters die Wirkung des D e u t s c h m a n n schen Serums als eine Wirkung des normalen Serums, respektive der in demselben vorhandenen Eiweißkörper bezeichnet. Er weist des weiteren darauf hin, daß man die P i r q u e t schen Hautreaktionen und die intrakutanen Reaktionen durch Injektion von beliebigen Eiweißkörpern verändern kann. Ein negativer Pirquet kann positiv werden durch Kaseosaninjektion. Diese parallele Erscheinung zu der von ihm gefundenen Änderung der P i r q u e t schen Reaktion und auch anderer Hautreaktionen gegenüber Bakterientoxinen während Infektionskrankheiten ist hier hervorzuheben. Er wies weiter in diesen Publikationen darauf hin, daß die kutane Überempfindlichkeit nicht denselben Gesetzen folgt wie die allgemeine, und demnach mit der allgemeinen und auch der der einzelnen Organe nicht auf eine Stufe gestellt werden darf. Auch ihre Stärke zeigt keinen Parallelismus. Es können verschiedene Hautpartien bei demselben Menschen einen verschiedenen Grad der Empfindlichkeit zeigen. Von den Eiweißkörpern, die gegenwärtig im Vordergrunde des Interesses stehen, erscheint ihm die Milch in sterilem Zustande in Ampullen unter dem Namen Ophthalmosan (Sächsisches Serumwerk Dresden) zwecks intramuskulärer auch täglicher Injektion, weiters die entfettete Milch zum Zweck intravenöser Injektion unter dem Namen Aolan in sterilen Ampullen zu 10 cm³ und Xifalmilch, bestehend aus steriler Milch mit einer Zugabe von aus Saprophyten hergestelltem Bakterieneiweiß, zweckmäßig; weiters das Kaseosan in Ampullen zu je 1 cm³ $= 0.05$ Kasein, das intravenös von $^1/_4$—1 cm³, intramuskulär von $^1/_2$ bis zu 10 cm³ steigend, verwendet wird. Vakzineurin und verschiedene Vakzinepräparate, gewöhnliches Pferdeserum und auch steriles, defibriniertes Eigenserum wirken entsprechend ähnlich.

Die Injektion solcher Mittel wirkt auf den Organismus in der Weise, daß zwei Wirkungen unterschieden werden müssen, eine Allgemeinwirkung mit Fieber und nachfolgender Euphorie, mit Hebung des Appetits, des Körpergewichtes; alles dies aber nur bei einer Reihe von Patienten, lange nicht bei allen. In Bezug auf die Heilwirkung einer Temperatursteigerung verweist R o l l y auf alte eigene Untersuchungen hin, bei welchen nachgewiesen wurde, daß bei der Mehrzahl der in mäßige Hyperthermie versetzten Tiere die Temperaturerhöhung günstig auf den Verlauf der Erkrankung einwirkte. Die Produktion der Agglutinine, der Antitoxine, Bakteriolysine und auch die Phagozytose der Leukozyten nahm zu, so daß Heilwirkungen in höherem Maße als Schädlichkeiten bei mäßigen Temperatursteigerungen nachzuweisen waren. Dementsprechend findet R o l l y die Verwendung der genannten Eiweißkörper namentlich dort für erfolgversprechend, wo nur geringe Temperatursteigerungen von der Einspritzung bestehen, bei torpiden und ohne stärkere Körperreaktion verlaufenden Prozessen. Im Blutbefund erscheint ihm nach Untersuchungen eine Steigerung der Lymphozytenzahl bei günstiger Wirkung von Bedeutung. In einem Teil der Fälle kommt es neben der Allgemeinreaktion noch zu einer lokalen Reaktion des krankhaften Gewebes. Dieselbe ist in jeglichem krankhaft-entzündlichen Gewebe möglich, da daselbst eine gewisse Bereitschaft zu einer Verstärkung der Entzündung bei Reizwirkungen besteht. Für die Reizwirkung der Heilentzündung ist eine genaue Dosierung notwendig. Namentlich bei der Lungentuberkulose scheint es aus Untersuchungen von W e i c k s e l schwer, die reizende und schädigende Dosis auseinanderzuhalten. Bei niedriger gleichzeitiger Lymphozytenzahl, bei hoher Leukozytose soll die Injektion kontraindiziert sein. R o l l y erklärt, daß er bei sehr hohem akuten Fieber und gleichzeitig bestehender hoher Leukozytenzahl (neutrophiler Leukozytose) niemals injiziert. Bei chronischen Prozessen wird eher ein Erfolg zu erwarten sein. Seiner Meinung nach sollen wir zuerst versuchen, mit unseren bewährten alten Heilmitteln zum Ziel zu gelangen. Tritt keine Besserung ein, so ist dann erst ein Versuch am Platze. Im Anschluß an die Untersuchungen von F r e u n d und G o t t l i e b sieht er das Wesen der bei der Proteinkörpertherapie ausgelösten Vorgänge höchstwahrscheinlich gleichfalls in der endogenen Entstehung von Zerfallsprodukten. Seiner Meinung nach sind die unter normalen Umständen zerfallenden Zellen des Organismus und die dadurch entstandenen Zerfallsprodukte als Reiz für verschiedene Organfunktionen notwendig. Bei Vermehrung dieses Zerfalles kommt es zu den beschriebenen Veränderungen und Reaktionen im Organismus. Damit wäre auch die Reaktionslosigkeit von Säuglingen, bei denen die jungen und lebenskräftigen Zellen nicht in dem Maße zerfallen, erklärt.

In einer weiteren Publikation in der Münchn. med. Wochenschrift, 1923, Nr. 5, behandelt R o l l y den therapeutischen Effekt von lokalen Entzündungen und Abszeßbildungen bei Sepsis. Er berichtet darin, daß er durch multiple Abszesse, die durch subkutan verabreichtes Argochrom bei schweren puerperalen Sepsiserkrankungen zustandekamen, in 2 von 3 Fällen eine Genesung der mit Sicherheit verloren gewesenen Patienten erreicht hat.

Zur Erklärung dieses Verfahrens, das wir, wie B i e r in einer Erwiderung an R o l l y ausführt, auf uralte Vorgänge, wie sie mit den Derivantien und Revulsiva durchgeführt wurden, zurückführen können, wurden schon, wie B i e r ausführt, in einer Reihe von Fällen therapeutische Versuche unternommen. Entgegen den alten Mitteln von den einfachen hautrötenden bis zur Chlorzinkpasta, der Noxe, der Fontanelle, dem Haarseil und dem Glüheisen, wurde im Jahre 1891 von F o c h i e r (Thérap. des infec. bact. général, Lyon Méd., August 1891, Nr. 34) der „Fixations"abszeß eingeführt. Es sollten in dem künstlichen Abszeß die das Blut verunreinigenden Stoffe, Bakterien und Gifte festgehalten und abgefangen werden. Es wurde von den verschiedensten Seiten festgestellt, daß die Fixationsabszesse fast regelmäßig steril waren und nur selten Bakterien in geringer Zahl enthielten. C h a n t e m e s s e führt die Wirkung auf Leukozytose, F o c h i e r auf die Wirkung von erzeugten Antitoxinen zurück. Die Leukozytose soll aber durch die Fixationsabszesse nicht erhöht werden. F o c h i e r erzeugte seine künstlichen Abszesse zuerst durch Einspritzung von Chininum sulfuricum und Arg. nitricum, später, weil diese Mittel zu schwach und deshalb unsicher waren, von Terpentinöl. Andere verwendeten Krotonöl.

Bezüglich der Wirksamkeit von lokalen Entzündungs- und Abszeßbildungen auf Allgemeininfektionen, beziehungsweise in Rücksicht auf den Mechanismus der Wirksamkeit derselben, macht

R o l l y auf seine Tierversuche an Mäusen aufmerksam. Bei der
an diesen Tieren durch Einimpfung von Pneumokokken zustande
gekommenen Pneumokokkenbakteriämie, die ausnahmslos tödlich
endet, gelingt es, eine Verlängerung der Lebensdauer solcher
Tiere zu erzielen, wenn sich mit subkutanen Injektionen von Argochrom, Terpentin und ähnlichen Mitteln lokale Entzündungen und
Eiterungen einstellen. Gleichfalls in diesem Sinne spricht, daß
das Blut solcher Tiere gelegentlich auch wieder bakterienfrei
wird, was bei Kontrolltieren nicht der Fall ist. Weiters hebt
R o l l y hervor, daß durch vorausgegangene Entzündungen und
Nekrosen im Unterhautzellgewebe eine nach 2 und 4 Wochen versuchte Impfung mit Pneumokokken ohne Erfolg blieb. Die betreffenden Mäuse blieben am Leben, während sämtliche Kontroll-
tiere starben. Auch diese Versuchsergebnisse sind nicht konstant,
die seltenen positiven Ergebnisse aber unter den Umständen trotzdem sicher. R o l l y weist darauf hin, daß er schon im Jahre 1909
mit Frl. B ö t t c h e r Versuche darüber ausführte (Deutsches
Arch. f. klin. Med., 98); er konnte schon damals nachweisen, daß
Pneumokokken-Rekonvaleszentenserum bei der Pneumokokken-
sepsis der Mäuse, ebenso wie normales Serum, eine Erhöhung der
Resistenz gegenüber bestehenden und folgenden Infektionen bewirkt. Es gelingt durch die Injektion von normalen Seris, mit
Pneumokokken infizierte Mäuse, und zwar sogar nach der Injektion
der 10—40fachen tödlichen Dosis am Leben zu erhalten. Diese
Erfahrungen, sowie die dem Praktiker bekannte Tatsache, daß
eine Sepsis, sobald sie sich lokalisiert und dieser Eiter sich entleeren läßt, eine bessere Prognose gibt als eine solche ohne Lokalisation, lassen R o l l y eine Wirkung dieser lokalen Entzündungsprozesse auf den Allgemeinorganismus bei Sepsis annehmen.

In der Analyse des Wirkungsmechanismus schließt R o l l y
zuerst die Wirkung des Argochroms selber aus. Die bei lokalen
Entzündungsprozessen folgende Hyperleukozytose kann günstig
wirken, ebenso die lokale Bildung eines Entzündungsprozesses
durch Einschmelzung von Körpergewebe. Durch diese Zerfallsprodukte des Gewebes kann es zu einer Umstimmung der Zellen
des Organismus kommen. R o l l y erwähnt, daß er Veränderungen
an der Haut während des Bestehens von durch Argochrom und
Salvarsan hervorgerufenen· lokalen Entzündungsprozessen sah,
indem in dieser Zeit negative Pirquet - Reaktionen bestanden,
während vorher und nachher· positive Reaktionen sich einstellten.

Es handelt sich also um eine veränderte Reaktion der Körperzellen und insbesondere der Haut während der Zeit solcher lokalen
Entzündungen. Es wird nun notwendig sein, nach R o l l y die
Gesetze dieser veränderten Reaktionsfähigkeit aufzufinden. Wir
sind allerdings unter diesen Umständen gezwungen, uns der Untersuchungen zu erinnern, die von R o l l y angestellt worden sind.
Aus ihnen geht hervor, daß eine erhöhte Reaktionsfähigkeit der
Haut nicht mit einer solchen des ganzen Körpers einhergehen
muß. Es sind sicher komplizierte Verhältnisse, da ja auch R o l l y
zeigen konnte, daß unter gewissen Bedingungen das Hautzell-
gewebe weniger empfindlich, die Zellen des übrigen Organismus
stark empfindlich sein können. R o l l y weist darauf hin, daß in
neuerer Zeit eine veränderte Empfindlichkeit — Allergie und Anergie — im Experiment und in der Praxis nicht nur am Haut-
zellgewebe, sondern auch an allen Organen nach Einführung blutfremder Substanzen nachgewiesen wurde. So weist er auf die von
O e l l e r berichtete Tatsache hin, daß bei allergischen Tieren in
die Blutbahn eingeführte Bakterien viel rascher verschwinden als
bei nicht vorbehandelten Tieren. Er weist hier auf die Untersuchungen F r e u n d s und G o t t l i e b s hin, daß unspezifische
Reizinjektionen von Kaseosan, von arteigenem Eiweiß, ja sogar
schon ein gewöhnlicher Aderlaß in geeigneter Dosierung die Erregbarkeit vegetativer Organe erhöhen kann. Sie wirken auf die
Nervenapparate, und zwar in der Weise, daß die Wirkung von
langer Dauer war und bis zu 2 Monaten anhielt. Auch diesbezüglich weist R o l l y darauf hin, daß seine Versuche über die Wirkung
lokaler künstlicher Entzündungen und auch die ehemaligen Versuche mit Seruminjektionen mit Frl. B ö t t c h e r im Jahre 1909
ein ähnliches Verhalten der länger anhaltenden Reaktionsände
rung nachgewiesen haben. Die lange Dauer der veränderten
Erregbarkeit will er nicht auf ein langes Verbleiben im
Körper, sondern auf Veränderungen zurückführen, die der einmalige, durch Zerfallsprodukte des Eiweißes gesetzte Reiz im
Körper auslöst. Es kann nun Allergie der Zellen, aber auch Anergie
entstehen. Es kann auch eine Schädigung der Zellen, ja sogar der
Tod der Zellen die Folge sein. Dies ist auch der Grund, warum er
die Bezeichnung Protoplasmaaktivierung ablehnt, da sie geeignet
ist, falsche Vorstellungen hervorzurufen. Aus diesem Grunde will
auch R o l l y vor der P o n d o r f schen Impfung, wo eine lokale
Entzündung der Haut hervorgerufen wird, um damit eine allge-

meine Reaktion im Organismus zu erzielen, sowie vor dem B a u n schei d t schen Verfahren warnen. R o l l y hebt hervor, daß er auch Sepsisfälle gesehen hat, wo Einspritzungen von Kaseosan direkt schädlich gewirkt haben, bei anderen war eine günstige Wirkung nicht zu verkennen. Ein plausibler Grund für die verschiedene Reaktion ließ sich nach ihm nicht auffinden.

R o l l y hebt weiters hervor, daß die künstliche Abszeßbildung im Unterhautzellgewebe einen günstigen Einfluß auf die Bakteriämie ausüben könne, indem eine Menge von Bakterien aus der Zirkulation abgefangen und nachher durch die Inzision einen Weg nach außen finden. In einem seiner Fälle wurde tatsächlich bei der Abszeßspaltung einer Unmasse Streptokokken im Eiter der Ausweg aus dem Körper eröffnet. Es ist klar, daß die Wirkungsweise derartiger Vorgänge eine verschiedene sein kann, und daß es von dem Grade der Gewebsveränderungen, die nicht überall einen gleich hohen Grad erreichen müssen, abhängen muß, was für eine Wirkung sowohl die Behandlung mit Reizkörpern als auch mit der künstlichen Setzung von lokalisierten Entzündungen und Eiterungen haben wird. Als Resultat seiner Maßnahmen hebt R o l l y hervor, daß damit die Tatsache als erwiesen erscheint, daß nach künstlich gesetzten oder auch natürlich entstandenen Entzündungen und Eiterungen im Unterhautzellgewebe eine, längere Zeit dauernde Reaktionsänderung der Zellen des Organismus eintritt, mag diese Änderung nun zur Heilung oder Verschlechterung des Krankheitszustandes führen. Er hält dafür, daß solche künstliche Entzündungen bei solchen Sepsisfällen mit infauster Prognosis, wo wir mit anderen Heilmitteln nicht zum Ziel gelangen, anzulegen seien. Ich möchte hier hinzufügen, daß auch meine eigenen Erfahrungen in einer Reihe von Fällen schwerer Sepsis und Pyämie in dem Sinne einer günstigen Wirkung von Terpentinabszessen sprechen. Durch Injektion von 2 cm³ reinem Terpentin in den Rectus cruris haben wir in solchen Fällen einen in zirka 4—5 Tagen reifenden Abszeß erzielt, mit dessen Eröffnung das Fieber sowie das schwere Krankheitsbild nach vorheriger Besserung sich zurückbildete. In allerletzter Zeit ist F r i e d e m a n n (M. m. W. 1923, 38) auf Grund von Erfahrungen hauptsächlich an puerperalen Sepsisfällen zum Schlusse gekommen, daß auch dieses Verfahren nichts nütze. Es ist wahrscheinlich, daß das Moment der Fortdauer des Infektionsherdes bei puerperaler Sepsis diese differenten Resultate erklären kann.

Zusammenfassende Darstellung der Wirkung der Proteintherapie. A. Theoretischer Teil.

Charakteristika der Proteinkörpertherapie.

Der Besprechung der Proteinkörpertherapie werden neben den im vorstehenden wiedergegebenen Berichten über die experimentellen und klinischen Untersuchungen verschiedener Autoren auch noch die zusammenfassenden Darstellungen über das Gebiet von Kaznelson, Schmidt, Klaus und Petersen zugrunde gelegt werden. Es wird sich vor allem darum handeln, die allgemeinen charakteristischen Momente der Therapie hier zu besprechen, die eine Abgrenzung der Therapie einerseits von anderen Therapieformen ermöglichen und anderseits uns das allgemeine Wesen derselben erkennen lassen. Wir werden dann aus gewissen Merkmalen derselben Richtlinien für unsere Auseinandersetzungen gewinnen.

Das von Schmidt zuerst angeführte Moment der Unspezifizität der Maßnahmen, das zur Abgrenzung gegenüber den thera peutischen Maßnahmen der Immunitätswissenschaft, der Verwendung von Heilseris, angeführt wird, ist für die Abgrenzung gegenüber den Maßnahmen der spezifischen Behandlung bei Infektionskrankheiten und Infektionszuständen wohl geeignet. Hier wird die Spezifizität, beziehungsweise Unspezifizität der Maßnahmen bei Verwendung von Bakterien und Bakterienprodukten klar zutage treten; es wird sich aber ergeben, daß auch hier dieser Begriff ein gradueller ist, indem nämlich Gruppenspezifizitäten bei Verwendung verwandter Bakteriengruppen auftreten können. Wir müssen das Moment der „Mitagglutination" als Ausdruck einer gewissen Verwandtschaft zwischen dem schuldtragenden und dem eingeführten Agens ansehen, und damit ist der Begriff einer relativen Spezifizität verbunden.

Anders wird es bei anderen krankhaften Zuständen mit der Unspezifizität der Maßnahmen beschaffen sein. Wenn man dem Gedanken eines Schuldtragens abnormer Eiweißzersetzung für die Pathologie gewisser Zustände nachhängt, so wird die Wirkung der Einführung eines Proteinkörpers in den Organismus, insbesondere, wenn es sich um weit abgebaute Eiweißkörper, wie Albumosen handelt, nicht mehr der Scheidung zwischen unspezifisch und spezifisch in so leichtem Maße unterliegen können. Nimmt

man nun gar. Maßnahmen an, welche, ohne selbst Eiweißkörper zu
sein, auf dem Wege des Zerfalles von körpereigenem Eiweiß
wirken, so kann ein ähnliches Moment, wenn nicht gar das gleiche
Moment bei der therapeutischen Maßnahme wirken als das,
das die Krankheitsursache darstellt. Wenn wir die Wirkung von
Proteinkörpern auf einen pädatrophischen Säugling oder auf eine
hämorrhagische Diathese, eine Konstitutionsanomalie oder Dys-
krasie betrachten, so ist es möglich, daß, wenn die Proteinkörpertherapie durch Wirkung von Eiweißabbauprodukten ihre Wirkung
ausübt, es sich um einen gleichen Vorgang handelt wie derjenige
ist, welcher die Ursache der Krankheit darstellt. Wir kommen also
zu dem entgegengesetzten Gedanken, den S c h m i d t ausgesprochen hat, wir könnten annehmen, daß scheinbar unspezifische
Wirkungen eigentlich in spezifischen Momenten ihre Ursache haben,
entgegen dem Vorgang S c h m i d t s, der spezifische Wirkungen
auf unspezifische Momente (Tuberkulin = Proteinkörpertherapie)
zurückführt. Außerdem werden wir bei den Eiweißkörpern auch
noch einer anderen Spezifizität begegnen, die ich als Organspezifizität bezeichnen möchte. Wir sehen nämlich, daß gewisse
Momente, die auf eine gleiche Abstammung von Eiweißprodukten
schließen lassen, hier eine Bedeutung gewinnen. So finden wir,
daß Kuhmilch insbesondere auf die Milchsekretion wirkt und auch
anderes Drüseneiweiß (Kasein) speziell die Drüsensekretion beeinflußt. Die Artspezifizität spielt hier eine geringere Rolle.

Ein zweites Moment, das S c h m i d t zur Charakterisierung
der Proteinkörpertherapie anführt, ist die Erkenntnis der prinzipiellen Gleichartigkeit scheinbar ganz heterogener Einwirkungen
und der Umstand, daß diese Gleichartigkeit trotz weitgehender Abweichungen in der Form durch weitgehende Substituierbarkeit
(„offenbar wechselseitige") bewiesen wird. Dieser Faktor verdient
sicher eine große Bedeutung nach jeder Richtung. Es ist aber hervorzuheben, daß diese Substituierbarkeit sich nicht auf Eiweißkörper allein bezieht — die Frage nach der Ursache kann hier
wegfallen —, sondern daß auch Nichteiweißkörper hier verwendet
werden können. Dieses Moment könnte imstande sein, die Recht-
mäßigkeit der Bezeichnung Proteinkörpertherapie, vorausgesetzt.
daß mit ihm das auslösende Moment bezeichnet werden soll, zu
widerlegen. Wenn von S c h m i d t die Bezeichnung „indirekte
Proteinkörpertherapie" hier eingeführt wird, so beinhaltet diese
Bezeichnung eine Änderung des Bezeichnungsmodus, indem nicht

mehr das auslösende Agens, sondern das im spätern in Wirksamkeit tretende bezeichnet wird. Von diesem Standpunkt aus wird als allgemeinere Bezeichnung der Ausdruck „Kolloidtherapie“ vorzuziehen sein. Im übrigen wird es sich auch ergeben, daß in praxi der Substituierbarkeit nicht die Häufigkeit zukommt, als es vorderhand scheint, und daß, je mehr unsere Erfahrungen fortschreiten werden, ja schon nach unserem gegenwärtigen Stande der Kenntnisse, eine um so größere Mannigfaltigkeit von nichtsubstituierbaren Wirkungen infolge bestimmter spezifischer Affinitäten bei den verschiedenen Agenzien sich ergibt und ergeben wird.

In weiteren Ausführungen wird hier das zur Charakterisierung der Proteinkörpertherapie von Claus verwendete Moment der mangelnden ätiotropen Wirkung im engeren Sinne besprochen werden müssen. Es wird sich hier wieder zweckmäßig erweisen, Infektionskrankheiten von den anderweitigen Zuständen getrennt zu betrachten. Die Wirkung auf die Krankheitsurheber — Bakterien — läßt eine direkte ätiotrope Wirkung für die meisten Substanzen wohl nicht erkennen. Wir müssen uns aber darüber klar werden, daß, wie insbesondere Starkenstein ausgeführt hat, auch für chemotherapeutische Einwirkungen aus geringen Wirkungen in vitro eine Wirkung in vivo nicht erschlossen werden kann. Wir sehen vielmehr selbst bei der intensiven Einwirkung von Arsenkörpern auf Trypanosomen keinen vollkommenen Parallelismus zwischen der Wirkung in der Eprouvette und im Tierkörper. In noch geringerem Maße wird es bei den Bakterien möglich sein, gewisse Wirkungen indirekter Natur bei der Wirkung im Körper auszuschließen. Wenn es sich auch nicht um direkte bakterizide Wirkungen handelt, so sind doch gewisse physikalisch-chemische Veränderungen imstande, solche unmittelbare rasch eintretende Wirkungen bei der Proteinkörpertherapie hervorzurufen. Ich möchte da auf die Angaben Hollers, der nach intravenöser Deuteroalbumoseninjektion im Blute die Typhusbazillen prompt verschwinden sah, hinweisen. Auch der von Weichardt aufgestellte Begriff der physikalischen Immunität bei Streptokokken wird hier berücksichtigt werden müssen. Wir müssen aus diesen Momenten doch nicht nur eine Beeinflussung der Reaktion des Organismus, sondern auch eine Beeinflussung des ätiologischen Faktors der Infektionszustände annehmen. Bei andersartigen Krankheitszuständen als Infektionskrankheiten ist eine ätiotrope Wirkung bei lokalen Affektionen nicht in diesem Maße anzunehmen, wenigstens liegen

Hinweise auf solche direkte Wirkungen, insoweit wir sehen, noch nicht vor. Es wird aber möglich sein, daß einer der verschiedenen Faktoren, die durch die Proteinkörper beeinflußt werden, gerade in diesem Falle der hauptwirksame ist und damit auch eine gewissermaßen primäre ätiologische Wirksamkeit der Maßnahmen, z. B. bei der Gerinnungsförderung, in Wirksamkeit gesetzt wird.

Weiters hat C l a u s das Fehlen einer spezifisch organotropen Wirkung, d. h. Wirkung auf bestimmte Organe bei den Proteinkörpern hervorgehoben. Selbst wenn man auf die Wirkung am Blut und an dem blutbildenden Organ als Eingangspforte, beziehungsweise unmittelbare mit der Eingangspforte zusammenhängende Gewebe verzichtet, so sind doch eine Reihe von organotropen Wirkungen für die Proteinkörpertherapie schon feststehend (D ö l l k e n). Vor allem ist ein Gewebe in hohem Grade beeinflußbar, und das ist das Drüsengewebe. Da zu diesem Drüsengewebe auch die Leber gehört, die ja eine Reihe von Einflüssen auf den Organismus ausübt, so sind durch organotrope Veränderungen eine Reihe von Wirkungen auf den Körper in genügendem Maße festgestellt, die für den Mechanismus der Wirkung der Proteinkörpertherapie nicht vernachlässigt werden dürfen. Andere organotrope Wirkungen der Proteinkörper auf das Auge, auf den Darm sind gleichfalls nachzuweisen und dürften ihren Grund in bestimmten geweblichen Strukturen, beziehungsweise noch in anderen Momenten, die später besprochen werden sollen, haben. Es wird sich also diesem angeführten angeblich charakteristischen Moment der Proteinkörpertherapie gegenüber kein anderer als ein verneinender Standpunkt einnehmen, und die Aufstellung dieses Momentes sich wohl nur aus dem Streben, den allgemeinen Vorgang gegenüber kleinlichen von anderen Autoren angeschuldigten Momenten in den Vordergrund zu stellen, erklären lassen.

Weiters wird als Charakteristikon der Wirkung der Proteinkörpertherapie hervorgehoben, daß sich bei ihr eine typische Phasenwirkung, und zwar eine positive und negative Phase unterscheiden lassen. Wir werden diesbezüglich wieder uns klar machen müssen, daß wir solche angebliche Phasenwirkungen sowohl im Allgemeinzustand als auch bei lokalen Prozessen einer genaueren Analyse unterwerfen müssen, bevor wir sie als charakteristisch anerkennen. Vor allem ist die deutliche negative Phase, das Tal jenseits der Höhe, nicht vom Gipfel aus anzusehen, sondern vom Normalzustand. Es wird dann das scheinbare Extrem in der entgegengesetzten Richtung sich nicht immer als wirkliche negative Phase erweisen. Wir können uns Phasenwirkungen erklären, wenn Substanzen im Überschuß verbraucht werden und danach ein Mangel am Bildungsmateriale auftritt, wir können uns weiters durch die Schwankung bei der Nervenwirkung nach erhöhter eine verminderte Erregbarkeit als Erschöpfungsreaktion vorstellen, wir müssen aber fordern, daß die beiden Phasen demselben direkten Moment ihre Entstehung verdanken und nicht, wie es sich für viele Wirkungen nachweisen läßt, verschiedenen Ursachen. Es kann sich z. B. zeigen, daß die erste Phase bei der Sekretion des Magens einer Nervenwirkung entspricht, die zweite Phase einer direkten Wirkung physikalisch-chemischer Natur der Eiweißkörper. Wir können dann eine solche Phasenwirkung nicht als charakteristisch für den ganzen Prozeß betrachten, weil das gegenseitige Abhängigkeitsverhältnis der beiden Phasen fehlt. Es kann sich dann herausstellen, daß eine Phase überhaupt nicht auftritt, während die andere Phase deutlich hervortritt. Es ist also als Charakteristikon der Proteinkörperwirkung die Phasenwirkung nicht unmittelbar und in jedem Falle zu bezeichnen.

Als weiteres Charakteristikon der Wirkung der Proteinkörpertherapie geht insbesondere aus den Ausführungen von S c h m i d t der bestimmende große Einfluß, den die Körperkonstitution, vielleicht besser der Körperzustand, der die Körperreaktion bedingt, auf den Heilungsprozeß ausübt, hervor. Diesbezüglich ist hervorzuheben, daß es sich eigentlich um nichts prinzipiell Verschiedenes handelt. Wir sehen auch bei anderen therapeutischen Maßnahmen eine ähnliche bedingende Einwirkung gewisser allgemeiner Eigenschaften. Es wird hier immer wieder der Vorgang der Reaktion auf gewisse innere Vorgänge zurückgeführt und wir hören da neben allgemeinen Ausdrücken, wie Vitalisierung der Lebensprozesse und Umstimmung des Organismus einzelner Autoren, von M u c h „die Belebung der unabgestimmten Immunitätskräfte" als Grundlage der Reaktion des Organismus bei der Proteinkörpertherapie hervorgehoben. Demgegenüber bedeutet wohl der Vorgang W e i c h a r d t s, einen Ausdruck einzuführen, hinter dem wenigstens etwas Greifbares liegt, der W e i c h a r d t sche Begriff der Protoplasmaaktivierung, einen gewissen Fortschritt. Allerdings darf er nicht in der Weise gebraucht werden, wie es in den Ausführungen von C l a u s, die wir anschließend wiedergeben, geschieht. Nach diesem ist der ganze Körper verändert, „jeder

Muskel und jede Nervenfaser wird zur erhöhten Aufmerksamkeit und möglicherweise zur notwendigen Abwehr angespornt, so daß durch die parenterale Eiweißeinfuhr jede einzelne Zelle erregt und zur Tätigkeit angespornt wird". Dies geschieht nach C l a u s dadurch, daß die einverleibten Eiweißstoffe abgebaut werden und durch die Spaltprodukte die Protoplasmaaktivierung mit ihren Folgen hervorgerufen wird. „Auf alle Fälle ist es eine Allgemeinwirkung." Daß diese Auseinandersetzungen nicht den Tatsachen entsprechen, wird wohl dem Leser der früheren Ausführungen, insbesondere aus den Angaben S e i f f e r t s klar werden. Demgegenüber finden wir in den Ausführungen von G r ö e r für die Wirkung von Eiweißkörpern beim Typhus einen ganz entgegengesetzten Vorgang als wirksam abgehandelt, ein Vorgang, der einer Reaktionshemmung, also dem Gegenteil einer Aktivierung entspricht.

Wenn weiters S c h m i d t als Charakteristikum der Proteinkörpertherapie die parenterale Einverleibung „eines Etwas" bezeichnet und annimmt, daß für den Effekt weniger die Qualität der Injektion als die mit Umgehung von Darm und Leber parenteral und parahepatal erfolgende mehr oder minder brüske Einverleibung „eines Etwas" überhaupt das Charakteristische ist, so ist dieses Moment, wie sich aus den Analysen des Vorganges bei der Osmotherapie ergibt, sicher nichts Charakteristisches und allein der Proteinkörpertherapie Zukommendes. Das Charakteristikum könnte nur darin gesehen werden, daß unter diesen Umständen gerade bei der Proteinkörpertherapie der Reizfaktor besonders in den Vordergrund tritt. Es ist aber hier darauf zu verweisen, daß auch vom Darm, wie die Ausführungen von Z i m m e r und P r e u ß lehren, proteinkörperähnliche Wirkungen zu erzielen sein sollen.

Als letztes Charakteristikum der Proteinkörpertherapie führt S c h m i d t die Stellung der ganzen Therapie als Teil der allgemeinen Therapie, die einen ungeheuer weiten Indikationsbereich hat, und deren Maßnahmen unter die Exzitantien und Roborantien zu subsumieren wären, an. Wenn weiters S c h m i d t hervorhebt, daß sie als Allheilmittel, ähnlich wie die Hydro-, Klimato- und Elektrotherapie anzusehen sei, so läßt sich das nur aus der gegenwärtigen Unklarheit des ganzen Vorganges erklären und wird wohl in Zukunft mit der Klarstellung des ganzen Wirkungskomplexes und des Indikationsbereiches der Therapie eine Einschränkung erfahren und die Stellung der Indikation eine schärfer umschriebene werden.

Proteinkörperwirkung bei akuten Infektionskrankheiten.

In den oben gepflogenen Auseinandersetzungen über das allgemeine Wesen der Proteinkörpertherapie sind wir in den Ausführungen von G r ö e r über die Wirkung der Typhinbehandlung beim Typhus einem von den anderen Erklärungsversuchen der Proteinkörpertherapie differenten und dabei doch gut charakterisierten Prinzipe begegnet, daß wir dasselbe für kurze Zeit als Leitmotiv unserer Auseinandersetzungen wählen möchten. Es wird also die Wirkung von Proteinkörpern bei akuten Infektionskrankheiten und Infektionszuständen als zunächst zu besprechendes Kapitel sich anschließen. Aus der Analyse der Wirkung bei den beststudierten Vorgängen beim Typhus und Scharlach werden dann vielleicht allgemeine Schlüsse auf die Wirkung der Proteinkörper bei einer größeren Anzahl von akuten Infektionskrankheiten gezogen werden können.

An einem Fall von Typhus abdominalis treten als äußerlich sichtbare und auch in der Größe abschätzbare Reaktionserscheinungen des Körpers auf die bestehende Krankheit, die Temperatursteigerung, die Blutveränderung (Leukopenie, Fehlen der Eosinophilen) und das spezifische Agglutinationsvermögen auf. Außerdem mögen hier als Symptome der lokalen Erkrankung der Milztumor, sowie als Ausdruck des Grades der Erkrankung der gelingende Nachweis der Bazillen im Blute hervorgehoben werden. Die Veränderungen im Darme, der bakterielle Stuhlbefund werden uns daneben als Ausdruck der bestehenden Lokalerkrankung, beziehungsweise deren Intensität dienen.

Durch eine intravenöse Einverleibung von Proteinkörpern (Typhusvakzine, Typhin, Deuteroalbumosen) stellt sich nun in einer größeren Prozentzahl der Krankheitsfälle, und zwar namentlich im Anfangsstadium der Erkrankung (2. Krankheitswoche) ein prompter Rückgang der obigen als Reaktionserscheinungen des Körpers bezeichneten Symptome: ein Rückgang der Temperaturerhöhung nach vorübergehender reizender Einwirkung, ein Rückgang der Leukopenie, das Auftreten von Eosinophilen, ein Gleichbleiben oder auch ein Verschwinden der Agglutination ein. Daneben gehen die Allgemeinerscheinungen zurück, die Delirien als toxische Erscheinung und die nervöse Erregung als Reaktionssymptom auf die toxische Einwirkung. Dabei handelt es sich um die gleiche Zeit, nicht um eine vollkommene Abheilung des Prozesses, insoweit als der spezifische Darmprozeß noch einige Tage fortdauert; bei spezifischer Behandlung allerdings (Typhusvakzine und Typhin) kommt auch derselbe in beschleunigtem Tempo zur Abheilung. Die am Darme auftretenden Veränderungen prägen sich auch in dem Negativwerden des bakteriologischen Stuhlbefundes aus. Die vollkommene Rückbildung des Lokalprozesses wird durch das Verschwinden der Darmsymptome und des Milztumors in den nächsten Tagen signalisiert. Bei spezifischer Behandlung bilden sich auch die Agglutinine zurück oder sie bilden sich nicht neu, falls sie bis dahin nicht bereits vorhanden waren. Das differente Verhalten der Agglutinine bei spezifischer und nichtspezifischer Behandlung, wo sie doch noch gebildet werden, ist auf den Umstand zurückzuführen, daß bei spezifischer Behandlung der Darmprozeß rascher abheilt und damit die Agglutinationsbildung nicht fortschreitet. Für diese Bedeutung des Lokalprozesses für die Agglutination sprechen die Befunde von Coronini (Wr. klin. Wochenschr., 1915, Nr. 21), die bei Eröffnung von perichondritischen Prozessen typhöser Natur einen raschen Rückgang der Agglutinationsbildung nachweisen konnte.

Bei intramuskulärer Verabreichung von Milch sowie von Typhin tritt dieser Vorgang der Reaktionsverminderung langsamer ein, aber auch hier fallen die Allgemeinreaktionen auf toxische Einwirkung, das Fieber und die Blutveränderung in den nächsten Tagen weg und die Agglutinationskurve bleibt gleich. Es handelt sich dabei nicht um eine Lähmung des Temperaturregulierungszentrums, sondern nur um eine Unempfindlichkeit desselben gegen das Typhustoxin, denn eine anderweitige Komplikation (Angina, Gröer, Parotitis, eigene Beobachtung) sowie direkte Versuche, Temperatursteigerungen hervorzurufen von Zupnik, Müller und Leiner sowie von Fleckseder zeigen, daß die Fieberreaktion gegen anderweitige toxische Einwirkungen fortbesteht. Dabei zeigt sich, daß aber die Reaktionsvorgänge an der Darmschleimhaut, die die Heilung des Darmprozesses bewirken, bei der spezifischen Behandlung im Gegensatz zu den anderen Reaktionserscheinungen in beschleunigtem Tempo vor sich gehen. In einer weiteren Anzahl von Fällen finden wir bei Typhuserkrankungen durch Proteinkörper bloß eine Herabsetzung der Reaktion auf die toxische Einwirkung, und damit verminderte Allgemeinerscheinungen mit einer gewissen Temperaturherabsetzung einhergehend. Bei Typhusseptikämien läßt sich ein Einfluß auf die Allgemeinerscheinungen nicht nachweisen, die Typhusbazillen im Blute, die unter anderen Umständen bei intravenöser Verabreichung rasch verschwunden sind, bei intramuskulärer Verabreichung langsam binnen 5 Tagen aus dem Blute verschwinden, bleiben in dem Blute weiter vorhanden; während eine gewisse Einwirkung auf den lokalen Darmprozeß bis zu einem gewissen Grade wahrscheinlich ist, lassen sich Heilvorgänge an dem Gesamtbilde nicht nachweisen.

Die in den Ausführungen von G r ö e r berichtete Reaktionshemmung, für die ich da aus klinischen Daten weitere Anhaltspunkte erbracht habe, ist wohl unverkennbar, und auch der von G r ö e r gezogene Vergleich mit einer Reaktionshemmung durch Rezeptorenverlust scheint den Verhältnissen vollkommen zu entsprechen. Wir können nur am lokalen Prozesse, und zwar bei spezifischen Maßnahmen etwas, was mit einer Protoplasmaaktivierung in Zusammenhang gebracht werden könnte, nachweisen, sonst trägt der Gesamtprozeß im Gegenteil den entgegengesetzten Charakter, und zwar den einer auch durch unspezifische Eingriffe ausgelösten Hemmung eines Reaktionsprozesses im Organismus unverkennbar an sich. Dieses verschiedenartige Verhalten auf eine veränderte lähmende Wirkung von großen Dosen (etwa Typhustoxin) gegenüber kleinen erregenden nach W e i c h a r d t zu beziehen, ist wohl wegen der nur spezifischen Unempfindlichkeit nicht möglich. Es kann auch eine verstärkte Wirkung am entzündlichen Gewebe, wie sie B i e r und Z i m m e r hervorgehoben haben, uns die veränderte Wirkung an den beiden Faktoren, Allgemeinwirkung und Lokalprozeß, nicht erklären. Wir können wohl die Wirkung am Darmprozeß mit einer spezifischen Wirkung des Typhuseiweißes in Zusammenhang bringen; der Allgemeinvorgang wird aber auch durch unspezifische Einflüsse hervorgerufen.

Beim Scharlach läßt sich die Wirkung der Proteinkörpertherapie, wenn wir die Schilderungen von S c h u l t z (Therap. Monatsh., 1918, Nr. 1) hier der Darstellung zugrunde legen, ungefähr folgendermaßen darstellen: In den ersten 3 Krankheitstagen, seltener am 4. Krankheitstage, läßt sich an mittelschweren, schweren und schwersten Krankheitsfällen — leichte werden nicht berücksichtigt — durch Rekonvaleszenten- und Normalsera gemischt, am besten bei Verabreichung von größeren Dosen von Serum intravenös in 58—64% der Fälle, bei 40—60 cm³ sogar in 78% ein durchgreifender Erfolg erzielen. Der durchgreifende Erfolg besteht in einem Temperatursturz um 2 Grad, Rückgang der Allgemeinerscheinungen unter Schüttelfrost und gelegentlichem Kollaps, oder doch wenigstens intensiver und nachhaltiger Tiefer-stellung der Temperaturkurve. Pferdeserum soll nach Preising und Moog eine analoge Wirkung nicht auslösen. Bezüglich der günstigen Einwirkung auf den Lokalprozeß, wie Scharlachangina. sind die Autoren verschiedener, differenter Meinung, bald wird eine Wirkung gesehen, von anderen Autoren wieder nicht.

Als weiteres Beispiel einer Einwirkung auf Infektions-zustände möchte ich nach den Ausführungen Werners (Wr. klin. Wochenschr., 1915) auch die Wirkung von Typhusvakzine (25 Millionen Keime) auf septikopyämische Prozesse, durch Streptokokken hervorgerufen, anführen. Bei Fällen, wo der bakteriologische Befund im Blute negativ, dasselbe also wahr-scheinlich steril ist (gradueller Begriff) und wo der Palpations-befund keine schwere Veränderung in der Umgebung des Uterus nachweisen läßt, wurde die Temperaturkurve und der Allgemein-befund günstig beeinflußt. Lokale Exsudate zeigten keine Ein-wirkung auf die Resorption, Fälle mit größerer Eiteransammlung oder positivem Blutbefund zeigten keine typischen Einwirkungen auf die Temperatur und den Allgemeinzustand. Auch hier gingen die Beeinflussungen mit Schüttelfrost und Kollapsen einher, welche sich aber durch Exzitantien soweit beherrschen ließen, daß aus-gesprochene Schädigungswirkungen nicht auftraten. Hierher gehört auch noch die Kaseosanwirkung bei puerperalen Infektionen, wie sie von Lindig durchgeführt wurde.

Weiters wären hier noch gewisse, von einzelnen Autoren (Holler) gesehene therapeutische Wirkungen der Deuteroalbu-mosen bei anderen akuten Infektionskrankheiten, so bei Typhus exanthematicus, sowie die Beeinflussungen der Temperatur und des Körperzustandes bei Dysenterie (nach Döllken und von den Velden) und endlich gewisse temperaturherabsetzende Wirkungen von Seruminjektionen (meistens Autoseruminjektionen bei Pneumonie, Luithlen und von den Velden) zu be-richten. Hervorgehoben soll hier besonders werden, daß wir bei Typhus exanthematicus als auch bei Dysenterie besonders eine frühzeitige Einwirkung zu erfolgreichen Wirkungen führend hervorgehoben finden.

Es ergibt sich also bei einer Reihe von akuten Infektionskrankheiten und Infektionszuständen durch Proteinkörpereinwirkung ein Vorgang, den wir am besten als mehr oder minder abortive Beeinflussung des Krankheitsprozesses bezeichnen können. Mit diesen Einwirkungen, die mit einer gewissen, und zwar ziemlich hohen Prozentzahl von Erfolgen bei den einzelnen akuten Krankheitsformen rechnen können, werden andere vereinzelte Wirkungen, die außerdem in ihrer Bedeutung überschätzt werden, nicht verglichen werden können. Es handelt sich im folgenden um die Ausführungen von E n g l ä n d e r (Wr. klin. Wochenschr., 1915, 25, 45, 1916, p. 82); die in einem Falle von Typhus in der 3. Woche durch intravenöse Einfuhr von 300 cm³ physiologischer Kochsalzlösung gelungene Beeinflussung im Sinne einer Temperatursteigerung sowie eines am nächsten Tag auftretenden Temperaturabfalles wurde von dem Autor als spezifische Heilwirkung durch Kochsalzlösung gedeutet. Für diesen Fall ist wohl eine solche Wirkung eines kritischen Temperaturabsturzes und plötzliche Krankheitsänderung im günstigen Sinne nicht im entferntesten mit den obigen Beobachtungen in Zusammenhang zu bringen, um so mehr, wenn wir insbesondere berücksichtigen, was sich aus den Ausführungen P a l t a u f s, der bei symptomatisch behandelten Fällen in der 3. Woche 22 % der Fälle rasch entfiebern sah und bei der Gesamtzahl von Typhus 8 % in gleicher Weise rasch beendet findet, ergibt. Es wäre ja möglich, daß an der Besserung und Entfieberung des einen Typhusfalles der von S a h l i angegebene, vom Autor E n g l ä n d e r aber nicht zitierte Vorgang der Ausspülung des Körpers mit physiologischer Kochsalzlösung an der Entgiftung teilhatte. Solche Reaktionen in der 3. Typhuswoche können aber auch durch symptomatische Mittel, insbesondere aber auch durch ein kühles Bad hervorgerufen werden. Wenn wir in den anderen Ausführungen E n g l ä n d e r s hören, daß andere Typhusfälle nach der gleichen Maßnahme, 300 cm³ Kochsalzlösung intravenös infundiert, in 5, 9 und 12 Tagen entfiebern und weiters hören, daß auch bei Erysipel, wo von 3 Fällen einer rasch entfiebert, von der gleichen Maßnahme Wirkungen von dem Autor gesehen werden, so lassen sich solche von subjektiven Gesichtspunkten aus angenommene Wirkungen keineswegs mit unseren gesetzmäßigen und scharf umschriebenen Beeinflussungsbildern in einem Atem nennen.

14*

Bezüglich der Einwirkung auf den Fieberzustand ist ein gewisser Unterschied bei der unspezifischen Vakzinewirkung (Mäusetyphusvakzine) an den verschiedenen Fieberformen von Zupnik, Müller und Leiner konstatiert worden, indem sie deutlich ausgeprägt fanden, daß bei Rekurrens, Exanthematikus und Malaria die Temperaturwirkung ausbleibt, es sich also nach ihnen um ein hartes Fieber handelt. Dem gleichen Umstande verdankt wohl die von den Autoren hervorgehobene Tatsache, daß bei Rekurrens und Malaria mit fiebererzeugenden Mitteln nach dem Temperaturabsturz keine so hohe Temperaturerhöhung zu erzielen ist als bei Gesunden, ihre Entstehung. Für Typhus abdominalis trifft das letztere nicht zu.

Wir müssen also das auslösende Moment für alle diese therapeutischen Wirkungen in der parenteralen Einverleibung von Eiweißkörpern sehen und dementsprechend diesen Vorgang als wirksames Moment einem Erklärungsversuch unterziehen.

Es handelt sich hier um einen im Prinzip ähnlichen Vorgang, wie wenn bei Infektionskrankheiten spontan eine andersartige akute Infektionskrankheit hinzutritt, so z. B. in dem Falle von Zupnik, Müller und Leiner, wo durch einen interkurrenten Malaria tertiana-Anfall ein Typhus kritisch endgültig entfiebert und auch geheilt wird. Dasselbe Prinzip tritt uns übrigens in der alten von Cantani zugeführten Bakteriotherapie entgegen, die allerdings nur auf experimentelle Tierinfektionen beschränkt blieb. Von diesen Einflüssen auf akute Infektionskrankheiten leitet der von Pirquet und Schick hervorgehobene Satz von der durch Serum hervorgerufenen Serumkrankheit als leicht zu studierender Infektionskrankheit über die von Bier und Schmidt gleichfalls hervorgehobene Ähnlichkeit von Proteinkörperwirkungen mit der von Infektionskrankheiten zu der gleichzustellenden Proteinkörperwirkung bei Infektionskrankheiten hinüber.

In einer von dem Hamburgerschen Gedanken (Wr. klin. Wochenschr., 1909), daß Beeinflussungen, wie sie zwischen Masern und anderen Infektionskrankheiten bestehen, auch sonst für Infektionskrankheiten gelten, geleiteten Arbeit, kommen Benjamin und Witzinger (Zeitschr. f. Kinderheilk., Bd. 2 und 3) in großangelegten, auch experimentell gestützten Untersuchungen zur Feststellung des für uns überaus wichtigen Begriffes „der Konkurrenz der Antigene". Sie gehen von der von ihnen gefundenen Tatsache der Mitigierung einer Scharlachinfektion durch

eine prophylaktische Seruminjektion aus. Bei der Analogie, die
nach ihnen zwischen Infektion und Anaphylaxie besteht, haben
die Autoren auch experimentell bei Meerschweinchen und Kaninchen den Einfluß eines zweiten Antigens auf die Anaphylaxiebildung nach Seruminjektionen untersucht. Desgleichen wurde
die mit der Anaphylaxie parallel gehende Präzipitinbildung untersucht. Sie finden, daß nicht nur eine prophylaktisch gegebene,
sondern auch ein intermediär verabreichtes, zwischen den beiden
Injektionen der sensibilisierenden und der intravenösen Probe-
dosis am 9. Tage verabreichtes zweites Antigen imstande ist, selbst
den maximalen Vorgang des anaphylaktischen Todes zu verhindern. Mit der D o e r r - R u ß schen Versuchsanordnung, am 5.
und 6. Tag, nicht mehr aber am 7. und 8. Tage, nach der ersten Injektion gegeben, sind sie sogar imstande, schwerere Krankheitserscheinungen der Tiere durch Anaphylaxie, auch beim Meerschweinchen zu verhindern. Die gleiche, von P f e i f f e r und
M i t a (Zeitschr. f. Immunforschung, 1909), in noch höherem Maße
bei einer anderen Versuchsanordnung gesehene Wirkung auf die
Anaphylaxie, die sich übrigens auch in den Versuchen von S ö -
r e n s e n und F r i e d b e r g e r an Bakterienwirkungen ausprägt, läßt die hemmende Wirkung des zweiten Antigens auf die
Bildung von Reaktionskörpern erkennen. So fand F r i e d -
b e r g e r, daß die mit Typhus und Cholera zur gleichen Zeit
immunisierten Tiere nur den 40. Teil des Immuntitres für Cholera
gegenüber den Kontrolltieren feststellen lassen. In ausführlicher
Analyse finden nun B e n j a m i n und W i t z i n g e r die Ursache
dieser hemmenden Wirkung in einer Hemmung der Bildung von
Reaktionskörpern sowie in einem Komplementschwund. Auch eine
Hemmung der Bindung zwischen Antigen und Antikörper erscheint
ihnen aus den Versuchen von P f e i f e r und M i t a bis zu einem
gewissen Grade wahrscheinlich. Als Erklärungsversuch erwähnen
sie die Annahme, daß durch die Beschäftigung mit dem einen
Antigen die mit dem anderen sich abspielenden Vorgänge eine
Beeinflussung erfahren. Als Ort der Beeinflussung kann nach ihnen
nur die Zelle selbst in Betracht kommen. Der vom ersten Antigen
ausgehende Reiz müßte nach den Autoren in ähnlicher Weise wie
F r i e d b e r g e r sich denkt, dann nicht nur zur Nachbildung und
Abstoßung der ihm entsprechenden Rezeptoren führen, sondern
auch vielleicht indirekt die Bildung anderer Gruppen beeinflussen.
Die Autoren versuchen auch in einem klinischen Teil dieses Prinzip

der Beeinflussung der Reaktion auf ein Antigen durch ein anderes
an dem Einfluß, den zwei „Reaktionskrankheiten" (M o r o) aufeinander ausüben, zu untersuchen. Sie erbringen an einer Reihe
von derartigen Krankheiten, und zwar Serumkrankheit, Masern,
Vakzination, Keuchhusten, Tuberkulose und Scharlach eine Reihe
von klinischen Befunden, die auf solche Beeinflussungen hindeuten.
Dieser, von B e n j a m i n und W i t z i n g e r als biologisches
Gesetz bezeichnete Vorgang der „Konkurrenz der Antigene",
dessen Grenzen zu fixieren sie (wie sie ausführen) Abstand nehmen,
scheint mir nun in weitem Maße geeignet, auch das Verhalten der
Proteinkörper im kranken Organismus und ihre Wirkung auf denselben bei akuten Infektionskrankheiten zu erklären. Es werden
hier vor allem das zeitliche Verhältnis der Einverleibung der
Proteinkörper, die als zweites Antigen fungieren, die Größe der
Dosis und endlich noch die Faktoren der Intensität der Krankheit
und des lokalen Prozesses sowie die Reaktionsfähigkeit des
Organismus eine bestimmende Rolle für die Wirkung spielen. An
den Allgemeinerscheinungen am Krankheitsbild werden sich Wirkungen ergeben können, die wohl gesehen und gefühlt, nicht aber
eigentlich abgeschätzt und in Worte gekleidet werden können.
Die hemmende Wirkung auf die Reaktionserscheinungen bei
Typhus, Scharlach und auch bei Dysenterie bei frühzeitiger Anwendung der Proteinkörper wird wohl dem gleichartigen Vorgang
der ausgesprochen hemmenden Wirkung des zweiten Antigens
auf die Anaphylaxie bei zeitiger Verabreichung im Tierexperiment
in hohem Maße gleichen.

Es kommt hier vielleicht noch ein Moment in Frage, dessen
Tragweite allerdings nicht abgeschätzt werden kann und das ist,
daß wir auch sonst durch Einverleibung desselben Antigens unmittelbar nach der Verabreichung in der sogenannten negativen
Phase eine Abnahme der Reaktionskörper auftreten sehen. Diese,
von S ö r e n s e n auch im Experiment nachgewiesene Erscheinung
wird in ihrer Bedeutung und in ihrer Übertragbarkeit auf die
Pathologie der Infektionskrankheiten vorderhand nicht klar sein.

Es muß aber hinzugefügt werden, daß außer dieser Auslösung
eines abortiven Verlaufes einer Infektionskrankheit auch noch
eine andere Wirkung von Proteinkörpern, und zwar etwa im Sinne
einer Anregung der Gegenkörperbildung auftreten dürfte. Inwieweit diese Form der Reaktion im klinischen Bild hervortritt, das
zu ermessen, wird nur dem subjektiven Empfinden des beob-

achtenden Arztes anheimgestellt werden müssen. Ich möchte diesbezüglich auf die Wirkung von Infektionskrankheiten und Proteinkörper — die vorstehenden Ausführungen werden die Nebeneinanderstellung der beiden Begriffe bis zu einem gewissen Grade erlaubt erscheinen lassen — auf ein Reaktionsprodukt im Körper, die Agglutininbildung hinweisen. Ich setze als selbstverständlich voraus, daß die Bedeutung der Agglutininbildung nicht in dem Sinne gebraucht werden soll, aus der Agglutination etwa einen Schluß auf die Schwere des Krankheitsbildes oder eine Besserung desselben zu ziehen; ebenso kann ich einen Schluß aus dem Fehlen oder der Größe der Agglutination auf die Körperreaktion im allgemeinen nicht annehmen; es soll nur vielmehr allein der Einfluß von solchen Momenten, Infektionskrankheiten und Proteinkörperwirkung, als Hinweis auf die Einwirkung auf eine der vielen Reaktionen des Körpers auf die Krankheit gebraucht werden. Diesbezüglich geht aus den Ausführungen F l e c k s e d e r s (Wr. klin. Wochenschr., 1916, 641) hervor, daß in einer gewissen Zahl von Fällen durch anderweitige Krankheiten eine Vermehrung des Typhusagglutinins (vorwiegend durch Typhusimmunisierung ausgelöst) erfolgt. Dasselbe geschieht bei den Patienten durch Proteinkörperinjektionen, aber selbst bei der am sichersten wirkenden Deuteroalbumose auch nicht in der Hälfte der Fälle. Durch andere Infektionskrankheiten (Fleckfieber, Diplokokkenpneumonie und Erysipel) kann es auch zu einer Hemmung der Agglutininwirkung kommen. Dieselbe wird bei Typhusagglutininen durch Komplikationen (Angina, Phlegmone oder Gelenksrheumatismus) rasch hervorgerufen. Auch beim Typhus abdominalis selber finden wir Hinweise, daß solche Reaktionsbeschleunigungen auch an anderen Reaktionen sich nachweisen lassen; so nimmt nach G r o t e (Z. f. ärztl. F., 1919, 24) die Leukopenie nach Milchinjektion von $47^0/_0$ auf $60^0/_0$ zu.

Wir sehen also durch den Eintritt eines zweiten Antigens oder einer Infektionskrankheit einen allerdings nicht bedeutungsvollen Reaktionsvorgang im Körper einmal im Sinne einer Förderung oder auch im Sinne einer Hemmung beeinflußt werden. Wir können daraus wohl den Hinweis entnehmen, daß es sich auch bei den anderen Wirkungen von Proteinkörpern bei Infektionskrankheiten um ähnliche Vorgänge entgegengesetzten Charakters handeln kann. Ebenso wie hier das Auftreten von anderen Infektionskrankheiten nach der Zeit der Intensität und nach der Reaktionsfähigkeit des Organismus kann auch die Proteinkörpereinfuhr sich je nach dem Zeitpunkt des Eintrittes dieses Momentes in den Erscheinungskomplex in verschiedenen Wirkungen, im Sinne einer Hemmung oder Förderung auch von einer Reihe von Reaktionsvorgängen nicht bloß der Agglutininbildung äußern.

Hier wäre insbesondere auf die günstige Wirkung, die E. F. Müller (Münchn. med. Wochenschr., 1920, Nr. 47) mit Aolan bei der Maul- und Klauenseuche erhielt, hinzuweisen. Bei Versuchen an 3000 Rindern schloß sich im Anfangsstadium eine Restitutio ad integrum an. Am Lokalbefund, den gewöhnlich nach 3 Tagen platzenden Blasen, zeigte sich anderseits schon nach 24 Stunden der gleiche Vorgang, und der Demarkations- und Heilungsvorgang bei vorgeschrittenen Fällen von Nekrose trat beschleunigt auf. Es könnte also eine heilende Einwirkung in diesen Fällen durch die Einwirkung auf die Lokalerkrankung bedingt sein.

Bezüglich der Grenzen der Therapie möchte ich hervorheben, daß dieselben durch die Reaktionsfähigkeit des Körpers gezogen sein werden. Fehlt dieselbe, sei es aus Schwäche, sei es, weil ein lokaler Infektionsprozeß keine Reaktion des Organismus hervorgerufen hat, so werden auch unspezifische Proteinkörperwirkungen eine solche Reaktion nicht hervorrufen können. Spezifische allerdings werden über das hinaus, und zwar namentlich durch die Wirkung auf den lokalen Prozeß eine Reaktion auslösen. Damit ist auch ihr nicht zu leugnender Vorzug gegenüber der unspezifischen Therapie gegeben.

Diese Wirkung auf die Reaktion des Organismus dürfte aber nicht das allein Wirksame sein, gewisse Anhaltspunkte (Holler. Weichardt) werden uns wenigstens eine indirekte Beeinflussung des ätiologischen Faktors des Mikroorganismus in Erwägung ziehen lassen. Hier dürften wohl physikalisch-chemische Änderungen der Blutbeschaffenheit, die allerdings nicht allein dem eingeführten Agens, sondern auch der Reaktion des Körpers ihre Entstehung verdanken, der Träger der Wirkung sein. Ob nicht auch dazu spezifische Wirkungen, sekundär ausgelöste, in höherem Maße beitragen, wird wohl erst die weitere Erfahrung klarstellen.

Bezüglich der praktischen Verwendung wird zur Vermeidung von Kollapsen, die den Gesundheitszustand und das Leben des Individuums gefährden können, der intramuskuläre Weg, für Typhus insbesondere Typhin oder Milch, dem intravenösen vorzuziehen sein. Beim Scharlach wird man durch vorsichtige Dosierung die Kollapszustände zu vermeiden trachten. Das wichtigste Moment dürfte aber doch die schon wiederholt hervorgehobene Notwendigkeit der frühen Anwendung der Proteinkörpertherapie bei Infektionskrankheiten darstellen. Für die Abortivbehandlung ist sie unerläßlich, für anderweitige Wirkungen auf den Organismus kann eine später ausgelöste Förderung der Reaktionen auf das krankmachende Agens gleichfalls günstig wirken.

Proteinkörperwirkung im normalen Organismus nach klinischen und experimentellen Daten.

Die im vorstehenden besprochenen Wirkungen der parenteralen Proteinkörpereinverleibung sind unter den veränderten Bedingungen, die ein Infektionszustand im Körper setzt, zustandegekommen. Es wird sich wohl annehmen lassen, daß die mehr oder weniger ausgesprochene Reaktion des Körpers auf einen vorher bestandenen Infektionszustand im Körper, die Proteinkörperwirkung in hohem Maße beeinflußt und modifiziert. Gewisse Reaktionsformen werden dann nicht so sehr der auslösenden Ursache, als den schon vorher bestandenen körperlichen Bedingungen ihre Entstehung verdanken. Wir wollen demgegenüber jetzt in ähnlicher Weise wie C l a u s es getan hat, zusammenzustellen versuchen, welches die in die Augen springenden Folgen der parenteralen Proteinkörperzufuhr beim normalen Individuum sind. Die von B i e r und von S c h m i d t erwähnte Ähnlichkeit dieser Maßnahme mit dem bei Infektionskrankheiten zustandekommenden Symptomenkomplex wird uns nicht viel nützen, da der Vergleich mit einem in seinen Einzelerscheinungen unklaren Bild keinen Gewinn an Kenntnissen noch auch anderes Zweckdienliches, etwa allgemein Richtungweisendes, zutage bringen wird. Es muß überhaupt hier erwähnt werden, daß die Erscheinungen graduell so weit verschieden sind, und die Intensitätsschwankungen sie in mancher Hinsicht bis zu Größen herabgehen lassen, daß es Mühe hat, ein gleiches Prinzip unter gewissen Umständen doch noch feststellen zu können. Weiters wird noch jedesmal hinzuzufügen sein, ob die Einzelwirkung an und für sich etwas für die Proteinkörpereinverleibung Charakteristisches darstellt.

In erster Linie wird eine Erregung und Erregbarkeitssteigerung des Nervensystems nach allen Autoren bewirkt. Dieselbe äußert sich insbesondere in Änderungen der Temperatur und besteht in einer primären oder auch sekundären, durch entstehende Produkte ausgelösten reizenden Einwirkung auf die den Wärmehaushalt regulierenden nervösen Zentralapparate. Die Intensität dieser Reaktion ist wechselnd. Ein deutlicher Schüttelfrost wird nur durch die intravenöse Verabreichung ausgelöst, und von den uns vorliegenden Substanzen wird bei manchen, so für Serum — P. S a x l (Wr. klin. Wochenschr., 1923, 14—15) fügt hier noch Kalklösungen hinzu — auch bei dieser Einverleibungsform ein Schüttelfrost vermißt, selbst unter den veränderten Bedingungen des Fieberzustandes. Es muß hier gleich hinzugefügt werden, daß diese Wirkung nicht auf Eiweißkörper beschränkt ist, sondern auch durch andersartige Substanzen (hypertonische Lösungen und Metallsalze) ausgelöst werden kann. (Näheres darüber wird später noch behandelt werden.) Für diese klinisch erschlossenen Wirkungen kann für die zentralen Vorgänge kein experimenteller Beleg beigebracht werden, da in Kontrollversuchen von S p i e g e l und K u b o (Kl. W. II., 40) bei primärer Einfuhr von Eiweißkörpern intrakarotal, die bei sensibilisierten Tieren auftretende primäre Wirkung auf das Vasomotoren- und Atmungszentrum vermißt wurde. An peripheren Nerven wurden in Untersuchungen von C h i a r i und G a m p e r (D. Z. f. Chir., B. 172, 1922) gefunden, daß bei artfremdem Serum (Tetanusantitoxin) die elektrische Erregbarkeit (Milliampèrezahlen, Fazialisphänomen +) deutlich ansteigt. Die Erhöhung der Erregbarkeit zeigt sich schon am Tage nach der Injektion und geht erst nach 12—14 Tagen zur Norm zurück.

Außer dieser Wirkung müssen wir aber noch Wirkungen auf die Blutverteilung und die Gefäßweite im Körper annehmen, die zentral und auch reflektorisch ausgelöst werden. Bei intravenöser Einfuhr treten dieselben unmittelbar auf; bei subkutaner, noch besser intrakutaner Einverleibung sehen wir diese, infolge der längere Reize setzenden Eiweißeinspritzung auf reflektorischem Wege ausgelöst, eintreten. Auch für die intramuskuläre Einverleibung sind ähnliche Wirkungen wenigstens in den Rudimenten (Leukozytenverteilung, Sekretionsfunktionen) nachzuweisen. Alle diese Wirkungen werden neben der Leukozytenveränderung und der Gerinnungsänderung auch durch die Funktionsveränderung von Drüsenprozessen, insbesondere der Magensekretion wahrscheinlich gemacht, stellen aber auch wieder kein Spezifikum der Eiweißkörperwirkung dar.

Aus der Wirkung der Eiweißkörper auf lokale Prozesse, für die später die Beweise beigebracht werden, ergibt sich hier weiters eine Einwirkung der Eiweißkörper auf die Durchlässigkeit der Gefäße. Wenn auch dieser Vorgang ein lokal verschiedenes Maß erreicht, so sind doch die Schwankungen, die durch Proteinkörper ausgelöst werden, weitaus intensiver als die gewissen regionären Durchlässigkeitsunterschiede der Gefäße. Wir müssen zunächst einen Zustand der vermehrten Durchlässigkeit annehmen, dem dann ein Zustand verminderter Durchlässigkeit nachzufolgen scheint. Gewisse Momente dürften hier auch für den peripheren Prozeß die Stellung eines Axonreflexes annehmen lassen.

Verändernd auf die beiden letztbeschriebenen Einwirkungen werden natürlich ebenso wie das Fieber gewisse präexistente Bedingungen eines Krankheitsprozesses wirken und dementsprechend können unter diesen besonderen Bedingungen gewisse dieser Erscheinungen, Änderungen der Blutverteilung und der Gefäßdurchlässigkeit, stärker, eventuell lokal, in den Vordergrund treten.

In zweiter Linie werden hier von den Autoren Einwirkungen auf den Gesamtstoffwechsel hervorgehoben, und zwar im Sinne einer Leistungssteigerung oder Leistungsverminderung, also im Sinne einer Umstimmung des Organismus. Von direkten Wirkungen dieser Art möchte ich hier als allgemeinstes Symptom das von L a t z e l und mir beschriebene Symptom der Resorptionssteigerung in der Haut hervorheben. Allerdings ist hier nicht so wie bei der Osmotherapie dieselbe mit gewissen Veränderungen auch an den inneren Organen verbunden und ich möchte hervorheben, daß wir die steigernde Wirkung auf die Kokaineinverleibung bei Milchinjektionen vorderhand konstant vermißt haben. In dieselbe Kategorie gehört die von W e i c h a r d t beschriebene Katalysatorenbeschleunigung im Körper, sowie die von S e i f f e r t nachgewiesene Steigerung der Leukozytentätigkeit, die auch in vivo anzunehmen ist. Die Steigerung von Fermentwirkungen, wie sie aus den Versuchen von P i c k und H a s h i m o t o hervorgeht, ist eher als indirekte Wirkung aufzufassen, da sie in primären Veränderungen der Leber durch bestimmte Momente ihren Grund hat (siehe später).

Alle diese Zustände mit noch anderen später zu besprechenden Faktoren der Proteinkörperwirkung bewirken eine eigentümliche Veränderung der Verteilung von Substanzen im Körper, v o n d e n V e l d e n hebt sie schon hervor. Auf solche Momente, auf veränderte Verteilung der toxischen Substanzen im Körper dürfte auch die veränderte Giftwirkung von Strychnin in den Versuchen von S t a r k e n s t e i n zurückzuführen sein.

Wenn hier noch Einwirkungen der Proteinkörper auf die Drüsen mit innerer Sekretion von C l a u s hervorgehoben werden, welche ihrerseits wieder den Gesamtstoffwechsel und das Nervensystem beeinflussen sollen, so ist da wohl auszuführen, daß wir von einem solchen nachgewiesenen Einfluß, mit Ausnahme der oben beschriebenen Leberwirkung bei der Proteinkörperwirkung vorderhand nichts wissen, und daher solche Einwirkungen erst nach sicherer Feststellung berücksichtigen können. An anderen Drüsenprozessen sind gewisse nachweisbare Veränderungen, so an der Magensekretion (S t e j s k a l) und durch klinische Befunde auch an anderen Drüsensekretionen (W e i c h a r d t) wahrscheinlich gemacht. Wenn wir alle diese Wirkungen nun unter dem Titel der Protoplasmaaktivierung zusammenfassen wollen, so wird sich insofern, wenn es sich nur um eine kurze Ausdrucksweise handelt, nichts dagegen einwenden lassen. Es fragt sich nur, ob es übersichtlicher und zweckmäßig ist.

In dritter Linie wird hier die Veränderung des Blutbildes und die der blutbildenden Organe angeführt. Die alte Tatsache, daß parenterale Proteinkörperzufuhr zu einer eventuell sehr hochgradigen und langandauernden Leukozytose führt, wird immer wieder von neuen Autoren bestätigt. Auch diesbezüglich sind die kolossalen Schwankungen an Intensität dieser Erscheinung hervorzuheben. Aus neueren Untersuchungen ist die anfängliche Verminderung der Neutrophilen, die namentlich bei intravenöser, geringer bei subkutaner, deutlicher bei intrakutaner Verabreichung auftritt, hervorzuheben. Sie bestätigt die alte G o l d s c h e i d e r sche und später von N ä g e l i vorgebrachte Ansicht von einer ungleichen Verteilung der Blutkörperchen als Ursache dieser Erscheinung und wurde inzwischen von G l a s e r und M ü l l e r in dem Sinn bestätigt und erweitert, daß es sich um einen reflektorischen Reizimpuls auf das autonome System handelt. In den Untersuchungen von S c h m i d t und K a z n e l s o n ist der Verlauf dieser morphologischen Blutreaktionen genauer studiert worden. Es folgt eine leukozytotische Periode, die dann wieder von einer Leukopenie von mehreren Tagen Dauer gefolgt wird. Die Veränderung an den Monozyten verläuft parallel der an den

Polynuklearen. Während der Polynukleose kommen Myelozyten ins Blut. Die Lymphozytenkurve verläuft langsamer, macht aber dieselben Etappen durch. Die Leukopenie der Lymphozyten ist ausgesprochener und ist am stärksten im Polynukleosestadium. Hinterher kommt die posttoxische Lymphozytose. Außer dieser leukozytotischen Reaktion beschreiben die Autoren noch eine leukopenische Reaktion, die konstant bei bestehender Leukozytose auftritt. Es kommt zu einem Absinken der Neutrophilen an dem ersten und am nächsten Tage nach der Injektion; Lymphozyten verhalten sich wie oben. Als drittes wird eine Monozytosereaktion als seltenes Ereignis beschrieben. Bei diesen steigen die Monozyten an, insbesondere während des Absinkens der Polynuklearen. Die Blutveränderungen nach intravenösen Deuteroalbumoseninjektionen sind die gleichen. Nur tritt das Absinken der neutrophilen Elemente im Anfang stärker hervor. Die Vermehrung der Leukozyten ist das Zeichen einer stärkeren Funktion der Organe, aus denen dieselben hervorgehen. Das Auftreten von rotem Knochenmark und die Untersuchung der Zellen ergeben eine starke Hyperfunktion, zahlreiche Mitosen finden sich. Weiters zeigen die Blutplättchen eine starke Vermehrung nach den verschiedensten Proteinkörpereinverleibungen. Von S t a h l (Kl. W. I., 43, 1922) ist nach intravenösen Sanarthritinjektionen in den ersten 2 Stunden eine stärkere, in anderen Fällen eine geringere Plättchenabnahme, die immer dem Fieber vorausging, festgestellt worden. Den von M a t t h e s gefundenen Milztumoren nach Albumoseninjektionen entsprechen gewisse Veränderungen von T h i b a u t in der Milz, die nach Injektion normalen Menschenserums bei Kaninchen schon nach 30 Minuten Hyperämie, nach mehreren Injektionen eine bedeutende Vermehrung der Makrophagen in voller Funktion zeigt. Auch an den Lymphdrüsen wurden nach Proteinkörpereinspritzungen von B u s s o n Vermehrungen und Vergrößerungen der Keimzentren, lebhafte Kernteilung und Vermehrung des Lymphstroms, nach M a t k o Wucherungen der Retikoendothelien gefunden. Es werden also auch Elemente, die die Zerstörung blutfremder Substanzen besorgen, zu vermehrten Leistungen angeregt. Der Versuch, die Leukozytenvermehrung als wichtigstes Moment der Proteinkörperwirkung anzusprechen (L a b é e, Leukotherapie und E. F. M ü l l e r, Myeloische Reaktion), trifft nicht zu, da günstige Effekte auch ohne dieselbe auftreten. Nur von Lymphdrüsenextrakten allein von allen Eiweißkörpern sah H e i n z (Verh. d.

Kongr. f. inn. Medizin, 1922) eine vermehrte Bildung von Lymphozyten in den Keimzellen der Lymphdrüsen.

Änderungen des physikalischen Blutzustandes.

Bei normalen Individuen werden sich nach Proteinkörpereinverleibung, wie aus den Versuchen von W e i c h a r d t und S e i f f e r t hervorgeht, keine ausgesprochenen Veränderungen der Immunsubstanzen einstellen. Die geringen Schwankungen des normalen Agglutiningehaltes nach Proteinkörpern werden verschieden gewertet. W e i c h a r d t führt hier an, daß die einzelnen Ausschläge der verschiedenen Reaktionen recht minimal sein können. Der Gesamteffekt aber, da es sich um eine omnizelluläre Leistungssteigerung handelt, wäre immerhin von Bedeutung. Von positiven Daten wäre hier noch zu erwähnen, daß von H a r t o c h und S i r e n s k i j nach Seruminjektion beim Meerschweinchen (Z. f. Immunf., 1921) eine Steigerung der Phagozytose gefunden wurde; C a r a m e l t o n (ref. K. C. 27, 298) fand nach Tuberkulin, Milch, Pepton Steigerung des opsonischen Index nach 12 Stunden und nach 3 Tagen. Der Komplementgehalt des Serums wäre auf Grund der Angaben von N o l f nach Pferdeserum-, Albumin- und Globulineinspritzungen gesteigert. A n g e r e r (Z. f. Hyg., B. 96, 1922) findet, daß bei Kaninchen nach 0·1, 0·1, 0·2, 0·4 Kaseosan der Komplementtitre nicht erhöht wurde.

Physikalische Veränderungen des Blutes nach der Einfuhr von Proteinkörpern wurden in alten Arbeiten von G r a v i t z (Zeitschr. f. klin. Med., Bd. 22, p. 427) gefunden. Dieser bestätigt die von L a n d o i s schon ermittelten Tatsachen, daß Injektion von Serum, und zwar sowohl von arteigenem als artfremdem eine Blutverdünnung hervorruft, die allerdings bei artfremdem Serum stärker ist.

Die Wirkung tritt bei einem Kaninchen z. B. von 2·2 kg schon auf die Injektion von 1 cm³ arteigenem Serum und Menschenserum ein, beginnt nach 5 Minuten und dauert noch nach 33 Minuten an. Andere Eiweißkörper, und zwar bakterieller Natur, machen ebenso Blutverdünnung (Eiterkokken und Milzbrand), hingegen geben Choleraeiweiß und Extrakte von Diphtheriebazillen eine Bluteindickung. Über Änderungen der Viskosität sind bezüglich der echten Eiweißsubstanzen keine ausführlichen Daten zu finden, nur L ö h r (Z. f. d. g. exp. Med., 29, p. 157) fand eine erhebliche Zunahme der relativen Viskosität des Plasma und Serums.

Derselbe Autor fand auch eine vermehrte Beschleunigung der Blut-körperchensenkung und eine Verminderung der Oberflächen-spannung schon bald nach der Proteinkörpereinfuhr. Gelatine macht eine Erhöhung der Viskosität. Durch refraktometrische Be-stimmungen fand v o n d e n V e l d e n Refraktometerschwankun-gen des Blutes bei subkutaner Seruminjektion, und zwar fand er nach 30 Minuten eine Steigerung des Kapillarrefraktometerwertes, während der venöse Refraktometerwert nach $^3/_4$ Stunden ein Ab-sinken anzeigt. Bezüglich anderer Substanzen, und zwar blut-drucksteigernder Wirkungen des Serums wurde von v o n d e n V e l d e n nach artgleichem Serum, intravenös verabreicht, eine Blutdrucksteigerung gesehen. Andere Eiweißkörper, so Milch, machen nach R. M ü l l e r eine Blutdrucksenkung als Ausdruck einer vasodilatatorischen Wirkung. Artfremdes Serum macht in der größten Zahl der Fälle ein Absinken des Blutdruckes. Hierher gehören auch die später besprochenen F r e u n d schen Befunde. Chemische Blutveränderungen zeigte die von W h i p p l e und S l y k e gefundene Rest-N-Erhöhung im Serum nach Protein-körpereinfuhr (zit. nach M a r k, Br. med. Journal, 1923, S. 315). Dieselbe Rest-N-Vermehrung fand G r e e n d a l (Arch. of int. med., B. 30), daneben noch Verminderung der Alkalireserven, Veränderung der Blutkolloide und Anstieg des Blutzuckers auf der Höhe der Reaktion nach Typhusbazilleninjektion ins Blut.

Chemische Veränderungen des Blutes wurden auch am Glo-bulin- und am Fibrinogengehalt gefunden.

Als erster beschrieb M o l l (Hofmeistersche Beiträge, 4, und Wr. klin. Wochenschr., 1902, Nr. 49), daß nach Injektion von Pferdeserum bei Tieren als gesetzmäßiges Moment eine Globulin-vermehrung bei gleichbleibendem Eiweißgehalt des Serums auf-tritt. Die Vermehrung betrifft nach ihm das Pseudoglobulin und das Euglobulin. Dabei ist das Euglobulin stärker vermehrt als das Pseudoglobulin, wiewohl das letztere im normalen und im Immunserum an Masse überwiegt. Derselbe Autor bestätigt auch die von R e i j gefundene Vermehrung des Fibrinogens gegenüber der Norm 3 Stunden nach intravenösen Gelatineinjektionen, nach Pepton intravenös tiefer Absturz, Ansteigen nach 24 Stunden. Dieselbe Vermehrung fand in neuester Zeit auch L ö h r, sowie S t a r l i n g e r und F r i s c h (bei Tuberkulösen), allerdings schon nach 3 Stunden. J. L ö w y (Z. f. i. M., 1916, 48) fand die Fibri-nogenvermehrung 3 Stunden nach subkutaner Injektion. Auch

Togawa (Biochem. Z., B. 109, 1920) sah nach intravenöser Verabreichung nach 15 Stunden Vermehrung, durch 30 Stunden anhaltend.

Große und kleine Dosen können sich hier verschieden verhalten, worauf Rosenberg und Adelsberger hinweisen; sie weisen hier auf Modrakovski und Orator hin, die auf kleine Peptondosen Steigerung des Fibrinogengehaltes fanden. Diese beiden Veränderungen sind nach Moll für die Proteinkörperwirkung ein wesentliches und bedingendes Moment und sind nach ihm auf die Vermehrung und den Zerfall der Leukozyten bei der Immunisierung zurückzuführen. Die Globulinvermehrung wurde in letzter Zeit von Doerr und Berger (Zeitschr. f. Hygiene, 193) mit feineren Methoden für alle Tiere, denen blutfremdes Eiweiß eingeführt wurde, bestätigt.

Änderungen des Fermentgehaltes des Blutes sind teils aus gewissen Erscheinungen zu erschließen, teils sind sie direkt nachgewiesen worden. So hat Löwy (Deutsches Arch. f. klin. Med., 120) die Vermehrung des Blutzuckergehaltes nach Serum, Gelatine und Tuberkulin auf eine vermehrte Spaltung von Glykogen in Dextrose zurückgeführt und daraus eine Anregung von glykogenspaltenden Fermenten erschlossen. Abderhalden und seine Mitarbeiter haben Schutzfermente nach Einfuhr von Eiweißkörpern aller Art nachgewiesen. Auch der Nachweis von Weichardt, von der Steigerung der Blutkatalysatoren durch Proteinkörper, Albumosen und Milch ist hier zu erwähnen. Durch die von Pick und Hashimoto nachgewiesene Steigerung der Leberautolyse nach einmaliger Pferdeseruminjektion ist wohl auch eine Veränderung des Fermentgehaltes im Blute, die neben dem autolytischen Prozeß in der Leber einhergeht, sekundär in hohem Grade wahrscheinlich geworden. (Siehe spätere Ausführungen.)

Eine Wirkung auf den Lymphstrom im Sinne einer Vermehrung desselben und einer gesteigerten Gerinnbarkeit, insbesondere an der Lymphe des Ductus thoracicus, ist von Gärtner und Römer (Wr. klin. Wochenschr., 1892, Nr. 2) nach bakteriellen Eiweißkörpern (Tuberkulin, Pyozeaneus, Pneumobazillenextrakte) gesehen worden. Clark (Br. med. Journal 1923, pag. 315) wies für Typhusbazilleneiweiß diese lymphsteigernde Wirkung nach. Für Kolivakzine wurde die lymphstromfördernde Wirkung und eine Vermehrung der Lymphproteine von Davis und Petersen (zit. nach Petersen, pag. 110) festgestellt.

Veränderungen der Gerinnungsfähigkeit des Blutes nach Einfuhr von Eiweißkörpern sind schon lange bekannt. Als erster hat Weil Serum zur Stillung der Blutungen bei Hämophilie angegeben, was in der Folge zu einem reichlichen Gebrauch von Pferdeserum bei solchen Zuständen geführt hat. Von'von den Velden stammt der Nachweis, daß nicht nur frisches Serum als Fibrinfermentspender wirksam ist, sondern daß auch ältes und inaktiviertes Serum im Tierexperiment wirksam befunden wurde. In letzter Zeit hat Rudolf Schmidt und später Döllken auch die Milch als Beschleuniger der Fibringerinnung erkannt. Insbesondere in den Untersuchungen von den Veldens wurden die Gerinnungsverhältnisse nach parenteraler Einfuhr von Eiweißkörpern genauer studiert. Es handelt sich hier um verschiedene Vorgänge, die nach von den Velden sich folgendermaßen gruppieren lassen: Der erste akute Effekt mit ausgesprochener Gerinnungsbeschleunigung ohne Allgemeinerscheinungen ist bei allen derartigen Maßnahmen nachzuweisen. Er ist unabhängig vom Alter und von der Genese des Serums, er tritt am schnellsten bei intravenöser Verabreichung ein. Er zeigt sich schon nach einigen Minuten und ist endogen bedingt, veranlaßt durch die im Gewebe und im Blut hervorgerufene Störung, die sich auch bei der Salzwirkung findet. Es handelt sich nach von den Velden um den Übertritt histogener thromboplastischer (direkt oder indirekt) wirkender Substanzen. Hervorzuheben wäre hier noch der am venösen Blute des Armes nachweisbare spätere Eintritt der Gerinnungszunahme.

Die zweite sich anschließende subakute Wirkung findet in der früher von v. d. Velden studierten Salzwirkung kein Analogon mehr. Sie geht mit Allgemeinerscheinungen, besonders deutlicher Temperaturerhöhung einher, und hat nach von den Velden eine andere Genese als die erste. Von den Velden führt sie auf eine vermehrte Abgabe von Thrombozym (Nolf) durch die Gefäßendothelien oder auf eine veränderte Beschaffenheit der dem Blute zuströmenden Lymphe zurück, die sich nach von den Velden aus den Ascherschen Versuchen ergeben könnte. Dieser Effekt kommt auch mit artfremdem wie arteigenem Serum, mit Pepton, Gelatine zustande, ist in Bezug auf Dauer und Intensität aber wechselnd. Die Ursache dieser Intensitätsschwankung ist darin zu sehen, daß neben der Abgabe von thromboplastisch wirkenden Stoffen sich als Gegenreaktion eine Antithrombinbildung nach v o n d e n V e l d e n einstellt. Bei Verabreichung kleiner Mengen von Substanz überwiegt immer die Gerinnungsbeschleunigung. Nur an der Intensität und Dauer der Gerinnungsbeschleunigung macht sich die Wirkung der Gegenreaktion geltend. Die Leber spielt bei diesen Vorgängen eine große Rolle und es wäre der Vorgang nach v o n d e n V e l d e n insbesondere unter pathologischen Verhältnissen an der Leber noch durch Untersuchungen klarzustellen. Für die bestimmende Rolle der Leber bei der Fibrinogenveränderung sprechen die Untersuchungen von F o s t e r und W h i p p l e (Journ. of the A. m. Assoc., 1922, S. 105). Der dritte Effekt ist die schon von M o l l beschriebene Fibrinogenvermehrung im Blute. Sie dauert 8 bis 12 Tage an und verläuft in der Mehrzahl der Fälle ohne Beschleunigung des Gerinnungsvorganges. Für arteigenes Serum, hebt v o n d e n V e l d e n hervor, müßte ein solcher Effekt noch festgestellt werden.

Chemische Veränderung an den blutbildenden Organen.

Wir werden annehmen müssen, daß den von B u s s o n (Wr. klin. Wochenschr., 1922, Nr. 20) beschriebenen histologischen Veränderungen der Lymphdrüsen gewisse chemische Veränderungen entsprechen dürften. Die Blutgerinnungsvermehrung wurde von P. Th. M ü l l e r, der in Versuchen mit wenig virulenten Typhusbazillen, Staphylokokken, Streptokokken und Pneumokokken eine vierfache Vermehrung des Fibrinogengehaltes im Knochenmark fand, in ihrer Abhängigkeit von diesem Befunde klargestellt. Dabei hebt er die Mitwirkung der Leber ausdrücklich hervor. Die Veränderung der Leber im Sinne eines erhöhten autolytischen Umsatzes, die bis 60 Tage nach der einmaligen Pferdeseruminjektion andauert, von P i c k und H a s h i m o t o beschrieben, gehört hier gleichfalls verzeichnet. Auch die von F r e u n d und P o p p e r (Biochem. Z., XV, p. 291) gefundene Vermehrung des Pseudoglobulingehaltes der Leber bei gleichbleibendem Euglobulin- und Albumingehalte, die sich neben der des Blutes findet, nach intravenösen Peptoninjektionen, gehört hieher. Auf eine gewisse Wirkung auf die Leber dürfte auch die von L ö h r (Zeitschr. f. exp. Med., Bd. 31) gefundene Veränderung der Kohlehydrattoleranz hindeuten.

Außer diesen Blutveränderungen müssen noch drei Veränderungen im Blute besonders hervorgehoben werden, welche in ihrer

Bedeutung die übrigen überragen und als Ausdruck primärer zellulärer Veränderungen anzusehen sind. Es sind dies die von S a c h s und Ö t t i n g e n nach Proteinkörperzufuhr nachgewiesene vermehrte Labilität der Plasmaeiweißkörper, sowie die gesteigerte Blutkörperchensenkungsgeschwindigkeit (L ö h r). Diese beiden, bei abnormen Körperzuständen (Schwangerschaft) sowie auch bei Krankheiten gefundenen Zustände, werden mit dem dritten Befunde, der Hyperproteinämie B e r g e r s zusammengebracht und damit in ihrer Bedeutung besser eingeschätzt werden können. Es wird wohl auch die ganze Verschiebung der Bluteiweißkörper nach der dispersen Seite und die absolute und relative Albuminvermehrung wahrscheinlich nach B e r g e r auf eine gesteigerte Abgabe von Zellprotoplasma ins Blut zurückzuführen sein. Daß diese nach B e r g e r ein elementares Reaktionsgesetz der Zellularpathologie darstellt und auf zelluläre Phänomene, wie bei Anaphylaxie und der Tuberkulinempfindlichkeit hinweist, ist auch anzunehmen. Auch die Bedeutung, die S a c h s dieser veränderten physikalischen Struktur des Blutes für die therapeutischen Wirkungen der Proteinkörpertherapie zuschreibt, ist zuzugeben. Aber die Verwendung dieser primären zellulären Vorgänge von S c h i t t e n h e l m zur Bestätigung der omnizellulären Wirkung der Proteinkörpertherapie scheint zumindest noch bestreitbar. Von solchen zellulären Wirkungen treten uns hier immer wieder fast nur solche an einem Organe, der Blutdrüse der Leber, entgegen. Es dürfte wohl vorderhand naheliegender sein, zu prüfen, ob nicht alle oder doch sehr viele dieser Vorgänge auf Einflüssen, die an diesem Organ angreifen, beruhen.

Diese vorstehenden Veränderungen müssen noch im folgenden durch den Bericht über eine Reihe von Organveränderungen sowie durch die Aufzählung von nachgewiesenen Änderungen von Wirkungen toxischer Natur, die uns einen Einblick in die Wirkung der Proteinkörpertherapie im Organismus ergeben können, ergänzt werden.

Wie B i e l i n g in seiner Auseinandersetzung über die „unspezifische Reizwirkung der Proteinkörper" (Klin. Wochenschr., 2. 27) ausführt, sind die allen Proteinkörpern gemeinsamen, an keine körperlichen Bedingungen geknüpften Wirkungen in dem Einfluß zu sehen, den sie auf Stoffwechselvorgänge im weitesten Sinne ausüben. Er sieht den Wirkungsmechanismus in der Einwirkung dissimilatorischer Reize. Auch bei Normalseruminjektionen zersetzt der Organismus eigenes Körpergewebe, die Zerfallsprodukte erscheinen im Blute, erzeugen eine Schädigung und damit als Ausdruck eines über das Ziel hinausschießenden Reparationsvorganges eine Steigerung fermentativer Prozesse im Körper. Bei der Bedeutung, die der Leber für das Zustandekommen des Peptonshocks (F r i e d m a n n und N u b i a n, Kl. W., 1922) und die Anaphylaxievorgänge (M a n w a r i n g, Journ. of the A. m. Assoc., 1921) zukommt, muß die Leber nach B i e l i n g als jenes Organ des gesunden Tieres angesehen werden, das den Ablauf der Erscheinungen beherrscht. Die an ihr sich einstellenden Veränderungen und die Ausschwemmung der Produkte ins Blut sind nach B i e l i n g die für Proteinkörper überhaupt charakteristischen Wirkungen. Diese Eiweißumsetzungen in der Leber sind nach B i e l i n g von der allgemeinen stoffwechselsteigernden Wirkung des Fiebers unabhängig, ja die durch Proteinkörper ausgelösten Umsetzungen im Körper sind nach ihm dadurch, daß sie nicht mit Fieber und gesteigertem Sauerstoffverbrauch einherzugehen brauchen, charakterisiert. Er weist hier auf die in dieser Hinsicht maßgebenden Untersuchungen von L e i n d ö r f e r (Biochem. Zeitschrift, 133, 1922, 409), sowie auf eigene Tierversuche hin, wo bei Meerschweinchen nach Normalserum- und Bazillus - X - 19 - Injektion keine Steigerung des Sauerstoffverbrauches nachgewiesen wurde.

L e i n d ö r f e r fand, daß nach parenteraler Zufuhr von Milch, Kaseosan und Aolan nur bei gleichzeitigem Fieber eine Steigerung des Gaswechsels sich zeigte. Fehlte die Temperatursteigerung, so änderte sich der Gaswechsel nicht. In den von L e i n d ö r f e r geführten Hinweisen auf die Schilddrüse als Hormonquelle und als wirksames Bindeglied wird wohl ein Hinweis gesehen werden, daß die gleichen Vorstellungen auch bezüglich der Leber, die ja auch Hormone bildet, gelten können.

Das Auftreten von Spaltprodukten des eingeführten Eiweißes oder auch des Körpergewebes macht sich in einer Reihe von Wirkungen, die angeschlossen werden sollen, geltend. In erster Linie wurde von W e i c h b r o d t gezeigt, daß bei Zufuhr von größeren Mengen von Impfstoffen im Blute von Menschen für Mäuse toxisch wirkende Produkte nach 24—36 Stunden auftraten.

Auch in den von F r e u n d und G o t t l i e b ausgeführten Untersuchungen („Studien zur unspezifischen Reiztherapie", Arch. f. exp. Path. u. Pharm., Bd. 91, 1922) wurde gezeigt, daß Frischblutextrakte — d. h. in Alkohol aufgefangenes Blut von Tieren, die nach Vorbehandlung mit Aderlässen, arteigenem Serum, Kaseosan und Röntgenbestrahlung untersucht wurden, entgegen dem Blute von normalen Tieren — auf Gefäße und ihre Funktion wirksame Substanzen nachweisen lassen. Das genaue Datum des Auftretens dieser Substanzen ist nicht bestimmt worden. Nach dreimaliger Kaseosaninjektion sind sie nach einigen Stunden, nach wiederholtem Aderlaß am 3. und 4. Tage nachzuweisen. Diese Substanzen, welche zuerst gefäßerweiternd wirken, enthalten später gefäßverengernde Stoffe. Durch Atropindurchströmung gelingt es aber, die gefäßerweiternden auch später neben den gefäßverengernden nachzuweisen.

In einer weiteren Arbeit von F r e u n d und D r e s e l (Arch. f. exp. Path. u. Pharm., 91) wurde bei Kaninchen, die mit solchen Reizkörpern behandelt wurden, mit Kaseosan, Typhusimpfstoff in kleinen Dosen, wiederholten Aderlässen, Röntgenbestrahlungen in kleinen Dosen eine Zunahme der normalen Anthrakozidie im Serum nachgewiesen. Große Dosen wirken entgegengesetzt. Auch beim Menschen konnten nach Kaseosanverabreichung im Serum bald anthrakozide Stoffe nachgewiesen werden. In diesem letzteren Falle allerdings stammen dieselben nicht aus den menschlichen Blutplättchen, da dieselben keine milzbrandtötenden Stoffe enthalten.

F r e u n d und G o t t l i e b haben noch andere Wirkungen nach einmaliger Injektion artfremden Serums, Aderlaß und Kaseosan gefunden. In einer zweizipfligen Kurve, und zwar das erste Maximum am 3. und 6. Tage, dann normales oder unternormales Verhalten mit einem zweiten Anstiege mit dem Gipfel am 18. und 20. Tage, worauf steiler Abfall erfolgte, konnten sie veränderte Wirkungen von Substanzen im Körper von Kaninchen nachweisen. Die Wirkung von Adrenalininjektionen auf den Blutdruck sowie von Pilokarpineinfuhr auf den Speichel bei Speichelfistelhunden zeigten diesen Verlauf der Änderung. Zu dem gleichen Blutdruckeffekt konnte die Adrenalinmenge auf $^1/_4$ bis $^1/_{10}$ herabgesetzt werden, die Pilokarpininjektion verursachte in einer Stunde den doppelten Effekt des normalen. Es kommt nach ihnen also zu einer Umstimmung autonomer Organe, einer Erregbarkeitssteigerung vegetativen Gewebes.

In weiteren Untersuchungen wurde von F r e u n d und R u p p (Arch. f. exp. Path. u. Pharm., Bd. 99, 1923) in ergänzenden Versuchen zu gleichgerichteten Untersuchungen von Gottschalk, Bieling, Isaac (Klin. Wochenschr., 1, 31) der Nachweis einer vermehrten Leberautolyse unter dem Einflusse von Reizkörpern nachgewiesen. Während Gottschalk die in der Leber und in geringerem Maße in der Muskulatur in den ersten Tagen auftretende Veränderung der Vermehrung des Reststickstoffes in gleicher Weise wie es seinerzeit Pick und Hashimoto getan hatten, nachwies, haben Freund und Rupp den ganzen Verlauf der Leberveränderung durch wochenlange Untersuchungen studiert. Der Vorgang beginnt nach 12 Stunden, klingt nach 36 Stunden zur Norm ab oder auch darunter, um neuerlich anzusteigen und seinen Gipfel etwa am 10.—12. Tage zu erreichen. Gottschalk fand diese Veränderung mit Kaseosan und Bakterieneiweiß, Freund und Rupp mit Kaseosan, Wittepepton, Aderlaß und Menschenserum beim Meerschweinchen und bei Ratten.

Von Gottschalk wurde auch eine Steigerung der oxydoreduktiven Prozesse in der Leber durch Kaseosan festgestellt, und dieser Nachweis durch das Vorhandensein ähnlicher Stoffe auch im Blute von mit Kaseosan behandelten Meerschweinchen ergänzt. Im gleichen Sinne wie diese Substanzen wirkt auch nach Gottschalk eine Tuberkuloseinfektion auf die Tiere ein.

Ein vermehrtes Vorhandensein von lipolytischen Fermenten im Blute wurde gleichfalls nachgewiesen, dieselben sollen nach Rona und Mitarbeitern (Klin. Wochenschr., 1922, 2366) aus der Leber stammen.

In den Ausführungen von H. Vollmer (Klin. Wochschr., 1923, Nr. 12) „Über den Einfluß der Proteinkörperbehandlung auf den intermediären Stoffwechsel und den Blutzucker" konnte weiters Vollmer nachweisen, daß nach Behandlung mit dem Pflanzeneiweiß Novoprotein (Grenzach) eine progressive Abnahme der Säureausscheidung, die am 3. und 4. Tag ihren tiefsten Punkt, und zwar $^1/_5$ bis $^1/_9$ der vorher ausgeschiedenen Menge zeigt, eintritt. Die Wasserstoffionenkonzentration im Urin zeigt eine Verschiebung nach der alkalotischen Seite, der Ammoniakkoeffizient zeigt geringe Schwankungen, der Gesamt-N eine Tendenz zur Verminderung in geringem Maße. Die Harnmenge nahm deutlich ab. Bei genauerer Analyse dieses Vorganges an Kindern, ließ sich am Tage der parenteralen Eiweißinjektion und gelegentlich auch am folgenden Tage eine Vermehrung der potentiellen Azidität und der Wasserstoffionenkonzentration im Harne nachweisen, die erst dann in eine progressive Aziditätsverminderung umschlug. V o l l m e r hebt hervor, daß diese zweiphasige Wirkung sowohl am lokalen als auch am allgemeinen Prozeß den Angaben B i e r s entspricht. Nach seinen Arbeiten über den Einfluß der stoffwechselbeschleunigenden Hormone (Adrenalin und Pituglandol) auf den intermediären Stoffwechsel ist diese auch dort ausgeprägte azidotische Phase auf eine initiale Schädigung zurückzuführen; diese wirkt als Reiz und ruft eine alkalotische Reaktion des Organismus, d. h. eine Beschleunigung der Stoffwechselvorgänge hervor. Auch hier bei den Proteinkörperwirkungen entspricht die primäre Wirkung einer Organe und Zellfunktionen schädigenden Periode, deren Ausdruck die Oxydationshemmung der Zellen und die vermehrte Säureausscheidung im Harn ist. Erst die sekundär auftretenden Zerfallsprodukte körpereigenen Eiweißes — Zellzerfallshormone F r e u n d s und G o t t l i e b s — wirken als Reiz auf die oxydativen Zellfunktionen und führen zu einer Stoffwechselbeschleunigung. Von der Quantität dieses Reizes sowie besonders von der Reaktionsbereitschaft der Zellen hängt die Wirkung ab. Diese erhöhte Reaktionsbereitschaft der Zellen bedingt die stärkere Wirkung der Proteinkörper auf Entzündungsherde, da dieselben, wie schon G e s s l e r hervorhebt, einen erhöhten Gewebssauerstoffverbrauch aufweisen. Damit ist das Eintreten einer lokalen Reaktion bedingt. V o l l m e r hebt hier hervor, daß die günstige Wirkung der Proteinkörper auf die azidotische Rachitis nicht unbegreiflich erscheint. Auch die Verstärkung der Spasmen bei der mit alkalotischer Stoffwechselanomalie einhergehenden Spasmophilie, die sich in der Zunahme des C h v o s t e k schen Phänomens bei Tetanie nach Serum- und Tuberkulininjektionen ausprägt, ist erklärlich.

In zwei Veröffentlichungen S i e g m u n d s (Klin. Wochenschrift, 1, 52, 1922) und „Reizkörpertherapie und aktives Mesenchymgewebe" (Münchn. med. Wochenschr., 1923, 1) geht der Autor auf den Einfluß parenteraler Einfuhr von kolloiden Substanzen und der zur Proteinkörpertherapie verwendeten Substanzen auf das retikulo-endotheliale Gewebe ein. Es kommt hier zu einer Speicherung der eingeführten Substanzen und damit ist die Zustandsänderung des aktiven Mesenchymgewebes von allergrößter Bedeutung für den Ablauf von Infektionen und von Immunitätsprozessen. Die gegenseitige Beeinflussung von nacheinander injizierten Substanzen prägt sich in einem veränderten

Speicherungseffekt aus. Gegen zweiteingebrachte pathogene Keime erweisen sich derart behandelte Tiere deutlich geschützt, so daß perakute Vergiftungszustände nach sonst tödlichen Dosen ganz überstanden werden oder doch längere Zeit als von den Kontrolltieren ertragen werden. Der Speicherungseffekt hängt von der Größe der vorangegangenen Anregung ab. So können die Sternzellen der Leber durch Vorbehandlung mit Serum oder Kaseosan sensibilisiert und damit nicht bloß für Farbstoffe, sondern auch für Erythrozyten und Bakterien aufnahmsfähiger gemacht werden. Die Reizwirkung beruht zu einem wesentlichen Teile auf einer derartigen Aktivierung mesenchymatöser Zellen, und zwar nicht bloß der Endothelien, sondern es wird in der Nachbarschaft der Blutbahn eine Neuentwicklung organoider Strukturen aus Keimlagern hervorgerufen. Dieselben bestehen zum Teil aus Retikularzellen, zum Teil aus zunächst indifferentem hämatopoetischen Parenchym. Die Art und weitere Entwicklung der entstehenden Proliferation steht in enger Beziehung zur Qualität und Quantität der abgebauten Substanzen.

Wir haben im vorstehenden Wirkungen der Proteinkörper durch das Nervensystem am Stoffwechsel, weiters eine Reihe von Veränderungen an Abdominalorganen sowie an Drüsenparenchymen berichtet. Ein weiterer Einfluß der Proteinkörper soll nach P e t e r s e n vor allem auf die Fermentreaktionen im Körper selbst statthaben. Für unsere Auseinandersetzung bei normalen Individuen wird dieser Einfluß von fermentartigen Vorgängen bei der Wirkung von Proteinkörpern nicht die Bedeutung haben wie bei kranken oder sensibilisierten Individuen. Es fehlen, wie später auseinandergesetzt werden wird, die Einflüsse von seiten der Krankheitsherde. Ohne die Wirkung fermentativer Prozesse auf den Abbau der eingeführten Substanz und eventuell auch auf den Abbau von eigenen Gewebsprodukten zu leugnen, wird hier hervorgehoben werden müssen, daß eine der Hauptwirkung der Entgiftung in der Ausscheidung der Substanzen durch Niere und Darm zu sehen sein dürfte. Dieses Moment tritt immer wieder in allen Auseinandersetzungen in den Hintergrund oder wird überhaupt nicht berücksichtigt. Die Neubildung von Fermenten im Körper ist insbesondere auf die Ausführungen A b d e r h a l d e n s und seiner Mitarbeiter aufgebaut. Es wird hier wohl zweckmäßig sein, zu erwähnen, daß A b d e r h a l d e n in seiner neuen Zusammenstellung (5. Aufl. der Abwehrfermente S p r i n g e r, 1922), ent-

gegen dem alten Begriff der Neubildung, sich dem zuerst von
J a k o b y und G u g e n h e i m e r angenommenen Standpunkt,
daß es sich um einen Übertritt von schon vorhandenen Organ-
fermenten ins Blut handelt, sehr genähert hat. Ich möchte daher
die Besprechung der durch Proteinkörper ausgelösten Fermentwirkungen auf später verschieben, wo wir die Bedeutung des
Faktors der Sensibilisierung hier hinzunehmen können.

Primäre Folgen der parenteralen Proteinkörpereinverleibung.

Bei der parenteralen Einfuhr von Eiweißkörpern in den
menschlichen Organismus ohne Rücksicht darauf, ob es sich um
artfremde oder arteigene Eiweißkörper handelt, kommt es zu
einer Veränderung am Einverleibungsort, die zunächst auf die
physikalischen Eigenschaften der Eiweißkörper selbst zurückzuführen ist. Diese Veränderung wird sich bei der subkutanen
und intramuskulären Einfuhr zunächst lokal am Gewebe äußern.
und zwar in dem Sinne, daß in der eiweißarmen Gewebs- und
Lymphflüssigkeit der Gehalt an osmotisch wirksamen Substanzen
verändert wird. Am lokalen Ödeme nach Eiweißinjektion ins
Gewebe bei Hydrämie (E l l i n g e r), sowie an dem Lymphstrom
aus dem Gewebe ins Blut in den Froschversuchen E l l i n g e r s
bei Durchblutung mit Serum, läßt sich diese physikalische Wirkung
dieses erhöhten osmotischen Druckes oder Quellungsdruckes am
Gewebe und Blut deutlich nachweisen. Der Strom aus dem Gewebe
ins Blut, bei Einfuhr ins Blut oder bei Einführung ins Gewebe, vom
Blute ins Gewebe, kommt in gleicher Weise zustande, wie wenn eine
hypertonische Lösung von kristalloiden Substanzen parenteral eingeführt wird. Der Vorgang unterscheidet sich nur von der parenteralen Kristalloidwirkung in seinem langsamen Eintritt, seiner
geringeren Höhe, dabei läßt sich noch nachweisen, daß derselbe
länger anhält als bei kristalloiden Körpern. In später zu beschreibenden Versuchen wird festgestellt werden, daß wir durch Einfuhr von Pferdeserum in die Höhlen von Hydrokelen Veränderungen auftreten sehen, und zwar in erster Linie eine Veränderung
auf dem Umsatz, die wir mit einiger Wahrscheinlichkeit auf eine
Hemmungswirkung des Serums auf den autolytischen Prozeß im
Gewebe, wie sie B e h r und L o e b (Arch. f. exp. Path. u. Pharm.,
Bd. 51, 1905, Nr. 1) beschrieben haben, zurückführen können, in
zweiter Linie zeigt sich eine Veränderung an der Durchlässigkeit
der Gefäße und der Membran und in dritter Linie eine Spät-

wirkung, eine Steigerung des Umsatzes im Gewebe. Wenn wir auch diese Wirkungen in der Hydrokelenhöhle nicht als vollkommenes Bild eines Gewebsvorganges ansehen können, da die Einwirkung in einen Höhlensack, also eigentlich von einer serösen Höhle zunächst angreift, so müssen wir doch annehmen, daß bei der geringen Entwicklung der Membran sich hier der Vorgang doch in hohem Maße ähnlich verhalten wird wie im Gewebe selber.

Bei direkter Einbringung der Eiweißkörper ins Blut, bei intravenöser Einfuhr derselben, kommen die physikalischen Eigenschaften der Eiweißkörper in der Auslösung einer Hydrämie zum Ausdruck. Diese Hydrämie zeigt ungefähr den gleichen Verlauf wie die Wasserströmung ins Blut in den Froschversuchen E l l i n g e r s, sie tritt langsam ein, ist von keiner sehr hohen Intensität und klingt langsam ab. Wir müssen annehmen, daß sie ungefähr nach 2 Stunden schon in das Gegenteil einer Eindickung umgeschlagen hat. Das Eiweiß wirkt hier ähnlich wie andere kolloide Substanzen, wie Gummi und Gelatine. Wir müssen auch hier annehmen, daß das Eiweiß in ähnlicher Weise wie diese Substanzen imstande ist, wasserentziehend auf bestimmte Gewebe einzuwirken. Ebenso, wie wir es bei den Kristalloiden gesehen haben, wird es sich auch hier zeigen, daß die Dauer des Zustandes der Hydrämie abhängig ist von dem Vorhandensein im Blute, und daß sie mit dem Verschwinden oder doch mit dem hochgradigen Rückgang des Eiweißes im Blute auch zurückgeht. Es ist wohl klar, daß die Änderung des osmotischen Druckes nur bei Einfuhr größerer Eiweißmengen eintreten wird, doch sind Veränderungen der eingespritzten Lösung durch Wasserabgabe und damit Konzentrierung der Eiweißlösung immerhin möglich. Die Tendenz zum Festhalten einer gewissen Eiweißmenge im Plasma wird wohl nicht geleugnet werden können. Daneben wird auch das Moment der Änderung des Quellungszustandes des Blutserumeiweißes Bedeutung gewinnen. S p i r o (Kl. W. II., 37, 38) sagt: „Der Organimus hält den Kolloidzustand des Blutes unter normalen Bedingungen auf ein Minimum der Quellung und ein Maximum der Entquellung eingestellt. Dadurch wird ein Minimum der spezifischen Viskosität des Blutserums hervorgerufen und damit ein Maximum der Erleichterung für sich selbst erzielt."

Neben dieser osmotischen Wirkung kommt aber noch eine zweite Erscheinung in Frage, und die besteht in dem Eintreten eines Reizzustandes auf nervöse Gewebe. Derselbe

kann in erster Linie den veränderten osmotischen Verhältnissen im Blute seine Entstehung verdanken, in zweiter Linie
wird aber die Hauptreizwirkung der Zustandsfremdheit des
Eiweißkörpers zufallen. Es handelt sich ja in jedem Falle entweder
um ein artfremdes oder ein zustandsfremdes Element, das ins Blut
tritt und damit eine Reizwirkung auf zentrale nervöse Gewebe ausübt. Auch das normale arteigene Serum ist ja durch die Fibrinaus-
scheidung zustandsfremd geworden und wirkt als solches reizend
auf die oben beschriebenen Organe. Neben der zentralen Wirkung
wird sich aber noch eine Wirkung auf die Blutgefäße — vasokonstriktorische Wirkungen wurden von L ä w e n und D i t t l e r (Zeitschrift f. d. ges. exp. Med., Bd. 1, 1913) am isolierten Präparate auch
beim Warmblütler nachgewiesen — nachweisen lassen und dieselbe
wird sich namentlich unter pathologischen Bedingungen in einem
späteren vermehrten Austritt des artfremden Eiweißes ins pathologische Gewebe geltend machen. Diese beiden Momente, die
physikalisch-chemischen Eigenschaften, der osmotische Druck als
physikalische Größe und als Reizmoment, sowie die Zustandsfremdheit des Proteinkörpers als Reiz werden sich nun quantitativ
in verschiedener Weise geltend machen, je nach der Art des
Eiweißes. Sie werden am artgleichen Serum, der Gleichartigkeit
halber, am geringsten in den Vordergrund treten; beim Bakterieneiweiß werden die Reizwirkungen fast allein das wirksame Moment
darstellen. Die Mitwirkung dieser physikalischen Momente und
Eigenschaften bei der parenteralen Proteinkörperzufuhr stellt, wie
sich aus den oben berichteten Ausführungen einer Reihe von
Autoren ergibt, eigentlich nichts Neues dar. Ich habe nur versucht,
zum Unterschiede von den anderen Autoren, die aus gewissen
Strukturveränderungen des Blutes die Mitwirkung physikalischer
Vorgänge erschließen, diesen physikalischen Eigenschaften wirklich festgestellte. ihnen allein entsprechende Einwirkungen zuzuschreiben und damit ihre Wirksamkeit wahrscheinlich zu machen.
Hervorhebenswert erscheint mir der Umstand, daß diese physikalischen Eigenschaften in den Ausführungen der meisten Autoren —
mit Ausnahme S e i f f e r t s — mehr in den Hintergrund ge-
schoben werden und auch zeitlich als spätere nach den chemisch
bedingten Vorgängen angesehen werden. Ich möchte hier doch
darauf aufmerksam machen, daß es durch die biologischen Vorgänge auch bei der parenteralen Eiweißzufuhr bedingt sein wird.
infolge ihrer schweren Resorbierbarkeit, sowie ihres langsamen

Durchtrittes durch die Membranen des Körpers zunächst physikalische und dann erst chemische Einflüsse derselben im Körper anzunehmen. Die Mitwirkung der von S e i f f e r t in vitro nachgewiesenen physikalischen Einwirkungen der Eiweißkörper auf eine Reihe von physikalischen Vorgängen auch in vivo ist wohl ohne weiteres zuzugeben. Es ist wohl anzunehmen, daß der Eintritt von Eiweißkörpern ins Gewebe, noch nicht in die Zellen, in gleicher Weise hier wasserentziehend und den Umsatz im Gewebe behindernd wirken wird. Dadurch können Behinderungen der Diffusion sowie des Durchtritts anderer Substanzen bedingt sein.

Diese oben beschriebenen Einwirkungen werden sich in den Früherscheinungen der parenteralen Proteinkörperwirkungen ausprägen. Diese physikalischen Wirkungen und die osmotischen Reizwirkungen der Proteinkörper, gemessen an den Veränderungen, die durch die Einfuhr hypertonischer Kristalloidlösungen ins Blut erfolgen, ergeben, daß von den dort als Folgen der osmotischen Einwirkung bezeichneten Zuständen auch hier bei der Proteinkörpereinfuhr eine Reihe gleichartiger Vorgänge sich nachweisen lassen.

Der als erster Erscheinung dort nachgewiesenen Wasserentziehung mit ihren Folgen begegnen wir auch hier bei der Eiweißkörpereinfuhr auf parenteralem Wege. Wir finden auch hier die Hydrämie im Blute bei intravenöser Einfuhr, die Veränderung der Blutgerinnung und die durch langsame Wasserentziehung entstehende Beeinflussung im hemmenden Sinne auf die Drüsensekretion. Für eine Form der Drüsensekretion, für die Magensekretion, kann, wie ich es in der Wiener klin. Wochenschr., 1923, 14 und 15, gezeigt habe, leicht der Nachweis einer unmittelbar eintretenden Hemmung der Säuresekretion bei Einfuhr von Proteinkörpern auf intravenösem Wege erbracht werden. Der durch den Wasserabfluß aus dem Gewebe ins Blut veränderte Zustand des Gewebes wird es uns bei der Bedeutung des Wassergehaltes der Gewebe für ihre Funktion wahrscheinlich machen, daß wir diesem Momente, und nicht einem direkten Eintritt von Eiweißkörpern oder ihren Abbauprodukten in den ersten Stadien eine veränderte Erregbarkeit des Gewebes selber, sowie ein verändertes Adsorptionsvermögen verschiedener Gewebe zuschreiben können. Dieses Moment des geänderten Adsorptionsvermögens einzelner Gewebe wird uns auch die schon in den Anfangsstadien der Proteinkörperwirkung wiederholt nachgewiesene Veränderung der Giftwirkung erklären. (S t a r k e n s t e i n sche Versuche.)

Die zweite Erscheinung der intravenösen Einfuhr hypertonischer Lösungen, die Veränderung der Gefäßdurchlässigkeit, tritt uns in den Allgemeinerscheinungen der frühen Stadien der Proteinkörperzufuhr nicht genügend klar entgegen; Andeutungen einer solchen Wirkung könnten in den eigentümlichen Bedingungen, die bei den Ausscheidungsvorgängen der Proteinkörper auftreten, gesehen werden. Am lokalen Prozeß der Proteinkörperwirkung bei Nichteinfuhr in das Blut sondern ins Gewebe direkt, können in meinen Versuchen bei der Hydrokele entsprechende Korrelate dieser Wirkungen gesehen werden.

Die dritte Erscheinung der Osmotherapie, der Einfluß der Maßnahmen derselben auf das Gefäß- und Lymphsystem, lassen sich auch hier bei den Proteinkörpern in einem gewissen Ausmaße nachweisen. Die Plethora und Zirkulationsbeschleunigung bei der intravenösen Einfuhr hypertonischer Lösungen sind bei der intravenösen Proteinkörpereinfuhr, bei der langsamen Blutverdünnung derselben, vorderhand mit groben Methoden nicht in entsprechender Weise nachgewiesen. Die Meinung aber, daß doch ein Teil der vielseitig nachgewiesenen Blutdrucksteigerung bei weniger reizender Proteinkörperzufuhr ins Blut (Serum) auf die Hydrämie und Plethora zurückzuführen wäre, kann weder widerlegt noch bestätigt werden.

Sicher ist, daß sich am lokalen Vorgange der subkutanen, noch besser der intrakutanen Eiweißkörpereinspritzung — das letztere ist aus stärkerer osmotischer Reizwirkung auf die Vater Paccinischen Körperchen anzunehmen (siehe V o l l m e r s Ausführungen Klin. Wochenschr., 1923, 41) — eine Veränderung der Leukozytenmenge, eine Veränderung der Gerinnungsfähigkeit, und endlich auch eine reflektorische Anregung der Magensaftsekretion im Sinne einer Förderung, wie ich es in der Wiener klin. Wochenschr., 1923, 14, 15, nachgewiesen habe, sehr oft konstatieren läßt. Ich neige dazu, diese Wirkung auf eine reflektorische Änderung der Blutverteilung zurückzuführen.

Inwieweit die von V o l l m e r l. c. nach indifferenten Intrakutan-Injektionen auftretende verminderte Säureausscheidung im Urin, die auf eine Stoffwechseländerung (Alkalose) durch Vagusreizung zurückgeführt wird, hier eine Bedeutung gewinnen kann, scheint noch unbestimmbar zu sein. Hinweise auf die Reizwirkung der Eiweißkörper und ihren Einfluß auf die Blutverteilung könnten in den früher angeführten Versuchen von L u i t h l e n, wo die Entzündungshemmung nach artfremdem Serum sofort, nach arteigenem erst nach 24 Stunden auftritt, gesehen werden. Demgegenüber sind die von L u i t h l e n nachgewiesenen Permeabilitätsveränderungen später eintretende und auch gleichzeitig auftretende Folgeerscheinungen der parenteralen Eiweißeinfuhr.

Als äußerer Ausdruck aller dieser gemeinsamen Wirkungen der Kristalloide und der Proteinkörper auf die Blutverteilung insbesondere, möchte ich die von L a t z e l und mir gefundene Steigerung der Resorptionsgeschwindigkeit der physiologischen Kochsalzlösungen in der gleichen Dauer von ungefähr 24 Stunden auch bei Proteinkörpern anführen. Es ist hier allerdings hervorzuheben, daß dieselbe bei den Proteinkörpern scheinbar eine andere Verbreitung aufweist als bei der Einfuhr hypertonischer Lösungen. An den inneren Schleimhäuten bin ich bei der Proteinkörperwirkung nach Versuchen an 5 Fällen keiner gleichartigen Resorptionsbeschleunigung begegnet. Dem entspricht es auch, daß wir die Steigerung der Kokainwirkung, die wir bei Zucker sicher finden, bei der Proteinkörperwirkung vermissen. Diesen primären Wirkungen entspricht auch die kurzdauernde entgiftende Wirkung der Milchinjektion bei der Strychninvergiftung (S t a r k e n s t e i n).

Von diesen Vorgängen, deren rascher Eintritt für eine physikalische Wirkung der Eiweißkörper zu sprechen scheint, sind die osmotisch ausgelösten von den weiteren Vorgängen, die der Reizwirkung der Zustandsfremdheit der Eiweißkörper auf die Nervenzentren und vielleicht auch auf das Gefäßsystem direkt infolge unmittelbarer Einwirkung ihre Entstehung verdanken, nicht mehr so scharf zu trennen, da auch dieser Mechanismus der Reizwirkung eine rasche Wirkung bedingen kann. Dementsprechend finden wir den starken und schnellen Einfluß der Proteinkörperzufuhr bei intravenöser Verabreichung auf das Temperaturregulierungszentrum mit einer Steigerung oder Senkung der Temperatur sowie den Einfluß auf das Gefäß- und Lymphsystem, wie er vorwiegend durch die Bakterieneiweißkörper ausgeübt wird.

Ich möchte hier hinzufügen, daß mir die vorderhand noch spärlichen Beweise einer physikalischen Wirkung der Eiweißkörper, die ich im vorstehenden angeführt habe, nur als Hinweis auf solche Wirkungen erscheinen; es werden sich aber, wie ich glaube, eine Reihe ähnlicher in diesem Sinne zu deutender Wirkungen finden lassen, die durch die Verwendung genauerer Untersuchungsmethoden festgestellt werden dürften.

Den oben aufgezählten Wirkungen der osmotischen Eigenschaften des Eiweißes als Kraft- und Reizquelle sowie der „Zustandsfremdheit" der Eiweißkörper wird nun außer dem raschen Eintritt der Wirkung auch noch ein weiteres Moment zur Charakterisierung dienen, und das scheint mir in der zeitlich enger begrenzten Wirkung derselben zu liegen. Wir werden eine derartige Wirkung nur annehmen können, solange einerseits die fremdartige Eiweißmenge im Blute eine gewisse Höhe besitzt, und anderseits, solange nicht eine Erschöpfung auch dem Reiz im Gewebe gegenüber eintritt. In Rücksicht auf das erste Moment müssen wir annehmen, daß sich auch hier eine, wenn auch nicht so schnelle Abnahme wie bei den hypertonischen Kristalloidlösungen — wo innerhalb weniger Minuten der weitaus größte Teil des hypertonischen Agens das Blut verläßt —, nachweisen lassen wird. Innerhalb einer halben Stunde erfolgt eine so starke Abnahme der Eiweißkörper im Blute, daß der physikalische Faktor seine Wirkung und damit auch der osmotische und der Zustandsreiz im Blute seine Intensität einbüßt. Es soll aber hier gleich hervorgehoben werden, daß diesem Abfall des Spiegels im Blute ein anderer Vorgang zugrunde liegt als dem Ausscheidungsvorgang der hypertonischen Lösungen. Es wird hier nicht zu einem raschen Austritt aus dem Blute in das Bindegewebe der Haut sowie in das Stützgewebe um die Gefäße kommen, sondern wir müssen aus gewissen später zu besprechenden Erfahrungen, die wir aus den Versuchen der parenteralen Ernährung sowie aus den pathologischen Erfahrungen des Immunisierungsvorganges gewonnen haben, einen anderen Ausscheidungsmodus der parenteral eingeführten Eiweißkörper annehmen. Es wird hier in weitaus höherem Maße als es bei hypertonischen Lösungen auch durch Untersuchungen nachgewiesen wurde, insbesondere für gewisse Eiweißkörper, eine Ausscheidung durch intestinales Drüsengewebe in Anspruch genommen werden. Dabei können aber die physikalischen Faktoren im Gewebe noch eine Zeit hindurch fortwirken.

Ich möchte diesem Momente der bestimmten regionären Ausscheidung der Eiweißkörper eine mindestens ebenso große bestimmende Einwirkung auf die späteren Erscheinungen zubilligen

als dem anderen Momente der Wirkungsweise der Eiweißkörper,
das immer wieder hervorgehoben wird: dem parenteralen Abbau
desselben und der Reizwirkung der dadurch auftretenden Abbauprodukte. Wir werden später ausführen, daß dieses Moment
der Ausscheidung der Eiweißkörper einen bestimmenden Einfluß
auf die Art und Größe der späteren Folgezustände der parenteralen Proteinkörperzufuhr sowohl unter physiologischen als auch
unter pathologischen Bedingungen ausübt. Dieses Moment wird
es auch sein, das die Wirkungen an den Abdominalorganen bedingen wird.

Sekundäre Folgen. Protoplasmaaktivierung als Folge chemischer Vorgänge.

Diese besprochenen Vorgänge der Proteinkörperwirkung, die
mit den physikalischen Wirkungen und den Ausscheidungsvorgängen der Proteinkörper zusammenhängen, werden uns zu
den anderen Folgezuständen, die einer chemischen Einwirkung,
noch besser ausgedrückt: einer direkten Beziehung der Eiweißkörper zu den Zellen, also dem Eintritt der Eiweißkörper oder
verschiedener ihrer Abbauprodukte in den Chemismus der Zellen
ihre Entstehung verdanken, überleiten.

Es scheint mir klar, daß wir diese Vorgänge nur für die
Spätwirkungen der Proteinkörperwirkung verantwortlich machen
können, wenigstens spricht wohl alles dafür, daß die schwere
Durchlässigkeit der Zellmembranen in mindestens demselben Ausmaße wie gegenüber Salzen besteht. Der späte Eintritt der Eiweißkörper in das Zellgewebe und den Zellchemismus wird aber zu
einer stärkeren und länger dauernden Wirkung Anlaß geben und
wird vor allem eine veränderte Einstellung der Zelle selber, eine
veränderte Reaktion derselben auch gegen äußere Reize herbeiführen. Dieser Zustand der Zelle deckt sich nun mit dem, was
W e i c h a r d t als Protoplasmaaktivierung bezeichnet. Es muß
hier hervorgehoben werden, daß wir nur die von dem Urheber her-
stammende Begrenzung des Begriffes im folgenden unseren Darlegungen zugrunde legen werden, denn was von anderer Seite
mit dem Titel der Protoplasmaaktivierung bezeichnet wird, erscheint mir, kurz gesagt, nicht diskutabel. Die W e i c h a r d t sche
Einführung des Begriffes der Protoplasmaaktivierung erscheint mir
insbesondere, da er hervorhebt, daß auch physikalische Vorgänge
hier inbegriffen sind, als ein hervorragender Fortschritt in der Er-

kenntnis der Proteinkörperwirkung, der als Grundlage für eine
Reihe von Untersuchungen gedient hat und noch dienen wird.
Weiter ist es sicher, daß er befruchtend auf den ganzen Ent-
wicklungsgang der Lehre von den Proteinkörpern eingewirkt hat.

Es scheint mir aber doch notwendig, von den grundlegenden
Versuchen W e i c h a r d t s zwei hier zu besprechen, weil die
Deutung der im übrigen unbestrittenen Resultate imstande ist,
der ganzen Lehre W e i c h a r d t s Schwierigkeiten zu bereiten,
W e i c h a r d t selbst führt aus, daß die Leistungssteigerung
durch Protoplasmaaktivierung abhängig ist von der Dosierung
und von dem Zustand des Organes, und daß sie weiters eine
deutliche Latenzzeit bis zum maximalen Effekt braucht. Das
letztere Moment der Latenzzeit soll nach ihm gegenüber der
passiven Leistungssteigerung durch Fortnahme von Ermüdungsstoff
als Charakteristikum dieser aktiven Leistungssteigerung dienen.

Demgegenüber sehen wir in dem einen Grundversuch W e i -
c h a r d t s, dem Versuch der Durchführung der Protoplasmaaktivierung an isolierten Organen, und zwar in dem Versuch, der
sich mit dem stimulierenden Einfluß von Albumosenlösungen auf
das isolierte Froschherz beschäftigt, eine solche Latenzzeit nicht
bestehen. Ich möchte glauben, daß dieses Moment hier dafür
spricht, daß es sich da um eine Reizwirkung durch osmotische
Vorgänge, von den Eiweißkörpern ausgelöst, oder vielleicht auch
um eine Ionenwirkung, wie S e i f f e r t meint, handeln dürfte.
In den gleichen Versuchen von W i e l a n d an Warm-
blütlerherzen werden die gleichen Wirkungen auf physikalische Wirkungen, Verdrängungswirkungen, bezogen. Eine
Wirkung durch chemische Eigenschaften der Eiweißkörper
scheint bei der Kürze der Versuchszeit unwahrscheinlich. Auch
der Umstand, daß Albumosen, also Abbauprodukte der Eiweißkörper, hier als wirksames Agens verwendet werden, wird doch
nicht über den Umstand hinweghelfen, daß eine echte Protoplasmaaktivierung in der obigen Einschränkung zu ihrem Eintritte einen
größeren Zeitraum, als die Versuchsdauer beträgt, in Anspruch
nimmt. Auch die zweite Angabe W e i c h a r d t s, daß er mit
kristalloiden Mitteln im Pausen - Versuch dieselben Symptome
wie mit dem Kenotoxin und mit kolloiden Metallen erzielen kann,
läßt gleichfalls eine chemische Einwirkung unwahrscheinlich erscheinen. Die Abspaltung von Eiweißabbauprodukten in der kurzen
Zeit durch Kristalloide wird wohl noch sehr des Nachweises be-

dürfen. Ein Symptomenbild von Temperaturabfall und Koma könnte auch durch schwerere Wasserentziehung mit kristalloiden Substanzen erzielt werden. Um jedes Mißverständnis zu vermeiden, möchte ich aber hervorheben, daß mir für das Kenotoxin und die kolloiden Metalle die Deutung W e i c h a r d t s als die wahrscheinlichste erscheint und meine abweichende Meinung sich nur auf die Verwendung der oben beschriebenen zwei Versuche insoweit bezieht, als ich das von W e i c h a r d t zu wiederholtenmalen hervorgehobene Moment der physikalischen Änderung als das hier allein maßgebende für das Resultat des Versuches, für die Wirkung unter diesen Umständen, halte. Ich muß dann allerdings daraus den Schluß ziehen, daß die Wirkung auf isolierte Organe nicht als ein Beweis für eine chemische Wirkung der Eiweißkörper und damit für die Protoplasmaaktivierung gelten kann. In den Versuchen W e i c h a r d t s mit den kristalloiden Substanzen bei Mäusen, möchte ich direkt einen Hinweis auf die gleichartige Wirksamkeit der Eiweißkörper sehen, die infolge ihrer physikalischen Eigenschaften zu gewissen Zeiten das gleiche Symptomenbild, wie es bei den hypertonischen Lösungen statthat, auslösen.

Was nun die von W e i c h a r d t hervorgehobene omnizelluläre Leistungssteigerung durch unspezifische Mittel anbelangt, so ist diesbezüglich wohl folgendes auszuführen: Die omnizelluläre Wirksamkeit dieser Maßnahmen wird nicht aus vielfachen Beobachtungen unter gleichen Umständen erschlossen, sondern sie setzt sich aus dem Bilde vielfach verschiedener Einwirkungen unter den verschiedenen modifizierenden Bedingungen aller möglichen pathologischen Zustände zusammen. Es ist vor allem anderen hier zu unterscheiden, ob wir den Schluß auf diese Wirksamkeit auf Vorgänge bei normalen Individuen oder bei Kranken, oder sogar irgendwie sensibilisierten Tieren aufbauen. Die Tatsache, daß die Wirkung der Proteinkörper beim kranken Menschen und sensibilisierten Tiere in einer bestimmten Richtung dirigiert wird, läßt anderweitige Wirkungen beim kranken Tier als beim gesunden Tier zum Vorschein kommen. Weiters ist hervorzuheben, daß die Abstraktion von der Größe und Intensität des Ausschlages unter diesen bestimmten Bedingungen für das normale Tier unstatthaft ist. Wenn wir z. B. hören, daß bei einem Tabiker nach Proteinkörperinjektion gelegentlich einmal eine Wiederkehr der Reflexe konstatiert wurde oder wenn wir hören, daß einmal eine verlangsamte Knochenbildung nach Fraktur durch Proteinkörper gesteigert wurde, so wird sich daraus die Annahme einer besonderen, regelmäßig eintretenden Wirkung der Proteinkörper auf das zentrale Nervensystem oder auf die Knochenbildung, auf das Periost, nicht ergeben können. Wir müssen die Ursache der Wirkung, abgesehen von der bestimmten individuellen Disposition des Individuums, auch noch in dem bestimmten pathologischen Zustand, der der Krankheit zugrunde liegt, sehen. Der Schluß einer Wirkung auf diese Gewebe unter normalen Umständen wird nicht zulässig sein. Es kommt für die Auslösung von Erscheinungen an einzelnen Organen vor allem auf den Zustand des betreffenden Organes an. In diesem Sinne scheint in den Ausführungen S e i f f e r t s eine genügende Umschreibung der Bedingungen der Wirkung von Proteinkörpern gesehen werden zu können. Wir kommen also, wie schon die anderen Autoren, zu der hohen Bedeutung, die dem lokalen Prozeß — der den Krankheitszustand im Körper hervorruft — für die Auslösung von Symptomen zukommt, und damit zur Bedeutung der Herdreaktion für die Wirkungsweise der Proteinkörper.

Die Entwicklung des Begriffes Herdreaktion.

Die bei den verschiedensten spezifischen Behandlungen nach Einfuhr spezifischer Vakzine auftretende Herdreaktion, die sich in der Steigerung der Krankheitssymptome vor ihrem gelegentlichen Rückgang ausprägt, hat immer wieder eine besondere Beachtung gefunden und wurden die ihr zugrunde liegenden Vorgänge einer Analyse unterzogen. Nachdem im Tierexperiment die Unspezifizität der Tuberkulinreaktion durch H u e p p e , B u c h - n e r u. a. bewiesen worden war, wurde von K l e m p e r e r , M a t t h e s und K r e h l auch beim tuberkulösen Menschen gezeigt, daß eine scheinbar spezifische Reaktion auch mit unspezifischem Bakterieneiweiß und mit Albumosen erhalten werden kann. Namentlich die Versuche von M a t t h e s bei Lupus zeigten mit Albumosen an den Herden sichtbare Erscheinungen einer Rötung, Schwellung und eine Zunahme des Spannungsgefühles. Im Verlaufe der gegenwärtigen Ära der Proteinkörpertherapie wurde an gonorrhoischen Komplikationen zuerst von R u d o l f M ü l l e r gezeigt, daß auch bei unspezifischer Behandlung dieser Krankheitserscheinungen mit intramuskulären Milchinjektionen sich etwas wie eine Herdreaktion nachweisen läßt. Bei tiefen und geschlossenen Herden kommt es zu einer Schwellung und Sekretionszunahme, die am nächsten oder dem zweitnächsten Tage wieder zurückgeht. Die Verschlimmerung des Zustandes mit Allgemeinreaktion zusammenfallend, der eine Besserung und ein Aufhören der Schmerzen auf dem Fuße folgt, wurde aber durch die Beobachtungen von L u i t h l e n insoweit berichtigt, als derselbe nachweisen konnte, daß mit artfremdem Serum bei gonorrhoischen Komplikationen eine Besserung ohne nachweisbare lokale Herdreaktion erfolgt. Bei der Milchtherapie allerdings treten auch nach L u i t h l e n oft lokale Reizerscheinungen im Sinne von Schmerzen auf. R u d o l f M ü l l e r, der diese Herdreaktion mit Milch, Nuklein, Alttuberkulin und Albumosen bei gonorrhoischen Komplikationen studierte, hob schon frühzeitig die Tatsache der unspezifischen Wirksamkeit dieser Maßnahmen hervor (Wr. klin. Wochenschr., 1916, 9, 249). In weiteren Untersuchungen (Wr. kl. W., 1916, Nr. 27) hat R u d o l f M ü l l e r, um das therapeutische Prinzip parenteraler Proteinkörpertherapie, das ihm einheitlichen Ursprunges erschien, festzustellen, an lokal sichtbaren Krankheitsherden (Bubonen usw.) versucht, die Vorgänge an denselben zu analysieren. Er fand eine Hyperämie und Transsudation, sich ausprägend in einer Vergrößerung des Krankheitsherdes, die er auf eine vasodilatatorische Wirkung der entstehenden Eiweißabbauprodukte bezieht. Als einen Hinweis auf diese Vasodilatation sieht er die innerhalb der ersten Periode konstatierte Blutdrucksenkung, der später ein langsamer Puls und dann eine Blutdrucksteigerung folgt, an. Erst mit dem Eintritt des Fiebers kommt es zu einer Pulszunahme und einer Blutdrucksenkung. In der ersten Periode, schon nach 1—2 Stunden, kommt es an diesen Herden zu einem Nachlassen der Schmerzen. Für die Wirkung am Entzündungsherde macht er den vermehrten Abbau daselbst (abbauende Wirkung der Leukozyten) sowie die lymphagoge Wirkung von Albumosen (H e i d e n h a i n) verantwortlich. Die Ursache des Behandlungseffektes sieht R. M ü l l e r in einer shockartigen Vermehrung der entzündlichen Faktoren (Deutsche med. Wochenschr., 1918, 20). Auch die Erfolge der spezifischen Vakzinetherapie beruhen auf einer Erhöhung entzündlicher Heilfaktoren; die Vermehrung der Entzündungserscheinungen beschleunigt den Ablauf der Krankheit. Die Herdreaktion bei der spezifischen Behandlung selber erklärt er folgendermaßen: Das Entstehen des unspezifischen Vorganges der Hyperämie und Transsudation ist als eine spezifische Wirkung des eingeführten Vakzineantigens auf die im Entzündungsherd angesammelten Antikörper anzusehen. Durch diese Antigenantikörper-wirkung, die nach M ü l l e r am besten als lokale Anaphylaxie-wirkung aufzufassen wäre, entstehen Abbauprodukte unspezifischer Natur mit vasodilatatorischer Wirkung, die wir auch nach parente-raler Zufuhr größerer Mengen unspezifischen Eiweißes erhalten. In diesem Falle würden demnach auf spezifischem Wege allgemeine und unspezifisch wirkende, die Heilung des Entzündungsprozesses fördernde Stoffe entstehen. Die Ähnlichkeit der Vorgänge mit dem anaphylaktischen Tierexperiment tritt in dem shockartigen Effekt sowie in dem dem Vorgange gleichenden Umstand der gleichartigen Wirkung großer unspezifischer Eiweißdosen zutage, wofür er auch die nachgewiesene Blutdrucksenkung hiebei verwertet. Mit der Auffassung der anaphylaxieähnlichen Hyperämie und transsuda-tionsfördernden Wirkung unspezifischer Albumosen ist das Anwen-dungsgebiet dieser Therapie und sind ihre Grenzen bestimmt. Die Furcht vor einer Generalisierung des lokalen Prozesses ist meist nicht begründet. Des weiteren plädiert R. M ü l l e r für eine Kom-bination der Proteinkörperwirkung mit artfremdem Eiweiß und chemotherapeutischen Maßnahmen.

R u d o l f S c h m i d t hat dann die Herdreaktion nach Milch-injektionen studiert und findet dieselbe: 1. bei Entzündungserschei-nungen infektiösen Ursprunges, so bei Gelenksrheumatismus, bei den meisten Fällen von physischer Lokalerkrankung; 2. bei örtlich umschriebenen Entzündungsprozessen endogenen Ursprunges, so bei gichtischen Arthritiden, bei Retinitis albuminurica, Ver-schlimmerung und nachherige Besserung: 3. bei Diathesen im Sinne eines Bereitschaftszustandes, Auslösung von Krisen bei Tabes, Deutlicherwerden der skandierenden Sprache bei multipler Skle-rose, Auslösung von Asthmaanfällen und Anfällen von Cholelithia-sis. S c h m i d t zieht aus seinen Versuchen und auf Grund der vor-liegenden Befunde von unspezifisch ausgelösten Herdreaktionen den Schluß, daß bei Tuberkulösen keine einseitig orientierte Tuber-kulinallergie besteht, sondern daß es sich um eine Gruppenallergie gegenüber den verschiedensten Stoffen, die nicht nur durch den Tuberkuloseinfekt, sondern auch durch andere Infekte oder kon-stitutionell endogen bedingt sein kann, handelt. Der weiter von S c h m i d t gezogene Schluß der vollen Unspezifizität der Herd-reaktion auf Tuberkulin ist aber nicht anzunehmen. Es handelt sich um zwei morphologisch gleich aussehende Prozesse bei der unspezifischen und bei der spezifischen Herdreaktion, die aber miteinander nur das äußere Bild gemeinsam haben, das innere Geschehen ist dabei ein grundverschiedenes. Ebensogut könnten wir eine Herdreaktion, die wir auf Jodzufuhr (vermehrtes Rasseln über dem Herd in der Lunge oder Rötung und Schwellung von Lupusherden) mit diesem Namen bezeichnen. Ich möchte hier insbesondere auf die in vorstehendem besprochenen Ausführungen bei Typhus hinweisen. Es zeigt sich mit unspezifischen Mitteln, mit Deuteroalbumose am lokalen Herd eine ganz andere Reaktion als bei der spezifischen Behandlung von Typhin. Bei der unspezifischen Behandlung kann es zu Besserung der Allgemeinerscheinungen kommen, bei Fortbestehen des Lokalbefundes. Bei spezifischer Behandlung kommt es aber auch bei schweren Septikämien mit Typhusbazillen zu keiner Allgemeinwirkung, bei ausgesprochener lokaler Heilungstendenz an den Typhusgeschwüren. Es ist wohl anzunehmen, daß es auch mit Deuteroalbumosen an den Typhusgeschwüren zu einer gewissen lokalen Reaktion kommt, doch tritt ein sichtbarer Heileffekt nur bei spezifischer Behandlung auf.

In einer Veröffentlichung in der klin. Wochenschr., 1923, Nr. 22, „Über Fernwirkung im Organismus, Herdreaktion und vegetatives Nervensystem“ geht S t a h l auf die Diskussion dieser Fragen ein. S t a h l studiert die Einwirkung der Reiztherapie mit Milch und Kaseosan einerseits, und die der Bädertherapie anderseits auf die Haut, mit Hilfe der unspezifischen G r ö e r schen Hautreaktion, der Quaddelbildung nach intrakutaner Injektion von $0·1\ cm^3$ einer Suprareninlösung 1 : 10 Millionen. Das gesetzmäßige vollkommen regelmäßige Verhalten der Hautreaktion, die nach ungefähr 15 Minuten ihre größte Intensität erreicht, läßt jede Änderung durch Momente sowohl innerlicher Natur als äußerlicher Natur erkennen. In zwei Publikationen in der Zeitschrift für die gesamte experimentelle Medizin, Bd. 26, 1922 und Zeitschrift für die gesamte phys. Therapie, 1923, konnte S t a h l nachweisen, daß warme Bäder eine Verstärkung, kalte eine Verminderung der Hautreaktion hervorrufen. Dabei ist diese Veränderung der Hautreaktion auch an Stellen, die vom Bade nicht direkt getroffen werden, nachzuweisen; die Hautreaktion steht also in Abhängigkeit vom Tonus des vegetativen Nervensystems, und die Bäder verändern die Reaktion auf diese Weise. Auch an der Hautreaktion mit Suprareninlösung zeigt sich ein zweigipfliger Verlauf der Erregbarkeitssteigerung durch Proteinkörper: zuerst eine Verstärkung, dann Rückgang und neuerliches Ansteigen. Durch Quarzlicht wird die Hautreaktion verhindert, durch ein Röntgenerythem (subepitheliale Wirkung) nur herabgesetzt. Weiters konnte Stahl nachweisen, daß es sich bei dieser Bäder- und Proteinkörperwirkung um eine Einwirkung von Nervenfasern handelt, wobei der Vagus eine direkte verstärkende Wirkung ausübt, während der Sympathikus in einer zweiphasigen Wirkung zuerst eine kurze Vergrößerung, dann eine lange Verminderungsphase hervorruft. Der Autor kommt zum Schluß, daß der geänderte Nerventonus die Mitwirkung der hypothetischen Zellverfallsprodukte aus den bestrahlten Körpergegenden erübrigen läßt. Der Gedanke, daß das vegetative Nervensystem der Vermittlung gleichartiger Reaktionen dient, ist nach S t a h l nicht ganz ungewohnt. G r o e d e l erwähnt in den Ergebnissen der Inneren Medizin, 9, 174, die konsensuelle Reaktion B r o w n - S e q u a r d s, nach der sich der Temperaturreiz bei einer Wassereinwirkung von einem Arm auf den anderen überträgt. Ähnliche reflektorische Wirkung auf die Schmerzempfindungen von einem Arm auf den anderen durch subkutane Injektionen mit physiologischen Kochsalzlösungen berichtete R. M ü l l e r (Gesellschaft d. Ärzte, 1921). O. M ü l l e r beschreibt im Deutsch. Arch. f. kl. Med., Bd. 82, 547, ausführlich die gleichsinnige Gefäßreaktion der gesamten Körperperipherie, die in einem Antagonismus gegenüber den Gefäßbezirken des Kopfes und des Splanchnikusgebietes stehen soll. Weiters konnte E r n s t G u t in den Beiträgen zur Klinik der Tuberkulose, 53, S. 94—101, zeigen, daß es gelingt, die Pirquetsche Hautreaktion durch gleichzeitige Suprarenininjektion zu unterdrücken, ebenso konnte er auch die Fieberreaktion nach Tuberkulin auf diese Weise unterdrücken. Es sind also auch spezifische Hautreaktionen in der Hauptsache in ihrer Stärke vom Tonus des vegetativen Nervensystems abhängig. Auch die Erscheinung des Aufflammens einer alten Pirquet-Stelle bei Anstellung von neuen Pirquet-Reaktionen wird damit erklärt. Es liegen zwei Faktoren vor, die diese Aufflammung des Pirquets herbeiführen. Der eine Faktor ist die lokale Veränderung am Orte des alten Pirquets, die in einer leichteren Ansprechbarkeit der betreffenden Zellen des Erfolgsorganes besteht. Dazu kommt nun als zweiter Faktor die Tonisierung des autonomen Systems der Haut. Die Haut wird durch den Reiz des neuen Pirquets im Sinne des erhöhten Vagotonus zu einer erhöhten

Reaktion angespornt. An der normalen Haut macht sich dieser erhöhte Vagustonus nicht geltend, an der alten Pirquet-Stelle ist die Reizschwelle so niedrig, daß sich hier die Reizwirkung geltend machen kann. Dabei ist hervorzuheben, daß der Reiz des neuen Pirquets nach S t a h l ein unspezifischer ist. Dafür sprechen die Beobachtungen von K ü m m e r e r. Derselbe fand bei Luetin-einspritzungen alte Pirquet-Reaktionen wieder aufflackern. Diese Hautreaktionen sind nun Analoga zu den Herdreaktionen, die wir spezifisch sowie unspezifisch hervorrufen können. Damit kommt der Autor S t a h l zur Erklärung der Herdreaktion. Sie treten nicht nur nach spezifischer Injektion auf, sie sind die Folge von unspezifischer Reizwirkung, sie können auch durch Bäderbehand-lungen ausgelöst werden, worauf S c h o b e r, G e r o n n e und Z i m m e r (Berl. klin. Wochenschr., 1921, S. 43, 45), insbesondere auf Grund vielfacher Beobachtungen alter Hydrotherapeuten, hin-gewiesen haben. Auch diese Herdreaktionen müssen durch das Zusammenwirken der oben genannten beiden Faktoren zustande-kommen. Dafür bieten die experimentellen Versuche von S t a h l Anhaltspunkte. Die Milchinjektion bewirkt einen gesteigerten universellen Vagustonus in der Körperhaut, und damit eine ver-stärkte Hautreaktion, wie die Versuche von S t a h l beweisen. An einer sensibilisierten Hautstelle (Röntgenerythem) fiel die Quaddel-bildung der unspezifischen Reaktion noch viel stärker aus als an der physiologischen Haut, da hier die Vagotonisierung in ver-stärktem Maße auftritt. Eine solche Sensibilisierung gewisser Partien, an denen sich die Herdreaktion zeigt, kann auch ohne Gegenwart einer Entzündung vorliegen. Darauf deutet folgende Beobachtung S t a h l s hin: Bei einem Scharlachkranken, der vor 2 Jahren eine schwere Trichophytie hatte, die vollständig ab-geheilt war, zeigte sich — als das Scharlachexanthem abge-klungen war — am Orte der früheren Trichophytie eine lebhafte, noch mehrere Tage hindurch bestehende Röte, die sich von der Umgebung deutlich abhob.

S t a h l macht darauf aufmerksam, daß hier wohl jede Spur von Entzündung nach 2 Jahren geschwunden sein muß. Trotzdem war eine Sensibilisierung der betreffenden Zellen zurückgeblieben. Es ist also für das Zustandekommen der obigen Fernwirkungen und Herdreaktionen eine Zusammenwirkung von erhöhter örtlicher Ansprechbarkeit mit einer Tonisierung des vegetativen Nerven-systems im Sinne des Vagotonus anzunehmen. Die Hypothese der

Zellzerfallsprodukte mit ihrer reizenden Wirkung wird damit über-
flüssig. Die Beziehung Vagotonisierung, Sekretionsvermehrung
(F r a n k, Deutsche med. Wochenschr., 1921, 6, 7), Herdreaktion,
Besserung und Regeneration scheint nach S t a h l zu bestehen.
Die Bedeutung der Reizbarkeitsänderung in der Krankenbehand-
lung hebt schon K ö n i g e r (Deutsche med. Wochenschr., 1922,
50) hervor. Er beschreibt die sehr rasch entstehenden und im
Gegensatz zur spezifischen Immunität rasch vergänglichen
Schwankungen der unspezifischen Reizbarkeit, wie sie S t a h l an
der Hautreaktion nachwies, die nach Antipyretizis, Narkotizis,
Mechanohydrotherapie, parenteraler Zufuhr spezifisch eingestellter
und unspezifischer Proteine entstehen. Auch B r ü n n i n g (Klin.
Wochenschr., 1923, 2) kommt bei der Analyse von Sympathikus-
störungen zu einem Schema, das folgendermaßen ausfällt:

$$+ + + = \text{Nekrose (Ulkus),}$$
$$+ + = \text{Degeneration,}$$
$$+ - = \text{Trophisches Gleichgewicht.}$$
$$- - = \text{Regeneration,}$$
$$- - - = \text{Hypertrophie.}$$

Wenn man hier das Minus an Sympathikustonus mit einem Überwiegen des Vagotonus gleichsetzt, so kommt B r ü n n i n g zu
ähnlichen Schlußfolgerungen wie sie S t a h l findet. Gewisse Differenzen im Sinne eines vermehrten Vagustonus und Sympathikustonus ergeben sich auch aus den Ausführungen von G u t h, der bei
exsudativer Lungentuberkulose Zeichen von Vagotonus, bei pro-
liferativen Formen solche von Sympathikotonus fand. Es ist aber
hervorzuheben, daß nicht immer eine Vagustonisierung günstig
wird. Die Exsudationsvermehrung, die bei Gelenkserkrankungen
von Nutzen sein wird, beeinflußt bei der Lungentuberkulose den
Prozeß in ungünstigem Sinne. Es ist darauf nach S t a h l die häufig
ungünstige Wirkung der Herdreaktion bei Tuberkulose zurückzuführen. Das autonome System dient nur als Ü b e r m i t t l e r v o n
R e i z e n. Die Tonisierung desselben kann auch reflexartig zustande kommen. Dafür sprechen die Versuche von J. F. M ü l l e r
(Münchn. med. Wochenschr., 1921, 29, 1922, 48, 51). Derselbe
konnte durch intrakutane Injektion von Aolan, 0·2 Sera, Vakzine
oder selbst isotonischer Kochsalzlösung bei subakuter oder
chronischer Harnröhrengonorrhöe einen verstärkten Ausfluß erzielen, bei dem nach Stunden p. i. frische, gut färbbare Leuko-

zyten in großer Menge auftraten, also eine typische Herd-reaktion. Mit subkutanen Injektionen braucht er die 50- bis 100fache Dosis. Nach jeder Injektion fand er einen Leukozytensturz als Reflexvorgang auf das autonome System. Der Reiz wird von den inneren Schichten der Haut leichter ausgelöst als von der Sub-kutis. Die dadurch ausgelöste Vagotonisierung bewirkt eine ver-mehrte Sekretion, und nach S t a h l deswegen auch die Herd-reaktion. P r i b r a m (Münchn. med. Wochenschr., 1922) versuchte aus der Stärke der Hautreaktion einen Anhaltspunkt für die Dosierung bei der Reizkörpertherapie zu gewinnen. Der Parallelis-mus zwischen therapeutischer Ansprechbarkeit und Stärke der Hautreaktion wird nach S t a h l oft bestehen, aber nicht immer. Die Hautreaktion gibt nur Aufschluß über den einen Faktor, den Tonuszustand des Systems, nicht aber über den zweiten, den lokalen Faktor, den Grad der Sensibilisierung und Ansprechbar-keit der Herdzellen. Daher wird noch weiter vorsichtiges Vor-gehen bei der Reiztherapie notwendig sein.

Ausführungen von C l a u s über Proteinkörperwirkung.

In der letzten zusammenfassenden Darstellung über die Protein-körperwirkung von C l a u s (Ergebn. d. Immunforsch., 1922) wird in den Ausführungen die Wirkung der parenteralen Zufuhr von Eiweißkörpern auf den erkrankten Organismus den Wirkungen derselben am normalen Organismus gegenübergestellt. Die Schei-dung dieser beiden Vorgänge hat eine gewisse Berechtigung für die Fälle von akuten Infektionskrankheiten, wo wir dem in seiner Reaktion normalen Körper die veränderte Reaktion eines sensibili-sierten Organismus gegenüberstellen können. Deswegen und wegen der eigentümlichen geschilderten Abweichung im Einwirkungs-bild habe auch ich die Vorgänge bei diesen abgetrennt und in einem eigenen Kapitel abgehandelt. Für die anderen Fälle, wo eine Einwirkung von parenteral eingeführten Proteinkörpern in Anwendung gebracht wird, wird sich eine solche veränderte Wirkungsweise im andersartig kranken Organismus aus den inneren Bedingungen, die der Krankheitsprozeß bedingt, nicht in gleichem Maße erschließen lassen. Ich kann also diesem Vor-gehen C l a u s' nicht folgen und möchte auch im folgenden aus seinen Ausführungen selber den Beweis auf eine Nicht-berechtigung der Annahme einer veränderten Wirkungsweise der Proteinkörper am kranken Organismus zu erbringen versuchen.

Claus führt zu diesem Zwecke die veränderte Wirkung auf die Wärmeregulation beim fieberkranken Individuum an. Ich möchte hier hervorheben, daß wir diese nur als Teilerscheinung einer veränderten Reaktion auffassen können, wie sie dem sensibilisierten Organismus entspricht. Wenn er dann als zweite veränderte Wirkung der Proteinkörper unter diesen Umständen eine psychische Einwirkung hervorhebt und dabei die schlafmachende Wirkung der Kaseineiweißlösung Lindigs hervorhebt, so dürften diese Wirkungen nicht vollkommen dem entsprechen, was wir als Grundlage eines biologischen Geschehens für analytische Zwecke der Wirkungen fordern können. Wenn weiters Claus als veränderte Wirkung die Einwirkung auf den Stoffwechsel beim Typhus hervorhebt, daß es zu einem rascheren Abbau von toxischen Substanzen, zu ungiftigen infolge der Eiweißeinfuhr kommt, so ist hier wohl noch den Beweis für das Statthaben zu erbringen; das, was ich als feststehend annehme, ist nur eine veränderte Reaktion des Körpers, ein Fehlen der toxischen Wirkung; daß neben der fehlenden Reaktion noch ein veränderter Abbau des Giftes sich nachweisen läßt, wäre wohl noch zu beweisen. Wenn hier weiters Claus eine Umstimmung des Gesamtorganismus und eine Änderung des Gesamtstoffwechsels des kranken Organismus nach dem Gesetze des Nützlichkeitsprinzipes unter die Folgezustände der parenteralen Eiweißkörpereinfuhr einführt, so ist wohl für das Verständnis des Vorganges mit diesen Worten nichts gewonnen. In seinen weiteren Ausführungen kehrt auch noch die gegen die Norm veränderte Wirkung auf Drüsen mit innerer Sekretion wieder. Diesbezüglich muß ich darauf verweisen, daß wir Anhaltspunkte für einen solchen Nachweis am normalen Individuum noch entbehren, um so weniger wird es möglich sein, von einem veränderten Einfluß hier zu sprechen. Wenn durch dieses Moment nun Organveränderungen bedingt werden, so ein anderes Verhalten der Blutgerinnung, eine andere Verteilung der Blutmenge im Körper, andersartige Veränderungen des Blutbildes, so schweben alle diese Schlußfolgerungen haltlos in der Luft, solange nicht Befunde diese Annahme stützen. Die einzige hier verwendbare Tatsache wäre die, daß wir bei Vorhandensein einer Leukozytose, wie Schmidt hervorhebt, ein stärkeres Hervortreten des leukopenischen Anfangsstadiums beobachten können. Diese von Claus nicht hervorgehobene Erscheinung könnte allenfalls in dem Sinne einer veränderten Reaktion des erkrankten Individuums auf Proteinkörper verwendet werden. Es wird aber die Verwendung solcher Einzeltatsachen sehr erschweren, wenn Claus weiter folgert, daß die Einwirkung auf den erkrankten Organismus im Sinne des biologischen Nützlichkeitsprinzipes den Körper zu einer Höchstgrenze der Leistungsfähigkeit bei akuten Infektionen bringt und damit das Optimum der Abwehr erzielt wird. Daß von dieser Gesetzmäßigkeit Ausnahmen auftreten, daß sich auch hemmende Einwirkungen bei der Proteinkörperwirkung geltend machen, erklärt Claus aus einer falschen Dosierung.

Wir begegnen dann in den Ausführungen Claus' Grundsätzen wie diesen. Es gibt nach ihm kein krankes Organ, sondern nur einen .kranken, gestörten Organismus mit lokaler Gewebserkrankung. Auf jeden Reiz reagiert nach Claus der Gesamtorganismus nach dem Nützlichkeitsprinzip, er mobilisiert in äußerst zweckmäßiger Weise von allen ihm zu Gebote stehenden Abwehrkräften gerade die nützlichsten und schraubt alle anderen nicht unbedingt notwendigen Zellvorrichtungen auf das möglichste Mindestmaß zurück. Er konzentriert die ihm innewohnende Gesamtenergie zur Bekämpfung des Störenfriedes, des Lokalherdes, und läßt dort die Kräfte walten und die Funktionen verrichten, die wir unter dem Begriffe „Heilentzündung" verstehen. Alle diese Folgerungen Claus' wären nur zu unterschreiben, wenn es sich um einen Wunsch handeln würde. Die Tatsache des Eintretens aller dieser Vorgänge besteht leider sehr oft nicht. In dem Streben, die Heilbereitschaft des Gesamtorganismus, die immerhin einige Beachtung bei der praktischen Durchführung verdient, in den Vordergrund zu schieben, kommt Claus zu diesen Folgerungen und Schlüssen.

Einwirkungen der parenteralen Proteinkörperzufuhr im Tierexperiment.

Wenn wir diesen Ausführungen gegenüber uns auf die Erörterung der festgestellten Einwirkungen der parenteralen Proteinkörperzufuhr, unter Mitwirkung anderer Momente (so Giftwirkungen), wie sie sich aus den Tierexperimenten der verschiedenen Forscher in den vorstehenden Berichten ergeben, einlassen, so ist wohl von vornherein zu erklären, daß dieses Vorgehen nicht in seiner vollen Gänze gelingen kann. Es fehlen ja noch immer eine Reihe von Befunden und Zwischengliedern auch in diesen verhältnismäßig übersichtlichen Vorgängen im Tierexperiment. Es dürfte sich auch hier empfehlen, die von uns oben vorgenommene Einteilung in primäre und sekundäre Wirkung der Eiweißkörper auch hier festzuhalten. Es sind ja die primären Wirkungen nicht bloß dem zeitlichen Auftreten nach von den sekundären zu scheiden, sondern es wird sich auch zeigen lassen, daß beide ihrem Entstehen nach einem anderen Mechanismus entstammen. Der Entstehungsmechanismus der ersteren, der primären Wirkungen, scheint an die physikalischen und Reizwirkungen der Eiweißkörper bei ihrer parenteralen Einwirkung geknüpft, während die sekundären dem wirklichen Eintritt der Eiweißkörper in das Zellgefüge ihre Entstehung verdanken. Es zeigt sich aber, daß eine Reihe von veränderten Giftwirkungen zeitlich in die Wirkungszeit der primären Wirkungen der Proteinkörper hineinfallen und daher diesen zugeschrieben werden können.

Hinweise auf die erstere Wirkung von parenteral einverleibten Eiweißkörpern sind zunächst in den Versuchen von S e i f f o r t zu sehen. Wir hören, daß Eiweißkörper die Diffusion, die Dialyse im Reagenzglas beeinflussen. Diese Wirkungen werden wohl im Tierkörper nicht in gleichem Maße wirksam sein, doch läßt sich nur eine quantitative Abweichung im Wirkungsmechanismus, nicht ein absolutes Fehlen dieser Eigenschaften im Organismus annehmen. Wir werden vielmehr uns fragen müssen, ob nicht die ungewohnte Form der Eiweißeinverleibung entsprechend den vielfachen Membranen an einzelnen Stellen vorübergehend wohl quantitativ geringere, aber doch immerhin unter den Verhältnissen einer Intoxikation bedeutungsvolle zeitliche Veränderungen zur Folge haben kann. Physikalische Eigenschaften der Eiweißkörper werden imstande sein, eine veränderte Wasserverteilung, eine Veränderung des Quellungszustandes gewisser Kolloidsubstanzen hervorzurufen und damit die Verteilung von eingeführten Substanzen zu beeinflussen. Auch Veränderungen der Blutmenge, der Blutverteilung können in diesem Sinne wirken.

In den Versuchen von S t a r k e n s t e i n, wo nach Milchinjektion schon nach einer Viertelstunde oder nach Kalkinjektion sowie nach Atophaninjektionen eine verminderte Wirkung der Strychninwirkung auftritt, ist dieselbe wohl nur auf einer veränderten Verteilung und veränderten Absorption des Giftes an das empfindliche Gewebe zu erklären. In ebensolchem Sinne muß die Wirkung am Entzündungsvorgang an der Conjunctiva bulbi auf irritierende Substanzen und die veränderte

Permeabilität der Iris, die S t a r k e n s t e i n aus seinen Eosinversuchen schließt, auf Wirkungen von Reizen — ich möchte hier vor allem anderen auf osmotische Reizwirkungen aufmerksam machen —, die eine veränderte Verteilung des Blutes, veränderte Weite der Gefäße, schnell auftretende Beeinflussungen der Gefäßdurchlässigkeit bewirken, zurückgeführt werden. In diesem Sinne spricht ja auch die von mir und Z e m a n n gefundene Veränderung der Kokainwirkung, wie wir sie nach intravenösen Zuckerinjektionen auftreten sahen. Daneben mögen auch noch andere Momente, wie veränderte Zellreaktionen aus Verteilungen der Leukozyten und eine Reihe von Veränderungen physikalischer Natur der Säfte und des Blutes eine Rolle spielen. Diesbezüglich werden aber weitere Befunde notwendig sein, die uns den ganzen Vorgang in allen Teilerscheinungen überblicken lassen. Erst dann werden Modifikationen des einzelnen Vergiftungsbildes zur Klärung des Wirkungsmechanismus der Proteinkörperwirkung verwendet werden können.

Hervorhebenswert erscheint mir hier noch der Nachweis S t a r k e n s t e i n s, daß auch nach oraler Verabreichung einer hypertonischen 3%igen Kochsalzlösung auf reflektorischem Wege eine Veränderung der Gefäßdurchlässigkeit sich nachweisen läßt, also eine osmotische Reizwirkung vom Magen aus.

Demgegenüber werden wir für die Späterscheinungen im Tierexperiment chemische Vorgänge, die durch die Eiweißkörper an den Zellen hervorgerufen werden, verantwortlich machen müssen. Solche Veränderungen im Tierexperiment kommen in den Versuchen von L u i t h l e n vor, wo Veränderungen der Gefäßdurchlässigkeit nach artfremdem Serum nach 48 Stunden eintreten und zirka 3 Wochen andauern.

Diese Veränderungen stehen in engem Zusammenhang mit den von P i c k und H a s h i m o t o gefundenen Änderungen des autolytischen Zerfalles in der Leber, der nach einmaliger Einfuhr von artfremdem Serum bis 60 Tage nach demselben nachzuweisen ist. Dieser wirklichen Veränderung im Zellleben könnten wir den von I n a g a c h i geführten Nachweis (Zeitschr. f. phys. Chem., 50, 449, 1906 u. 7), daß Albumosen mit Nukleohiston sich zu salzartigen Verbindungen zusammenfinden und so von den Zellsubstanzen aufgenommen und fixiert werden, zugrunde legen. Wenn auch im Experiment S e i f f e r t

einen wirklichen Eintritt von Eiweißkörpern selber negiert, so ist
es bei der kurzen Dauer eines Experimentes wohl begreiflich, daß
der Nachweis einer solchen Erscheinung nicht gelingt. Richtig
aber ist an den Ausführungen S e i f f e r t s der Nachweis der verschiedenen Schnelligkeit des Eintrittes von Eiweißkörpern in die
einzelnen Zellgebilde. Während derselbe in die Leukozyten sehr
rasch erfolgt, wird er in andere Zellen geraume Zeit erfordern,
ein Zeitraum, der noch vergrößert wird durch die langsame
Resorption der Eiweißkörper bei subkutaner und intramuskulärer
Verabreichung.

Der Ausscheidungsvorgang bei der Proteinkörperzufuhr als wirkungsbedingendes Moment.

Bei der direkten Einfuhr von Eiweißkörpern ins Blut
erfolgt der Austritt aus dem Blute verhältnismäßig rasch. Hier
werden sich aber andere Momente einstellen, die den Vorgang
zwischen dem Austritt aus dem Blute und dem Eintritt in die
Zellsubstanz selber in großem Maße beeinflussen. Ich habe bei den
hypertonischen Lösungen der Osmotherapie versucht, einen aktiven
Austritt derselben aus dem Blute wahrscheinlich zu machen, und
dafür insbesondere ein Eindringen in die Bindegewebssubstanz um
die Gefäße und in der Haut als Austrittsort der hypertonischen
Agenzien in Anspruch genommen. Für die Eiweißkörper werden
sich, wie mir scheint, andere Ausscheidungsverhältnisse geltend
machen, wenn auch nicht ausschließlich, so doch in erheblicherem
Ausmaße als bei den kristalloiden Körpern. Die zeitlichen Aus-
trittsverhältnisse der intravenös eingeführten Eiweißkörper sind
bis zu einem gewissen Grad ähnlich der der hypertonischen
Agenzien. Zahlenverhältnisse können allerdings nur dann gewonnen werden, wenn es sich um Eiweißkörper von ganz spezifischen Reaktionen handelt, doch dürften die Zahlenwerte immerhin genügen, um uns ein Bild, wenn auch nur in groben Umrissen,
des Vorganges erkennen zu lassen. In den Versuchen von F r e u n d
und P o p p e r (Biochem. Zeitschr., 15, 1909) finden sich Zahlenangaben, welche zeigen, daß 20 Minuten nach der Injektion
$^4/_5$ der injizierten Albumosen das Blut verlassen haben. Durch
Kontrollversuche mit Gelatine zeigen die Autoren, daß für Gelatine
nach dieser Zeit die restierende Menge im Blute noch die Hälfte
der injizierten Menge beträgt. In weiteren Versuchen mit abge-
bundenem Darm konnten E. F r e u n d und K. P o p p e r nach-

weisen, daß statt $^4/_5$ nur $^2/_3$ das Blut verlassen haben. Für Gelatine ist ein gleicher Unterschied am offenen und abgebundenen Darm nicht nachweislich. Trotzdem spricht auch für Gelatine die Zunahme des Reststickstoffes in der Leber bei Abnahme desselben im Blute für eine stärkere Ausscheidung durch die Abdominalorgane. Die Tatsache, die K ö v ö s y (Z. f. phys. Chemie 62, 68, 69) fand, daß nach Exstirpation des Darmes Eiweiß auch in andere Gewebe eintreten kann, ist für uns hier gleichgültig. Auch Versuche von S z u m o v s k i (Zeitschr. f. physiol. Chemie, Bd. 36, 1902, S. 198) mit dem leicht nachweisbaren Zein sprechen für die Bedeutung der Abdominalorgane als Ausscheidungsweg. Derselbe konnte nach 5 Stunden nach der intravenösen Einverleibung Zein in der Leber nachweisen. Ebenso die Versuche von B o r c h a r d t, der die Elastinalbumosen nach gleicher Verabreichung nach 3 Stunden im Dünndarme nachweisen konnte, sprechen auch in diesem Sinne. Ich möchte also annehmen, daß alle Formen der Eiweißkörper, allerdings in wechselndem Ausmaße, durch das Drüsengewebe des Darms zur Ausscheidung kommen. Daneben sehen wir nur noch Anhaltspunkte für das Auftreten von artfremdem Eiweiß in der Milchdrüse von Tieren. Auch pathologische Daten, so das Auftreten der Enteritis anaphylactica sowie gewisse Darmhyperämieerscheinungen bei geringerer Ausbildung der Erscheinung sprechen dafür, daß für Eiweißkörper die Abdominalorgane, so wie bei den Salzen die Haut, als Hauptorgan für die Ausscheidung funktionieren. Diese, als Hinweise auf eine derartige Funktion des Darmes anzusehenden Befunde sowie gewisse Schlußfolgerungen aus diesen, lassen also neben der Nierenausscheidung den Weg der Eiweißkörper durch den Darm als einen gewöhnlichen erscheinen. Ich möchte hier darauf verweisen, daß wir bei den Salzwirkungen der hypertonischen Lösungen unter gewissen Umständen bei einer Erschwerung des Ausgleiches bei gewissen Tierarten, bei Hühnern z. B., insbesondere auch von den Salzen ein ähnliches Verhalten nachweisen konnten. Für Eiweißkörper allerdings scheint diese Form der Ausscheidung eine unvergleichlich häufigere zu sein. Ich möchte aber glauben, daß es nicht allein ein Faktor ist, der den Ausgleich der Störungen durch Eiweiß paralysiert, sondern daß dieser Faktor auch für die Wirkung der Eiweißkörper im Organismus eine Bedeutung erlangen muß. Die vermehrte Anhäufung von Eiweißkörpern in diesen Organen wird eine Reihe von Wirkungen an denselben zur Folge haben. Insbesondere Stoffwechseländerungen können unter den Umständen durch die Einwirkung von Eiweißkörpern auf die Leber in hohem Maße ausgelöst werden. Dafür sprechen die Versuche von Pick und Hashimoto. Die von Sbarsky (Biochem. Z. 135, 1923) nachgewiesene rasche Adsorption von Eiweißspaltprodukten und Toxinen an die Erythrozyten wird die rasche Abnahme der parenteral eingeführten Eiweißkörper befördern, ist aber nicht imstande, die obige Annahme zu widerlegen. Die Bedeutung dieses Vorganges für die Pathologie, insbesondere des Umstandes, daß er bei immunisierten Tieren ausfällt, ist noch nicht zu übersehen. Man könnte daran denken, daß bei immunisierten Tieren dieser unschädlichmachende Ausscheidungsvorgang in die Abdominalorgane eingeschlagen wird. (Siehe vorstehende Ausführung Siegmunds.)

Neben diesem physiologischen Ausscheidungsverhältnis treten aber unter krankhaften Umständen bei Organerkrankungen auch wahrscheinlich noch veränderte Ausscheidungsverhältnisse ein, die wir aus gewissen Wirkungen an den Organen erschließen können. Für eine besondere Ausscheidungsform auch anderer als Eiweißkörper liefert uns das Tierexperiment eine Reihe von Befunden. So wurde für Jod von O. Löb (Zeitschr. f. exp. Path. u. Pharm., 56, 325, 1907) am Eiter, für Salizyl von Bondy und Jakoby eine vermehrte Ausscheidung in entzündliches Gewebe nachgewiesen. In allerletzter Zeit ist durch Fröhlich und Singer die Salizylspeicherung im entzündeten Gewebe mit wenig Recht negiert worden (A. f. e. P. u. Ph., 99). Für Jod haben Holler und Singer eine vom Grade der Körperfremdheit des Gewebes abhängende Speicherung festgestellt (Bioch. Z. 1923, 146). Der gleiche direkte Nachweis für Eiweißkörper fehlt vorderhand. Es dürfte aber doch aus Analogie sowie aus den klinischen Erscheinungen der vermehrten späten Lokalreaktion ein ähnliches Verhalten auch für Eiweißkörper zu erschließen sein. Ich möchte das um so mehr für zulässig halten, da wir für die den Eiweißkörpern nahestehenden chemotherapeutischen Agenzien Yatren und Methylenblau auch bei innerlicher Verabreichung solche ähnliche Lokalreaktionen nachweisen können. Ich möchte es aber ablehnen, diese vermehrte Durchlässigkeit der Gefäße im Sinne Schmidts als Folge einer Phasenänderung anzusehen, wobei auf die herabgesetzte Durchlässigkeit dann eine gesteigerte Durchlässigkeit nachfolgen soll. Es wird wohl hier vorzuziehen sein, jede

Phase selbst aus den Begleiterscheinungen der Wirkung zu erklären, auf chemische und physikalische Eigenschaften in dem betreffenden Momente zu suchen, anstatt so romantischen Vorstellungen, wie sie ein Phasenwechsel wenigstens in der überwiegendsten Mehrzahl der Ausführungen schafft, nachzuhängen. Gewisse Bedingungen, die einen Phasenwechsel hervorrufen können, habe ich ja vorher hervorgehoben. Doch erscheint die Verwendung als Schlagwort unzweckmäßig und, wie es sich zeigen wird, irreführend. Ich würde es aber anderseits auch für unzweckmäßig halten, den Begriff Heilentzündung für diesen Vorgang anzuwenden, da der Begriff Entzündung eine solche Vielheit von Erscheinungen in sich einschließt, deren Analyse gegenwärtig noch nicht möglich ist. Besser scheint es mir, von Reizwirkungen der Eiweißkörper, von Veränderungen der Durchlässigkeit sowohl der Gewebe als der Gefäße zu reden, und lieber noch eine Insuffizienz unseres Wissens über den Vorgang einzugestehen, als uns mit Hilfe eines Schlagwortes „Heilentzündung", dessen beide Teile auch in einer nicht unbeträchtlichen Anzahl von Fällen nicht entsprechen, über die Unkenntnis des Vorganges hinwegzutäuschen.

Kritik der Wirkungen der physikalischen Eigenschaften der Eiweißkörper bei parenteraler Einfuhr.

Die Schlußfolgerung bezüglich der Proteinkörpertherapie, die sich aus dem Vergleiche mit den Erscheinungen der Osmotherapie ergaben, daß physikalische Eigenschaften der Eiweißkörper die primären Veränderungen, die sich nach parenteraler Proteinkörperzufuhr einstellen, hervorrufen, ist nun nach zweifacher Weise zu ergänzen. In erster Linie wird zu beweisen sein, daß diesem Moment der physikalischen Eigenschaften der Eiweißkörper eine auslösende Wirkung auf die in den früheren Ausführungen beschriebenen nachgewiesenen Veränderungen im Blute, sowohl im normalen als auch im kranken Individuum zukommt. In zweiter Linie wird die Frage beantwortet werden müssen, ob diese physikalischen Eigenschaften und die ihnen zufallenden Veränderungen auch wirklich imstande sind, Erscheinungen, wie sie im Anfangsstadium der parenteralen Proteinkörperzufuhr am Krankenbette gefunden werden, hervorzurufen.

Von den Veränderungen im Blute ist die Änderung des Wassergehaltes, eine Veränderung der Blutverteilung und auch eine ge-

wisse Veränderung der Gefäßdurchlässigkeit wohl unmittelbar mit
den physikalischen Eigenschaften der Eiweißkörper in Zusammenhang zu bringen. Der Einfluß dieser Vorgänge auf die Diffusion,
Dialyse, Adsorption wird wohl ohne weiteres klar sein und die
Schlußfolgerungen Seifferts in vitro werden auch in vivo in
qualitativem Ausmaße angenommen werden können. Ins Gewebe
gelangt, werden die Eiweißkörper diese Wirkungen weiter ausüben. Das Quantitative dieses Momentes allerdings wird erst durch
die analytische Forschung der experimentellen Medizin festgestellt
werden können. Die Einschwemmung von Gewebsbestandteilen ins
Blut nach Proteininjektion ist festgestellt durch die Versuche v. d.
Veldens bezüglich Blutgerinnungsbestandteilen, sowie durch die
Untersuchungen von Löhr (Zeitschr. f. d. ges. exp. Med., 24), der
das Ansteigen des Agglutinationsgrades in den ersten 2—3 Stunden
nach der Proteinkörperzufuhr feststellte. Es dürfte auch für andere
Körper in der gleichen Zeit und in gleicher Weise sich eine Einschwemmung ins Blut aus dem Gewebe nachweisen lassen, eine
Annahme allerdings, welche noch der Bestätigung bedarf. Ich
möchte hier noch einschalten, daß demgegenüber der Anstieg des
Agglutinationstitres nach subkutanen Natriumnukleinikum - Injektionen, wobei erst eine indirekte Wirkung einigermaßen wahrscheinlich erscheint, erst nach 6 Stunden erfolgt, ein Umstand, der
darauf hindeuten dürfte, daß Zersetzungsprozesse an den Eiweißkörpern des Gewebes zu ihrer Entwicklung eine gewisse Zeit
brauchen.

Um dieselbe Zeit, ja sogar noch früher, finden wir Veränderungen physikalischer Natur im Blute auftreten, wie die Änderung
der Oberflächenspannung, die — da sie nach Rosenberg und
Adelsberger auch in vitro zustande kommt — als physikalische Folge der Proteinkörperzufuhr anzusehen ist; die Veränderung der Viskosität ist zeitlich noch nicht genau bestimmt. Man
könnte daran denken, daß sie einigermaßen mit der Hydrämie
zusammenhängen könnte. Die Änderung der Senkungsgeschwindigkeit der roten Blutkörperchen ist sicher eine primäre Veränderung.
Sie soll mit den Veränderungen der Blutplättchen zusammenhängen. Stahl (Kl. W. I, 43) fand, daß nach Sanarthritinjektionen in einer Anzahl von Fällen ein starkes, in einer weiteren Zahl
von Fällen aber nur ein geringes Absinken der Plättchenzahl eintritt. Handovsky hebt in seiner Zusammenstellung: „Zur
Pharmakologie des Blutserums" (Kl. W. I, 35) die Angabe von

Brinkmann und Körten hervor, daß das Mengenverhältnis von Cholestearin und Lezithin für die Senkungsgeschwindigkeit der roten Blutkörperchen von Bedeutung ist.

Die Veränderung der Serum- und Plasmaeiweißkörper ist gleichfalls frühzeitig vorhanden, doch läßt sich vorderhand selbst nach Aussagen der Autoren Rosenberg und Adelsberger die Genese dieser Vorgänge nicht klarstellen. Sie können ebensogut vollkommen unbeeinflußt von dem Einstrom von Eiweißkörpern ins Blut erfolgen als mit demselben in Zusammenhang stehen. Der Umstand, daß sie bei Zuckerlösungen oder bei hypertonischen Lösungen nicht auftreten, beweist wohl nichts gegen die Möglichkeit des Entstehens durch Einströmen von Eiweißkörpern, weil die Veränderung der Strömung und der Blutverteilung, wie ausgeführt wurde, bei Eiweißkörpern wesentlich von der bei hypertonischen Lösungen verschieden ist. Ein Austausch von Eiweißkörpern in den Bauchgefäßen muß wesentlich höhere Eiweißmengen ins Blut bringen als eine Erweiterung der Gefäße der Extremitäten. Demgegenüber ist die Globulinvermehrung sowie das Auftreten von hemmenden Substanzen für die Blutgerinnung nach von den Velden eine Späterscheinung, und zwar Folge einer veränderten Zelltätigkeit, und damit sicher eine Folge der Veränderungen, die im Körper auftreten, die wir mit Protoplasmaaktivierung bezeichnen könnten, für die ich aber doch den Ausdruck einer Sensibilisierung, und zwar der hauptsächlich in den Vordergrund tretenden vermehrten Reizbarkeit halber, vorziehen möchte. Es läßt sich also die erste Frage nur in dem Sinne beantworten, daß wir für einzelne Folgeerscheinungen eine auslösende Wirkung durch die physikalischen Eigenschaften erschließen können, für andere nur ein zeitliches Zusammentreffen dieser Blutveränderungen mit dem Stadium der physikalischen Wirkung der Eiweißkörper konstatieren, ohne daß ein Konnex der beiden Momente erschlossen werden kann. Bezüglich der Veränderungen und Erscheinungen, die im Anfangsstadium der Proteinkörperzufuhr erfolgen, und das ist Fieber oder Kollaps, eine Erregbarkeitssteigerung der Nerven, Veränderungen an der glatten und quergestreiften Muskulatur, sind wir vorderhand noch nicht imstande zu sagen, ob sie mit den physikalischen Erscheinungen und mit den durch sie hervorgerufenen Blutveränderungen in unmittelbarem Zusammenhang stehen. Wenn auch die Wahrscheinlichkeit für einzelne dieser Folgezustände in dem Sinne spricht, so wird

wohl bis zur Durchführung experimenteller Versuche jede Schlußfolgerung in diesem Sinne zu unterbleiben haben.

Bisher haben wir nur von gesunden Menschen gesprochen.
Wir finden nun bei kranken Menschen, insbesondere bei chronischen Krankheiten eine Reihe von Veränderungen ähnlicher Natur,
wie sie die Proteinkörperinjektion auslöst, schon von selbst im
Blute vorhanden. Es fragt sich nun, sind veränderte Reaktionen
auf das Moment dieser Blutveränderungen zu beziehen oder entstammen sie einem anderen Moment: dem der Veränderung im
Gewebe, welches selbst wieder die Blutveränderungen hervorgerufen hat. Wenn wir nun das Nervengewebe hinzufügen, so
scheint die Reaktion des Gewebes vor allem den Begriff der
Sensibilisierung, die als Moment für die veränderte Wirkungsweise in Frage kommt, auszulösen. Inwieweit der veränderte
Blutzustand imstande ist, eine vermehrte Reizwirkung an bestimmten Geweben hervorzurufen, beziehungsweise zu begünstigen,
ist wohl vorderhand nicht klar.

Dem zweiten Momente, der chemischen Wirkung der Eiweißkörper, müssen wir, wie schon gesagt, die Hauptwirkung für die
Veränderung der Gewebe zuschreiben.

Kritik der Erklärungsversuche der Herdreaktion.

Einer Analyse der Bedeutung des primären Reizmomentes
für die Fernwirkungen dient die vorstehend reproduzierte Arbeit
von Stahl.

Die in den Ausführungen von Stahl klargelegte Mitwirkung
des Nerventonus für die Auslösung von Hautreaktionen, die von
ihm auch auf Herdreaktionen übertragen wird, zeigt die große
Bedeutung der gesteigerten Nervenerregbarkeit für die Vermittlung von Reizen auf sensibilisiertes Gewebe. In welcher Weise
die Sensibilisierung erfolgt, ist gleichgültig, ob durch einen Krankheitsprozeß oder durch Bestrahlung. Wichtig scheint mir auch
die Differenzierung, die Stahl macht, indem er Sensibilisierung
von Entzündung trennt. Und doch kann seine Übertragung seiner
Erfahrungen auf die spezifische Herdreaktion nicht ohne Einschränkung angenommen werden. Vor allem ist der Satz, daß die
Mitwirkung der hypothetischen Zellzerfallsprodukte aus den bestrahlten Körpergegenden sich erübrigt, nicht ohne weiteres auf
die Herdreaktion zu übertragen. Es ist richtig, daß die Zellzerfallsprodukte für die momentane und schnelle Wirkung nicht in Frage

kommen, anderseits ist aber hervorzuheben, daß der Zustand der Sensibilisierung oder Erkrankung des Gewebes oder überhaupt der Gewebe des ganzen Organismus bei einer Krankheit nicht ohne die Mitwirkung von vorher bestandenen Zellzerfallsprodukten gedacht werden kann. Es muß außer dem gesteigerten Nerventonus noch ein Moment hinzukommen, welches die Sensibilisierung eines oder des anderen Gewebes hervorruft, um die Herdreaktion auszulösen. Das geht aus den Versuchen von S t a h l wohl ohne weiteres hervor. In zweiter Linie ist auch hervorzuheben, daß die äußere Form, das Bild der Herdreaktion, das spezifisch und unspezifisch ausgelöst wird, sich als ein ähnliches, doch nicht ein gleiches darstellen wird. Vor allem werden wir hier neben der Biologie noch die pathologische Anatomie zur Analyse der Spätwirkungen der Herdreaktion heranziehen müssen. Aus diesen wird sich ergeben. daß gewisse Spätfolgen der spezifischen Herdreaktion bei Tuberkulin, z. B. die Bindegewebsbildung wohl nur ihr und nicht der unspezifischen Reaktion zukommen. Die unspezifische Herdreaktion kann natürlich zu gewissen Zeiten, gleichgültig, ob sie durch Jod (vermehrtes Rasseln oder erhöhte Temperatur) oder durch Proteinkörper ausgelöst wird, vermöge der Beeinflussung beider Faktoren. sowohl der nervösen Erregbarkeit als des Vorhandenseins eines sensibilisierten Herdes, eine gleiche Form annehmen. Es wird aber wohl kaum bezweifelt werden können, daß die Späterscheinungen und das endgültige Resultat bei den beiden Formen der unspezifischen und der spezifischen Herdreaktion wesentlich different sein werden.

Wenn wir auch Reaktionen von anderweitigen Krankheitsprozessen auf nicht spezifische Reizmittel auftreten sehen, so ist damit der Begriff der Spezifizität nicht aufgehoben. Es besteht ja die Sensibilisierung des Gewebes durch den Krankheitsprozeß, und der Eingriff selbst führt zu einer Veränderung der nervösen Reaktion. Das Zusammenwirken beider muß natürlich dann die unspezifische Reaktion ergeben. Wenn der Begriff der Spezifizität hier nicht im vollen Ausmaße gilt, so müssen wir zwei Momente erwägen, die hier in Frage kommen. In erster Linie hat seinerzeit 1914 D o e r r hervorgehoben, je höher der Grad der Immunität getrieben wird, desto eher können Antikörper auf heterologe Antigene, die ihnen nahestehen, wirken. Es gilt also die Spezifizität nur in quantitativem Sinne und ist keine streng artspezifische Erscheinung. Es könnte also der Grad der Sensibilisierung daran schuld haben, daß das Resultat auch auf unspezifische Reaktionen erfolgt. In zweiter Linie könnte man daran denken, daß der parenterale Abbau der Eiweißkörper durch Bildung von unspezifischen Substanzen, weniger oder gar nicht mehr spezifischer Albumosen und Peptone, eine gewisse Überempfindlichkeit auch gegen anderem Ursprunge entstammende Eiweißkörper zur Folge haben könnte. Es werden ja von einzelnen Autoren, insbesondere Pirquet, auch für das Pepton Erscheinungen von Anaphylaxiebildung angenommen und demselben ein antigener Charakter zugebilligt. In diesem Sinne wäre die Ähnlichkeit des Symptomenbildes bei der Anaphylaxie mit der Peptonvergiftung sowie mit anderen Eiweißwirkungen, wenn auch in protrahierterer Form, zu erklären.

Wenn diese Form der Spezifizität also zurücktritt, so können wir Andeutungen für eine gewisse Spezifizität in anderer Weise finden. Und zwar im Sinne einer Spezifizität für gewisse Eiweißprodukte in Rücksicht auf die Einwirkung auf bestimmte Gewebe im Körper (Döllken) und weiters eine gewisse Organspezifizität. Während wir mit Serum Sekretionsveränderungen im Sinne einer Steigerung nicht auftreten sehen, sehen wir für Milch und auch für Milcheiweiß, Kaseosan, eine deutliche Neigung zur Steigerung der Sekretionsvorgänge in der Milchdrüse. Sie ist keine Früherscheinung, sondern eine Späterscheinung, ist aber doch immerhin durch eine gewisse Reihe von Beobachtungen gestützt. Nur Pepton nimmt hier eine Ausnahmsstellung ein, indem auch hier wieder durch Pepton eine ähnliche Wirkung der Sekretionssteigerung wie durch die Milcheiweißpräparate auftritt. Einzelne neuere Beobachtungen sprechen in diesem Sinne einer Organspezifizität der Eiweißkörper, so unpublizierte Beobachtungen von Sachs (Wien), der fand, daß bei Injektion von Extrakten der Corpora cavernosa von Stieren am menschlichen Corpus cavernosum deutliche Reaktionserscheinungen im Sinne einer Hyperämisierung und damit eine Besserung von Erkrankungen an demselben auftreten; weiters Erfahrungen Latzels (Z. f. kl. Med., 81), der mit Autolysaten eines Lungentumors Lungenödem auftreten sah.

Erörterungen über die omnizelluläre Wirksamkeit der Proteinkörpertherapie.

Die Annahme einer omnizellulären Wirksamkeit der Proteinkörpertherapie bildet die Grundlage der unter dem Begriffe der Protoplasmaaktivierung zusammengefaßten Spätwirkungen der

Eiweißkörper. Wenn wir nun daran gehen, diese Annahme einer omnizellulären Wirkung auf ihre Berechtigung zu prüfen, müssen wir, wie es schon S e i f f e r t angedeutet hat, die Gewebe des Körpers bezüglich ihrer verschiedenen Wertigkeit für die Umsetzungen, die die parenterale Eiweißkörperzufuhr an ihnen hervorruft, unterscheiden. Daß in dem mit dem Blute enge zusammenhängenden Gewebe der Blutgefäßdrüsen Einwirkungen der Eiweißkörper bei parenteraler Einfuhr sich in viel höherem Maße geltend machen können und müssen, ist wohl ohne weiteres klar und wird leicht mit einer Reihe von Tatsachen (Leber, Knochenmark) belegt werden können. Am Nervensystem macht sich die Reizwirkung der Eiweißkörper, vermöge der spezifischen Tätigkeit des Gewebes Reize zu empfinden und festzuhalten, in hohem Maße deutlich. Es werden auch sekundäre Veränderungen am Gewebe durch die primäre Änderung des Nervengewebes hervorgerufen werden können. Eine Spätwirkung von Eiweißkörpern auf das Nervensystem ist wahrscheinlich. Wie es an anderen Geweben sich verhält, ist noch nicht erwiesen und auch nicht unmittelbar abzuschätzen, wenn wir auch bezüglich des Muskelgewebes sowohl der quergestreiften als auch der glatten Muskulatur gewisse Veränderungen, die auf die Spätwirkungen bezogen werden können, nachweisen können. Wir müssen diesbezüglich überhaupt zunächst hervorheben, daß wir in den verschiedenen Maßnahmen der Proteinkörpertherapie eine solche Mannigfaltigkeit der Methoden der parenteralen Eiweißkörperzufuhr wahrnehmen können, daß es schwer fallen wird, für die verschiedenen Formen eine einheitliche Wirksamkeit der verschiedenen chemischen Faktoren anzunehmen. Wenn wir die verschiedenen Methoden, die intravenöse Einfuhr von großen Serummengen mit der subkutanen geringen Einfuhr von Eigenserum sowie mit der nach wenigen Milligramm betragenden Form der Eiweißzufuhr bei Bakterienprodukten vergleichen, so werden wir wohl ohne weiteres die großen Differenzen, die diesen verschiedenen Einverleibungsformen am Organismus entsprechen, mehr fühlen als beschreiben können. Hier spielt neben der Menge auch die mehr oder weniger große Art- und Zustandsfremdheit eine Rolle und es ist wohl von ihr anzunehmen, daß dieses Moment sich nicht bloß an der Nervenwirkung ausprägen wird, da hier die verschiedenen Ausscheidungsvorgänge eine mehr oder weniger große Differenz in der Dauer der Einwirkung haben dürften. In dritter Linie wird neben den örtlichen Momenten, der Art der Einfuhr, intravenös, subkutan, intramuskulär, auch das zeitliche Moment bei wiederholter Einfuhr mit seinem veränderten Einfluß einerseits, sowie das ändernde Moment auf die Wirkungen, das durch Erkrankungen des Körpers und die dadurch veränderte Reaktion der Zellen für die Folgeerscheinungen hervortritt, eine große und bestimmende Bedeutung gewinnen.

Unter den einfachen überblickbaren Bedingungen des Tierexperimentes hat schon die parenterale Einfuhr von Proteinkörpern einen ganz differenten Einfluß auf den Eiweißumsatz, der uns hier als ein wohl nicht ausreichender, aber doch immerhin eine gewisse Abschätzung erlaubender Maßstab für die Wirkungen der Proteinkörper unter der Variation gewisser oben angeführter Bedingungen dienen wird können. Wir müssen allerdings dabei berücksichtigen, daß die nachgewiesenen, im folgenden zu besprechenden Wirkungen auch unter diesen Umständen gewisse Schwankungen zeigen können, deren inneres Wesen wir nicht überblicken; ich glaube aber, daß die in der Mehrzahl der Experimente auftretenden Wirkungen doch einer gewissen Analyse unterzogen und gewissen Schlußfolgerungen zugrunde gelegt werden können, wobei einzelne nicht passende Versuche, einzelne Teilresultate, angesichts des bestimmenden Einflusses der Konstitution des einzelnen Versuchstieres, vernachlässigt werden können.

Aus den Untersuchungen F r i e d e m a n n s und I s a a k s, sowie S c h i t t e n h e l m s und W e i c h a r d t s geht hervor, daß native Eiweißkörper, Pferdeserum in den meisten Fällen (nicht immer), und eine verdünnte Eiweißlösung (z. B. 100 cm³ einer Eiweißlösung von 0·07 g N beim Hunde), auch intravenös verabfolgt, meistens nur eine Supraposition des parenteral einverleibten Eiweißes zur Folge haben.

Eiweißabbauprodukte hingegen, wie Peptone und Albumosen, bewirken eine sich über 2 Tage hinaus erstreckende, die Einfuhr gewaltig übertreffende N-Ausscheidung. Das geht aus Versuchen von K r e h l und M a t h e s und S c h i t t e n h e l m und W e i c h a r d t eindeutig hervor. Bakterieneiweiß führt nach S c h i t t e nh e l m und W e i c h a r d t sowie G o t t s c h a l k zu starken, die Einfuhr um 100°/₀ übertreffenden N-Ausscheidungen. Bei wiederholten Dosen von Eiweiß zeigen sich mit großen Dosen gleiche Vorgänge (F r i e d e m a n n und I s a a k), gewissermaßen eine N - Flut, während bei weniger gegen Eiweiß empfindlichen

Tieren (Hunden) nach Vorbehandlung mit kleinen Eiweißdosen nach einer kleinen Proteininjektion keine die N-Ausfuhr übertreffende N-Ausscheidung auftritt. Auch Schittenhelm und Weichardt sehen nach in kleinen Intervallen wiederholten Injektionen von kleinen Dosen von Eier-Eiweiß nur eine hinter der Injektionsmenge zurückbleibende N-Ausfuhr. Mit Bakterieneiweiß konnte ein ähnlicher Vorgang der Schonung des Eiweißbestandes des Körpers nicht nachgewiesen werden. Wir finden also hier am Stoffwechsel gegensätzliche Folgen von kleinen Dosen in kürzeren Zwischenräumen — ein Analogon der immunisierenden Form der Proteinkörperzufuhr — und den großen seltenen Dosen der anaphylaktisierenden Behandlung. Hinzugefügt möge hier werden: daß den äußeren Folgen am Stoffwechsel auch an den zellulären Organen bei häufigen kleinen Eiweißdosen ein verschiedenes Geschehen zugrunde liegt, könnte aus den Befunden von Pick und Hashimoto vermutet werden, die mit kleinen Eiweißdosen in kurzen Zwischenräumen, selbst bei dem eiweißempfindlichen Meerschweinchen, ein von der Norm abweichendes Verhalten der autolytischen Prozesse in der Leber zum Unterschied von den daselbst nach größeren Dosen auftretenden Veränderungen nicht nachweisen konnten.

Demgegenüber konnten Schultz, Dale, Jamanuchi mit verhältnismäßig großen Eiweißdosen bei Meerschweinchen, Katzen und Kaninchen eine Änderung der spezifischen Erregbarkeit der glatten Muskulatur und der Nerven finden. Ebenso konnten Hashimoto und E. Pick im Lebergewebe nach parenteraler Einfuhr von Proteinen Veränderungen der sogenannten intravitalen Autolyse feststellen, wenn sie die Leber am 3. und 5. Tage nach der subkutanen Injektion von 0·5 g Pferdeserum bei empfindlichen Meerschweinchen untersuchten. Diese an und für sich kleine Dosis erzeugte bei dem eiweißempfindlichen Tiere Veränderungen, wird aber im Vergleich mit den Dosen beim Menschen — hier würde das einer Einfuhr von 100 g Serum entsprechen — doch immerhin eine beträchtliche, nicht zu den kleinen Eiweißkörperzufuhren zu rechnende Größe darstellen. Dieselbe Veränderung der Lebertätigkeit, die Pick und Hashimoto noch 68 Tage nach der Injektion nachweisen konnten, wurde für Kaseosan und Bakterienprodukte von Bieling, Gottschalk und Isaak in etwas modifizierter Form bestätigt und erweitert, und stellt den Beweis für eine nachhaltige Umstimmung des Zelleiweißstoffwechsels in einem Organe unter der Einwirkung von artfremden Eiweißkörpern dar. Die Stellung dieser Erscheinung gegenüber der von A b d e r h a l d e n und P i n k u s - s o h n nachgewiesenen, durch neugebildete (?) Fermente statt- findenden Verdauung, ist noch nicht vollkommen klar, zeitlich besteht jedenfalls eine hohe Unabhängigkeit der beiden Er- scheinungen. Durch den von B i e l i n g, G o t t s c h a l k und I s a a k geführten Nachweis, daß sich ähnliche, wenn auch wesentlich geringere Vorgänge auch in der Körpermuskulatur nach einmaliger Kaseosaninjektion nachweisen lassen, wird der Vor- gang in der Leber nur als Teilvorgang einer die verschiedensten Körpergewebe betreffenden Wirkung der Proteinsubstanzen im Organismus sich darstellen. Auch die weiteren Befunde obiger Autoren, die zeigten, daß bei sensibilisierten Meerschweinchen auf der Höhe der Sensibilisierung am 18. bis 20. Tage schon winzige, für normale Meerschweinchen unwirksame Mengen von Pferde- serum eine beträchtliche Vermehrung des nichtkoagulablen Stick- stoffes in der Leber auf Kosten des Zelleiweißes herbeiführen, werden uns die Fortwirkung der Proteinschädigung im Organismus erkennen lassen. Wichtig ist allerdings, wie die Autoren hervor- heben, daß zu diesem letzten Nachweis ein zu starker tödlicher Shock vermieden wird, sonst findet in der Leber eine Herabsetzung der autolytischen Vorgänge statt. Als Parallelfall zu dieser Sen- sibilisierung, die uns besonders interessieren wird, konnten die- selben Autoren auch bei tuberkulös infizierten Meerschweinchen eine ähnliche, aber beschleunigte Steigerung des Leberabbaues nach Tuberkulininjektionen schon nach 12—24 Stunden nach- weisen. Es dürfte aber nach den Versuchsresultaten der Autoren, sowie nach Versuchen von F r e u n d und R u p p anzunehmen sein, daß die vermehrte Autolyse in der Leber auch ohne n e u e r - l i c h e Einfuhr des auslösenden Antigen von Kaseosan und Tuberkulin besteht und daher nicht bloß einen Maßstab, sondern ein Substrat des Sensibilisierungsvorganges darstellt. Nur durch den Desensibilisierungsvorgang von großen Antigendosen und den sich einstellenden Anaphylaxievorgang wird die gesteigerte Leberautolyse aufgehoben.

Den einmaligen Dosen, also größeren Mengen von Eiweiß- körpern, bei eiweißempfindlichen Tieren sowie dem Vorgehen mit großen Dosen in nicht so häufiger Verabreichung bei normalen und sensibilisierten Tieren, sowie der Zufuhr von Bakterieneiweiß entsprechen im Gegensatz zu dem früheren Verhalten bei dem Immunisierungsvorgang eine erhöhte Eiweißausscheidung, sowie gewisse ihr äquivalente zelluläre Veränderungen an einer Reihe von Organen. Die Veränderung an der Leber macht sich nicht bloß am Eiweißumsatz geltend, sondern wir finden auch Anhaltspunkte für eine Störung des Kohlehydratstoffwechsels (L ö h r), sowie eine veränderte Fibrinbildung als Zeichen einer hochgradigen Veränderung der Leberfunktion. Wir finden also im großen ganzen auf Grund von Tierexperimenten zwei verschiedene Folgen der Eiweißzufuhr: eine Form, die der immunisierenden Behandlung entspricht, die ohne eine Veränderung im N-Stoffwechsel im Organismus und an den Zellen gewisser Gewebe einhergeht und eine andere Form der Folgezustände der Eiweißzufuhr, die der anaphylaktisierenden entspricht, die mit diesen festgestellten Veränderungen einhergeht. Die Art der Wirksamkeit der immunisierenden Behandlung spricht dafür, daß wir den Einfluß der einzelnen Injektion mit kleinen Dosen nativer Eiweißkörper auch beim empfindlichen Tier durch Wiederholung in kurzen Zwischenräumen so verändern können, daß die Folgen sowohl am Stoffwechsel als auch an zellulären Organen verhindert werden. Ich glaube wohl, daß wir darin einen Hinweis auf die modifizierende Wirkungsweise dieser Form der Proteinkörperzufuhr im Sinne einer Rückbildung von pathologischen Stoffwechselvorgängen zur Norm sehen können. Demgegenüber könnte durch die andere Behandlungsform eine vermehrte Bildung von Abwehrstoffen, sowie von Vorgängen, die die Reaktion des Körpers begünstigen, erzielt werden.

Außer diesen zwei Folgen der Proteinkörperzufuhr gibt es noch eine dritte Form der Veränderungen, die aber im Tierexperiment nicht hervortritt, wohl aber am Krankenbett unter den veränderten Bedingungen von Infektionskrankheiten ausgelöst wird. Diese ist die von G r ö e r zuerst geschilderte Umstimmung der ergotropen Therapie. Sie prägt sich darin aus, daß die Reaktion des Körpers auf eine bestimmte wirksame Schädigung toxischer und auch bakterieller Natur gehemmt wird. Dabei handelt es sich nur um ein gegen dieses Agens gerichtetes Wegfallen der Reaktion, denn ein neuerliches Moment, das auf den Körper einwirkt, wirkt, wie oben ausgeführt wurde, im Sinne einer Auslösung einer normalen Reaktion. Bezüglich der Form und der Bedingung der Auslösung dieser Folgeerscheinung der Proteinkörperzufuhr ist hervorzuheben, daß, wenn auch meist die Wirkung shockartig auftritt, doch diese Bedingung nicht unerläßlich ist. Wir finden sie ausgelöst durch intramuskuläre Injektionen der Milch, wir finden sie auch ausgelöst durch intramuskuläre Injektionen von spezifischen Substanzen (Typhin). In diesen letzteren Fällen kann von einem echten Shock kaum gesprochen werden. Wir müssen auch hervorheben, daß die Wirkung nicht immer in einer absoluten Hinderung der Reaktion, in einer absoluten Hemmung der Reaktionserscheinungen besteht, sondern daß es sich nur um bloße Herabsetzungen (verminderte Fieberhöhe) handeln kann. Die gleiche Form der Einwirkung kann sowohl durch unspezifische als auch durch spezifische Maßnahmen hervorgerufen werden. Dabei ist hervorzuheben, daß wir an den Herderkrankungen keinen vollkommenen Parallelismus gegenüber der Wirkung auf den Allgemeinorganismus auftreten sehen. Über den dieser Einwirkung zugrunde liegenden Vorgang im Körper kann nur gesagt werden, daß ein erhöhter Eiweißstoffwechsel unwahrscheinlich ist, und daß auch Veränderungen im Sinne einer zellulären Umstimmung im Sinne der Erhöhung des Umsatzes oder der Steigerung des Abbaues nach klinischen Beobachtungen unwahrscheinlich sind. Ja, noch mehr. Wenn vor der Behandlung Hinweise auf solche klinische Vorgänge bestanden haben, so gehen sie unter der Behandlung zurück (Fieber, erhöhter Eiweißumsatz, Gegenkörperbildung); für diese Wirkung ist eine beschränkende Bedingung eines vorher erhöhten Zellstoffwechsels notwendig. In der überwiegendsten Zahl von Fällen sehen wir einen solchen Effekt bei Infektionskrankheiten eintreten, und zwar bei nicht zu langem Bestande einer solchen oder im abklingenden Zustand.

Die Bedingungen scheinen hier verschiedene zu sein. Im allgemeinen scheint auf die zelluläre Veränderung gegenüber den physikalischen Veränderungen im Plasma das Hauptgewicht für die Wirkung zu entfallen. Daneben scheint eine veränderte Nervenreaktion, die selbst wieder zu Veränderungen des Stoffwechsels führt, eine Rolle zu spielen.

Die Abgrenzung dieser zellulären Veränderung gegen den B i e r schen Begriff der Heilentzündung wird wohl schwer fallen. Es ist aber doch anzunehmen, insbesondere nach den begleitenden Umständen, daß diesen zellulären Veränderungen eine andere biologische Bedeutung zukommt als den Entzündungsvorgängen. Wir könnten uns daraus erklären, daß einerseits, wenn noch keine schwere und tiefgehende Umstimmung des Zellularapparates aufgetreten ist oder wenn der Reiz der ergotropen Therapie allein ohne Fortdauer von Reizen seitens der Erkrankung seine Wirksamkeit entfalten kann, daß dann unter diesen beiden Bedingungen insbesondere ein prompter Effekt der ergotropen Therapie eintreten könnte.

Diese verschiedenen Folgen der Proteinkörpertherapie sind wir bis jetzt noch keineswegs imstande, so weit zu beherrschen, daß wir immer gerade die richtige Form erreichen. Ich möchte aber doch glauben, daß die vorstehenden Ausführungen imstande sind, uns gewisse grobe Richtlinien sehen zu lassen. Die Ausführungen möchte ich am ehesten in dem Sinne abschließen, daß ich glaube, daß es sich in ähnlicher Weise, wie Z i m m e r es für die Gelenkserkrankungen festgestellt hat, auch für Allgemeinerkrankungen ergeben wird, daß wir bei akuten Fällen mit größeren Mengen der Substanzen, unbeschadet der Wirkung und irgendwelcher Folgen für das Individuum, vorgehen können, daß weiters eine eigentliche Shockwirkung im Sinne einer unbedingt intravenösen Behandlung nicht notwendig ist. Bei chronischen Erkrankungen wird nur die immunisierende Behandlung mit häufigen kleinen Dosen im Sinne einer später zu besprechenden desensibilisierenden Behandlung spezifischer und unspezifischer Natur in Frage kommen.

Aus den vorstehenden Ausführungen hat sich schon ergeben, daß dieselben Folgen eintreten, ob wir mit spezifischen oder mit unspezifischen Eiweißstoffen arbeiten. Eine Differenz mit den beiden wird sich nur in Bezug auf die Herdreaktion ergeben. Eine echte Herdreaktion wird sich nur bei spezifischen Substanzen einstellen. Dementsprechend wird sich eine protrahiertere Wirkung mit spezifischen Substanzen ergeben. Ein weiterer Vorteil der spezifischen Substanzen wird darin liegen, daß wir mit geringeren Mengen zum Ziel kommen werden. Es ist aber hervorzuheben, daß wir diese gewissen immunisierenden Wirkungen vorderhand im Tierexperiment mit spezifischen Substanzen, Bakterienproteinen, nicht erweisen können. Komplizierte Reaktionen im Körper werden jedenfalls den spezifischen Wirkungen entstammen. Inwieweit unter der Unübersichtlichkeit der Erscheinungen die praktische Verwendung leiden wird, läßt sich wohl vorderhand nicht feststellen.

Phasenwirkung der Proteinkörper.

Ich habe mich in früheren Ausführungen gegen die Annahme einer Phasenwirkung der Proteinkörper insoweit gewendet, als ich diese Annahme einer Phasenwirkung als eine charakteristische Eigenschaft der parenteralen Einfuhr von Proteinkörpern ablehnte. Es schien mir nämlich, als ob eine rein schematische Annahme einer solchen Phasenwirkung geeignet erschiene, ebenso wie die Einführung des Begriffes „Konstitution", die Forschung nach den unmittelbaren Ursachen und dem Zustandekommen des jeweilig vorliegenden Zustandes der betreffenden untersuchten Erscheinungen zu unterbinden. Es scheint mir richtiger, das Zustandekommen jedweder Phase in der verschiedenen Wirkung aus den bekannten Veränderungen, die eine Reihe von Grundeigenschaften im Körper erfahren, zu erklären. Wir haben ja durch den Mißbrauch des im übrigen so bedeutungsvollen Begriffes der Protoplasmaaktivierung eine dem Schöpfer des Begriffes natürlich nicht zur Last fallende Erschwerung der Klarstellung gewisser Vorgänge auftreten gesehen. Eine Erstarrung der Begriffe durch den täglichen Mißbrauch wird auch hier die Untersuchungen nach dem Zustandekommen des einzelnen Phänomens verhindern.

Hervorgehoben möge hier noch werden, daß wir sehen, daß ein und dieselbe Erscheinung bei der Proteinkörpertherapie auf verschiedene Einflüsse zurückzuführen ist. So finden wir im Beginn eine nervös ausgelöste erhöhte Durchlässigkeit gegenüber einer späteren offenbar auf Zellwirkungen beruhenden. Die gesteigerte Leberautolyse ist zuerst durch Nerveneinfluß hervorgerufen, derselbe Vorgang in späteren Stadien ist Folge einer Zelländerung.

Es wird aber doch kein Widerspruch zu diesen Ausführungen sein, wenn hervorgehoben wird, daß wir bei den verschiedensten Folgeerscheinungen der Proteinkörpertherapie den Befund erheben können, daß Erscheinungen zu einer gewissen Zeit im Sinne einer Erhöhung nachzuweisen sind, während sie vorher oder nachher im verminderten Maße auftreten. Um weiter diesem Vorwurf des Widerspruches zu entgehen, möchte ich hervorheben, daß ich es für notwendig halte, für jede dieser Phasen unabhängig voneinander das Zustandekommen zu erklären, und mich nicht dementsprechend mit einer positiven oder negativen Phase zufriedenzugeben. Wenn das Postulat nicht in jedem Falle erfüllt werden kann, so liegt die Schuld nicht an mir, denn es ist mir unmöglich, alle diese Untersuchungen in dem Sinne durchzuführen. Es muß aber das Postulat nach der Klärung jedweder „Phase" aufrechterhalten werden. Der einzig wirkliche Nachweis einer negativen Phase ist in den früher berichteten Versuchen von G r ö e r erbracht worden. Die negative Phase prägt sich hier in einer Beschleunigung der Diphtheriewirkung aus. Wir müssen sie auf eine Behinderung, der die Reaktion hervorrufenden Kräfte des Organismus zurückführen. Das Toxin kann dann verstärkt und beschleunigt wirken. Zum Unterschied finden wir das Entgegengesetzte, die Förderung der Körperreaktion gegen das Toxin in der Verlangsamung der Diphtherietoxinwirkung vorher und nachher. Ich habe früher hervorgehoben, daß es für eine Reihe von Wirkungen feststeht, daß die entgegengesetzten Phasen einem verschiedenen Mechanismus ihre Entstehung verdanken, so bei der Gerinnungsbeschleunigung in der ersten Zeit einem nervösen Einfluß auf den Blutgehalt der einzelnen Organe, die spätere einer chemischen Wirkung auf Zellvorgänge (Leber). Es wird auch hier daran zu denken sein, ob hier nicht auch die fördernde Phase einer physikalischen Wirkung des Serums und die spätere Phase einer chemischen Wirkung der Eiweißkörper ihre Entstehung verdankt. Praktisch wird es vom Anfang an als gleichgültig erscheinen, doch ist das gegenseitige Abhängigkeitsverhältnis, das notwendige Auftreten der einen Phase nach der anderen Phase hier nicht gegeben, da es möglich ist, daß eine Phase ohne Beeinflussung der anderen Phase ausfällt. Theoretisch werden wir die einzelnen Phasen als Ausdruck verschiedener Vorgänge auffassen müssen. So ergibt sich ja auch aus den Untersuchungen von P r o g u l s k i, die v. G r ö e r anführt, daß es sich nicht um die Extreme handelt, sondern daß in einzelnen der Erscheinungen nur eine Rückkehr zum normalen Zustand auftritt. Es ist also das Prinzip der notwendigen Auslösung eines stärkeren Ausschlages in der entgegengesetzten Richtung zur Erzielung einer Wirkung, das R. S c h m i d t anführt, nicht richtig. Auch für den Lokalprozeß gilt das angesichts der negativen Herdreaktion D ö l l k e n s nicht.

Wie gesagt, es beruhen die Wirkungen der einzelnen Phasen auf Veränderungen, die an einzelnen Grundeigenschaften des Körpers einerseits durch nervöse, anderseits durch physikalische und endlich durch chemische Wirkungen hervorgebracht werden. Dieses Moment der verschiedenen Entstehung der einzelnen Wir-

kungen ist auch imstande, uns eine paradoxe Erscheinung zu erklären. Von den verschiedensten Autoren wird hervorgehoben
(Zimmer und Luithlen), daß größere Dosen nicht immer
auch größere Wirkungen zur Folge haben. Ja, es wird sogar direkt
vereinzelt beobachtet und als Seltenheit natürlich dementsprechend
hervorgehoben, daß kleinere Dosen stärker wirken als größere
Dosen. Es liegt nun ganz nahe, daran zu denken, daß die verschiedenen Etappen der Einwirkung an verschiedenen Grundeigenschaften des Körpers die Ursache für diese gelegentlichen Feststellungen darstellen. Dadurch, daß sich entgegengesetzte Wirkungen zum Teil kompensieren, kommt es zu veränderten Wirkungen. Eine größere Anfangsdosis hat eine stärkere Wirkung auf
das Nervengewebe und bedingt dadurch ein Hinausziehen einer
hemmenden Einwirkung auf Blutverteilung sowie auf die Durchlässigkeit der Gefäße, so daß die spätere physikalische oder
chemische Wirkung im entgegengesetzten Sinne durch die fortbestehende nervöse Einwirkung überkompensiert wird. Es tritt
dann die nervöse bedingte hemmende Wirkung in den Vordergrund, die bei kleinen Dosen wegfällt. Aus diesen resultiert dann
die paradoxe Erscheinung.

Orale Reizkörpertherapie.

Als letztes Moment wäre noch darauf einzugehen, daß wir
eine Wirkung von den Proteinkörpern und ähnlichen Reizkörpern
nicht nur bei der parenteralen Einfuhr feststellen können, sondern
daß auch orale Einfuhr sie hervorrufen kann. Vor allem hat
Prinz (Münchn. med. Wochenschr., 1921, Nr. 38) hervorgehoben,
daß er auch mit Yatren und Methylenblau bei peroraler Einfuhr Herdreaktionen, insbesondere an kranken Gelenken hervorrufen konnte. Es wird hier daran zu denken sein, daß es sich
da um eine Erscheinung in vivo handelt, die wir in vitro
wiederholt gesehen haben: daß Farbstoffe und auch giftige
Substanzen, wie es Döllken nachwies, mit Eiweißkörpern
Verbindungen eingehen, die dieselben im Sinne einer Artfremdheit oder Zustandsfremdheit verändern. Es wäre noch auf die
von Rosenberg und Adelsberger zitierte Angabe von
Ruehlmann hinzuweisen, der bei Einwirkung von zahlreichen
Farbstoffen auf Eiweißlösungen ultramikroskopisch einen flocken-
artigen Zusammentritt der Eiweißteilchen mit den Farbstoffpartikeln feststellen konnte. Im Serumeiweiß zeigen die verschie-

denen Eiweißkörper auch eine verschiedene Affinität zu den Farbstoffpartikeln. Auch R o s e n b e r g und A d e l s b e r g e r kommen zu der Folgerung bei ihren Untersuchungen mit Trypaflavin, daß Zustandsänderungen auftreten und Komplexbildungen im Organismus stattfinden, ähnlich wie sie B ö t t n e r (Münchn. med. Wochenschrift, 1921, 281) für das Kollargol zwischen Silber und Schutzkolloid annimmt. Diesem im Körper entstehenden Komplex kann noch immer eine spezifische Wirksamkeit im Organismus zukommen, da wir ja nach Ausführungen von S c h a d e wissen, daß die katalytische Eiweißwirkung der Metalle auch in der Komplexbildung erhalten bleibt. Es wäre also daran zu denken, daß die perorale Wirksamkeit solcher Substanzen wie Yatren und Methylenblau auf dem Entstehen von Eiweißverbindungen komplexer Natur im Körper beruht. Wenn dieselben, wozu ja im Magen immerhin die Möglichkeit vorhanden ist, durchtreten, so ist mit ihrem Auftreten im Blute durch Nervenwirkung eine Herdreaktion an den sensibilisierten Gelenken erklärlich. Über alle diese Erwägungen hinaus ist aber eine reflektorische Reizwirkung von solchen Substanzen schon vom Gewebe der Magenschleimhaut, noch bevor sie ins Blut eingetreten sind, und damit eine Gefäßwirkung an sensibilisierten Gelenken zu erwägen.

Der Einfluß der physikalischen Eigenschaften der Proteinkörper im Gewebe.

In den vorstehenden Seiten habe ich mich bemüht, den Einfluß der Proteinkörper auf den Organismus bei der parenteralen Zufuhr derselben vermöge ihrer physikalischen Eigenschaften zu erweisen. Es ist klar, daß diese Einflußnahme bei den verschiedenen Formen der parenteralen Proteinkörperzufuhr, sowie auch nach dem zugeführten Eiweißmateriale, verschieden stark hervortreten wird. Bei der übersichtlichsten Form derselben, der intravenösen Injektion großer Serummengen (Skarlatina usw.), werden sich die physikalischen Eigenschaften der Eiweißkörper, und zwar der osmotische Druck derselben, durch eine Konzentrationsänderung im Blute und hinterher bei Austritt ins Gewebe an diesem in gleichem Sinne geltend machen. Daneben kommt die wasseranziehende Kraft der Eiweißlösung an dem ungesättigten Quellungszustand im Blute (S p i r o, Kl. W. II., 37, 38) und dem gleichen Zustand im Gewebe (S c h a d e, D. m. W., 1923, 15) zur Auswirkung. Dieser Vorgang wird noch durch das Vorhandensein von schwer durchdringbaren Membranen in seiner Größe beeinflußt werden. Endlich können auch Wirkungen auf den Körperzustand durch den Einfluß der Eiweißkörper auf die „Grenzflächenerscheinungen" (Kraus) erwartet werden.

Durch alle diese Momente in gemeinsamer Einwirkung werden die Anfangserscheinungen jenes angeblich extrazellulären Eiweißabbaues bedingt sein, den Schittenhelm entgegen der normalen intrazellulären Proteolyse als pathologischen Zustand mit schweren ihm innewohnenden Möglichkeiten der Intoxikation ansieht. Geht man von den Vorgängen bei der lokalen Einverleibung von Eiweißkörpern aus, so wird auch bei der Einfuhr ins Blut das initiale Stadium mit seinem Temperaturabfall und seinen Kollapserscheinungen uns eine auch auf diesem Wege eingetretene herabsetzende Wirkung auf das vegetative Nervensystem und damit auf den Stoffwechsel nicht unwahrscheinlich erscheinen lassen. Die nachfolgende Körperreaktion auf den Reiz könnte als Stoffwechselerregung und Temperatursteigerung unter dem klinischen Bilde des mehr oder minder hervortretenden Schüttelfrostes sich darstellen. Nach später berichteten Beobachtungen Lüdkes geht mit dem Schüttelfrost Sekretionssteigerung im Magen einher, also vielfache Körperreaktion.

Anhaltspunkte für die Annahme einer solchen initialen Wirkung der Proteinkörper bei intravenöser Einfuhr können in den Vollmerschen Resultaten (Kl. Wochenschr. II., 12) mit subkutaner Injektion von Kuhmilch und Novoprotein gesehen werden. Vollmer sah gewöhnlich am Tage der Injektion, eventuell noch am zweiten Tage, eine Zunahme der potentiellen Azidität und Wasserstoffionenkonzentration im Harne auftreten, der erst dann eine als Reaktionserscheinung gedeutete längerdauernde alkalotische Phase folgte. Die Proteinkörper haben zuerst eine den Organismus und die Zellfunktion schädigende Wirkung, der dann eine reaktive Aktion des Organismus folgt. Ob diese letztere erst auf das Auftreten sekundärer Zerfallsprodukte nach Vollmer zurückzuführen ist, oder, was mir wahrscheinlich erscheint, auf eine unmittelbar nervöse Überkompensation, werden erst weitere Untersuchungen klarstellen. Bei intramuskulärer und subkutaner Einfuhr der Proteinkörper wird die physikalische Wirkung wesentlich geringer ausfallen, doch werden wohl starke quantitative Differenzen, aber nicht ein qualitativ total verändertes Geschehen anzunehmen sein. Die schnellere Stoffwechseländerung, Vagotonie und Alkalose, die Vollmer (Kl. W. II., 41) mit intrakutaner Einfuhr indifferenter Körper auftreten sah, sind mit größeren Mengen nativer Eiweißkörper wohl auch bei subkutaner und intramuskulärer Einfuhr zu erwarten.

Bei intravenöser Einfuhr von Bakteriensubstanzen wird das Reizmoment der Körperfremdheit weitaus überwiegen. Es wird sich an den Folgeerscheinungen insoweit stärker ausprägen, als neben dem stärkeren Kollaps auch ein schneller Eintritt der als Reaktionserscheinungen des Körpers anzusehenden Temperatur- und Stoffwechselsteigerung stattfindet. Die ausschlaggebende Bedeutung des Reizmomentes unter diesen Bedingungen prägt sich auch in dem Auftreten einer refraktären Periode des Körpers gegen die Bakterieneiweißschädigung am nächsten oder am dritten Tage aus. Demgegenüber finden wir die Wirkung reiner, nicht bakterieller Eiweißpräparate bei in den nächsten Tagen wiederholter Verabreichung gleichmäßig und von gleicher Intensität. Bei der subkutanen und intramuskulären Einfuhr von Bakterieneiweiß werden an Intensität geringere, im übrigen aber doch gleichartige Vorgänge sich einstellen.

Diese Wirkungen durch physikalische Eigenschaften der Eiweißkörper werden, um die Ausdrücke Freunds und Gottliebs zu gebrauchen, eine Zustandsänderung physikalischer Natur im Körper bewirken, die zu einer Veränderung der Reaktion auf Reize führt. Das Auftreten blutfremder Stoffe im Blut und im Gewebe stellt das auslösende Moment für die Veränderung der Reizbarkeit dar.

Auch Giftwirkungen erfahren durch veränderte Verteilung und Veränderungen der Durchlässigkeit Abweichungen. Siehe hier insbesondere Starkensteins Versuche, wo $^1/_4$ Stunde nach intramuskulärer Milchinjektion die Erscheinungen einer Strychninvergiftung ausfallen.

Beiden Momenten, dem der physikalischen Eigenschaften, sowie dem Reizmoment wird in den Ausführungen der meisten Autoren, die vorwiegend dem Zustand der chemisch bedingten Sensibilisierung und den biologischen Reaktionen nachgehen, nicht die gebührende Aufmerksamkeit gewidmet. Wir werden aber dieselben von den physikalischen Veränderungen, wie sie Sachs und Widal zuerst im Blute nachgewiesen haben, unterscheiden müssen. Die physikalischen Eigenschaften der Proteinkörper machen sich unmittelbar nach ihrer Einfuhr ins Blut und nach einigen Minuten infolge ihres Eintrittes ins Gewebe geltend. Die physikalischen Änderungen hingegen sind erst Folgen dieser Einwirkung und damit ist ihr verhältnismäßig spätes Auftreten bedingt. Von einzelnen dieser physikalischen Änderungen, so der Änderung der Oberflächenspannung insbesondere, ist auf Grund der in vitro-Versuche ein rasches Entstehen wahrscheinlich geworden; der Eintritt der übrigen physikalischen Änderungen wird zum Teil Wasserentziehungsvorgängen, sowie gewissen Organwirkungen zugeschrieben werden müssen. Damit scheint es gegeben, daß wir die physikalischen Änderungen nicht als Ursache für initiale veränderte Reaktionen annehmen können.

Die späteren physikalischen Änderungen im Blute sind Folgen einer primären chemischen Einwirkung der Eiweißkörper auf das Gewebe und damit für unsere Initialerscheinungen als wirksames Moment nicht zu verwenden. Überdies werden dann die primären Organ- und Zellveränderungen für eine veränderte Reaktion (Sensibilisierung) verantwortlich zu machen sein.

Theorien über die Wirkung der Proteinkörpertherapie.

In den Auseinandersetzungen der Autoren über die Wirkung der Proteinkörpertherapie, so insbesondere in der ausführlichen Zusammenstellung von M a t t h e s („Über Proteinkörpertherapie", Klin. Wochenschr. I., 44), wird betont, daß die vielseitigen Erscheinungen nicht Folge des Eingriffes selbst sind, sondern die durch ihn im Körper ausgelöste Veränderung die Ursache vieler Erscheinungen darstellt. Es handelt sich also, wie M a t t h e s ausführt, um eine indirekte Wirkung. Das Agens müßte nach ihm im Körper selber entstehen und eine Folge der verschiedenen primären Eingriffe sein. In den Ausführungen F r e u n d s und G o t t l i e b s (A. f. e. P. u. Ph., 93, 92) wird diese Folgerung noch weiter gezogen und es findet sich dort der Satz, „die direkte und indirekte Aufnahme blutfremder Substanzen ist das Wesentliche". Weiters führen F r e u n d u. G o t t l i e b aus: „S a c h s u. W i d a l sehen den gemeinsamen Wirkungsmechanismus dieser vielseitigen Ereignisse in einer Zustandsänderung der Blutkolloide." Ihr von der Norm abweichender physikalischer Zustand (A b d e r - h a l d e n), die erhöhte Labilität (S a c h s), verändert nach dieser Auffassung das Milieu und damit die Zellfunktion. Die beiden

Autoren heben hier hervor, daß den physikalischen Behandlungsmethoden gegenüber solchen Deutungsversuchen, die von dem
Übertritt blutfremder Kolloide ins Blut ausgehen, Schwierigkeiten
erwachsen werden. Solche Schwierigkeiten werden sich aber
meinen obigen Ausführungen, die auf dem Weg der Nervenwirkung einen Einfluß auf den Stoffwechsel annehmen, nicht ent-
gegenstellen. Ich möchte hier darauf aufmerksam machen, daß
wir in der allerletzten Zeit auch für Quarzlichtbestrahlungen und
Sonnenbestrahlungen — für Röntgen ist eine Stoffwechselwirkung
schon angenommen — eine Steigerung des Stoffwechsels (H a -
b e r l i n, Klin. Wochenschr., 1923, 44) beim Menschen, die bei
dem Tiere mit ihrer verschiedenen Funktion der Haut vermißt
wurde, nachgewiesen finden.

Eine andere Erklärung der Proteinkörperwirkung, die, wie
F r e u n d und G o t t l i e b auseinandersetzen, mit der Annahme
einer Änderung der Blutkolloide nicht unvereinbar ist, geht von
der Giftwirkung der Zellzerfallsstoffe aus. Die Ursache der Umstimmung des Körpers soll in der Auslösung von Abbauvorgängen
am körpereigenen Eiweiß gesehen werden. F r e u n d und G o t t -
l i e b führen weiters aus, wenn pharmakologisch aktive Produkte
des intermediären Abbaues infolge gesteigerter Zelltätigkeit in
abnormer Zusammensetzung oder infolge gesteigerter Organarbeit
in übernormaler Weise zirkulieren, so können sie den Zustand und
die Erregbarkeit der funktionellen Elemente verändern. Sie erinnern daran, daß Zellzerfallsprodukte sich auf die Endigungen
des autonomen Nervensystems im Herz und in den Gefäßen wirksam
erweisen. Da nun gleiche Stoffe nach parenteraler Proteinkörpertherapie, nach Aderlaß und Röntgenbestrahlung im Menschen
in vivo nachgewiesen wurden, so erscheint die Entstehung solcher
noch unbekannter Stoffe, die als Produkte des Zellabbaues und
Zellstoffwechsels angesprochen werden können, als wirksames
Moment bei der Proteinkörpertherapie wahrscheinlich. Das nachgewiesene Vorhandensein derselben in der Zirkulation wird die
Ursache der veränderten Reaktion des Organismus sein. Neben
den Nervenveränderungen in den autonomen Organen werden
auch vereinzelte nervöse Zentren beeinflußt. Bei unterschwelligen
Dosen verändern diese Stoffe die Reaktion überlebender Organe
auf andere Gifte; daraus kann nach F r e u n d und G o t t l i e b
die Annahme gemacht werden, daß auch am lebenden Tiere die
gleichen Funktionen umgestimmt werden, wenn solche Zell-

zerfallsprodukte im Blute kreisen; damit kann eine Verstärkung oder antagonistische Abschwächung von Giftwirkungen auftreten. Auch für einzelne Erscheinungen, die in der Wirkung der Proteinkörper hervortreten, so für die Abdichtung der Gefäße (L u i t h l e n), kann mit dem von F r e u n d geführten Nachweis, daß nach Vorbehandlung mit Kaseosan, Aderlaß und Röntgenbestrahlung vasokonstriktorische Substanzen im Blute der Tiere auftreten, eine Grundlage zur Erklärung beigebracht werden. Auch in der von D a v i d s o h n und F r i e d m a n n (Arch. f. Hyg., 1909, 261) gesehenen Erscheinung, daß nach Vorbehandlung mit artfremdem Serum Kaninchen für die fiebererregende Wirkung von Kochsalzinjektionen empfindlicher werden, sowie in dem veränderten Verhalten der Kanincheniris auf Adrenalin nach Typhusimpfstoff (Mydriasis entgegen der Norm) (R o s e n t h a l und H o l z e r), sind Beispiele einer Umstimmung der Reaktionsfähigkeit gegeben, die eine wesentliche und nachweisbare Folge unspezifischer Reize darstellen. „Die Erregbarkeitsänderung des vegetativen Systems durch hormonartig wirkende Zellzerfallsprodukte wird nach F r e u n d und G o t t l i e b bei der großen Bedeutung dieses Systems für Lebensvorgänge omnizelluläre Wirkungen vortäuschen.“

Auch M a t t h e s erscheint die Vergiftung mit höheren Eiweißspaltprodukten von großer Bedeutung, um so mehr als er auch durch Einspritzung von chemischen Substanzen, wie Jodtinktur und Argentum nitricum eine Albumosurie auftreten sah und weil auch sehr weitgehende Analogien zur Wittepeptonvergiftung bestehen. Die Quelle dieser Eiweißspaltprodukte kann aber nach ihm nur im kranken Gewebe gesucht werden, da dieses unter der Wirkung des primären Eingriffes einer parenteralen Verdauung unterliegt. Toxische Wirkungen solcher Eiweißderivate, und zwar nicht bloß Albumosen, sondern auch die von D a l e gefundenen Körper von histaminähnlicher Wirkung sind Hauptfaktoren der Proteinkörperwirkung. Gegen die Annahme einer einfachen Vergiftung mit parenteralen Verdauungsprodukten spricht nur, wie aus seinen Ausführungen hervorzugehen scheint, die Schnelligkeit des Eintrittes einer Giftwirkung. Die Frühgifte F r e u n d s sind nicht als Verdauungsprodukte aufzufassen. Wegen der Schnelligkeit der Giftwirkung hat M a t t h e s die Giftwirkung des Trypsins, die von der verdauenden sich abgrenzen läßt, untersucht. Die primäre Giftwirkung wird erst die sekundäre verdauende Wirkung ermöglichen. Damit kommt Matthes auf den Gedanken einer Fermentwirkung als wahrscheinlichste Ursache der Proteinkörperwirkungen und damit zu den Theorien. die von Petersen über eine Fermentmobilisation als Erklärung der Proteinkörperwirkung vorgebracht werden.

Derselbe geht von dem Vorgang der Entgiftung, der nach ihm den grundlegenden Faktor bei der Überwindung bakterieller Intoxikationen darstellt, aus. Die toxischen Proteinfragmente des Bazillenleibes müssen zu den tiefsten Abbaustufen verdaut werden, um auf diese Weise die tödliche Wirkung zu bekämpfen. Die Entgiftung kann hervorgebracht werden durch die Bildung von Hilfsprodukten, durch Polymerisation und Proteosynthese. Auf alle Fälle wird es notwendig sein, die proteolytischen Fermente zu studieren; auch alle Faktoren, die die Enzymtätigkeit beschleunigen oder verzögern können, werden erforscht werden müssen, um Kenntnisse von den Entgiftungsvorgängen im Körper zu erwerben. Nach Petersen kommen im Blutstrom mehrere proteolytische Fermente vor. In erster Linie vorwiegend Leukoproteasen, welche native Proteine in alkalischer neutraler und saurer Reaktion zu Proteosen spalten können. Weiters ein Erepsinähnliches Enzym, das im neutralen Medium wirksam ist und Proteine aus den Zwischenstadien zu den Aminosäureformen hydrolysiert. Diese Enzyme sollen nach Hedin, Jobling und Petersen von sich zersetzenden, aber nicht von lebenden polymorphkernigen Leukozyten abstammen. Daher sind Schwankungen in den peripheren Leukozytenzahlen für den relativen Titre der Enzymkonzentration nicht maßgebend. Als weitere Quellen der proteolytischen Enzyme kommen auch der Magendarmtrakt und die großen Unterleibsorgane, sowie endlich die durch Infektion oder Trauma (Toxine usw.) veränderten Stellen des Körpers in Betracht. Diese Enzymkomplexe schließen eine Tryptase oder Protease in sich, ein polyvalentes trypsinähnliches Ferment, das in neutraler oder leicht alkalischer Reaktion wirksam ist. Normalerweise ist es im Menschen nur in sehr geringer Menge vorhanden, kann aber unter gewissen Bedingungen (Pneumonie, Leukämie) bedeutend gesteigert sein. Bei gewissen Tieren kann man die Menge durch mäßige Anregung der Leber, durch Röntgenbestrahlung erhöhen. Diese Enzyme sollen namentlich bei solchen Tieren in bedeutender Menge im Serum vorhanden sein, die keine Leukoprotease in den Leukozyten haben (Meerschweinchen, Kaninchen usw.). Serumereptase oder Peptidase ist ein Ferment, das teilweise hydrolysiertes Protein zum Aminosäure-Stadium zu verdauen imstande ist. Es ist normalerweise in kleiner Menge im menschlichen Serum vorhanden, nach dem Essen jedoch ist es erhöht, da es wahrscheinlich in den Blutstrom vom Magendarmkanal durch den Lymphstrom eintritt. Auch dieses kann durch Röntgenbestrahlung in seiner Menge gesteigert werden. Die Enzyme der ersten Gruppe, der Proteasen, wirken nicht unter normalen Bedingungen im Blutserum, weil ihre Tätigkeit durch das Antiferment des Serums, das aber auch nach Petersen kein Antikörper ist, sondern aus stark verteilten ungesättigten Lipoiden des Serums, der Lymphe und der Gewebe besteht, behindert wird. Mit dem Komplement des Serums oder dem Alexin haben diese proteolytischen Enzyme nach Jobling und Petersen keinen Zusammenhang. Es findet auch bei der Antikörperlyse der Bakterien keine Proteolyse statt. Die Ereptase ist nach Petersen ein wirksames Entgiftungsmittel, daher findet sich eine Vermehrung dieses Enzyms während des Krankheitsverlaufes Hand in Hand mit einer klinischen Besserung, eine Verminderung geht mit einer Anhäufung der toxischen Spaltprodukte und einer Zunahme der Intoxikation einher. Dieses Verhältnis der Ereptase zu den Intoxikationssymptomen sucht Petersen an einer Reihe von Pneumoniefällen zu erweisen. Die Proteasenwirkung kann einerseits durch das Spalten der nativen Proteine zu höheren Spaltprodukten eine neue toxische Substanz im Körper entstehen lassen, das Enzym kann aber auch als entgiftendes Mittel wirken, wenn es das toxische Protein spaltet. Der Fermenttätigkeit wird durch das Antiferment das Gleichgewicht gehalten.

Ich möchte diesbezüglich auf die früher zitierten Ausführungen E. Freunds über den äußerst geringen Fermentgehalt von Eiter hinweisen. Die von Dehio (Petersen, pag. 2) und später von Hiss und Zinser (Journ. of med. research., Vol. 14, 1908) unternommenen Heilversuche mit Leukozytenextrakten sind auch in der weiteren Folge ohne Fortsetzung geblieben.

In dem nachgewiesen raschen Austritt der Eiweißkörper aus dem Blute, u. zw. vorwiegend in die Abdominalorgane, wie ich aus oben (pag. 255 u. f.) zitierten Versuchen gefolgert habe, wird wohl ein Faktor gesehen werden, der den ganzen Vorgang des Proteinkörperabbaues in hohem Maße beeinflußt. Wenn sich der Vorgang des Eiweißabbaues nicht, wie es da angenommen wird, im Blute abspielt, sondern in bestimmten Organen, so werden wir angesichts des reichlichen Vorhandenseins aller Arten autolytischer Fermente im Gewebe nicht gezwungen sein, große Mengen solcher Fermente im Blute zu erwarten. Der lokalisierte Vorgang des Eiweißabbaues wird einerseits für den Körper die günstige Folge haben, daß die für den ganzen Stoffwechsel im Körper notwendige gleichmäßige Blutzusammensetzung gewahrt werden kann, anderseits wird es möglich sein, daß sich der Eiweißabbau in den bestimmten Organen auch intrazellulär abspielen kann. Wir werden dann von demselben nur gewisse Spuren in gewissen Zerfallsprodukten im Blute, sowie einen gewissen Überlauf von Fermenten nachweisen können. Damit stimmt überein, daß solche Fermente auch unter gewissen normalen Umständen nach Mahlzeiten (Pepsin und Trypsin im Blute und Urin) nachzuweisen sind. Wir werden aus ihrem Auftreten im Blute, ihrem Titre in demselben keinen Schluß auf quantitative Vorgänge im Körper ziehen können, sondern wir werden ihr Auftreten im Blute höchstens für das Bestehen eines solchen Vorganges in gewissen Organen oder in dem Krankheitsherd verwenden können. Wenn sich neben dem Gewebe der Abdominalorgane auch in geringem Maße in gewissen Organen, so der Muskulatur, durch die späteren Stoffwechselveränderungen wahrscheinlich gemacht, ein Eiweißeintritt aus dem Blute ergibt, so wird dieser geringe Vorgang gegenüber dem maximalen Vorgang in den Abdominalorganen am Darmgewebe, der Leber, dem retiko-endothelialen Gewebe, so an Intensität zurücktreten, daß wir nichtsdestoweniger diese Gewebe als Hauptstätte des Eiweißabbaues annehmen können.

Nach dem Vorgesagten glaube ich, daß damit die Bedeutung der ganzen Fermentmobilisierung gegenüber den anderen Vorgängen der Proteinkörpertherapie in dem Maße zurücktreten wird, daß wir sie als Erklärungsgrund für eine Reihe von Folgeerscheinungen der Proteinkörpertherapie nicht anzunehmen bemüßigt sind.

Wir werden aber das Auftreten von Spaltprodukten des Eiweißabbaues im Blute als ein Moment ansehen, welches imstande ist, gewisse spätere Folgezustände zu erklären. Es paßt diese Annahme auch in hohem Grade zu den Vorgängen, wie wir sie bei lokalen Entzündungsprozessen im Organismus auftreten sehen. Auch da wird durch den Eintritt von Zerfallsubstanzen infolge lokaler Gewebsläsion der Organismus in ähnlicher Weise wie durch die parenterale Eiweißverabreichung sensibilisiert. Aber auch hier ist ein lokaler Vorgang die Quelle der Fermente und Spaltprodukte.

Eine gewisse Mitwirkung der im obigen im großen negierten Bedeutung der Fermentvermehrung im Blute als toxisches Moment bei den Erscheinungen der Proteinkörpertherapie wird nicht vollkommen auszuschließen sein; es ist möglich, daß durch den Überlauf der bei dem lokalen Verdauungsprozeß entstehenden Fermente im Körper doch Veränderungen im Sinne der erhöhten Reizbarkeit und der Sensibilisierung entstehen. Doch wird die quantitative Bedeutung der Abbauvorgänge in dem Moment weniger eingeschätzt werden, wo wir uns darüber klar werden, daß die Ausscheidung der Toxine aus dem Blute mindestens ebenso wichtig für die Entgiftung im Körper ist.

Bezüglich des Begriffes Protoplasmaaktivierung kann nur folgendes ausgesagt werden. Sie ist der richtige Ausdruck einer viele Organe betreffenden Einwirkung der Proteinkörpertherapie, sie stellt aber, wie schon S a c h s hervorhob, keine Erklärung für den Wirkungsmechanismus, der bei der Proteinkörpertherapie in Wirksamkeit tritt, dar.

Proteinkörperwirkung im Organismus unter pathologischen Bedingungen.

Die Wirkung der Proteinkörpertherapie im Organismus erscheint als ein komplexer Vorgang, dessen einzelne Glieder die Wirkung der physikalischen Eigenschaften der Proteinkörper, ihre Reizwirkung als körperfremde und zustandsfremde Substanzen, sowie endlich die chemische Wirkung derselben in den Zellen und die Wirkung von dabei entstehenden Spaltprodukten im Organismus darstellen. Außerdem müssen gewisse biologische Reaktionen des Organismus, so auch durch Zellschädigungen (H a n d o v s k y, M. m. W., 1923, 42), ausgelöste Zellneubildungen und andere Ausgleichsvorgänge für einzelne Erscheinungen der Proteinkörperwirkung herangezogen werden.

Es ist überdies noch als sicher anzunehmen, daß diese unter normalen Umständen in Wirksamkeit tretenden Vorgänge noch durch die pathologischen Zustände der Erkrankungen des Organismus, der der Proteinkörpertherapie unterzogen wird, in hohem Grade modifiziert werden. Experimentelle Grundlagen zur Klarstellung des Einflusses solcher Veränderungen der Proteinkörperwirkung im Organismus unter pathologischen Bedingungen liegen folgende vor:

Zuerst sei auf die Tierexperimente Weichardts verwiesen, wo er die Erscheinungen der physikalischen Immunität als wirksames Moment bei der Unschädlichmachung von gewissen Bakterien feststellte. Weiters hat er nachgewiesen, daß gewisse Spaltprodukte des Gewebes imstande sind, den Prozeß des Bakterienwachstums in vitro zu fördern. In weiteren Untersuchungen hat er gezeigt, daß frühzeitige Einverleibung von Proteinkörpern imstande ist, eine tödliche Streptokokkeninfektion im Tierexperiment in den ersten Stadien zu heilen.

Arloing (Journ. de méd. de Lyon, III, Nr. 56, 1922, referiert KC. 25, p. 62) in seinem „Essai de critique expérimental sur l'emploie clinique de choc colloidaux", stellte fest, daß bei sensibilisierten Meerschweinchen der kolloidale Shock verschiedene Infektionskrankheiten zum Stillstand bringen kann. Er konnte sensibilisierte Meerschweinchen, die mit einer tödlichen Bazillendosis infiziert worden waren, wenn er nach 6 Stunden durch Einspritzung des gleichen Serums einen anaphylaktischen Shock auslöste, in einem beträchtlichen Teil der Versuche am Leben erhalten. Von den mit Typhusbazillen infizierten Meerschweinchen wurden bei dieser Behandlungsart 15%, bei Infektionen mit Coli 30%, bei einer mit Pyozyaneus 88% geheilt. Im Gegensatz hiezu waren sporen- und kapselbildende Bazillen, ebenso auch Tuberkelbazillen gegenüber der Einwirkung des anaphylaktischen Shocks resistent. Er schließt aus seinen Versuchen, daß nur ein verhältnismäßig intensiver Shock mit Pepton, Milch oder Serum wirksam ist; für klinische Verwendung kann ein solcher nur als letztes Mittel zur Anwendung kommen.

Bechholds Versuche (ref. Klin. Wochenschr., 1923, 19) wurden bei Mäusen durch intraperitoneale Infektion mit Bacillus suisepticus unternommen. Die zu prüfenden Substanzen wurden $^1/_2$ bis 1 Stunde vorher intravenös einverleibt. Durch Variationen in der absoluten Menge und Konzentration wurde der Dosierungsfaktor weitestgehend berücksichtigt. Eine Verzögerung des Todes wurde mit einer Reihe von Substanzen erreicht. Es blieben auch einzelne Tiere am Leben nach Hämoglobin, Lezithin, nukleinsaurem Natrium, Oxyalbumin, Oxyalbumose, kolloidalem Silberkupfer, kolloidalem Silbergold, Stärkekleister und destilliertem Wasser. Einen Effekt in dem Sinne, daß 50% oder mehr der Tiere am Leben bleiben, erzielte er nur mit dem Schutzkolloid von Kollargol A und M, Kaseosan, Kollargol A und M, Terpentinölemulsionen. Es gelang ihm weiters, auch Tiere, bei denen die Infektion bereits im Gange war, mit den Substanzen der letzten Gruppe zu heilen.

B e c h h o l d hebt besonders hervor, daß die Tiefe des Abbaues der Eiweißkörper im umgekehrten Verhältnisse zu ihrer Wirksamkeit steht. Die wirksamsten Körper sind nur Vollkolloide, Proteinkörper in unabgebautem Zustande. Er erklärt dies daraus, daß ein Stoff nur dann zu einer kolloidspezifischen Wirkung gelangen könne, wenn er vermöge seines physikalischen Baues einige Zeit im Organismus zurückgehalten werde und damit seine Wirkung sich voll entfalten kann. Verschiedene Wahrnehmungen lassen es B e c h h o l d überhaupt fraglich erscheinen, ob die für Leistungssteigerung erkannten Merkmale im direkten Zusammenhange mit der durch die Kolloidtherapie erworbenen Eigenschaft, eine sonst tödliche Infektion zu überstehen, zusammenhängen. Nach einem Referate über einen Vortrag im Frankfurter medizinischen Verein am 5. März 1923 (referiert Deutsche med. Wochenschrift, 1923, p. 772) machte B e c h h o l d folgende abschließende Bemerkungen. Die chemische Konstitution spielt nur eine sekundäre Rolle. Auch Chemotaxis und Phagozytose seien nicht entscheidend. Die Adsorbierbarkeit sei nicht von Bedeutung und auch die Abbauprodukte der Proteine sind nicht die Ursache für den Widerstand des Organismus gegen die Infektion. Die überragende Bedeutung der Dosierung hingegen betont er, die nicht nur Schutz, sondern auch Heilung und Immunität erzeugen kann. Die Erscheinungen bei der Einverleibung von Kolloiden (Fieber und Leukozytose) seien als Nebenerscheinung anzusehen, die nicht unmittelbaren Zusammenhang mit der Resistenzerhöhung gegen die Infektionserreger haben. Von allen bisherigen Theorien über die Wirkung der kolloiden Metalle und Proteinkörper bei der Überwindung der Infektion existiere keine, die mit den von ihm erzielten Ergebnissen im Einklange stehe.

In den „Untersuchungen über die Reizkörpertherapie und die kritische Entfieberung" (Deutsche med. Wochenschr., 1922, 46) kommt L ü d k e zu folgenden Ausführungen. Seine Stellung ist schon in der Definition der Reizkörpertherapie einigermaßen gekennzeichnet. „Die Reizkörpertherapie erstrebt mit unspezifischen Mitteln eine Leistungssteigerung der Körperzellen bei der durch körpereigene Fermente der exogene unphysiologische Reiz in einen für die geschädigten Zellen spezifisch wirksamen umgewandelt wird." Er sieht es als Hauptfehler der vielen Deutungsversuche des Wesens der Reizkörpertherapie an, daß die Vorgänge am gesunden Organismus auf die Wirkung des Antigens im erkrankten Organismus ohne weiteres übertragen werden. Die Giftigkeit der abgebauten Stoffe, die Zerfallsmenge und vor allem die Reaktionsfähigkeit der Körperzellen bestimmt das klinische Intoxikationsbild. Die Zellschädigung, die das injizierte Agens setzt, kann bei kleinen Reizdosen von der baldigen Reparation und oft von einer Überproduktion fermentativer Kräfte gefolgt sein. Die klinischen Erscheinungen werden sich in Temperatursteigerung, Blutveränderung und im Verhalten von Antikörpern ausprägen. Jedoch wird immer die Reaktionsfähigkeit des Organismus das Bestimmende sein, ob der Reiz starke oder schwache Reaktionen auslöst. Beim kranken Organismus sind die Reaktionsverhältnisse bei der Reizkörperbehandlung verwickelter. Im allgemeinen verlaufen sie ähnlich wie beim gesunden Körper, doch sind die Reaktionsäußerungen stärker ausgesprochen und pflegen schneller einzusetzen, da der kranke Organismus sich infolge der Infektion im allergischen Zustand befindet. Von größter Wichtigkeit ist die Herdreaktion, die durch eine frische Entzündung infolge der Wirkung der Reizsubstanz auf den pathologischen Herd auftritt. Ob dabei eine Wechselwirkung zwischen Antigen und Antikörper im Herd eine Rolle spielt, ist nach L ü d k e noch nicht sicher festgestellt. Die unspezifische Entzündung im Herd kann oftmals eine Ausheilung bewirken, dabei kommt es bei Vakzinetherapie in erster Linie auf die Heiltendenz des pathologischen Herdes an, die Art des Antigens ist von untergeordneter Bedeutung. Auch ein Fehlschlagen ist durch die Unkenntnis der Heiltendenz des Herdes begründet. L ü d k e hebt hier hervor, daß auch Tumorautolysate Herdreaktionen an den Geschwülsten hervorrufen. Von der einfachen empirisch eingeschlagenen Reizkörpertherapie, die in früheren Zeiten in der barbarischen Anwendung des Thermokauters, des Haarseiles und der Rubefacientia geübt wurde, bis zu der gegenwärtig verwendeten Injektionstherapie von Eiweißstoffen, Bakterien und kolloidalen Metallen führt ein

Weg. Im Grunde liegt in allen diesen Verfahren nach L ü d k e
das gleiche Prinzip wie in den neuen therapeutischen Maßnahmen
vor: die stimulierende Wirkung der absorbierten Abbauprodukte
im Entzündungsherd auf den kranken Organismus. L ü d k e weist
hier darauf hin, daß er zuerst 1914 und 1915 die erste Verwendung
eiweißartiger Stoffe zu therapeutischer Injektion bei Krankheiten
angegeben habe. Die Wirkung, die durch die Reizmittel ausgelöst
wird, ist stets die gleiche, eine Steigerung der Abwehrvorgänge
und der Regenerationserscheinungen in einem von der Injektionsstelle entlegenen Entzündungsherd. Die Art und Zusammensetzung
der Reizstoffe scheint in Rücksicht auf den therapeutischen Effekt
gleichgültig zu sein. Bei der praktischen Durchführung werden
aber Stoffe von einheitlicher definierbarer Wirkung verwendet
werden müssen. Milch ist nach ihm schwer dosierbar, im Kasein
sind Salze, deren kolloid-chemische Wirkung einen antagonisti-
schen Charakter hat. Für besser hält er Albusol und Yatren.
Er verwendet $10^0/_0$ Deuteroalbumosenlösung intravenös. Seine
Resultate stellt er in Form einer Tabelle dar:

78 Fälle von Abdominaltyphus und Paratyphus	In ³/₅ der Fälle deutliche Heilwirkung, Krise oder rasche Lyse.
7 Fälle von Tetanus	In allen Fällen deutlicher Erfolg.
15 Ruhrfälle (13 Sh. K., 2 Fl.)	In 12 Fällen rasche Ausheilung.
6 Zerebrospinalmeningitiden	Kein Erfolg.
5 Sepsis	In 3 Fällen rasche Ausheilung.
17 Diphtherie	In 9 Fällen derselbe Erfolg wie nach Serum.
15 Scharlach	In 7 Fällen deutlicher Erfolg.
24 Grippe	In 17 Fällen rasche Ausheilung.
8 fieberh. Gelenksrheumatismus	In 4 Fällen deutlicher Erfolg.
4 Anaemia perniciosa	
5 Leukämien	Kein Erfolg.
2 Purpura rheumatica	

Die Grenzen der Reizkörpertherapie fallen mit der Leistungsfähigkeit der Zellen zusammen. Bei chronischen Infektionen ist
kaum ein günstiges Resultat zu erwarten, bei Blutkrankheiten
zeigt sich ein gänzliches Versagen, bei akuten Infektionen wird
in vielen, jedoch nicht in allen Fällen nach L ü d k e ein gutes
Resultat erzielt. Im Anschluß weist L ü d k e auf seine Versuche
mit der Reizkörpertherapie bei Ulcus ventriculi hin. Dieselbe schien
ihm, da für die neurogene Natur des Ulkus sowohl die Organveränderungen nach Vagusläsionen als auch die Tierversuche

sprachen, Aussicht auf Erfolg zu versprechen. Er führte dieselbe mit intravenöser Injektion von Deuteroalbumosen, später nach Holler mit Vakzineurin durch, indem er eine Herdreaktion mit kurativer Wirkung hervorzurufen suchte. Direkt nach der Injektion fand er eine rasche Verminderung der Säurewerte, mit der Temperaturerhöhung trat eine Steigerung der Ferment- und Säurewerte ein, später gab es starke Schwankungen, am Ende der Behandlung war gewöhnlich normale Saftsekretion vorhanden. Die Besserung ohne Rezidive hält in 14 Fällen seit einem Jahr noch an. Die kritische Entfieberung bei den mit Albumosen behandelten Typhusfällen, die er seit dem Jahre 1914 beobachtet, hat ihn bewogen, Untersuchungen über das Wesen der Krise bei Infektionskrankheiten anzustellen. Dies um so mehr, als einerseits Seligmann und Klopstock (Zeitschr. f. Immunität, 1910, 4) nach ihren Untersuchungen keinen Anhaltspunkt dafür erhoben, daß bei der kritischen Heilung der Pneumonie Antikörper eine Rolle spielen, während anderseits Neufeld (Arbeiten aus dem Gesundheitsamt, 34) aus Versuchen erschließt, daß die spontane Krisis ausschließlich auf der Bildung von Antikörpern beruht. Er studierte die Blutänderung in 7 Fällen von Pneumonien, von denen er 4 in Tabellen anführt. Nach der spontanen Krise verschwinden die Leukozytose und auch Bazillen in der Mehrzahl aus dem Blute. Die Bakteriotropine sind vermehrt, der Komplementgehalt ist deutlich vermindert. Das Serum enthält also Schutzstoffe gegen Pneumokokken. Bei nach $10^0/_0$iger Deuteroalbumoseninjektion kritisch entfieberten Typhusfällen geht die Leukopenie zurück, die Bakterien verschwinden oft aus dem Blute, die Agglutination nimmt zu, der Komplementgehalt im Blute nimmt deutlich ab. Auf die sich selbst gestellte Frage: Genügen diese biologischen Untersuchungsergebnisse zur Deutung des Wesens der Krise? gibt Lüdke folgende Antwort: Es ist klar, daß eine Umstimmung unspezifischer Natur hier stattfindet, es tritt eine Steigerung der zellulären Immunität ein, die aber bislang nicht meßbar zu fassen ist. Der schnelle Ablauf des Heilungsprozesses bei der natürlichen und bei der künstlich hervorgerufenen Krise läßt die Schlußfolgerung zu, daß zelluläre Immunitätsvorgänge hier vorliegen.

Wir haben in früheren Ausführungen die Wirkungsweise der Proteinkörper bei Typhus als verhältnismäßig klarstes Wirkungsbild in einem Erklärungsversuch mit dem Phänomen der Kon-

kurrenz der Antigene von B e n j a m i n und W i t z i n g e r zusammengebracht. Das Phänomen erschien als eine Eiweißwirkung
auf einen sensibilisierten Organismus. Bei weiterer Analyse wird
vor allem die Frage gelöst werden müssen, ob diese Wirkung
wirklich nur durch Eiweißkörper selbst zustande kommt oder
ob auch anderweitige Reize in ähnlichem Sinne wirken können.
Die Frage hat auch praktische Bedeutung, da so das Hauptmoment der Reizwirkung von den späteren Veränderungen, die
den Eiweißkörpern im Organismus ihre Entstehung verdanken,
getrennt werden kann. Es ist selbstverständlich, daß die Haupt-
bedingung der Wirkung von dem Zustand des Körpers abhängt, den wir hier kurz mit Sensibilisierung bezeichnen wollen,
der ein Produkt der Typhusinfektion ist, der aber auch durch
andere Infektionen und auch durch Einfuhr von Eiweißkörpern
selber hervorgerufen werden kann. Das zweite Moment, das hier
in Tätigkeit tritt, ist der Reiz. Diesbezüglich wird die gleichmäßige
Wirkung aller Eiweißpräparate betont werden müssen, welcher
Konstatierung wir in noch höherem Maße bei der Reizkörpertherapie immer wieder begegnen.

Wir sehen unter gewissen Bedingungen, und zwar in späteren
Stadien eine krisenartige Beendigung des Typhus auch unter
anderen Bedingungen als der Proteinkörperzufuhr auftreten. So
tritt ein rascher und dauernder Temperaturabfall manchmal im
Anschluß an ein kaltes Bad auf und auch gelegentlich, wie zugegeben werden kann, durch große Mengen von physiologischer
Kochsalzlösung, die in den Körper eingeführt werden. Es scheint
also, als ob der Zustand der Sensibilisierung bei der Typhuserkrankung unter bestimmten Bedingungen in späteren Stadien bei
Abnahme der Infektion und Intoxikation einen abortiven Verlauf
auch durch andersartige Reize zulassen würde.

Es ist hier Gepflogenheit, bei allen unklaren Momenten die indirekte Proteinkörpertherapie im Körper durch Zerfallsprodukte
des Körpers anzunehmen. Wenn wir aber das therapeutische Bild
der Milchinjektion bei einem Typhus in der 2. Woche betrachten,
so sehen wir, daß derselbe schnell binnen 12—24 Stunden fieber-
und, nach klinischen Begriffen, intoxikationsfrei wird. Es wird
sich für diese Form wohl kaum eine Wirkung durch indirekte
Proteinkörperwirkungen erschließen lassen, sondern es wird als
nächstliegende Erklärung eine nervöse Stoffwechselwirkung, die
an der Zelle selber eine Veränderung im Sinne einer spezifischen

Unempfindlichkeit für das Toxin auslöst, wahrscheinlich erscheinen. Mehr oder weniger kommen auch andere Autoren, so Petersen, zu einer erhöhten Toleranz für die Intoxikation infolge einer Abnahme der Durchlässigkeit der Zellmembranen. Die Hilfserklärung Petersens, daß das toxische Material schnell zerstört wird, hängt wohl vorderhand noch in der Luft. Die beiden wichtigen Momente für das Zustandekommen des Prozesses sind das Einwirken eines Nervenreizes auf einen sensibilisierten Organismus. Zur weiteren Klärung des Vorganges im Gesamtorganismus werden wir auch hier wieder nach meiner Meinung mit Vorteil auf den Vorgang bei lokalisierten Prozessen zurückgreifen können. Es wird also der Vorgang, den die Reizkörpertherapie auf die Herdreaktion ausübt, einer Zergliederung unterzogen werden müssen.

Wenn wir die Wirkung der Proteinkörpertherapie auf den lokalen Prozeß der Herderkrankung mit dem gangbaren Ausdruck der Heilentzündung bezeichnen, werden wir allerdings nicht viel weiterkommen. Wenn wir aber versuchen, diesen Prozeß einigermaßen zu zerlegen, so dürften doch gewisse Gesichtskreise uns entgegentreten. In erster Linie werden wohl Gefäßwirkungen und Lymphströmungsänderungen am Herdprozesse sich geltend machen. In zweiter Linie kann wohl an Veränderungen der Durchlässigkeit der verschiedenen Membranen gedacht werden, und endlich in dritter Linie kommen Veränderungen der Fermenttätigkeit im Lokalherde in Frage. Dieses letzte Moment, die Aktivierung der Fermentproduktion am Krankheitsherde, die schon von den Velden hervorhebt, stellt etwas Grundverschiedenes von der allgemeinen Fermentmobilisierung Petersens dar. selbst wenn man annimmt, daß eine Insuffizienz der Enzyme bei chronischen Erkrankungen durch gesteigerte proteolytische Fermente nach diesem Autor ausgeglichen wird, denn auch hier ist der lokale Verdauungsvorgang das auslösende Moment für die Fermentbildung. Die gleichartigen Erscheinungen am Lokalherd können nun durch eine Reihe von Vorgängen hervorgerufen werden, die wir keineswegs mit direkten oder indirekten Proteinkörperwirkungen bezeichnen können. So, wenn durch eine Terpentininjektion binnen kurzer Zeit eine Veränderung im Sinne der Schmerzlosigkeit von Entzündungsprozessen sowie weiters eine Veränderung erfolgen kann in dem Sinne, daß die vorher pathogenen Mikroorganismen zu parasitären Existenzen herabgedrückt werden.

Dies wird uns dazu führen, auch hier bei der Beeinflussung lokaler Prozesse auf die primäre Bedeutung der Nervenwirkung das Gewicht zu legen, wozu ja bei dem großen Einfluß, den das Moment der Nervenwirkung auf die entzündlichen Vorgänge ausübt, eine gewisse Berechtigung vorhanden sein wird. Inwieweit sekundäre Veränderungen neben den Nervenwirkungen eine Rolle spielen, läßt sich wohl vorderhand nicht feststellen. Ebenso sind chemische Reaktionen im Herde selber möglich, doch gegenwärtig noch nicht nachgewiesen.

Wir haben im obigen für den Prozeß am Organismus bei der Proteinkörpertherapie die vorwiegende Mitwirkung des nervösen Momentes erschlossen und dieselbe auf eine direkte nervöse Wirkung auf Stoffwechselvorgänge bezogen. Wir sehen nun in einer Reihe von bekannten Vorgängen gewisse Stützen dieser Vermutung. Vor allem sind hier die Versuche von A u f r e c h t bei Pneumonie hervorzuheben. Derselbe tritt seit dem Jahre 1904 für die intravenösen oder intramuskulären Chinininjektionen (50% Chininum bimuriaticum-Lösung 2 cm³) bei der Pneumonie ein, von denen er in den ersten Tagen ein krisenartiges Abklingen der Erkrankung in einer großen Anzahl von Fällen feststellte. Auch eigene Versuche an Pneumonien, wobei durch eine Kombination von Proteinkörpertherapie und Osmotherapie (zuerst intramuskuläre Milchinjektion, im Abklingen der Reaktion eine intravenöse Traubenzuckerinjektion mit kleinen Strychnindosen gegen den Kollaps, 20 cm³ 50%ige Lösung) eine günstige krisenhafte Beendigung auch kruppöser Pneumonien in jedem Stadium erzielt werden konnte, können zum Teil in diesem Sinne verwendet werden. Der äußerlichen Ähnlichkeit des Vorganges mit dem antianaphylaktischen Zustand, der immer wieder von einer Reihe von Autoren hervorgehoben wird, entspricht ein ähnliches inneres Geschehen, indem nämlich durch einen starken Stoffwechselreiz die vorher bestehende Überempfindlichkeit der Gewebszellen gegen das spezifische Toxin in einen spezifischen Unempfindlichkeitszustand übergeführt wird.

In dem gleichen Sinne spricht folgende Beobachtung : Wenn man bei einem Typhuskranken, der auf wiederholte Milchinjektionen keine Beeinflussung seines Krankheitsverlaufes darbot, sondern langsam lytisch entfiebert, in der Zeit, wo die Reaktion auf die Milch ausfiel, sein Reaktionsvermögen im Sinne der nicht proteinogenen Allergie nach H i f t (Wr. med. Wochenschr., 1913,

Nr. 39) als allgemeine Reaktionsprobe prüft, so findet man, daß auch diese Reaktion ausfällt. Diese obige Prüfung stellt, in entsprechender Weise geprüft, eine in der Mehrzahl der Fälle gut funktionierende Prüfung auf Reaktionsfähigkeit des Organismus dar, indem auch mit eiweißfreien Metallkolloiden am 7.—8. Tage nach der ersten Injektion eine neuerliche Verabreichung desselben Kolloides intrakutan ein lokalisiertes Exanthem und Reizerscheinungen mit Schmerzen an der Injektionsstelle erzeugt. Wir müssen angesichts der spontan eintretenden Heilung der Typhuserkrankung den negativen Ausfall der Probe als durch einen Torpor der Reaktionsfähigkeit bedingt ansehen, den wir in gleicher Weise auch für das Ausfallen der Reaktion auf die Milchinjektion als ursächliches Moment anschuldigen können. Der Vorgang scheint besonders betonenswert, weil er darauf hinweist, daß die Grenzen der Therapie nicht allein durch die Leistungsfähigkeit der Zellen gezogen sind, sondern daß unter gewissen Umständen auch günstige Reaktionen wegen des Ausfalles eines nervös ausgelösten Reaktionsvorganges wegfallen.

Alle diese Erfahrungen werden am besten mit einer Wirkung auf den Stoffwechselprozeß im Körper, der einerseits durch das Stoffwechselmittel Chinin direkt, anderseits durch den Reiz der Konzentrationserhöhung, der im Blute durch die Zuckerinjektion hervorgerufen wird, erklärt werden. Bei der raschen Wirkung werden wir eine Beeinflussung des Stoffwechsels wohl zuerst auf nervösem Wege erwägen müssen und durch dieselbe werden die zellulären Vorgänge in dem Sinne einer spezifischen Unerregbarkeit gegenüber dem sensibilisierenden Moment, das der Erkrankung seine Entstehung verdankt, umgeändert.

Der Prozeß bei der Proteinkörpertherapie ist nun vor allem zu derartigen Wirkungen geeignet. In erster Linie ist die von Freund und Grafe 1922 (Arch. f. exp. Path. u. Pharm., 93) festgestellte Tatsache, daß beim Warmblütler ein nervöser Mechanismus den Eiweißstoffwechsel beherrscht, und daß seine Regulationszentralstelle, die mit dem Zentrum für Wärmeregulation nahe verknüpft ist, die Tätigkeit der Stoffwechselorgane im Körper in hohem Maße zu beeinflussen vermag, zu erwägen, sowie weiters zu berücksichtigen, daß der periphere Angriffspunkt dieser Einwirkung die Leber ist, wo endlich auch bei den starken Veränderungen, die die Leber bei der Proteinkörperzufuhr erfährt, ein Einfluß der Proteinkörpereinfuhr auf

Stoffwechselvorgänge naheliegen wird. Wie F r e u n d und R u p p (Arch. f. exp. Path. u. Pharmak., 99) weiters hervorheben, charakterisiert sich der Proteinkörpereinfluß im Organismus durch seine lange Einwirkung, was auch H e u b n e r in seiner Bezeichnung des Prozesses als Pathobiose ausdrücken will. Auch in den wunderschönen Versuchen von H. P f e i f f e r (Z. f. ges. exp. Med., Bd. 29, 1922) tritt uns der langsame, schubweise Verlauf der Eiweißkörperwirkung förmlich plastisch entgegen. Die Veränderungen im Blute sind Folgen intermediärer Stoffwechselvorgänge und die nachgewiesene Allergie ist ein Problem des intermediären Stoffwechsels.

Der Sensibilisierungsbegriff und der ihm zugrunde liegende Vorgang.

In den vorstehenden Ausführungen sind wir immer wieder dem Begriffe der Sensibilisierung begegnet, derselbe stellt einen Zustand der veränderten Reaktion des Gesamtorganismus gegenüber verschiedenartigen Eingriffen dar. Ein Versuch, eine Umschreibung dieses Begriffes, sowie eine Klarstellung des Begriffes der Sensibilisierung zu geben, sei unternommen, wenn auch zugegeben werden muß, daß die Möglichkeit hiezu nach unseren Kenntnissen sowohl in Rücksicht auf theoretische Folgerungen als auch für praktische Zwecke kaum möglich ist.

Der Begriff Sensibilisierung soll einen Zustand bezeichnen, der durch Einwirkung von Antigenen oder auch von Krankheitsprozessen hervorgerufen wird. In erster Linie handelt es sich da um einen länger dauernden Zustand, wie schon hervorgehoben worden ist, und ein solcher dürfte im großen und ganzen nur durch echte Antigene ausgelöst werden. Dieser Zustand ist von den physiologischen Schwankungen der Erregbarkeit nach Tageszeit (F r i t z K r a u s), sowie von Erregbarkeitsänderungen im Organismus durch Allgemeinzustände — wie es J a d a s s o h n für die Haut annahm — wie Anämie oder kurzdauernde Erregbarkeitssteigerungen durch äußere Momente sowie von angeborenen Zuständen zu trennen. Er hängt mit der Ausscheidung aus dem Blute sowie mit dem späteren Abbau von Eiweißkörpern und ihren Derivaten zusammen. Er geht mit gewissen funktionellen Organveränderungen einher, die im quantitativen Ausmaße schwanken, aber doch als funktionelle Änderungen an der glatten und quergestreiften Muskulatur, an den großen Unterleibsdrüsen sich darstellen, sowie endlich mit einer Veränderung der peripheren Nervenerregbarkeit und vielleicht auch einer zentralen Änderung derselben verbunden sind. Für die durch pathologische Prozesse bedingte Sensibilisierung werden für die chronischen Krankheiten noch direkte Beweise für Sensibilisierung zu erbringen sein; die Gottschalkschen Befunde bei tuberkulösen Meerschweinchen nach Tuberkulin sind nur Hinweise auf solche Vorgänge.

Die Erregbarkeitssteigerung hiebei ist ausgesprochen, dabei ist aber auf spezifischem Wege geprüft, das Refraktärstadium gegen stärkere Reize gegen die Norm abgekürzt (Typhin). Der Zustand der Sensibilisierung kann durch spezifische und unspezifische Einflüsse aufgehoben werden. Doch ist auch die Anaphylaxiereaktion durch unspezifische Faktoren (Salzhemmung) zu verhindern. Mit der experimentellen Anaphylaxie hat sie als Ausdruck eines zellulären Vorganges die Labilität der Funktionssteigerung gemeinsam.

In beiden Fällen schlägt scheinbar die allgemeine Erregbarkeitssteigerung leicht in einen Zustand spezifischer Unerregbarkeit um. Beim Anaphylaxievorgang schlägt der mit erhöhter Autolyse einhergehende Sensibilisierungsvorgang in der Leber (Pick und Hashimoto) leicht in den Zustand eines normalen oder subnormalen Gewebsumsatzes um. Die Dauer dieses spezifischen Unerregbarkeitsstadiums unter beiden Umständen ist eine längere, über Differenzen ist gegenwärtig noch nichts bekannt. Bei der Sensibilisierung scheint dann im Beginn auch eine allgemeine Herabsetzung der Erregbarkeit einzutreten. Im antianaphylaktischen Zustand scheint dieses allgemeine refraktäre Stadium nach Bessau (J. f. K., 81) eher von längerer Dauer zu sein. Mit der Anaphylaxie ist weiters gemeinsam, daß sich gewisse passive Übertragungserscheinungen feststellen lassen, und zwar insoweit als gewisse Stoffe bei der Sensibilisierung als Folge der Lokalläsionen im Blute kreisen, die bei einem anderen Tiere eine Veränderung, und zwar Steigerung der Erregbarkeit gewisser Gewebe auslösen können. Weiters scheint die Sensibilisierung durch den Umstand charakterisiert, daß sie nicht mit einer dem Maße der Resistenz entsprechenden, ja unter gewissen Bedingungen (spezifische Substanzen) sogar ohne Bildung spezifischer Reaktionskörper einhergeht. Die geringe Menge von Antikörpern kann selbst im günstigsten Falle eine Erklärung der veränderten Reaktion des

Organismus nicht geben. Mit dem Begriff „Allergie" deckt sich die Sensibilisierung insoweit nicht, als mit der Sensibilisierung nur ein positiver Steigerungsbegriff bezeichnet wird, während Allergie auch Herabsetzung der Reaktionsfähigkeit bedeuten kann. Die Allergie stellt nach Storm v. Leeuwen, Bien und Varekamp (Z. f. Immunforsch., 1923) einen Zustand gesteigerter Empfindlichkeit gegen ein Gift dar, welcher Zustand durch einen mit dem Gifte in kausalem Zusammenhang stehenden Prozeß hervorgerufen ist. Bei Prüfung mit einem spezifischen Agens fällt der Sensibilisierungsprozeß mit der Allergie zusammen. Gegenüber dem aktiven Immunisierungszustand ist gleichfalls eine Abgrenzung nicht möglich; man könnte an graduelle Vorgänge angesichts der Ausführungen von Siegmund (siehe oben) und Bielings (Z. f. Immunforsch., 1923) über die Bedeutung der Milz und des Retikoendothels für die Immunisierung denken.

Zu den klinischen Symptomen der Sensibilisierung, gleichgültig, ob sie durch parenterale Eiweißkörper oder Krankheitsprozesse ausgelöst wird, gehören auch einige hier angeschlossene Erscheinungen. In erster Linie tritt eine Erhöhung der Nervenerregbarkeit sowohl sensibler Nerven als auch motorischer Nerven, eine Steigerung der elektrischen Erregbarkeit und das Chvosteksche Phänomen in einer Anzahl von Fällen auf. Weiters wäre eine Veränderung der Empfindlichkeit gegen parenterales Eiweiß als ein häufiges Moment bei der Sensibilisierung hervorzuheben. Dabei treten je nach dem auslösenden Agens der Sensibilisierung am Krankenbett, d. h. des Krankheitsprozesses, die einzelnen Symptome der Eiweißüberempfindlichkeit und der Grad derselben verschieden hervor. So finden wir bei fieberhaften Kranken bei Infektionskrankheiten eine starke Reaktion im Anfang, im weiteren keine Folgen der parenteralen Eiweißkörpereinfuhr. Bei chronisch Kranken, Tuberkulösen insbesondere, finden wir die primäre Empfindlichkeit gleichfalls ausgesprochen, hinterher kommt es aber zu einer günstigen Wirkung auf den Stoffwechsel, d. h. es tritt fast immer Körpergewichtszunahme ein. Dieselbe ist auch durch eigenes Eiweiß hervorzurufen (Steinachsche Operation). Demgegenüber sind anderweitig Kranke, so schwere Diabetiker und in geringerem Maße Nervenkranke, gegen die primären Eiweißwirkungen bei parenteraler Einfuhr sehr empfindlich, wenn sie auch nicht primär mit Fieber reagieren. Es stellen sich hier sowohl auf die parenterale Zufuhr von artfremdem, als

auch auf den Zerfall von arteigenem Eiweiß (S t e i n a c h sche
Operation) eine Reihe von nervösen Störungen, Gewichtsabnahme.
Schlafstörungen in hohem Grade, wenigstens vorübergehend, ein.

Als entsprechende Veränderung im Blute — „humorales
Spiegelbild der zellulären Gleichgewichtsstörungen" (G o t t -
s c h a l k) — müssen wir das veränderte physikalische Verhalten
des Blutes, eine Beschleunigung der Erythrozytensenkung, die
Veränderung der Bluteiweißstoffe, die Änderungen der Oberflächenspannung mit mehr oder weniger großer Sicherheit annehmen. Sie sind das Sekundäre, das Primäre sind die Zellveränderungen. In welchen Funktionsänderungen sich diese veränderte Zellreaktion ausprägt, ist gegenwärtig nicht sicher. Anzunehmen ist, daß es sich vorwiegend um eine Funktionssteigerung
der Gewebe handelt, die mit einer gewissen erhöhten Reizbarkeit
einhergehen dürfte („Alkalotische Stoffwechseländerung durch
Steigerung der Zelloxydation"; V o l l m e r, Kl. W. II, 12).

Es wird sich aber vielleicht empfehlen, Nachschau zu halten
über das Verhalten des sensibilisierten Organismus gegenüber
biologischen Vorgängen. Änderungen des biologischen Verhaltens
des sensibilisierten Organismus werden um so größere Wichtigkeit haben, als sie uns veränderte Folgezustände erklären können.
Ich möchte hier auf den von R o l l y hervorgehobenen Befund von
O e h l e r t hinweisen, der nachwies, daß beim sensibilisierten
Tiere die experimentell eingeführten Bakterien rascher die Blutbahn verlassen als beim normalen Tiere. Diese Tatsache, die in
den Beschreibungen der Blutbefunde bei der Typhuserkrankung
nach Schutzimpfung gegen Typhus eine Parallele erhält, wird dementsprechend eine größere biologische Bedeutung gewinnen. Die
Tragweite der Erscheinung ist zwar noch nicht klar, nachdem es
vor allem nicht feststeht, welche Veränderungen die Bazillen im
Gewebe erfahren und ob es sich um eine Ausscheidung in gewisses,
besonders geeignetes Gewebe handelt, es wäre immerhin das
gänzlich veränderte Verhalten weiterer experimenteller Untersuchung zu unterziehen.

Der lokalisierbare Begriff der Sensibilisierung erscheint dem
der Protoplasmaaktivierung gegenüber geeigneter, eine Reihe von
veränderten Reaktionen im Körper zu erklären, da das Hauptmoment der Reizbarkeitsvermehrung in dem Ausdruck eine größere
Betonung erfährt als in dem Ausdruck Protoplasmaaktivierung.
Ich halte weiters die Hervorhebung des Ausdruckes Sensibilisierung

gegenüber dem einfachen Entzündungsvorgang B i e r s für zweckmäßiger, da es, wie ja auch aus den Ausführungen von S t a h l
(l. c.) hervorgeht, vorkommen kann, daß nach längst abgelaufener
Entzündung Gewebe noch immer sensibilisiert sind. Es wird auch
dem Mangel an klinischen Symptomen bei der lokalen Veränderung eher entsprechen, wenn wir von Sensibilisierung als von
Entzündung sprechen.

Proteinkörperwirkung in der französischen medizinischen Literatur.

In der französischen Literatur erscheint die Wirkung der Proteinkörper in einem anderen Gewande und mit einer Reihe von
Vorgängen, Anaphylaxie und Idiosynkrasie, in Zusammenhang
gebracht, die an und für sich wenig übersichtlich, die ganze Darstellung des gegenwärtigen Standes recht erschweren. In der
Schweizer medizinischen Wochenschrift, 1923, Nr. 10, findet sich in
einem Referat von H. M i l l e r der gegenwärtige Stand der Lehre
in übersichtlicher Weise dargestellt unter dem Titel „Kolloidoklasie“. Die folgende Beschreibung folgt fast wörtlich seiner Darstellung. Die ganze Entwicklung der Lehre geht von den Beobachtungen W i d a l s über „L'autoanaphylaxie“ aus; in der Semaine
méd., 1913, Nr. 52, veröffentlichte W i d a l seine Lehre von der
paroxysmalen Hämoglobinurie. Bei derselben kommen Shockerscheinungen zustande, die sich in nichts von den Shockerscheinungen des anaphylaktischen Shocks unterscheiden. Fieber,
Gliederschmerzen, Atemnot, Übelkeit, Erbrechen und vor allem
ein Blutgefäßsyndrom, Blutdrucksenkung, Leukopenie und eine
Änderung der Koagulationszeit, wie sie seit R i c h e t, B i e d l und
K r a u s als typisch für den anaphylaktischen Anfall beschrieben
wurden. Auch der Erfolg der prophylaktischen Therapie, die Immunität nach der Attaque und die Möglichkeit einer definitiven
Heilung durch desensibilisierende Behandlung kennzeichnen nach
W i d a l die paroxysmale Hämoglobinurie als anaphylaktische
Krankheit. Da keine fremde Substanz notwendig ist, sondern einzig
und allein die Kältewirkung ausreicht, um die Shockveränderungen
auszulösen, sprechen W i d a l und seine Mitarbeiter von Autoanaphylaxie a frigore. Bei der Anaphylaxie gehen die klinischen
Manifestationen des anaphylaktischen Shocks und die mehr latenten
Symptome des Blutgefäßsystems zeitlich parallel, während bei der
paroxysmalen Hämoglobinurie eine zeitliche Trennung der beiden

auftritt. Doch spricht der Umstand, daß bei kurzer Dauer und weniger intensiver Kälteeinwirkung es nur zu dem Blutgefäßsyndrom, nicht mehr zur Hämoglobinämie und Hämoglobinurie kommt, für eine Zusammengehörigkeit der Vorgänge. Das Blutgefäßsyndrom ist der grundlegende Vorgang bei der anaphylaktischen Erscheinung der paroxysmalen Hämoglobinurie. Die Ursache desselben bei der paroxysmalen Hämoglobinurie ist in der seit Donath und Landsteiner, Morro usw. nachgewiesenen Serumveränderung zu suchen. Diese Serumveränderung läßt sich nach Widal in drei Stadien nachweisen. Im ersten Stadium teilt sich der hämolytische Serumkomplex von Komplement, Ambozeptor und Antihämolysin. Die ersten zwei werden aus ihrer Bindung mit dem Antihämolysin frei und das Hämolysin wird in großen Mengen nachweisbar. Dieses plasmatische Stadium ist das erste. Im zweiten Stadium fixieren sich Ambozeptor und Komplement auf die Erythrozyten und sind deshalb nicht mehr im Serum nachzuweisen (globuläres Stadium). Im dritten Stadium erfolgt die eigentliche Hämolyse mit Hämoglobinämie und Hämoglobinurie. Alle drei Stadien wies Widal in vivo und vitro nach. Das Blutgefäßsyndrom zeigt sich im ersten Stadium, dem der Loslösung von Ambozeptor und Komplement, erklärt nicht nur den Beginn des hämolytischen Prozesses, sondern ist auch die Ursache der anaphylaktischen Phänomene. Diese erste Manifestation der Anaphylaxie erfolgt gleichzeitig mit dem Bruch des Gleichgewichtes der hämolytischen Elemente des Blutes. Diese Gleichgewichtsstörung ist durch Kältewirkung bei den disponierten Individuen zu erzeugen. Bei normalen Individuen läßt sich der hämolytische Komplex nicht mit so leichten Mitteln sprengen. Das Freiwerden des Hämoglobins, der eigentliche Akt der Hämolyse, erzeugt keinen Shock, sondern einzig und allein die Verschiebung der Plasmakolloide während des plasmatischen Stadiums. Es ist nach Widal unmöglich, durch 40 cm³ hämolysierte Blutkörperchen des Patienten bei Reinjektion derselben anaphylaktische Erscheinungen auszulösen, während die Hämoglobinurie auftritt. Widal faßt deshalb die Verschiebung der Plasmakolloide während des anaphylaktischen Stadiums als Ursache der Anaphylaxieerscheinungen bei der paroxysmalen Hämoglobinurie auf. Er spricht von einer Plasmakrankheit, die durch abnorme Labilität des Gleichgewichtes der Blutkolloide charakterisiert ist und stellt sie als physikalische Krankheit den chemischen Krankheiten, den

Intoxikationen, gegenüber. Der direkte Beweis, daß es sich hier um physikalische Zustandsänderungen handelt, wurde in späterer Zeit erbracht; W i d a l selbst hat aus dem klinischen Bild eine solche erschlossen. Die paroxysmale Hämoglobinurie stellt er in Parallele mit anderen Anaphylaxien und der Proteinkörpertherapie. Er betont die Gleichförmigkeit der Symptomatologie der Anfälle gegenüber der Mannigfaltigkeit der sie auslösenden Ursachen, hauptsächlich in Rücksicht auf das Blutgefäßsyndrom. Die Kältewirkung tritt hier als besondere Ursache der paroxysmalen Hämoglobinurie hervor, die Immunität nach dem Anfall und die Möglichkeit der prophylaktischen Behandlung spricht für den anaphylaktischen Charakter. Auch das inadäquate Verhältnis zwischen Menge und Giftigkeit der shockerzeugenden Stoffe und ihrer Wirkungen verwendet er in diesem Sinne. Dies alles spricht nach W i d a l gegen die chemische Natur der sich abspielenden Vorgänge, während es sich seiner Ansicht nach gut mit den Gesetzen der physikalischen Zustandsänderung verträgt. Die akut ablaufende Erscheinung im Serum bezeichnet W i d a l als hämoklasische Krise, und versteht darunter nicht nur die Umwälzung der Kolloide, sondern er sucht auch das Blutgefäßsyndrom hier einzuordnen, da dasselbe meistens die einzig faßbare klinische Äußerung der inneren Vorgänge darstellt. Mit Kolloidoklasie hingegen wird nicht nur die hämoklasische Krise bezeichnet (Colloidoclasie plasmatique), sondern zugleich die der hämoklasischen Krise folgenden klinischen Krankheitsbilder, für welche W i d a l eine Änderung der Gewebskolloide (Colloidoclasie tissulaire) verantwortlich macht. Die Colloidoclasie tissulaire folgte der Colloidoclasie plasmatique in dem Moment, wo sich das Komplement und der Ambozeptor an die roten Blutkörperchen fixiert und das Hämoglobin freimacht. Beim Asthma bronchiale müßte man demnach irgendeine entsprechende Erscheinung in den Lungen annehmen.

Die hämoklasische Krise.

Die hämoklasische Krise äußert sich in der Klinik meistens nur durch das Blutgefäßsyndrom, selten wird es gelingen, wie bei der paroxysmalen Hämoglobinurie mit serologisch-biologischen Methoden eine Änderung des Plamas nachzuweisen. Diese sind auch für die Klinik zu umständlich. Wertvoll für unser Wissen ist es, daß die Kolloidoklasie mit physikalischen, kolloiden Methoden direkt nachgewiesen wurde. Der Beginn dazu ist schon gemacht. K o p a -

c z e w s k i (Revue de Méd., 1923, 3, 4) fand Änderungen der Oberflächenspannung, der elektrischen Ladung der Globuline. Änderungen der Viskosität und der Micellarstruktur des Plasmas. Die Agglutinoskopie, eventuell auch die Flockungsreaktionen stellen vielleicht einmal ebenfalls praktisch diagnostische Mittel dar. In den bisherigen Arbeiten wurde jedoch die hämoklasische Krise größtenteils aus dem Blutgefäßsyndrom diagnostiziert. Dasselbe besteht in erster Linie in der Blutdrucksenkung, der Leukopenie und der Änderung der Koagulationszeit. Diese Trias wurde schon von Physiologen nach Peptoninjektion beobachtet und wurde von R i c h e t, A r t h u s, B i e d l und K r a u s bei der Anaphylaxie beschrieben. W i d a l fügt noch einige andere Charakteristika bei, so arterielle Färbung des Venenblutes, Nichtretraktibilität des Blutgerinnsels im Reagenzglas, Wiederflüssig werden des koagulierten Blutes nach 3—4 Stunden Blutschrankaufenthaltes bei 37 Grad und eine Herabsetzung der Refraktometerzahl. Ferner kommt Verminderung der Blutplättchen, wie sie P r a t t bei Peptoninjektionen und B i e d l und K r a u s bei der Anaphylaxie beschrieben haben, hinzu. Die verschiedenen Zeichen der hämoklasischen Krise finden sich am Krankenbett nicht mit der gleichen Häufigkeit. Das zuverlässigste Symptom, auf das bei der summarischen Untersuchung gemäß der Empfehlung von W i d a l allein geachtet werden soll, ist die Leukopenie. Weniger regelmäßig wird die Blutdrucksenkung konstatiert. Die Blutgerinnung ist meist gestört, aber nicht im gleichen Sinne. Bei der Hämoglobinurie W i d a l s ist sie beschleunigt, bei den experimentellen Anaphylaxieversuchen (B i e d l und K r a u s) ist sie für Stunden verzögert. Arterielle Färbung des Venenblutes und Nichtretraktibilität des Blutgerinnsels gehen parallel der Gerinnungsbeschleunigung (W i d a l). Das Wiederflüssigwerden des koagulierten Blutes im Blutschrank ist ein inkonstantes Symptom. Der Abfall der Refraktometerzahl kommt häufiger vor als die Blutdrucksenkung (W o l f f). D i d i e r und P h i l i p p fanden die Refraktometerwerte bald herabgesetzt, bald erhöht. Auch der Ablauf der hämoklasischen Krise ist ein wechselnder, sowohl nach Krankheitsfällen als auch im einzelnen Fall. Während die Krise bei der Hämoglobinurie W i d a l s 10—20 Minuten nach Beendigung des auslösenden kalten Handbades eintritt, und zirka 10—20 Minuten dauerte, erreicht das Blutgefäßsyndrom bei Urtikaria erst nach 3 Stunden seinen Höhepunkt und dauert 5 Stunden

lang. In einem Urtikariaanfall von P a g n i e r , P a s t e u r - V a -
l e r y - R a d o t erschien die Krise erst nach 6 Stunden. Diese zeitlichen Verhältnisse sind wichtig, weil bei ihrer Nichtbeachtung
die hämoklasische Krise leicht der Untersuchung entgehen kann.
Auch die Dauer und Stärke der auslösenden Ursache sind von
Einfluß; wie später ausgeführt werden wird, kann die hämoklasische
Krise in ihrem Verlauf und ihrer Intensität geändert werden. Was
die gewöhnlichen Symptome anbetrifft, beobachtet W i d a l Blut-
drucksenkungen von 5—10 cm Quecksilber und Leukopenien von
1500 und 500 nach Ausgangszahlen von 12000 bis 12600. Meistens
jedoch sind die Ausschläge geringer und betragen 1000—3000,
respektive 2—3 cm Quecksilber; dabei gilt das Gesetz, je höher
die Leukozytose, um so größer der Leukozytensturz. Mit der
Leukopenie vergesellschaftet sich eine Umkehr der Blutformel.
Die Neutrophilen und die Leukozyten nehmen an Zahl ab, die
Lymphozytenzahlen bleiben fast unverändert. K r a u s und B i e d l
sahen im Tierexperiment die Neutrophilen fast vollkommen verschwinden, am Krankenbett sind Schwankungen von $20^0/_0$ schon
als groß zu bezeichnen. Die Umkehrung der Blutformel fand
W i d a l nur in den Kapillaren und nicht im Venenblut. Er nimmt
daher an, daß die Kapillarretraktion, die sich klinisch durch
blasses Aussehen äußert, den Neutrophilen und den Monozyten
als den großen Elementen des Blutes den Zugang zur Peripherie
sperrt. Leukozytolyse tritt nicht ein. Dafür spricht das Wieder-
auftreten der normalen Leukozytenzahl und Blutformen oft schon
nach 5 Minuten. Auch der Zeitraum von der hämoklasischen Krise
bis zum Erscheinen der manifesten klinischen Symptome ist ein
wechselnder. Beim foudroyanten Ablauf der experimentellen Anaphylaxie treten Blutgefäßsyndrom, akutes Lungenödem, Krämpfe
usw. gleichzeitig auf. Bei der paroxysmalen Hämoglobinurie hingegen kommt es nach W i d a l zu einer Dissoziation der Erscheinungen und im Urtikariafall von W i d a l , A b r a m i , J o l -
t r a i n und B r i s s a u d folgt der Hautausschlag der hämoklasischen Krise erst nach Stunden.

Blutdrucksenkung und Leukopenie sind nur indirekte Symptome. Die Änderung der Koagulationszeit und der Refraktometerzahl deuten auf einen Wechsel der kolloiden Serumverhältnisse
hin und sind so der direkte Ausdruck der Kolloidoklasie. Aus dem
gleichen Grunde sind serologisch - biologische Veränderungen
wichtig. Von solchen sind zu nennen: die Autopräzipitation des

Serums, wie sie **Joltrain** während eines Shockzustandes feststellte, das Auftreten von Präzipitinen für Ovalbumin, wie es **Pasteur-Valery-Radot** bei einer Urtikaria mit Überempfindlichkeit gegen Eier fand. Die Vermehrung der dialysablen Eiweißstoffe (**Widal**) und die Vermehrung der Albumine und Verminderung der Globuline mit Präzipitation des Fibrins während des Shocks und Verminderung der Albumine und Vermehrung des Fibrins und der Globuline nach dem Shock sind hervorzuheben (**Henri de Vaele**, C. R. Société de biol. Compt. rend., Soc. de Biol., 1921, Nr. 24). Alle diese Beobachtungen wurden gemacht. während gleichzeitig die klassische hämoklasische Krise konstatiert wurde.

Vorkommen und Ursachen der hämoklasischen Krise.

Seit der **Widal**schen Entdeckung hat man bei den verschiedensten Krankheitszuständen die hämoklasische Krise gefunden und anderseits ist es gelungen, durch zahlreiche experimentelle Maßnahmen dieselbe hervorzurufen. Die Krankheitszustände gehören in ihrer großen Mehrzahl der Anaphylaxiesphäre an. Doch findet sich die hämoklasische Krise auch bei Idiosynkrasien, d. h. bei erstmaliger Einwirkung einer für das betreffende Individuum schädlichen Substanz und bei rein physikalischen Schädigungen, z. B. nach Erkältung, nach Bestrahlungen und nach Körperanstrengung. Praktisch können wir die Ursachen in chemische und in physikalische einteilen.

Chemische Ursachen.

Das Pepton ist ein Stoff, der durch shockmachende Wirkung bekannt wurde. Desgleichen die therapeutischen Sera, die Vakzine und die kolloiden Metallpräparate; bei manchen dieser Shocks wurde in den letzten Jahren die hämoklasische Krise im Sinne **Widals** gefunden und die hämoklasische Natur nachgewiesen. Unter anderem fand **Léon Binnet** durch 100 cm³ Diphtherieserum Hyperkoagulation für 1—2 Tage, der am 4. und 5. Tage Hypokoagulation folgte, daneben Blutdrucksenkung. **Brodin** und **Richet fils** sahen nach Pepton hämoklasische Krise wie bei Anaphylaxie nach Pferdeserum, während die klinischen Bilder stark differierten. Fast gleich wirksam wie die intravenösen und intramuskulären Injektionen sind die kutanen Impfungen. **Lermoier** sah bei Heuschnupfen mit kutaner Pollenimpfung hämoklasische Krise, und Pasteur-Valery-Radot wies bei Kutisreaktion mit Pferdehaaren dieselbe nach; beim Asthmatiker trat je nach der Stärke der Impfung hämoklasische Krise allein oder zugleich mit Asthma auf. Bei Asthma kann hämoklasische Krise auch sonst nach Kutisreaktion auftreten. Auch bei Umgehung der parenteralen Zufuhr ist es möglich, Kolloidoklasie zu erzeugen. So bekam ein Fall Widals nach Einnahme von tierischem Eiweiß die hämoklasische Krise und Urtikaria. Nur die Antipyrinanaphylaxie von Widal (Presse méd., 1920, 4. Feb.) steht als einziges Beispiel mit negativer hämoklasischer Krise da. Neben der Einverleibung auf kutanem Wege spielt auch die Einatmung schädlicher Stoffe eine Rolle. Ausdünstungsasthma, Ipekakuanhaasthma und Asthma nach Neosalvarsan durch Eröffnung der Ampulle, zeigten Nasenfluß, Schweißausbruch und Niesanfall mit hämoklasischer Krise.

Physikalische Ursachen.

Das klassische Beispiel dieser Gruppe sind die Fälle von paroxysmaler Hämoglobinurie von Widal. Krampferscheinungen: Raynaudsche Krankheit, Akrozyanose treten auf ein kaltes Handbad ein. Im Experiment ist am Hunde die hämoklasische Krise nachzuweisen, nicht aber die Hämoglobinurie. Zuerst kommt die hämoklasische Krise, dann die Krankheit. Weiters werden hervorgehoben Urtikaria nach Überanstrengung mit hämoklasischer Krise, die hämoklasische Krise beim Malariaanfall, bei Epilepsie. Auch die hämoklasische Krise nach Röntgenbestrahlung gehört hieher. Bei traumatischem Shock wurde eine hämoklasische Krise bisher noch nicht nachgewiesen. Alle diese Befunde werfen ein Licht in das Problem der Erkältungskrankheiten. Bei paroxysmaler Hämoglobinurie spielt Lues manchmal eine Rolle. Auf antiluetische Behandlung Besserung, während die Autoserotherapie Widals ohne Erfolg blieb. Die Verhältnisse liegen wahrscheinlich so, daß einmal die Kältestabilität der Plasmakolloide mehr in der Anlage begründet ist, das andere Mal vorwiegend durch die Lues hervorgerufen wird, da sich durch diese Erkrankung der kolloide Zustand des Plasmas stark ändert, wie die Wassermannreaktion und die Flockungsreaktionen zeigen. Charles Richet fand bei Mäusen hämoklasische Krise nach Wärme- und im Kälteshock. Dabei bestand vom 16.—50. Tage nach der ersten Besonnung Immunität gegen die zweite Besonnung. Zu den physikalischen

Ursaehen ist die hämoklasische Krise nach Körperanstrengungen zu zählen, wie sie ein Mädchen, das J o l t r a i n beschreibt, darbot. In einem Fall von myelogener Leukämie, beschrieben von G i r a r d und P a r i s, trat 20 Minuten nach der Röntgenbestrahlung ein starker Leukozytensturz und Blutdrucksenkung auf; nach einer Stunde waren die Ausnahmswerte wieder erreicht. Erst später erschien die therapeutisch gewollte Leukozytenverminderung.

Hämoklasische Krise, Lebererkrankung und Diabetes.

Eine spezielle Art der hämoklasischen Krise stellt die hämoklasische Krise bei der Verdauung vor, wie sie zu diagnostischen Zwecken verwendet wird. W i d a l fand, daß es bei Leberkrankheiten gelingt, obgleich dieselben keine Zeichen von Anaphylaxie oder Idiosynkrasie darboten, durch 120 g Milch nüchtern, die hämoklasische Krise zu erzeugen, und daß diese Verabreichung zur Leberfunktionsprüfung zu verwenden ist. Die gesunde Leber fängt die mangelhaft aufgebauten Eiweißspaltprodukte ab, die ihr nach der Nahrungsaufnahme aus dem Pfortadergebiet zuströmen und behütet den Organismus vor deren Shockwirkung. Ist bei Lebererkrankungen diese eiweißfixierende Funktion (Proteopexie) geschädigt, gelangen diese Eiweißspaltprodukte in den großen Kreislauf und erzeugen daselbst die hämoklasische Krise wie parenteral verabreichte Eiweißstoffe. W i d a l konnte dann noch zeigen, daß bei E c k scher Fistel regelmäßig nach Nahrungsaufnahme hämoklasische Krise auftrat. Fette und Zucker scheinen zur Auslösung der hämoklasischen Krise weniger geeignet zu sein. Doch zeigt es sich, daß 200 g Dextrose, in anderen Fällen auch Sacharose, Lävulose bei Zuckerkranken hämoklasische Krise erzeugten. Beim renalen Diabetes bleibt die Probe negativ. Sie ist aber positiv bei vielen abgeheilten Diabetesfällen. Auch einige Leberkranke zeigten positive Zuckerhämoklasie. Umgekehrt ist bei verschiedenen Fällen von Diabetes auch die proteopektische Funktion gestört. Im Zusammenhang mit dem Gesamtproblem der Kolloidoklasie stellt die diagnostische Hämoklasie nur eine Teilfrage vor. Sie ist nach W i d a l ein typisches Beispiel der latenten Symptomatologie. Durch die Auslösung der Krise auf oralem Wege erinnert sie an die Nahrungsmittelidiosynkrasie, nur kommt es bei dieser auch noch zu manifesten klinischen Erscheinungen.

Kolloidoklasie, Konstitution und vegetatives Nervensystem.

Die klinischen Untersuchungen haben die verschiedensten Stoffe und physikalischen Eingriffe als auslösende Momente der Kolloidoklasie erkennen lassen. Man könnte nun fragen, ob diesen Mitteln oder einem anderen noch unbekannten Moment die Hauptursache an der Krise zuzuschreiben ist. Bei vielen Tieren und auch beim Menschen können ohne weiteres anaphylaktische Erscheinungen ausgelöst werden, die meistens das gleiche Bild in allerdings verschieden starker Ausprägung darbieten. Beim Menschen insbesondere ist die Inkonstanz ihres Auftretens und die Variabilität ihrer Erscheinungen hervorzuheben. Bei wiederholten Seruminjektionen bieten z. B. nach Martin nur 10% der Behandelten anaphylaktische Erscheinungen dar. Auch das Bild wechselt von Mensch zu Mensch, in noch höherem Maße sind die Manifestationen der spontanen Anaphylaxie wechselnd. Die gleichen Nahrungsstoffe lösen bei dem einen Asthma, bei dem anderen Migräne, beim Dritten eine Urtikaria aus. Die Disposition spielt unleugbar die erste Rolle. Sie äußert sich auf zweierlei Weise. So tritt das eine Mal bei den verschiedensten Schädigungen ein asthmatischer Anfall auf, das andere Mal reagiert das Individuum auf das gleiche Moment hin mit den mannigfaltigsten Krankheitsbildern. In einem Fall von Widal traten abwechslungsweise Asthma, Prurigo, Urtikaria, Heuschnupfen und Erytheme auf. Nach Widal haben wir als Ausdruck der Disposition einen labilen Gleichgewichtszustand der Blutkolloide anzunehmen, der durch Ursachen gestört wird, die beim Gesunden spurlos vorübergehen. Im ersten Falle gesellt sich noch eine lokalisierte Empfindlichkeit bestimmter Gewebsbezirke dazu, beim zweiten Fall hingegen tritt diese Gewebsdisposition zurück und die Instabilität der Blutkolloide, die bei den leichtesten Ursachen zu einer hämoklasischen Krise führt, beherrscht das Bild.

Wir haben es, wie Widal ausdrücklich hervorhebt, mit einer kolloidoklasischen Diathese zu tun (Presse méd., 1922, Nr. 18). Dieselbe äußert sich in der Klinik in der verschiedensten Art und Weise. So zeigen Patienten mit Heuschnupfen, Asthma und Urtikaria häufig eine abnorme Empfindlichkeit gegen Seruminjektionen. In ihrer speziellen Empfindlichkeit für Pollen, Pferdehaare u. dgl. haben wir dabei einen der Anaphylaxie zugehörenden Teil ihres Leidens. In der Bereitschaft auf unspezifische Einwirkungen, wie Seruminjektionen mit hämoklasischer Krise, zu reagieren, ist die Äußerung der kolloidoklasen Diathese begründet. Bei zwei Asthmatikern sah W i d a l sogar nach einer bloßen Injektion von 30 cm³ physiologischer Kochsalzlösung heftige Shockerscheinungen auftreten. Ein anderes Moment, das für das Vorkommen der kolloidoklasen Diathese spricht, ist das familiäre Auftreten der ihnen zugehörigen Krankheiten. Dabei können in der gleichen Familie Migräne, Quinckesches Ödem, Urtikaria abwechslungsweise vorkommen. Wir sehen so die Gewebsdisposition wechseln, während die kolloidoklasische Minderwertigkeit des Plasmas dieselbe ist. Dennoch dürften wir die kolloidoklase Diathese nicht für jede Kolloidoklasie verantwortlich machen. Wenn z. B. jemand leberkrank wird und hiedurch eine Verdauungshämoklasische Krise bekommt, beruht es sicher nicht auf Veranlagung. Daß die kolloidoklase Diathese keine starre Größe ist, hat übrigens W i d a l selbst gezeigt, indem er den Einfluß von innersekretorischen Störungen nachwies. Er berichtet von einer Frau, die von der Pubertät bis zur Menopause an Asthma litt, mit dem Klimakterium bildete sich das Asthma bedeutend zurück, immerhin blieb aber eine Überempfindlichkeit, vor allem gegenüber dem Geruch von Rosen zurück; zugleich traten Erscheinungen von Myxödem auf. Mit Thyreoidin gelang es nun, nicht nur diese zum Verschwinden zu bringen, sondern auch die Disposition zum Asthma. Setzte die Therapie mit Thyreoidin aus, trat die Disposition wieder hervor. Die Kolloidoklasie zeigt also hier nicht nur eine Abhängigkeit von den Ovarien, sondern auch von der Thyreoidea. W i d a l nimmt eine direkte Beeinflussung des Plasmas durch die Innensekrete an. Dafür sprechen ihm auch Versuche von L a n z e n b e r g und K e p i n o w, welche finden, daß Abtragung der Schilddrüse bei sensibilisierten Meerschweinchen den Shock bei der zweiten Injektion nicht verhindert, wohl aber die Abtragung vor der Sensibilisierung dies bewirkt. Die Arbeiten über Kolloidoklasie haben auch gezeigt, wie innig sich Anaphylaxie und Idiosynkrasie verbinden. Nicht nur, daß beide stets im Ablauf ihrer Erscheinungen eine hämoklasische Krise zeigen, sondern es gibt auch Idiosynkrasien, die zu Anaphylaxien werden, und Idiosynkrasien und Anaphylaxien können gleichzeitig an demselben Individuum vorkommen. Solche Fälle zeigen, daß, wenn auch die Plasmakolloidoklasie im Vordergrund steht, wie wichtig die Rückwirkung des gereizten vegetativen Nervensystems eben auf die kolloidoklasen Verhältnisse des Plasmas sein kann. Das vegetative

Nervensystem bestimmt nicht nur die Intensität der Anfälle, sondern kann auch die kolloidoklase Diáthese selbst beeinflussen.

Die Behandlung der Kolloidoklasie.

Sie ist einerseits eine prophylaktische gegenüber den bevorstehenden Anfällen, anderseits eine definitive gegen die hämoklasische Diathese. Die prophylaktische Therapie hat verschiedene Wege. Nach B e s r e d k a können wir durch eine vorhergehende Einspritzung einer minimalen Menge der den Shock auslösenden Substanz den Shock verhindern. B i e d l und K r a u s bewirkten durch Narkose, daß die äußeren Erscheinungen, mit Ausnahme der Blutdrucksenkung, wegblieben. Atropin, Luminal sollen die Reizbarkeit des autonomen Systems herabsetzen. Von S i c c a r d wurde die Topophylaxie anticolloidoclasique beschrieben, indem man die Substanz unterhalb der Stauungsbinde einspritzt. Wenn dann die Stauungsbinde gelöst wird, mengt sich die mit Blut verdünnte Substanz mit dem Blute. Nach 5 Minuten kann dann die therapeutische Injektion gemacht werden. Die geringe hämoklasische Krise genügt, um gegen die therapeutische Dosis zu immunisieren. Da der Shock sich durch Oberflächenspannung und Viskositätsherabsetzung charakterisiert, sucht K o p a c z e w s k i durch die Oberflächenspannung herabsetzende Mittel, wie Natriumglykocholat, Seifen und Anästhetika oder durch viskositäterhöhende — mit Alkalikarbonat, Zucker, Glyzerin und Gummi — die Neigung zum Anfall zu beheben. Die Auffassung erwies sich im Tierexperiment als richtig, und die Anwendung von Natriumkarbonat und Natriumbikarbonat hat auf seine Empfehlung hin in der Klinik ausgiebige Anwendung gefunden. S i c c a r d und P a r a f finden (Soc. méd., 1921, 28. Jänner, A r l o i n g und V a u t h e y, Soc. de Biol., 1921, p. 519), daß Natriumhyposulfat durch Oberflächenspannungsherabsetzung in gleichem Sinne wirkt. L e s n é wählt den enteralen Weg statt des parenteralen zur Verabreichung minimaler Mengen der verschiedenen Substanzen, mit geringen Mengen von Milcheiweiß schützt er gegen den Shock. Es muß nun nicht eine spezifische Wirkung sein, denn es gelingt auch bei Anaphylaxie, mit 0·5 g Pepton eine Stunde vor der Mahlzeit die alimentäre Urtikaria zu bekämpfen. Auch gegen Migräne, Asthma und Quinckesches Ödem ist das Peptoncachet wirksam. Auch schon langsames Essen verhindert den Anfall. Auch Lezithin und physiologische Kochsalzlösung wirken ebenso.

20*

Das Wesen der prophylaktischen Wirkung ist die Erzeugung einer leichten hämoklasischen Krise. Im verändernden Sinne wird das autonome Nervensystem beeinflußt und durch dasselbe die physikalischen Erscheinungen des Serums. Bei der definitiven Therapie, gegen die kolloidoklasische Diathese gerichtet, gebraucht man verschiedene Mittel, zum Teile dieselben nicht in einzelnen Gaben, sondern in Form ganzer Kuren. außerdem die spezifische und unspezifische Desensibilisierung. Amerikanische Autoren, S c h e p p e g r e l l und W a l k e r, gebrauchen nur spezifische, die unspezifische Sensibilisierung benützt die Mittel der Proteinkörpertherapie. D a n y s z verwendet wiederholte Injektionen von Mikrokokken. W i d a l, A b r a m i und B r i s s a u d heilten ihre Hämoglobinurien mit großen Dosen Eigenserum intravenös. A c h a r d spritzte das Eigenserum in steigenden Dosen. und hatte gute Erfolge bei Urtikaria, Quinckeschem Ödem und Heuschnupfen. S i c c a r d empfiehlt die Autohämotherapie und erzielt damit guten Erfolg bei Heuschnupfen. Er verwendet weiters intravenöse Natriumkarbonikuminjektionen und heilt damit die verschiedensten kolloidoklasischen Krankheiten. (Soc. méd. d. Hôp., 1921, 28. Jänner). Das Pepton in kontinuierlicher Verabreichung verwenden innerlich bei den gleichen Zuständen P a s t e u'r - V a l e r y - R a d o t und G a u t i e r. Pepton in Klysmen gibt C u d i e r. So verschieden die Behandlungsarten der Desensibilisierung sind, so beruhen sie alle auf der Erzeugung kleiner hämoklasischer Krisen, wie dies unter anderem für Pepton, Natriumkarbonat und Kochsalzlösung nachgewiesen wurde (W i d a l, A b r a m i, B r i s s a u d, Presse méd., 1921, Nr. 19). Die Wirkung ist also nicht immer die gleiche. Man weiß aus den Tierexperimenten, daß Pepton, in genügender Menge intravenös eingespritzt, Ungerinnbarkeit des Blutes erzeugt, während es unter die Haut gespritzt eine Beschleunigung der Gerinnung hervorruft. Die Störung des Gleichgewichtes der Blutkolloide kann eben verschiedene Formen aufweisen und es können sich daraus Verschiedenheiten der Symptomatologie der hämoklasischen Krise ergeben. Dies zeigen obiger Tierversuch, ferner die Hämoglobinuriker von W i d a l, die sich gegenüber dem Großteil der anderen kolloidalen Krankheiten durch Hyperkoagulation des Blutes auszeichnen. Eine andere seltene Ausnahme bildet der Fall von M a r c e l L a b é e und H a g u e n a u, in dem statt Leukopenie während der hämoklasischen Krise Leukozytose auftrat. Es handelte sich hier um eine Antipyrinanaphylaxie. Es zeigen sich also trotz allem Unspezifischen auf dem Gebiete der hämoklasischen Krise gewisse Variationen, wie sie eben nach K o p a c z e w s k i mit physikalischen Spezialitäten zu erklären sind. Eine Therapie für sich stellt die Therapie durch den Shock dar (W i d a l). Während man bei der Desensibilisierung die Stabilität der Blutkolloide zu stärken bestrebt ist, zerstören wir bei der Shocktherapie in brüsker Weise das kolloidale Gleichgewicht. Wir brauchen dazu große Dosen und meistens intravenöse Verabreichung. Dadurch werden eindrucksvolle akute Zustände hervorgerufen, die auch schon verschiedentlich zu plötzlichen Todesfällen geführt haben. Sie ist daher nur in den äußersten Notfällen zu verwenden. Als Mittel kommen vor allem Vakzine, Albumosen, Pepton und die kolloidalen Metallpräparate in Betracht. Es liegen schon viele Be richte über diese Therapie vor, zum Teil mit ausgezeichnetem Erfolg, vor allem bei Typhus und Sepsis.

Wesen und Theorie der Kolloidoklasie.

Wie der Name besagt, haben wir es bei der Kolloidoklasie mit einer Änderung der Kolloide zu tun. W i d a l zeigt mit serologischbiologischen Methoden, daß eine Umwälzung der Plasmakolloide stattfindet, K o p a c z e w s k i (Revue de méd., 1923, 3, 4) mit physikalisch-chemischen Methoden. Letzterem Autor gebührt das Verdienst, die Plasmaveränderungen mit großer Aufmerksamkeit studiert zu haben. Er teilt die kolloidoklasischen Vorgänge in verschiedene Gruppen ein. Im allgemeinen bezeichnet er sie mit dem Namen Choc par contact. Einen ersten Unterabteil bildet der C h o c h u m o r a l. Er kommt unmittelbar nach den auslösenden Ursachen zustande, entspricht im allgemeinen den Shocks nach Erstinjektionen. Ihm gegenüber stellt er den C h o c c e l l u l a i r e, charakterisiert durch die Zeit, die zu seinem Zustandekommen notwendig ist. Derselbe ist mehr oder weniger identisch mit dem anaphylaktischen Shock. Physikalisch-chemisch bietet der humorale und der zelluläre Shock zweierlei Bilder dar. Entweder sind sie bedingt durch Flockenbildung, Änderung der ultramikroskopischen Struktur des Serums, der elektrischen Ladung des Globulins, Verminderung der Oberflächenspannung, Herabsetzung der Viskosität, Embolien in den Lungenkapillaren oder durch eine Lösung der zelligen Elemente des Blutes, wie sie nach Oberflächenspannung herabsetzenden Stoffen, wie Gallensalzen, Pepton, Saponinen beobachtet werden. Je nach den physikalischen Kennzeichen können die Shockarten, wie die vorerwähnten, durch physikalische Mittel verhindert werden. Der praktisch weit häufigste Shock ist der der Flockung (floculation). Die dritte Art ist der Choc thromboplastique. Er entsteht nach Injektionen von feinen Suspensionen, deren Wirkung vorwiegend mechanisch ist. Die frei suspendierten Teilchen dürften Koagulationszentren bilden und hiedurch die Flockung entsprechend den klinischen Erscheinungen auslösen. Bei diesem Shock wird Hyperkoagulabilität und Zusammenfallen der Lungen bei der Sektion beobachtet, während bei den ersten Hypokoagulation auftritt und Lungenemphysem. Alle drei Shockformen lassen sich durch Pepton und Bariumsulfatinjektionen (L e m o i n e) verhindern, und auch durch andere Stoffe. Wir finden also trotz einiger frappanter Unterschiede zwischen den verschiedenen Shockarten wiederum verbindende Momente, welche die einheitliche klinische Betrachtungsweise im Sinne der Kolloidoklasie W i d a l s rechtfertigen. Daß Flockung bei den Shockwirkungen eine hervorragende Rolle spielt, zeigen auch folgende Untersuchungen: R u b i n s t e i n verwendet Natriumhyposulfid gegen Salvarsanzufälle. Im Sinne der Flockenbildung sind auch Versuche von A c h a t und T r u i l l é zu deuten. Sie beobachteten, daß alkalische Seifen und Pepton Witte im Reagenzglas Ausflockung geben. Injizierten sie diese beiden Substanzen in unschädlichen Dosen einzeln, so zeigte das Versuchstier keine krankhaften Erscheinungen. Spritzten sie hingegen Pepton und gleich nachfolgend die Seife ein, so trat Tod durch Shock ein. Auch L e m o i n e vertritt die Theorie der Flockenbildung (Presse méd., 1921, 97). Er betont vor allem die Möglichkeit, die „Floculation" im Agglutinoskop nachzuweisen. Anderseits gelang es ihm, mit Bariumsulfatsuspension gleiche Shockerscheinungen wie bei der Anaphylaxie zu erzeugen. Bariumsulfat ist unlöslich und klinisch indifferent, seine Wirkung ist daher eine rein mechanische.

Solche Substanzen reizen mechanisch die Endothelien. Dadurch wird eine reflektorische Gefäßerweiterung entstehen, welche die Erscheinungen des Shocks bedingt. Unterbindet man die Karotis, so tritt kein Shock ein. Ebenfalls nicht nach gefäßkonstringierenden Mitteln, indem hiedurch das Hirngebiet für die Flocken gesperrt wird. Diese rein mechanische Deutung der Flockentheorie wird von K o p a c z e w s k i bekämpft, der dieselbe allenfalls beim Choc

thromboplastique gelten läßt, aber nicht für die anderen Shockarten, bei denen er der physikalischen Zustandsänderung des Ge-
samtserums die Hauptrolle reservieren will. B i l l a u d erklärt sich
mit der Theorie von W i d a l im ganzen einverstanden, doch will
er den Lipoiden beim Zustandekommen des Shocks einen Platz
einräumen. Er betont. daß die Permeabilität der Zellen durch die
Lipoide reguliert wird, und daß durch eine Störung des Gleichgewichtes die Lipoide, die Eiweißkörper diesseits und jenseits der
Zellmembran eine Änderung erfahren können.

Die Grundlage des aufgeführten Systems bilden die physikalischen Änderungen im Blute, die nach der Proteinkörperzufuhr
auftreten. Dieselben sind durch die Angaben W i d a l s, insbesondere in ihrem zeitlichen Auftreten nicht genügend bestimmt. Die
Angaben K o p a c z e w s k i s über „Floculation" sowie die Änderung der Oberflächenspannung, erfahren selbst bei W i d a l in
seinem Referat „Über Anaphylaxie" am XV. französischen medizinischen Kongreß (Oktober 1921) keine volle Anerkennung.

Es dürfte sich daher empfehlen, auf die Kritik W i d a l s und
der ganzen französischen Richtung in der Proteinkörperfrage erst
nach einer ausführlichen angeschlossenen deutschen Arbeit einzugehen.

In einem Aufsatz der Zeitschrift für Immunforschung, 1922,
34 Originale, p. 36, veröffentlichen H. R o s e n b e r g und
L. A d e l s b e r g e r „Beiträge zum physikalisch-chemischen Verhalten des Blutes nach intravenösen Injektionen, besonders von
Proteinkörpern (unter Berücksichtigung der Anaphylaxie)", ausführliche, experimentell ergänzte Untersuchungen, über die im
nachstehenden berichtet werden soll. R o s e n b e r g konnte im
Vereine mit D ö l l k e n in unveröffentlichten Untersuchungen nachweisen, daß die elektrisch-faradische Erregbarkeit des Nervus
vagus und des Nervus depressor, geprüft an der Blutdruckkurve,
und die des Nervus sympathicus, geprüft an der Iris des
Kaninchens, durch intravenöse Injektion von Milchpräparaten an
gesunden Tieren gesteigert wird. Sie erblicken in diesen Beobachtungen den Nachweis einer Aktivierung normaler Zellfunktionen und glauben, daß diese und die Giftschutzwirkungen der
Proteinkörpertherapie den B i e r schen Begriff der Heilentzündung

wesentlich einzuschränken vermögen. Die Schutzwirkung der Einspritzungen (S t a r k e n s t e i n) gegen ausgesprochen spezifische Pharmaka, ebenso wie die Änderung der Erregbarkeit, die sich am Ausschlage der gewählten Erfolgsorgane jener vegetativen Nerven messen läßt, brauchen nach ihnen zu ihrer vollen Entfaltung eine gewisse Zeit ($^1/_2$ Stunde beim vivisektorischen Experiment). Gegen eine direkte Bindungswirkung einzelner Milchbestandteile als wirksames, giftablenkendes Moment spricht sowohl das zeitliche Moment als auch die erhaltene Wirkung auch bei subkutaner Einverleibung. Hier müssen wir uns nach R o s e n b e r g und A d e l s b e r g e r erinnern, daß selbst die durch ein chemisch-physikalisch eindeutiges Agens, wie Lezithinemulsion ausgeübte Schutzwirkung von L e o (Deutsche med. Wochenschr., 1920, Nr. 38, 1405) vorwiegend auf physikalische Prozesse zurückgeführt wird. Die Annahme spezialisierter Vorgänge befriedigt nicht angesichts der Verschiedenheit der parenteral wirksamen Körper und der Vielheit der Reaktionen, mit denen der Organismus ihre Einbringung beantwortet. Man wird nach R o s e n b e r g und A d e l s b e r g e r zu der Vorstellung gedrängt, daß gleichartige oder doch ähnliche allgemeine Zustandsänderungen den einzelnen Phänomenen zugrunde liegen. Dabei können diese durch eine direkte Wirkung der betreffenden Pharmaka auf die Zellen oder durch den indirekten Einfluß eines primären Reaktionsvorganges des Organismus bedingt sein. Neben diesen allgemeinen Wirkungen sind nach Untersuchungen von L e e u w e n noch spezielle Mechanismen in Rücksicht auf bestimmte Toxine und parenterale Therapeutika anzunehmen. So wird Atropin durch Kaninchenserum, nicht durch Katzen- oder Menschenserum oder durch Milch gebunden und entgiftet.

Die Untersuchungen von S a c h s und O e t t i n g e n über Stabilität des Blutplasmas veranlaßten R o s e n b e r g und A d e l s b e r g e r zu prüfen, ob vielleicht eine primäre Erschütterung der kolloiden Struktur der zirkulierenden Körperflüssigkeiten bei intravenöser Injektion nachweisbar ist und als Ursache des weiteren Geschehens angenommen werden könnte. Nach der Methodik von S a c h s und von O e t t i n g e n untersuchten sie die Blutproben von nüchternen, ruhig im Bett liegenden Patienten, Rekonvaleszenten und Nichterkrankten 3 Minuten vor und 30 und 60 Minuten nach der Injektion von Kaseosan und uns hier nicht interessierender von 10°/₀ Kochsalzlösung und Trypaflavin. Die

Fällbarkeit der Plasma- und Serumkolloide wird gegenüber verdünntem Alkohol und Kochsalzlösung untersucht.

Sie finden, daß Kaseosan und Ophthalmosan erst nach einiger Zeit eine deutlich vermehrte Fällbarkeit der Plasmaeiweißkörper hervorruft, ausnahmsweise tritt sie schon 3 Minuten nach der Injektion auf, nach 30 Minuten ist sie regelmäßig vorhanden, es kommt dann zu einer stärkeren Koagulation. Nach 2 Stunden ist sie im Rückgang begriffen. Die Allgemeinreaktion, die bei einzelnen Individuen auftritt, ist keine Bedingung für die stärkere Flockungsreaktion, ebenso wie nach M o d r a k o w s k i und O r a t o r keine direkten Beziehungen zwischen Allgemeinreaktion und Änderung des Fibrinogenspiegels bestehen. In vitro erzeugt Zusatz von Kaseosan keine erhöhte Fällbarkeit in der entsprechenden Verdünnung, wobei die Autoren hervorheben, daß nach den Untersuchungen von S t a r l i n g e r eine Destabilisierung des Plasmas durch die Zufuhr grobdisperser hochmolekulärer Eiweißkörper als Folge zu erwarten gewesen wäre.

Die Senkungsgeschwindigkeit der roten Blutkörperchen nach intravenöser Kaseosaneinspritzung (1 cm³) zeigte sich in allen Versuchen unmittelbar mehr oder weniger beschleunigt. In späteren Blutproben war das Verhalten nicht einheitlich, bald zeigte sich Abnahme und neuerliche Zunahme, bald noch Zunahme. Die Senkungsgeschwindigkeit setzte vor der deutlichen Fällbarkeitssteigerung des Plasmas ein, nach einer gewissen Zeit findet sich aber ein Zusammengehen beider Erscheinungen. Es erweckt nach den Angaben der Autoren den Anschein, als ob die erste, der Injektion unmittelbar folgende, von keiner nachweisbaren Fibrinogenveränderung begleitete Senkungsbeschleunigung zu raschem Rückgange tendieren würde, jedoch in irgendeinem Zusammenhang mit der früher oder später auftretenden Fällbarkeitszunahme des Fibrinogens wieder eine Steigerung erfährt. Die Serumglobulinfällung zeigte eine geringe Verstärkung in allen Fällen, zweimal schon bald nach der Injektion, zweimal erst später, dabei sind die Unterschiede wenig ausgeprägt. Die Oberflächenspannung ist unmittelbar nach der Kaseosaninjektion deutlich erniedrigt, weiterhin stieg sie allmählich, hielt sich aber manchmal auch längere Zeit unter dem Ausgangswert. Zwischen allen diesen Reaktionen besteht ein ähnliches Verhalten, aber ohne strengen Parallelismus im Einzelfall. In vitro macht Kaseosan eine Verlangsamung der Senkungsgeschwindigkeit der roten Blutkörperchen, also ein ent-

gegengesetztes Verhalten wie im Organismus. Mit Pepton fand
Brat (Berl. klin. Wochenschr., 102, 49/50) beim Hunde im nativen
Blute Senkungsbeschleunigung bei verhinderter Blutgerinnung.
Der Mechanismus dieser initialen Senkungsbeschleunigung ist un-
geklärt. Die Oberflächenspannung ist in vitro bei entsprechendem
Kaseosanzusatz um denselben Betrag wie in vivo vermindert, die
Verminderung der Oberflächenspannung ist also als rein physi-
kalische Erscheinung anzusehen. Bezüglich der Bedeutung der
Oberflächenspannung im Organismus heben die Autoren hervor,
daß nach Traube (Biochem. Zeitschr., 42, 1912, p. 470) die
Osmose im allgemeinen und das Eindringen der oberflächenaktiven
Stoffe in die Zellen im allgemeinen gefördert wird. Das Kaseosan
bahnt sich nach Rosenberg und Adelsberger also gleich-
sam durch seine physikalischen Eigenschaften den Weg zur
reaktiven Substanz im Organismus. Für andere Proteinkörper fehlt
vorderhand der Nachweis.

Weiters wird der Einfluß der oberflächenaktiven Stoffe
sich zunächst auf die zelligen Elemente des Blutes erstrecken.
und zwar auf das gebrechlichste Element derselben, die
Thrombozyten. Die von Freund und Dresel nachgewiesenen Zerfallserscheinungen sollen nach Rosenberg und
Adelsberger auch die Ursache der initialen Senkungsbeschleunigung der Erythrozyten sein, ebenso wie später die
vorübergehende Fällbarkeitszunahme des Fibrinogens. An den
resistenten Zellen wird sich der Einfluß der Oberflächenspannungsverminderung in einer Förderung der Osmose und Änderung der
Permeabilität durch die oberflächenaktiven Stoffe ausprägen und
Funktion und Stoffwechsel beeinflussen. Auch elektrische Eigenschaften der parenteral zugeführten Substanzen, beziehungsweise
die durch sie hervorgerufene Sensibilisierung für Ladung, Ent-
ladung und Umladung können sich als primäre Bedingungen
einer Zustandsänderung sowohl an Zellen als auch an hochmoleku-
lären Aggregaten, besonders auch bei Metallkolloiden und Farb-
stofflösungen einstellen und müssen dann berücksichtigt werden.
Als zelluläre Reaktion ist erst die nach einigen Stunden auftretende Fibrinogenvermehrung anzusehen. Es bleibt nach
Rosenberg und Adelsberger eine offene Frage, ob die
veränderte Fällbarkeit des Fibrinogens und der Globuline nur als
Zeichen zu bewerten ist oder ob und wie die in quantitativer, beziehungsweise qualitativer Weise veränderten Bestandteile selbst

in den Mechanismus irgendwelchen Geschehens eingreifen können, wie es z. B. bei der Beeinflussung der Suspensionsstabilität der Erythrozyten und der Blutgerinnung anzunehmen ist.

In den weiteren Schlußfolgerungen kommen die Autoren zu folgendem Resümee: Nach Kaseosan treten schon innerhalb weniger Minuten tiefgreifende Veränderungen auf, die bereits als Folgezustände der auch in vitro stattfindenden physikalischen Umstrukturierung aufzufassen sind. Der weitere Verlauf im Organismus kann mittelbar auf der humoralen Umstimmung wie auf der unmittelbaren Weiterwirkung des eingebrachten Agens beruhen. Es ist wahrscheinlich, daß das jeweilige Mittel auch auf die solidären Apparate zunächst wesentlich durch seine physikalischen Eigenschaften einwirkt; den veränderten Bedingungen könnten die zelligen, beziehungsweise zellartigen Gebilde je nach ihrer Resistenz mehr oder minder passiv unterliegen (Thrombozyten) oder aktiv begegnen. Ob die baldig vorübergehende Fällbarkeitszunahme im Serum und Plasma aus derartigen Prozessen oder aus allmählicher Teilungsvergrößerung resultiert, ist unentschieden. Eine längeranhaltende Reaktion der Gewebe erzeugt vermutlich die spätere dauerhaftere von anderer Seite nachgewiesene Erhöhung des Fibrinogenspiegels. Das Zusammenspiel der physikalisch-chemischen Faktoren sowie die biologische Bedeutung der Fällungszunahme ist in vielen Punkten noch unaufgeklärt, eine Verallgemeinerung der am Kaseosan gemachten Erscheinungen und Schlüsse vorerst nicht angängig.

In fortgesetzten Ausführungen von denselben Autoren Rosenberg und Adelsberger in der Deutschen med. Wochenschr., 1923, 20, p. 639, gehen dieselben weiter auf die Analyse der kolloidalen Änderungen des Blutes ein und fassen ihre Schlußfolgerungen unter dem Titel „Hämoklasie und Kolloidoklasie" in folgendem zusammen: In der Einleitung gehen sie auf die Widalschen Begriffe der Kolloidoklasie ein sowie auf die digestive Anaphylaxie des Autors. Ihre früheren Untersuchungen über physiko-chemische Veränderungen des Blutes nach intravenöser Eiweißinjektion bieten ihnen die Handhabe, den Kolloidzustand des Blutes bei enteraler Proteinkörperzufuhr nach denselben Gesichtspunkten zu untersuchen. Ihre Fragestellung richtet sich auf folgendes: Können nach enteraler Eiweißzufuhr im Blute Veränderungen nachgewiesen werden, die denen nach parenteraler Einverleibung entsprechen? Besteht ein Unterschied in den Folgen der peroralen Eiweißzufuhr bei Lebergesunden und Leberkranken und wie ist das Verhalten bei rektaler Gabe? Sie prüfen die Senkungsgeschwindigkeit der roten Blutkörperchen, die Oberflächenspannungsänderung und die Fällbarkeit des Plasmas durch verdünnten Alkohol und Kochsalzlösung, wobei das Fibrinogen niedergeschlagen wird. Diese Proben wurden 20 Minuten vor und 45 Minuten nach der Einfuhr von 200 g Milch früh nüchtern im Bette an lebergesunden und leberkranken Patienten vorgenommen.

Klinisch Lebergesunde zeigen, mit Ausnahme eines Falles von nephrosklerotischer Pseudourämie, niemals eine über die Fehlergrenzen hinausgehende Zunahme der Senkungsgeschwindigkeit der roten Blutkörperchen, keine Zunahme der Fällbarkeit im Plasma und auch keine Abnahme der Oberflächenspannung. Im Gegensatz dazu fanden sich bei Leberkranken gelegentlich eine Verminderung der Oberflächenspannung, meist auch eine Zunahme der Fällbarkeit des Plasmas, und mit einer Ausnahme als regelmäßigste Erscheinung eine Senkungsbeschleunigung der roten Blutkörperchen. Bei Gesunden fanden sie nach Einfuhr von 200 cm³ Milch per rectum eine Beschleunigung der Erythrozytensenkung, und zwar in Fällen, wo sie bei oraler Verabreichung keine Reaktion gefunden hatten. Sie verweisen hier auf die von Wiechmann und Schröder (Klin. Wochenschr., 1923, S. 261) beschriebene Senkungsbeschleunigung nach Milchzufuhr bei Leberkranken sowie auf die von Mair-Estorf (Klin. Wochenschr., 1923) gefundene Senkungsbeschleunigung nach Milchzufuhr per rectum. Diese Erscheinung wird in Gemeinschaft mit Umber und Mair-Estorf als ein Beweis für die Bedeutung des Leberfilters angesehen. In weiteren Untersuchungen stellen sie durch Tierversuche fest, daß sich im Hundeversuch mit rektaler Milcheinfuhr tatsächlich anaphylaktische Erscheinungen feststellen lassen. Durch Probeinjektion stellen sich bei den Hunden, die per rectum anaphylaktisch gemacht worden sind, geringere oder stärkere Shockerscheinungen, auch Dyspnoë ein. Außer Lebererkrankungen führen auch die Scharlacherkrankungen in zweien ihrer Fälle zu den gleichen Strukturveränderungen im Blute nach oraler Milchzufuhr. Es ergibt sich also nach den Autoren, daß nach rektaler Zufuhr von Milch bei Gesunden und nach stomachaler Einverleibung bei Leberkranken dieselbe kolloidale Strukturveränderung eintritt wie nach der intravenösen Erstinjektion von Proteinen. Bei der digestiven Hämoklasie handelt es sich aber entgegen der französischen Auffassung nicht um eine echte Anaphylaxie. Und zwar bestehen gegenüber der Erstinjektion Unterschiede, da diese nicht zur Blutdrucksenkung und auch nicht zu länger anhaltender Leukopenie führt, sondern, wie fast allgemein angenommen wird, durch Knochenmarkreizung zur Leukozytose führt. Die Autoren besprechen im folgenden die Frage, worauf diese Abweichungen zurückzuführen sind. Als nächstliegende Erklärung scheint zu gelten, daß die digestive Krise, entsprechend W i d a l, ein Peptonshock sei; denn in beiden erscheinen die Folgen einer Erstinjektion mit anaphylaxieähnlichen Symptomen verknüpft. Diese Annahme ist nur bedingt richtig. Der klassische Shock bei intravenöser Peptoninjektion beruht auf einer Vergiftung durch große Peptondosen, die zu einer Lähmung der vegetativen Nerven, der autonomen und sympathischen, führt. Demgegenüber befindet sich, wie zuerst G l a s e r (Med. Klinik, 1922, S. 331, 462) bewiesen hat, bei der digestiven Hämoklasie der Vagus in einem Reizzustand. Das beweist die Wirksamkeit von Atropin, zur Verhinderung des Leukozytensturzes. E. F. M ü l l e r fand, daß auch die von ihm nach intrakutaner Injektion beobachtete Leukopenie nach vorhergehender Atropingabe ausblieb und lehnt daher den Begriff der digestiven Hämoklasie überhaupt ab. Da nach den Untersuchungen von S t o r m v a n L e e u w e n sowie von D ö l l k e n u. R o s e n b e r g für intravenöse Eiweißinjektionen eine Erregbarkeitssteigerung beider Nerven für faradische Reize nachgewiesen wurde, so muß das Gleichgewicht zwischen Vagus und Sympathikus in dem Sinne gestört werden, daß beide Reizen leichter zugänglich sind und größere Ausschläge machen. Wichtig erscheint noch der Umstand, daß ein einseitiger Reizeffekt verzögert ausgeglichen und die Gegenregulation also vermindert wird. Während eine allgemeine Vagusreizung durch Pilokarpin gewöhnlich eine Leukozytose hervorruft, liegt nach den Autoren das unterscheidende Merkmal der digestiven Krise in dem besonderen Umstande, daß der Übertritt von Eiweißabkömmlingen ins Blut bei der digestiven Krise während des Verdauungsvorganges erfolgt, worauf schon G l a s e r hingewiesen hat. Der bei der normalen Verdauung wirksame adäquate Reiz, der auf reflektorischem Wege eine Erweiterung der Gefäße des Splanchnikus hervorruft, wird bei übererregbarem Vagus — bei Übertritt von Proteinkörpern ins Blut oder bei andersartiger Erregbarkeitssteigerung — eine vermehrte Erschlaffung der Bauchgefäße und eine stärkere Blutüberfüllung zur Folge haben. Es wird dann die normale Leukozytose zur peripheren Leukopenie umgewandelt und auch der Blutdruck kann sinken. Diese Bedingungen sind bei rektaler Eiweißzufuhr die Norm, bei stomachaler dann verwirklicht, wenn die Leber oder irgend andere Zirkulationsverhältnisse genügend Proteine und Spaltprodukte durchlassen oder der Vagus aus anderen Ursachen, z. B. auch nach parenteraler Proteininjektion übererregbar ist. Bei der gewöhnlichen intravenösen Eiweißinjektion fehlt dagegen dieser Darmverdauungsreflex auf den Vagus und daher auch die langdauernde Leukopenie. Diese tritt erst ein, wenn der Splanchnikus toxisch gelähmt wird, sei es durch entsprechende Peptondosen bei der ersten Injektion, sei es durch anaphylaktische Vorgänge bei der Reinjektion. Daß auch bei peroraler Zufuhr gelegentlich lähmende Mengen von peptonartigen Stoffen oder höhere molekuläre antigene Komplexe in die Zirkulation gelangen, ist selbstverständlich nicht auszuschließen, kann aber nicht als Regel gelten. Anderseits könnte nach den Autoren eine sonst nicht zu Symptomen führende Eiweißmenge bei bereits vorhandener vegetativer Übererregbarkeit sich klinisch manifestieren. Die Leukozytenreaktion kann daher nach den Autoren infolge ihrer Abhängigkeit von vegetativen nervösen Einflüssen nicht als sicheres Kennzeichen der echten Hämoklasie gelten, die auf einer primären Störung des physikalisch-chemischen Gleichgewichtszustandes im Blut beruht. Auch die Thrombozyten und die Blutdrucksenkung werden uns hier nicht dienen können, und da an der Änderung der Serumkonzentration nach D r e s e l und W o l l h e i m das vegetative Nervensystem beteiligt ist (Münch. m. Wochschr., 1921, S. 759), so kann also auch diese, sowie die Gerinnungsstörungen nicht als Maßstab der Änderungen der Kolloidstruktur, die unabhängig vom vegetativen System erfolgen, angesehen werden. Die Autoren bezeichnen aber demgegenüber als eine solche Reaktion die Senkungsgeschwindigkeit der roten Blutkörperchen. Sie ist in der Hauptsache von der Anwesenheit bestimmter Eiweißstoffe des Fibrinogens im Blute abhängig, zeigt sich unmittelbar nach der intravenösen Eiweißinjektion stark beschleunigt, während sich nach Untersuchungen von D ö l l k e n und R o s e n b e r g die Erregbarkeitssteigerung des vegetativen Nervensystems erst später allmählich entwickelt. Da nun auch die Autoren nachweisen, daß die von L ö h r gefundene Unbeeinflußbarkeit der Senkungsgeschwindigkeit durch subkutane Adrenalin- und Pilokarpininjektionen auch nach intravenöser Verabreichung gilt, und ebenso im Anaphylaxieversuch kein Einfluß einer vorhergehenden Atropininjektion auf die Senkungsverhältnisse festgestellt werden konnte, so ist anzunehmen, daß die Senkungsgeschwindigkeit durch spezifische Pharmaka des vegetativen Nervensystems zunächst nicht beeinflußt wird. Damit erscheint dieselbe als ein unmittelbarer Ausdruck der Änderung der kolloidalen Blutkonstitution, die durch den Eiweißzustrom bedingt ist. Ihre große Reaktionsbreite sowohl bei der ersten Injektion als auch in verschiedenen Dosen, ihre Hemmung, die erst im echten anaphylaktischen Shock auftritt, ist für die Verwendung von großer Bedeutung. Es können also mit Hilfe der Reaktion nicht nur anaphylaktoide und echte anaphylaktische Zustände getrennt werden, sondern auch die echte durch kolloidoklasische Veränderungen charakterisierte Hämoklasie von der scheinbaren lediglich aus dem Auftreten einer Leukopenie erschlossenen Hämoklasie unterschieden werden. Eine große Zahl von Fehlergebnissen im Sinne einer positiven Hämoklasie, bei denen ein entsprechender Übertritt von Eiweißstoffen in die Blutbahn nicht anzunehmen ist, dürften durch die Probe zu klären sein. Nur eine Möglichkeit eines Fehlresultates besteht in dem Sinne, daß bei schon vorhandener Plasmalabilität ein geringfügiger, in den Grenzen der Norm liegender Eiweißübertritt den Anstoß zur völligen Destabilisierung geben könnte. Klinisch werden aber derartige Zustände meist leicht erkannt werden. Für die negativen Fälle, wo die Senkungsprobe trotz Leberschädigung ausbleibt, werden besondere Sensibilisierungsverhältnisse in Anspruch genommen werden können. Dafür spricht die von den Autoren gefundene Tatsache, daß bei der rektalen Milchapplikation dann statt der erwarteten Beschleunigung eine Verzögerung der Senkung auftrat. Auch veränderte Fibrinogenzustände bei Leberkrankheiten können die Probe negativ machen. Es besteht noch die Möglichkeit, die Proteinempfindlichkeit des Organismus mit ihr zu beurteilen, und aus dem Ausfall der Probe vor der therapeutischen Einverleibung von Proteinen Überempfindlichkeitszustände zu erkennen und den Effekt einer desensibilisierenden Behandlung exakter abzustimmen.

Den Ausführungen von R o s e n b e r g und A d e l s b e r g e r kann vollkommen beigestimmt werden, sie enthalten die Lösung der Frage in größtmöglichem Ausmaße. Nur eine Auslassung ist nach meiner Meinung richtigzustellen, und zwar die, daß die Starkenstein schen Schutzwirkungen gegen die Giftwirkung eine Zeit nach ihnen, $^1/_2$ Stunde, zur Entwicklung brauchen. Ich möchte hier doch hervorheben, daß wir diese Zeit ($^1/_4$ Stunde) als eine kurze bezeichnen müssen, um so mehr, wenn die Proteinkörperinjektion, wie bei Starkenstein, in einer intramuskulären Milchinjektion besteht. Es liegt die Bedeutung der Feststellung darin, daß wir die Änderung, der Zeit ihres Auftretens halber, vorwiegend auf physikalische und nicht auf chemische Momente beziehen können. Erfreulich für mich ist die teilweise Bestätigung meiner Annahme von der Wirkung physikalischer Eigenschaften der Proteinkörper, sowohl im Blute als auch im Gewebe.

Versuch einer Kritik der Ausführungen Widals.

So großartig die Konzeption der Theorie Widals von physikalischen Vorgängen als Folgeerscheinungen der Proteinkörper klingt, so richtig er gewisse physikalische Erscheinungen vermutete und auch mit biologischen Methoden wahrscheinlich machte, so vorausschauend scheinbar seine Scheidung zwischen plasmatischen und Gewebsveränderungen ist, so ist doch seine Theorie nicht in dem Ausmaße anzunehmen, wie es der Autor vorgibt. Hervorzuheben wäre auch, daß, so richtungsgebend und fördernd die Theorie gewesen ist, ihr doch gegenwärtig, da die Schlagworte zu erstarren beginnen, der fördernde Einfluß auf die Schüler und Beobachter entschwindet. Die Vorliebe, die der Autor für seine Theorie hat, verleitet ihn, in Folgezuständen, die keineswegs auf physikalische Wirkungen bezogen werden können, Hinweise, ja sogar Beweise für dieselben zu sehen und die kritische Sichtung der einzelnen Punkte, die er in den Vorreden seiner Ausführungen immer wieder versucht, zugunsten des Prinzipes aufzugeben. So wirft er die Maßnahmen, die zur Desensibilisierung führen, mit den präventiven und mit denen der symptomatischen Shockvermeidung zusammen.

In erster Linie handelt es sich darum: Ist den physikalischen Veränderungen im Plasma, der Colloidoclasie plasmatique, die ihr von Widal zugeschriebene Bedeutung für den Organismus zuzubilligen oder nicht?

Daß bei der Eiweißzufuhr, und zwar sowohl bei der parenteralen und, wie Widal vor allen anderen Beobachtern fand, auch bei peroraler Zufuhr unter bestimmten Bedingungen physikalische Änderungen àn den Kolloiden im Blute auftreten, ist richtig, insbesondere nach den Untersuchungen von R o s e n b e r g und A d e l s b e r g e r. Es ist vielleicht auch möglich, daß das brüske Eintreten solcher Veränderungen schon an und für sich ohne Bildung giftiger Substanzen unter den bestimmten Bedingungen erhöhter Nervenerregbarkeit, als Reiz auf gewisse Zentren wirken kann und dort Temperatursteigerung und dann Shockwirkungen auszulösen imstande ist. Die Angabe W i d a l s aber, daß eine fremde Substanz nicht notwendig ist, schließt eine toxische Wirkung im Körper nicht aus. Doch wäre das noch zu beweisen, denn die vorgeblichen Beweise W i d a l s bei der paroxysmalen Hämoglobinurie sind nicht genügend, insbesondere der giftigen Wirkung des Globins (W e i c h a r d t und S c h i t t e n h e l m), nicht des Hämoglobins gegenüber.

Das zeitlich Differente der Erscheinungen — zuerst Shock-erscheinungen, dann Hämoglobinaustritt — kann wohl kaum als ein Beweis für die Wirksamkeit der Veränderungen im Plasma verwendet werden, da zwei verschiedenen Sphären angehörige Symptome zeitlich verglichen werden. Vor allem sprechen auch die Befunde W i d a l s und seiner Mitarbeiter gegen die Bedeutung der physikalischen Vorgänge für die klinischen Symptome. So findet W i d a l bei seinen geheilten Hämoglobinurikern ohne Symptome weiter das Auftreten von physikalischen Veränderungen in vitro (die D o n a t h - L a n d s t e i n e r sche Probe), und auch eine Reihe von Befunden anderer Autoren bei Hämophilie und Purpura sprechen in gleichem Sinne. Wir finden bei Rückgang der Blutungen und der Blutungstendenz eine weitere Zunahme, sogar eine Verschlechterung der Gerinnbarkeitsherabsetzung. Es kann also kein Parallelismus, wie bei der spontanen Blutstillung kon-statiert werden. Für die Wirksamkeit physikalischer Vorgänge in diesem Sinne kann es auch nicht verwertet werden, wenn durch Adsorptionsvorgänge die Toxizität des Serums verändert wird. Hier genügt der uns Deutschen seit A b d e r h a l d e n geläufige Ausdruck der Zustandsfremdheit, um eine Reizwirkung auf nervöse Zentren und damit shockartige Vorgänge hervorzurufen. Insolange es nicht genauer beschrieben ist, welchen Vorgängen der physi-kalischen Änderung des Blutes die von W i d a l hervorgehobene Bedeutung für Reizerscheinungen zuzuschreiben ist, sind wir wohl nicht imstande, auf Grund der Äußerungen W i d a l s uns eine

Vorstellung über die Bedeutung der von ihm angegebenen Momente zu machen. Es spricht aber folgender Umstand denn doch für ein Überwiegen der chemischen Momente bei der Eiweißkörperwirkung, und das ist die Stufenleiter der Reizerscheinungen, die beim Albumin beginnt, beim Pepton sich steigert und die größte Intensität bei Bakteriensubstanzen erreicht. Dieser letzte Umstand der verschiedenen Intensität der Wirkungen von Eiweiß, Pepton und Bakterienprodukten wird wohl in dem Sinne zu verwenden sein, daß chemische Prozesse, chemische Affinitäten, chemische Eigenschaften die Folgezustände der Injektion in hohem Maße bestimmen. Es wird hier allerdings noch der Beweis zu erbringen sein, daß es sich nicht um quantitativ differente physikalische Vorgänge im Blute bei diesen einzelnen Substanzen handelt. Wenn wir den festgestellten Abbau von Eiweißkörpern im Organismus, und zwar in verhältnismäßig kurzer Zeit berücksichtigen, so werden wir uns auch bezüglich des auslösenden Momentes für die klinischen Symptome des Shocks eher mit einem Shockgift, das durch den Abbau entsteht, befreunden müssen, als mit den im übrigen ja noch vielfach schwankenden physikalischen Änderungen des Blutplasmas. Daß Zerfall von gewissen Substanzen im Blut zu Änderungen der Reaktionen und zu wirklichen chemischen Intoxikationen führen kann, ist ja einerseits durch G o t t l i e b und F r e u n d, an den Stoffen, die durch Thrombozytenzerfall entstehen, gezeigt worden, anderseits haben wir hier an dem Histamin mit seinen shockartigen Erscheinungen ein Beispiel für chemische Wirkungen, deren Entstehen auch im Körper möglich ist. Hier wäre nochmals an die Ausführungen von R o s e nb e r g und A d e l s b e r g e r zu erinnern.

Damit schrumpft die pathognomische Bedeutung des Begriffes Colloidoclasie plasmatique mächtig ein, und es bleibt noch der Begriff Colloidoclasie tissulaire bestehen. Was unter diesem Begriff von W i d a l verstanden wird, ist nicht klar. Wenn W i d a l diesen Begriff für die angeborenen Abnormitäten in der Zellfunktion verwendet, so mag das immerhin angehen, wenn dieser Begriff aber für die erworbene veränderte Funktion von Körpergewebe verwendet wird, so sind diesbezüglich eine Reihe von Momenten, die eine Veränderung des Gewebes und der Gewebskolloide hervorrufen, zu erwägen. Der Eintritt der Substanzen in die Gewebe wird vermöge ihrer physikalischen Eigenschaften eine Reihe von physikalischen Änderungen des Gewebes, der Zellen und

Säfte hervorrufen. Wir könnten uns in erster Linie vorstellen, daß es sich um einen veränderten Wassergehalt der Kolloide von gewissen Geweben handelt, um Entquellungsvorgänge als Grundlage der veränderten Reaktion von Körpergeweben. Ich möchte hier darauf hinweisen, daß die von mir vorgebrachten veränderten Wirkungen von hypertonischen Lösungen auf die Kokainwirkung und auf das Nervensystem bei der Narkose in diesem Sinne zu verwenden wären, um so mehr, als, wie schon früher ausgeführt worden ist, gerade bei den hypertonischen Lösungen eine Veränderung des Plasmazustandes des Blutes ausfällt. In eben derselben Weise könnten dann verändernde Wirkungen von parenteralen Eiweißlösungen auf die Strychninwirkung (Milch, Starkenstein) erklärt werden. Es wird sich aber ergeben, daß wir eigentlich doch nicht imstande sind, die Giftwirkungen in ihrer Veränderung unter diesen Umständen zu überblicken, da dazu noch andere Faktoren, die veränderte Verteilung im Körper sowie die Veränderung der Nervenerregbarkeit als modifizierendes Moment auf die Vergiftung neben der lokalen Einwirkung des Giftes auf das Gewebe eine Rolle spielen. Wir werden, entsprechend unseren früheren Ausführungen, uns wohl veranlaßt sehen, spätere Wirkungen der parenteralen Körpereiweißzufuhr als durch physikalische Eigenschaften im Gewebe hervorgerufen, d. h. durch Entquellungsvorgänge, Veränderung von Spannungen in dem Gewebe usw. entstanden zu betrachten, aber wir dürfen doch im allgemeinen eher annehmen, daß es sich hier um eine chemische Wirkung, um eine direkte Verbindung der Eiweißkörper mit der betreffenden Zelle handeln dürfte. Es ist hier allerdings zuzugeben, daß in gewissen Stadien eine Unterscheidung zwischen physikalischen und chemischen Folgen kaum möglich sein wird. Als Beispiel möchte ich hiefür die Änderung der Viskosität und die Änderung der Oberflächenspannung hervorheben. Beide sind imstande, durch Beeinflussung der Adsorptionsvorgänge den auf chemischen Affinitäten beruhenden Sättigungsprozeß der Zellen mit Giften in hohem Maße zu beeinflussen. Wenn in den Ausdruck „Colloidoclasie tissulaire" auch chemische Veränderungen eingeschlossen werden können, so besteht die Bezeichnung zu Recht und Widal hat die Bedeutung der Kolloide für das Leben des Organismus richtig eingeschätzt.

Von sicher chemischen Prozessen, die Widal zur Erklärung der Proteinkörperwirkung heranzieht, ist vor allem der Vorgang der Desensibilisation zu erwähnen. Bei dem Vorgang der Sensibilisierung, welcher Stoffwechseländerungen einerseits sowie Veränderungen im Gewebe (Leber) anderseits bedingt, und durch langsame und späte Entstehung des Vorganges charakterisiert ist, geht es wohl nicht an, einen physikalischen Prozeß anzunehmen. Wir müssen hier zwei Wirkungen (nach G o t t s c h a l k, Kl. W. II, 3) unterscheiden; die eine besteht in einer Veränderung der Nervenfunktion und in ihrem Einfluß auf den Stoffwechsel und endlich in einer peripheren Wirkung der Eiweißkörper auf das Gewebe direkt, wodurch der erhöhte Stoffwechsel und damit die Beschaffenheit einer Reihe von Körpergeweben und ihre Funktion beeinflußt wird. Die desensibilisierende Wirkung kleiner Eiweißdosen auf beide Vorgänge glaube ich in den vorhergehenden Kapiteln bewiesen zu haben. Diese Folgerungen sind zum Teil auf die von G o t t s c h a l k für die Fieberwirkung und ihren gesteigerten Stoffwechsel verantwortlich gemachten peripheren Wirkungen der Proteinkörper und Folgerungen daraus aufgebaut. Wenn auch nach G r a a f e (Kl. W. II, 22) nach I s e n s c h m i d t s Versuchen diese peripheren Wirkungen nicht konstant nachzuweisen sind, so sind sie doch klinisch wahrscheinlich. Wir müssen hier vom Standpunkt des Klinikers bei längerdauernden Fieberzuständen angesichts des schwankenden Zusammengehens von Temperatursteigerung und Stoffwechselsteigerung solche Vorgänge an den Organen — vor allem den Erfolgsorganen — annehmen. Auf solche Funktionssteigerungen in den Erfolgsorganen können gewisse Erscheinungen von Temperatursteigerungen ohne Stoffwechselsteigerungen (z. B. Urina spastica bei fieberhafter Leberlues) bezogen werden.

Der zweite konstruierte Begriff der hämoklasischen Krise ist ein so unbestimmter, daß er mit den von W i d a l angegebenen Symptomen wohl absolut nicht von den allgemeinen Shockwirkungen zu differenzieren ist. Wir haben in dem Kapitel über die Herdreaktion ausgeführt, daß die Shockwirkungen mit ihren Reflexen auf das Nervensystem, sowie physikalische Änderungen des Blutes durch die Hydrämie imstande sind, einen großen Teil, wenn nicht alle der von W i d a l angegebenen Symptome der hämoklasischen Krise hervorzurufen. Es ist demgemäß gegenwärtig nicht möglich, die hämoklasische Krise in dem Sinne, wie es W i d a l will, als Ausdruck eines physikalischen Geschehens, einer Colloidoclasie plasmatique, als Ursache der Körperreaktion anzusehen, wohl ist aber zuzugeben, daß sie bei Feststellung einer Änderung im Blute mit der Erythrozyten-Senkungsmethodik den Ausdruck eines shockartigen Vorganges bildet, der ein abnormes Eindringen von Eiweißkörpern von seiten des Darmkanals signalisiert. Während sie unter diesen Bedingungen in diesem Sinne verwendet werden kann, wozu noch eine gewisse Wirkung auf nervöse Innervationsverhältnisse beiträgt, so kann sie nicht in dem Sinne verwendet werden, daß physikalische Vorgänge uns durch ihr Symptom, die Leukopenie insbesondere, wahrscheinlich gemacht werden. Die geringe diagnostische Bedeutung der Leukopenie geht insbesondere aus der Feststellung einer Leukopenie durch Dermographie von W o r m s (M. K. 1923, 31) hervor. Das geht vor allem aus der Angabe W i d a l s hervor, auch mit Kristalloiden eine hämoklasische Krise hervorzurufen. Bei diesen Kristalloiden sind Veränderungen in dem Sinne, daß physikalische Änderungen im Blute auftreten, nicht nachzuweisen Und damit fällt die Verwendbarkeit der hämoklasischen Krise nach W i d a l in diesem Sinne. Auch die Wirkung der Erstinjektion, die sich nur bei rascher und brüsker Einfuhr und bei großen Mengen einstellt, ist wohl nicht geeignet, die Verwendung der hämoklasischen Krise in diesem Sinne zu unterstützen. Wenn aus der Tatsache, daß durch eine kleine vorhergehende Injektion die Wirkung der nachfolgenden größeren Injektion beeinflußt wird, aus dieser äußerlichen Ähnlichkeit der Anaphylaxie gegenüber, ein gleichartiger Vorgang von W i d a l erschlossen wird, so wird wohl noch der Beweis für diese Behauptung zu erbringen sein. Für die Diagnose eines Shocks im obigen Sinne werden andere, nicht die von W i d a l angegebenen Nachweise im Blute, gefordert werden müssen.

Groß ist das Verdienst, das sich W i d a l hingegen um die Feststellung der Bedeutung des peroralen Weges für die Sensibilisierung erworben hat, sowie es ihm als Verdienst zuzuschreiben ist, daß er durch seine „Colloidoclasie digestive" die Bedeutung der Leber für den Schutz des Körpers gegen solche Einflüsse festgestellt hat. Seine Funktionsprüfung der Leber unter den von ihm angegebenen Bedingungen wird, wenn die Veränderungen im Blute mit anderen besseren Methoden (Messung der Erythrozyten-Senkungsgeschwindigkeit) festgestellt werden, ihren dauernden Wert behalten.

Von einem gewissen praktischen Interesse sind weiters die auf seiner Theorie aufgebauten Maßnahmen für die Heilung gewisser,

allerdings an Zahl noch nicht quantitativ feststellbarer Fälle von
Asthma und anderweitigen Idiosynkrasien. Theoretisch Wichtiges
hat man aus diesen Heilversuchen vorderhand nicht gewonnen, da
das Kapitel der Idiosynkrasien vorderhand so unklar ist, daß
unser Eingehen auf diese Gruppe von Erscheinungen unsere Kenntnisse nicht erweitern wird. Auch der von W i d a l aufgestellte
Begriff der „kolloidoklasischen Diathese" wird uns hier nicht
weiterbringen. Es ist ja anzunehmen und aus den Ausführungen
von D o e r r und P. P i c k wohl vollkommen klar, daß sicherlich
bei solchen Zuständen und Idiosynkrasien anaphylaktische Erscheinungen eine Rolle spielen. Es ist aber der Einfluß der Nervensubstanz gegenüber dem bestimmenden Einfluß der Erfolgsorgane
für das Zustandekommen des Krankheitsbildes keineswegs abzuschätzen. Jedenfalls können durch die als möglich nachgewiesene
enterale Sensibilisierung gegen Eiweißkörper sowohl Veränderungen der Erregbarkeit der Nervensubstanz als auch Veränderungen der Erfolgsorgane bezüglich ihrer Funktion auftreten,
und damit Bedingungen für die Auslösung anaphylaktischer Erscheinungen, wie Asthma, Heuschnupfen, Urtikaria usw. gegeben
sein. Auch die Idiosynkrasien gegen Arzneikörper gehören insbesondere nach den von W i d a l und seinen Schülern gefundenen
therapeutischen Wirkungen einer immunisierenden Behandlung in
diese Kategorie. Wir könnten uns das Entstehen dieser Arzneimittelidiosynkrasie mit der Vorstellung, die E. P. P i c k in seinem
Vortrage (Jahreskurse für ärztliche Fortbildung, 13. Jahrgang,
August 1922, Heft 8) hervorgehoben hat, verständlich machen.
Es könnte die Arzneimittelidiosynkrasie sich auf dem Boden einer
unerkannten Eiweißidiosynkrasie entwickelt haben. Daß eine
Eiweißidiosynkrasie zu ähnlichen Erscheinungen führen kann, ist
ja sicher. Bei der Arzneimittelidiosynkrasie treten aber nur die
Sensibilisierungsvorgänge an den Erfolgsorganen hervor, ohne den
bei der Eiweißanaphylaxie noch vorhandenen komplexen chemi-
schen Mechanismus, wie er zur Entstehung des anaphylaktischen
Reaktionskörpers nötig ist; der Nachweis hiefür müßte durch
die intrakutane Impfung mit Eiweißkörpern zu erbringen sein.
P i c k hebt weiters hervor, daß das vielleicht nicht für alle Fälle.
aber doch für eine große Reihe von Fällen gelten könne. Die Tatsache, daß nach den Grundsätzen der Antianaphylaxie eine
Therapie der Arzneiidiosynkrasie möglich ist, spricht für einen
Zusammenhang beider Erscheinungen. Das Moment der Spezifizität,

das früher in den Vordergrund gestellt worden ist, tritt hier nach
Pick in die zweite Reihe.

Bei den chemischen Körpern der modernen Arzneimittel
bestimmt, wie wir es oben bei den Proteinkörpern unbeeinflußt nachzuweisen versucht haben, nach E. P. Pick nicht die
chemische Konstitution die Wirkung, sondern es sind auch die
physikalischen Eigenschaften des Gesamtmoleküls, insbesondere
die Löslichkeit, welche wieder die Verteilung im Tierkörper
vielfach bestimmt, für die Wirkung in hervorragendem Maße
mitverantwortlich. Daher können nach Pick chemisch nahe-
stehende Arzneimittel, Salizylsäure und Aspirin, wenn sie pharmakologisch verschieden wirksam sind, sich beim Idiosynkratiker
verschieden verhalten, während weit auseinanderliegende Körper,
wie Salvarsan und Jod, wenn sie eine gleichartige Verteilung im
Tierkörper und einen gleichartigen Angriffspunkt der Wirkung
haben, für den Empfänglichen gleichwertig wirken. Ein weiteres
Moment, welches für die Erklärung der Idiosynkrasie gegen Arzneimittel nach Pick eine Rolle spielt, ist die Einwirkung verschiedener Medikamente auf den Zellabbau und die damit in Zusammenhang stehende quantitative Änderung der Empfänglichkeit einzelner giftempfindlicher Angriffspunkte. Sowohl konstitutionelle
als auch erworbene Steigerungen des Zellabbaues könnten hier
wirksam sein. Die eigenartige Säftemischung, nämlich die Idiosynkrasie, würde nach Freund und Gottlieb und E. P. Pick
darin bestehen, daß die vorhandenen Zerfallsprodukte der Zellen
die Gefäße, Magendarmkanal und andere Angriffspunkte für die
Wirkung der Arzneimittel sensibilisieren würden, wobei zur Verstärkung dieser Einwirkung die von verschiedenen Arzneien, wie
Jod und Arsen, nachgewiesene, zur Schädigung und Gewebs-
einschmelzung führende Wirkung solcher Medikamente dienen
könnte.

Proteinkörpertherapie in der englischen Medizin.

Der Stand der Proteinkörpertherapie in der englischen
medizinischen Literatur ist am besten in dem Artikel von A. B.
Clark: „The scientific basis for non specific proteintherapie"
im „Br. Med. Journal" 1923, pag. 315, dargestellt. Der eminent
kritische Artikel, der wichtige Beiträge für die Giftnatur der
Eiweißkörperderivate beibringt, erwähnt eine experimentelle Arbeit
von Kross, die ein negatives therapeutisches Resultat mit

Proteinkörpern bei Ratten ergab, die mit Mäusetyphus infiziert worden waren, — führt aber gleich als Erklärung an, daß Kaninchen, Ratten und Mäuse hart gegen Proteinkörper und daher ein ungünstiges Material für Proteinkörpertherapie sind. Er erwähnt weiter die Arbeiten von Teale und Bach (Proceeding Roy. Soc. Med. 13 Path. Section 1920), die die von Jobling gefundene Fermentvermehrung im Blute widerlegen. Beachtenswert erscheint die von Kellaway und Coswell (Brit. Journ. of exp. Path. 1922) gefundene Tatsache, daß Peptoninjektion eine Desensibilisierung bei sensibilisierten Tieren hervorrufen kann.

Clark selbst erscheint als wichtigster Punkt der Proteinkörperwirkung die Wirkung der unspezifischen Proteinkörper in dem Sinne, daß Gewebsflüssigkeiten ins Blut eintreten und damit eine Änderung des Blutes hervorrufen.

Entwicklung der ergotropen Therapie nach Gröer.

Die ergotropen Wirkungen sind schon seit Dezennien bekannt und sind dieselben zunächst mit denjenigen Erscheinungen identisch, welche die sogenannte „Resistenzerhöhung" zur Folge haben. Auf diesen Zusammenhang hat zuerst Bessau aufmerksam gemacht, aber auch nur in unvollkommener Weise. Der erste, welcher exakte ergotrope Wirkungen im Tierexperiment beobachtet und beschrieben hat, war wohl Emmerich, welcher schon 1886 und dann gemeinsam mit di Mattei (1887) feststellen konnte, daß Milzbrand bei Meerschweinchen durch Infektion mit Erysipelkokken geheilt werden könne, eine Tatsache, die bald darauf mehrfach bestätigt und erweitert wurde (Pawlowsky, Hueppe und Wood u. a.). Ungefähr gleichzeitig (1888) sah Wooldridge auf Injektion von Gewebsextrakten Schutzwirkung gegen Milzbrand beim Kaninchen auftreten (Bestätigung durch Wright u. v. a.). Alsbald folgte nun eine Flut von Publikationen, welche zeigten, daß analoge Effekte durch Injektion abgetöteter Bakterien (Buchner, Charrin et Guignard, Woodhead und Wood 1890—1891), von verschiedenen pflanzlichen Eiweißkörpern (Buchner 1890), von Enzymen (Pawlowsky, Hildebrand 1894), von Albumosen (Buchner 1890, Matthes und Krehl 1894, Löwy und Richter 1895), sogar durch Injektion von Körpern einfacherer Konstitution, wie Nuklein (Horbaczewski 1892),

Spermin und Pilokarpin (L ö w y und R i c h t e r 1895) usw. zu erzielen sind.

Alle diese Beobachtungen wurden aber kaum in ihrer wahren Bedeutung erkannt. Man begnügte sich mit der Feststellung, daß ihnen aspezifische Vorgänge von nur vorübergehender Wirksamkeit zugrunde liegen und lehrte sie von den spezifischen Erscheinungen zu trennen. Ab und zu spielten sie in den Fragen der Spezifität eine nicht geringe Rolle, wie bei der Beurteilung und Abgrenzung der spezifischen Vorgänge der Choleraimmunität (R. P f e i f f e r und seine Mitarbeiter gegenüber K l e i n, F r ä n - k e l, S o b e r n h e i m, S a n a r e l l i) oder in der Lehre von der spezifischen Wirkung des Tuberkulins bei Tuberkulose (H u .e p p e und S c h o l l, M a t t h e s).

Beim Menschen wurden die ersten einschlägigen Beobachtungen um die selbe Zeit gemacht, und zwar in Gestalt günstiger Beeinflussung chronischer Infektionskrankheiten, die ja auch heute die Domäne der ergotropen Therapie darstellen, durch Erysipel (W a i b e l, S c h w i m m e r, S c h ä f e r auf Tuberkulose 1888 bis 1890, F a l c o n e, H o r w i t z auf Syphilis, S c h w i m m e r, S c h m i d t auf Gonorrhöe 1888—1892). Therapeutisch wurde dieses Prinzip wohl erst nach der Einführung des Nukleins durch H o r b a c z e w s k i (1892) in Gestalt der Nuklein-, beziehungsweise Nukleinsäuremedikation zuerst per os, dann auf parenteralem Wege bei verschiedenen Infektionen angewendet (S e e bei Tuberkulose 1893, M a r m o r e k 1896 bei Lupus, H o f b a u e r 1896 bei puerperalen Infektionen, bemerkenswerterweise mit ganz ähnlichen Ergebnissen, wie sie heutzutage bei der Behandlung mit Kolivakzine z. B. geschildert werden) und dann auch schleichend — ohne einschlagende Erfolge und ohne zur Klärung der ganzen Frage etwas Wesentliches beizutragen — bis in die moderne Ära der früher schon von F r ä n k e l (1893) inaugurierten, von R u m p f gleich danach als spezifisch erkannten und erst von I s h i k a w a neu entdeckten ergotropen Typhusbehandlung, der Milch- und Speichelinjektionen, fortgesetzt. In dieses Gebiet fällt ferner die seinerzeit viel Aufsehen erregende Behandlung maligner Tumoren durch Infektion mit Erysipel (F e h l e i s e n), sowie der Versuch L a n d e r e r s, Tuberkulose durch Zimtsäure zu beeinflussen, die Pyozyanosetherapie E m m e r i c h s und vieles andere.

Ich möchte hier einfügen, daß zuerst R o u x (1894) hervorhob, daß jedem Serum eine omnizelluläre Beeinflussung in dem

Sinne zukäme, daß die Zellen des Körpers eine begrenzte Zeit gegenüber Giften eine gewisse Resistenz erhielten. W e i s s und H a h n (1901) haben unspezifische Wirkungen bei verschiedenen Serumwirkungen angenommen.

Schließlich ist die ergotrope Therapie unbewußt nicht nur in Form spezifischer und aspezifischer Sero-, beziehungsweise Vakzinetherapie — in erster Linie als Tuberkulinbehandlung der Tuberkulose, aber auch der Lues, der progressiven Paralyse usw. betrieben worden, sondern als ausgesprochene parasitotrope Behandlungsmethode mit kolloidalen Metallen (vgl. hierzu v. D u n g e r n und auch H o f f m a n n), deren hauptsächliche Wirkung aber den darin enthaltenen Schutzkolloidproteinen, die sogar anaphylaktogen sind (B ö t t n e r), zuzuschreiben ist.

Außer dieser Gruppe von Erscheinungen, welche unter dem nichtssagenden und dazu noch falschen Namen der „Resistenzerhöhung" (falsch ist diese Bezeichnung deshalb, weil durch gleiche Maßnahmen auch eine „Resistenzherabsetzung" zustande kommen kann) zusammengefaßt werden, sind nach G r ö e r noch zwei Kategorien von Vorgängen mit den ergotropen Wirkungen als wesensgleich zu betrachten: die von W e i c h a r d t entdeckte „Protoplasmaaktivierung", worauf übrigens er selbst aufmerksam gemacht hat, und das riesige Gebiet der Anaphylaxie mit der sogenannten Antianaphylaxie. G r ö e r muß es sich versagen, an dieser Stelle diese letztere Ansicht durch die doch im großen und ganzen wohlbekannte Literatur zu stützen. Er will nur hinweisen, daß die prinzipielle Abtrennung einer aspezifischen, kurzdauernden und geringgradigen Resistenz, wie sie nach parenteraler Zufuhr aller möglichen Substrate auftritt, von der echten, langwährenden und steigerungsfähigen Antianaphylaxie ihm gezwungen erscheint, indem doch auch die echte Antianaphylaxie nicht darauf beruhen kann, daß sich wegen mangelnder Antikörper kein anaphylaktisches Gift bildet, sondern nur durch die Unfähigkeit des Organismus, auf das Gift zu reagieren, erklärt werden kann (B e s s a u). An dieser Tatsache können die quantitativen Unterschiede zwischen der „echten" Antianaphylaxie und der aspezifischen „Resistenzerhöhung", die besonders von F r i e d b e r g e r und seinen Mitarbeitern, aber auch von B i e d l und K r a u s scharf betont worden sind, nichts rütteln. G r ö e r glaubt, daß wir eine bessere Einsicht in diese Verhältnisse erzielen könnten, wenn wir, ohne uns auf die prinzipielle Trennung der durch spezifische Ursachen herbeigeführten Effekte von den durch aspezifische Faktoren hervorgerufenen zu versteifen, uns klar darüber würden, daß ein verschiedener Mechanismus einmal spezifischer, das andere Mal aspezifischer Natur, einen wesensgleichen Zustand herbeiführen kann. Übrigens scheint nach ihm in der letzten Zeit die scharfe Ablehnung der innigen Verwandtschaft der anaphylaktischen Phänomene mit den ergotropen Wirkungen, die ursprünglich von K r a u s vertreten wurde, einer Revision, und zwar durch K r a u s selbst unterworfen zu werden.

Die Theorie aller dieser Vorgänge ist nun nach G r ö e r bis auf das Gebiet der Anaphylaxie nur äußerst wenig bearbeitet worden. Die theoretische Fundierung der Erscheinungen der „Resistenzerhöhung" nimmt ihren Ausgangspunkt von den klassischen Ausführungen B u c h n e r s über Entzündung (1877).

Sie hat aber alsbald einen von vornherein falschen Weg eingeschlagen, indem sie sich auf die Heranziehung nur eines Symptomes der Entzündung, nämlich der Hyperleukozytose zur Erklärung ergotroper Wirkungen beschränkt hat. Schuld daran ist, trotz immer wieder auftauchender Hervorhebung der Bedeutung der Reaktionsfähigkeit des Organismus für das Zustandekommen der Infektionskrankheiten, die sogar nach den Entdeckungen v. P i r q u e t s fortbestehende Neigung zur ausschließlich parasitotropen Denkweise, welche naturgemäß am Anfang der bakteriologischen Ära besonders mächtig war. So schien eine Zeitlang die Phagozytoselehre M e t c h n i - k o f f s, ergänzt durch Leukine, Opsonine, Tropine u. dgl. m., alles hierher Gehörige zu erklären. Es muß demgegenüber nochmals betont werden, daß die ergotropen Wirkungen sowohl in bezug auf „Resistenzsteigerung" als auf „Resistenzherabsetzung" unmöglich nur als Folge der durch Leukozytose oder Leukopenie gesteigerten, beziehungsweise herabgesetzten parasitoziden Eigenschaften des Organismus aufzufassen ist (J a c o b, M. H a h n). Es handelt sich hierbei in erster Linie um Änderungen der Reaktionsweise des Organismus, welche sich sowohl in Hemmung der Fähigkeit, mit der schädlichen Noxe in Reaktion zu treten als umgekehrt in Steigerung derselben Fähigkeit äußern kann. Diese Feststellung ist sehr wichtig, weil sie uns erlaubt, zwanglos von dem Gebiet der Resistenzänderungserscheinungen auf jenes der Anaphylaxie und Protoplasmaaktivierung hinüberzugleiten.

Der Deutung der Resistenzphänomene sind ferner neue Aussichten durch bemerkenswerte Feststellungen eröffnet worden, die vor einiger Zeit von B e n j a m i n und W i t z i n g e r gemacht worden sind. Sie zeigten, daß prophylaktische Injektionen großer Mengen eines heterologen Serums die anaphylaktische Sensibilisierung aufheben oder abschwächen. Dieses Phänomen, welches erst kürzlich von L e w i s bestätigt wurde, führten die genannten Autoren auf eine „Konkurrenz der Antigene" zurück, worunter sie die ansprechende Annahme verstehen, daß durch größere Dosen des schützenden Antigens die Produktionsstätten der Eiweißantikörper so stark in Anspruch genommen werden, daß sie für den Reiz einer viel kleineren Menge eines zweiten Antigens nicht empfänglich sind. Doch müßte dieser Mechanismus erst experimentell geprüft werden, vor allem, ob es zur Auslösung des fraglichen Phänomens auch tatsächlich eines Antigens bedarf. Sonst scheint G r ö e r das Ganze wiederum in das Gebiet der ergotropen Wirkungen zu fallen.

Eine befriedigende Erklärung für die uns hier interessierenden Erscheinungen besitzen wir nach G r ö e r also bisher noch nicht, ja wir sind, wie aus dem Gesagten deutlich hervorgeht, nicht einmal mit ihrer Klassifizierung fertig.

Das eine können wir nur sagen: es gibt zahllose Mechanismen und Substrate, welche zur Entfaltung dieser Wirkungen führen können. Alles Fremde, parenteral in einen lebenden Organismus eingeführt, löst, wie das besonders d e W a e l e im Anschluß an N o l f auf dem letzten Internationalen Medizinischen Kongreß in London betont hat, eine Reaktion aus und kann dementsprechend auch eine Reaktionsänderung gegenüber einem zweiten Faktor hervorrufen. Naturgemäß kann aber auch jede den lebendigen Körper treffende rein energetische Noxe dasselbe bedingen. Sicher ist auch, daß sowohl die Effekte als die Mechanismen der fraglichen Erscheinungen in hervorragenden Konnex mit dem Vorgange der Entzündung zu bringen sind. Überall dort, wo Entzündungserscheinungen auftreten, können dementsprechend ergotrope Wirkungen zur Entfaltung kommen, wie v. G r ö e r das noch in bezug auf Lichtwirkungen dartun will. v. G r ö e r glaubt daher, die Vorhersage wagen zu dürfen, daß sich sämtliche ergotrope Wirkungen einschließlich der Anaphylaxie doch wieder in der schon einmal von B u c h n e r eingeschlagenen Richtung, wahrscheinlich auf dem Boden physikalisch-chemischer Betrachtungen im Sinne N o l f s in der Physiologie der Entzündung werden auflösen können.

Diesen Ausführungen v. G r ö e r s möchte ich nur einige kurze Bemerkungen anschließen. Änderungen der Reaktion und Empfindlichkeit des Organismus durch unspezifische Maßnahmen habe ich in den Jahren 1902—1904 nachweisen können. Ich konnte in einer im Jahre 1904 erschienenen experimentellen Arbeit (Z. f. Heilkunde 1904) nachweisen, daß nach vorausgegangener subkutaner Injektion einer $10^0/_0$igen Jodkaliumlösung und in geringerem Grade durch Deuteroalbumosenlösung, ein neutrales Diphtherie-Toxin-Antitoxingemisch die Tiere durch Toxin tötet oder schwer schädigt. Ich habe damals diese Tatsache durch zwei Deutungen zu erklären versucht, und zwar einerseits durch die stärkere Wirkung eines nicht neutralisierbaren Giftrestes oder durch eine Sprengung des Gleichgewichtszustandes zwischen Toxin und Antitoxin durch die erhöhte Avidität der Gewebe. Meine Arbeit über diesen 12 Jahre später auch von v. G r ö c r gefundenen Vorgang ist G r ö e r offenbar entgangen. Prioritätsstreitigkeiten abgeneigt, möchte ich nur heute diese Arbeit hervorheben, die wohl davon zeugen wird, daß ich die Bedeutung eines veränderten Körperzustandes für Giftwirkungen, also Wirkungen, die in dieses Kapitel fallen, schon frühzeitig erkannt habe.

Ich glaube nicht, daß es auch heute möglich ist, über die Ausführungen v. G r ö e r s hinauszugehen; nur möchte ich vorschlagen, an Stelle der Entzündung und ihrer Folgen in den Ausführungen den Begriff Sensibilisierung zu setzen, da derselbe einfacher und auch leichter einer Erforschung zugänglich ist.

In späteren Ausführungen sollen noch eine Reihe von Momenten, die hier maßgebend sein können, ausgeführt werden.

Lokale Verwendung der Proteinkörpertherapie.

Mit der Annahme einer zum Teil physikalischen Wirkung von Eiweißkörpern, wenn diese Wirkung auch nicht ihnen allein zukommt, sondern auch durch die Beeinflussung von Vorgängen und Prozessen im Körper verstärkt werden kann, kommen wir zu einem Grundsatz, der geeignet erscheint, neben der chemischen Wirkung der Eiweißkörper, weitgehende Veränderungen im Gewebe am Einverleibungsort hervorzurufen. Bei Analyse des Vorganges nicht

im Blute, sondern im Gewebe, kommen wir zu einer Reihe von
Wirkungen, die schnell einsetzen und je nach der Resorptionsfähigkeit der Einfuhrstelle für dieselbe eine Bedeutung erhalten.
Wir kommen dementsprechend zur lokalen Wirkung der Eiweißkörper, und es ist das Nachstehende der Verwendungsmöglichkeit
dieser lokalen Wirkung der Eiweißkörper gewidmet.

B i e r ist auch hier als erster Autor zu nennen, der eine lokale
Verwendung von Eiweißkörpern unternommen hat. Er hat die Wirkungen von artfremdem Blute bei entzündlichen Zuständen, wie
er selbst beschreibt, bei akuten gonorrhoischen Gelenksentzündungen, und weiters die lokale Verwendung von Blut in der Umgebung von malignen Tumoren zuerst verwendet. Bei akut entzündeten gonorrhoischen Gelenken beschreibt er rasche und intensive Wirkungen im Sinne der Heilung des Prozesses, bei malignen
Tumoren beschreibt er einen Rückgang an Größe der Geschwülste
bei diesen lokalen Maßnahmen. Wie oben ausgeführt wurde, findet
sich auch in den Heilversuchen seines Schülers Z i m m e r eine Er-
wähnung von lokaler Verwendung der Reizkörper zur Behandlung
von Arthritiden. Vor diesen letzteren Angaben hat A. W e i s s in
der Wr. klin. Wochenschr., 1919, mit der subkutanen Milchtherapie
in der Nachbarschaft gonorrhoischer Krankheitsherde eine lokale
Verwendung von Milchinjektionen in größerem Ausmaße auf Grund
anderer Erwägungen in Angriff genommen. Im Anschluß an
S a u d e k s Vorgehen, der durch lokale Einspritzung physiologischer Kochsalzlösung, noch gesteigert durch 1—5%ige Jodkali-
lösung, eine sofortige Analgesierung bei gonorrhoischen Epididymitiden erzielte, hat A. W e i s s diese Wirkung in gleichem Ausmaße mit 10 cm³ Milch erreicht. Zur Erklärung beruft sich derselbe auf die von H o l l o s und W e i s s gesehene Leukozytose
drüsiger Organe nach parenteraler Milchinjektion. Er konnte durch
Injektion von 5—10 cm³ Milch schon nach wenigen Minuten eine
Sistierung der Schmerzhaftigkeit der gonorrhoischen Komplikationen erzielen, so auch bei Omarthritis gonorrhoica durch subkutane
Milchinjektionen. Er hebt dabei auch die resorptionsfördernde Wirkung bei der intramuskulären Verabreichung hervor und kommt
zum Schlusse, daß die erste Milchinjektion unter allen Umständen
in die Nachbarschaft der Krankheitsherde zu setzen sei.

Gelegentlich der Beschäftigung mit den lokalen Wirkungen
der Proteinkörpertherapie im Jahre 1921 und 1922 ist mir die

Gleichartigkeit gewisser Wirkungen der Einfuhr hypertonischer Lösungen mit denen der parenteralen Einfuhr von Eiweißkörpern entgegengetreten. Ich konnte an der Wirkung im Gewebe zeigen, daß in gleicher Form wie eine hypertonische Lösung, auch eine Eiweißlösung eine Veränderung der lokalen Resorptionsgeschwindigkeit hervorruft, die sich über einen bestimmten Bezirk von 10 cm erstreckt. Bei geringen Dosen bleibt der Einfluß auf die Resorption lokalisiert, bei großen Dosen kommt es auch zu sekundärer allgemeiner Beeinflussung der Resorptionsgeschwindigkeit in beiden Fällen. Ich konnte dann weiters feststellen, daß gewisse reflektorische Wirkungen, wie sie die subkutane, noch besser die intrakutane Verabreichung hervorruft, sowohl von kristalloiden hypertonischen als auch von Eiweißlösungen hervorgerufen werden. Den in der Literatur bereits vorfindlichen Wirkungen, so der akuten Gerinnungsbeschleunigung des Blutes nach v. d. V e l d e n, sowie der Veränderung der Leukozytenverteilung von H o l z e r, G l a s e r und M ü l l e r, die mit Veränderungen der Gefäßweite einhergehen, konnte ich noch den Nachweis der Einwirkung auf sekretorische Funktionen des Magens hinzufügen, die ich aus der Publikation „Der osmotische Faktor in der Osmotherapie und der Proteinkörpertherapie" (Wr. klin. Wochenschr., 1923, 14, 15) zum Teil hier wiedergebe. Es ergibt sich im nüchternen Zustande mit der Duodenalsonde untersucht, nach intrakutaner Einspritzung von 2 cm³ 5%iger Kochsalzlösung in der überwiegendsten Zahl der Fälle innerhalb einer Stunde ein deutliches Ansteigen der Salzsäurewerte. Dasselbe Verhalten stellt sich auch nach intrakutaner Injektion von Eiweißlösung (Pferdeserum 2 cm³) ein. Im großen ganzen erscheint diese Wirkung der Eiweißkörper gegenüber der der hypertonischen Lösungen, unter gleichen Umständen verabreicht, eine protrahiertere zu sein. Ich möchte hier einschaltend bemerken, daß vom Blute aus ebenso eine hypertonische Lösung als auch Eiweißlösung in der Mehrzahl der Fälle eine Herabsetzung der Sekretion auslöst. Es ist allerdings zuzugeben, daß sich nicht auf alle Sekretionsverhältnisse im Körper ein Einfluß nachweisen läßt. Denn die nach F o l e y und P u t n a m (Americ. Journ. of Phys., Bd. 53, p. 40) für den Sekretionsprozeß am Liquor cerebrospinalis nachweisbare reflektorische Wirkung bei Einfuhr von wasserentziehenden Lösungen in das Rektum, verursacht am Magen keine Änderung der Sekretion.

Jedenfalls ergibt sich ein großer Einfluß der bloßen Einfuhr von osmotisch differenten Lösungen in das Unterhautgewebe auf eine Reihe von Funktionen im Körper.

Ich habe es nun für notwendig gehalten, die Wirkung der parenteralen Einfuhr von Eiweißkörpern auf das Gewebe selbst einer Untersuchung zu unterziehen. Am Tierexperiment wird sich hier die von W e s s e l y eingeführte subkonjunktivale Injektion, die er für hypertonische Lösungen zum Zwecke des Studiums der Resorption verwendet hat, empfehlen. Man wird aber durch die subkonjunktivale Injektion von Eiweißlösungen den Vorteil der leichten Entnehmbarkeit von Proben, allerdings mit der Verwendung von Mikromethoden, erkaufen müssen. Demgegenüber schien mir in der Einfuhr von Eiweißkörpern in die Höhle von Hydrokelen, da eine therapeutische Wirkung in Rücksicht auf die von L u i t h l e n hervorgehobene Herabsetzung der Durchlässigkeit der Gefäße erwartet werden konnte, den Vorteil der Verwendungsmöglichkeit größerer Mengen von Untersuchungsmaterial zu gewähren. Ich habe daher nach Entleerung der Hydrokelenflüssigkeit normales Pferdeserum, und zwar 15—18 cm³ in die Höhle eingespritzt, und von dieser Flüssigkeit nach 2 Stunden und nach 24 Stunden eine Probe aus der an Volumen gleichgebliebenen Flüssigkeit entnommen. In einem Falle wurde auch noch ein zweites Mal eine Injektion vorgenommen und von der auch nach 2 Stunden ein Teil der Flüssigkeit aspiriert. Für die chemischen Untersuchungen aller dieser Proben bin ich Herrn Hofr. Prof. Dr. E. F r e u n d zu großem Danke verpflichtet. Es wurde der Gesamtstickstoff in der Mehrzahl der Fälle und konstant der nichtkoagulable Stickstoffgehalt bestimmt. Der letztere nach Enteiweißung durch Kochen bei Essigsäurezusatz.

V e r s u c h I. Hydrokelenflüssigkeit 0·073 g Rest - N in 100 cm³. Das eingespritzte Pferdeserum 0·21 g Rest-N in 100 cm³. Punktat 24 Stunden nachher 0·08 g Rest-N in 100 cm³. Nach der zweiten Pferdeseruminjektion von demselben N-Gehalte: Punktat eine Stunde später 0·04 g Rest-N in 100 cm³.

V e r s u c h II. Hydrokelenflüssigkeit 0·691°/₀ Gesamt - N, 0·091°/₀ Rest-N. Eingespritztes Pferdeserum 1·304°/₀ Gesamt-N, 0·098°/₀ Rest-N. Punktat nach 2 Stunden 0·76°/₀ Gesamt-N, 0·059°/₀ Rest-N. Punktat nach 26 Stunden 0·77°/₀ Gesamt-N, 0·04°/₀ Rest-N.

Versuch III. Hydrokelenflüssigkeit 0:82°/₀ Gesamt - N, 0:035°/₀ Rest-N, Ninhydrinreaktion schwach. Eingespritztes Pferdeserum 1·4°/₀ Gesamt-N, 0·042°/₀ Rest-N. Punktat 4 Stunden später 0·89°/₀ Gesamt-N, 0·035°/₀ Rest-N. Viel stärkere Ninhydrinreaktion.

Ich möchte aus diesen Versuchen folgende Schlüsse in Rücksicht auf das Verhalten von Eiweißkörpern in der Hydrokelenflüssigkeit ziehen. In allen Fällen schließt sich an die Einfuhr des Serums eine Herabsetzung des Reststickstoffes an. Es ist das eine ähnliche herabsetzende Wirkung, wie sie mit Serum Pick und Hashimoto in ihren Versuchen über autolytische Umsetzungen des Leberbreis konstatiert haben. Es handelt sich also um eine Hemmung des autolytischen Umsatzes im Gewebe. Ich persönlich neige hier dazu, diese Erscheinung auf eine physikalische Wirkung des Serums im Gewebe zurückzuführen. In zweiter Linie ergibt sich aus den Versuchen, daß eine stärkere Resorption der eingespritzten Flüssigkeit nicht stattgefunden hat. Wir müssen also annehmen, daß die Resorptionsfähigkeit der Hydrokelenwand und der Gefäße für Flüssigkeit sich nicht geändert hat. Dabei sehen wir aber an dem Absinken des Gesamteiweißgehaltes eine verhältnismäßig rasche Resorption der Eiweißkörper, also einen gewissen Gegensatz gegenüber dem Flüssigkeitsquantum. Als Späterscheinung nach 24 Stunden finden wir aber eine deutliche Steigerung des Reststickstoffes, also eine Erhöhung des autolytischen Umsatzes im Gewebe. Aus der Steigerung der Ninhydrinreaktion läßt sich wohl erschließen, daß der Aminosäurewert gleichfalls um diese Zeit eine deutliche Steigerung zeigt. Gewisse zeitliche Differenzen zwischen den beiden Reaktionen, insoweit, als zu einer bestimmten Zeit der autolytische Umsatz noch nicht gesteigert ist, hingegen aber schon eine Steigerung der Aminosäurewerte besteht, könnten mit dem Umstand in Zusammenhang gebracht werden, daß die Resorption des ja zum größten Teil aus Harnstoff bestehenden Reststickstoffes in noch stärkerem Maße als ·die Resorption des Eiweißes, die ja sicher gesteigert ist, begünstigt wird. Wenn wir am Ende noch einmal einen Schluß auf die Durchlässigkeit des Gewebes und der Gefäße zu ziehen versuchen, so wird unser Urteil eher im Sinne einer erhöhten Durchlässigkeit des Gewebes und der Gefäße, wenigstens für Eiweißkörper, ausfallen.

Dem Prozeß seine Stellung gegenüber dem Entzündungsprozesse zuzuweisen, dürfte aber meines Erachtens gegenwärtig noch nicht möglich sein. Es würde vor allem anderen hier noch eine Bestimmung des Sauerstoffverbrauches im Gewebe hinzugefügt werden müssen, von dem wir ja nach Gessler und Gans (Deutsche med. Wochenschr., Nr. 23, S. 1) wissen, daß er bei Entzündungen gesteigert ist. Ich möchte noch hinzufügen, daß wir in allen 3 Fällen im Anschluß an die Seruminjektion eine deutliche, aber schmerzlose Vergrößerung des Testikels beobachtet haben, die einige Tage — bis 8 Tage — anhielt.

Ich habe aus diesen Befunden, wie ich an der eingangs angeführten Stelle hervorhob, geschlossen, daß sie einer lokalen Verwendung der Proteinkörpertherapie in hohem Maße das Wort redet. Ich habe diesbezüglich schon früher in einer Mitteilung in der Wr. klin. Wochenschr., 1922, Nr. 38 und 39, in Erwiderung auf eine Veröffentlichung von Deutschmann „Über lokale Hautüberempfindlichkeit durch Proteinkörpertherapie und die Möglichkeit ihrer Verwendung" einiges ausgeführt, von dem ich das mir zweckmäßig Erscheinende hier wiedergeben möchte. Schon in den vielen alten und neueren Versuchen über subkutane Ernährung kehrt die immer wieder konstatierte reizende und entzündungserregende Wirkung verschiedener Eiweißlösungen gegenüber der reizlosen Einverleibungsmöglichkeit von Fett und nicht zu hochprozentigen Zucker- und Salzlösungen wieder. Klinische Beobachtungen von der lokalen reizenden und entzündungserregenden Wirkung von Eiweißlösungen bei subkutanen Injektionen zu Heilzwecken, sowie die noch stärker ausfallenden Reaktionserscheinungen der Haut bei größeren Blutaustritten in dieselbe (Schwellung, Schmerzhaftigkeit und leicht erhöhte Hauttemperatur) unmittelbar, und die späteren, in einer Verdickung der Haut und des Unterhautgewebes sich geltend machenden Reaktionserscheinungen derselben, lassen auch artgleiches Blut und Serum als eine reizende Substanz bei direkter Einfuhr ins Gewebe erkennen. Ich habe an dieser Stelle weiters ausgeführt, daß wir durch systematisch immer an derselben Stelle wiederholte Injektionen von artgleichem oder artfremdem Serum diesen Reizzustand protrahieren können. Es kommt dann bei der 3., seltener schon bei der 2. Injektion, am 4. oder 5. Tage zu einer heftigen, viele Stunden andauernden und immer wieder neu auszulösenden ausgesprochenen entzündlichen Hautreaktion mit Ödem, Hautrötung und Schwellung, ja es kann unter gewissen Umständen zu einem lokalen Exanthem auch bei intramuskulärer Verabreichung kommen. Ich möchte diese Hautreaktion als eine lokale Überempfindlichkeitsreaktion der Haut ansprechen, wofür mir vor allem der Umstand zu sprechen scheint, daß wir durch einen Wechsel der Eiweißlösungen den zeitlichen Eintritt der ausgesprochenen Überempfindlichkeitsreaktion verschieben können. Die nach einer einmaligen Hautinjektion auftretende Sensibilisierung führt bei der Wiederholung zur lokalen Überempfindlichkeitsreaktion. Auch mit arteigenem Serum ist eine wesentlich schwächere derartige Erscheinung hervorzurufen; in klassischer Form tritt sie bei artfremdem Serum auf. Pflanzliches Eiweiß, das ich in Form einer uns das Blut ersetzen sollender sterilisierten Aufschwemmung von Lykopodiumpulver in 10% Gelatine verwendete, zeigt schwächer reizende Wirkungen. Um die lokale Resorption zu erschweren, wurde mit 10%iger Gelatinelösung eine Versetzung des Serums in der Weise vorgenommen, daß absteigende Eiweißmengen im Verlaufe einer Woche verwendet wurden. Zuerst wurde $^9/_{10}$ Eiweiß und $^1/_{10}$ Gelatine, später die Hälfte Eiweiß und Gelatine, bei der 3. Injektion $^1/_3$ Eiweiß und $^2/_3$ Gelatine, bei der 4. Injektion $^1/_{10}$ Eiweiß und $^9/_{10}$ Gelatine verabfolgt. Durch Wechsel von Eiweißkörpern können wir dann, wenn es notwendig sein sollte, die Wirkung am lokalen Prozeß weiter fortführen. Ich möchte hier nicht bloß die reizende Einwirkung der Injektionen, sondern auch die Veränderung des Gewebes im Sinne eines veränderten Umsatzes entsprechend den obigen Ausführungen bei der Hydrokelenflüssigkeit für die Wirkungen verantwortlich machen.

Wir haben nun diese Injektionen in erster Linie zu Wirkungen an Gelenken verwendet; indem wir sie subkutan und intrakutan zum Teil infiltrierend in kleinen Mengen bis maximal 10 cm³ einführten, haben wir bei akuten und chronischen arthritischen Affektionen eine Beweglichkeitsbeschränkung in rascher und schmerzloser Weise behoben. Ein Zusatz von Novokainlösung behindert die Wirkung nicht. Wir konnten sowohl Beweglichkeitsbeschränkungen durch entzündliche Vorgänge als auch Kontrakturen nach Gelenksaffektionen und Versteifungen von Gelenken nach Frakturen in der Umgebung rasch und in großem Ausmaße beheben. Zu den früher angeführten Fällen von Kapselfungus sowie Kontrakturen nach septischen Gelenksaffektionen und der Behebung zweier schwerer gonorrhoischer Gelenkserkrankungen kann ich neuerer Zeit auch wesentliche Besserung von entzündlicher Kieferankylose, die seit 16 Jahren bestand und unmittelbar vor der Operation stand, hinzufügen.

Weitere Versuche wurden an Hautaffektionen unternommen, wo wir mehrere Male bei Lupus kleinere Herde sich deutlich zurückbilden sahen. Ich habe weiters in genau verfolgten Fällen kleine Gesichtsepitheliome unter dem Einflusse der Injektionen verschwinden gesehen. In allen Fällen trat die Austrocknung des Tumors, die D e u t s c h m a n n als Wirkung des Keimzellenserums beschreibt, auch nach dem artfremden Serum prompt ein.

Bezüglich der Wirkungsweise möchte ich, wie ich in der vorläufigen Mitteilung damals berichtet habe, ausführen, daß es mir mit Seruminjektionen wiederholt gelungen ist, kleine Hauttumoren zum Rückgang zu bringen. Deutliche Differenzen zeigen sich bezüglich des Resultates in dem Sinne, daß nicht stärker exulzerierte Tumoren rascher und nur mit geringer bindegewebiger Narbe sich zurückbilden. Bei zwei Fällen von exulzerierten Tumoren fand in dem einen Falle eine histologisch nachgewiesene oberflächliche Heilung statt, in der Tiefe waren aber noch karzinomatöse Veränderungen vorhanden. In einem weiteren Falle, der mit 6 intrakutanen Injektionen von 1 cm³ Pferdeserum behandelt wurde, gelang an der nachher exstirpierten Narbe der Nachweis karzinomatöser Veränderungen nicht mehr. Auch in anderen Fällen habe ich ein Kleinerwerden von Tumoren beobachtet. Alle diese Beobachtungen beziehen sich auf Hauttumoren. An Schleimhäuten scheint der Prozeß der lokalen Überempfindlichkeit nicht in dem Maße zu gelingen, daß er in dieser Richtung verwendet werden kann. Wenigstens haben mir zwei Fälle, wo neben einem Hauttumor auch eine Schleimhautveränderung bestand, gezeigt, daß an der Schleimhaut der Prozeß der Überempfindlichkeit nicht in dem Maße eintritt, wie an der Haut. Ich habe es in meiner Mitteilung abgelehnt, daraus irgendwelche praktische Folgerungen zu ziehen, gegenüber den Ausführungen D e u t s c h m a n n s, der das Keimzellenserum zur Verhinderung von Rezidiven verwenden will.

Diese Auslösung der lokalen Überempfindlichkeit geht nun nicht nur mit funktionellen Änderungen des Stoffwechsels in der Haut einher, sondern ist auch imstande, wie mir später zu publizierende histologische Untersuchungen, die ich Herrn Prof. Dr. K y r l e verdanke, zeigten, eine Änderung im histologischen Bau der Haut hervorzurufen. Es ist daher nicht unbegreiflich.

daß wir mit dem Verfahren auch alte, so eine 20 Jahre alte fest-verwachsene Narbe nach einer Phlegmoneinzision zu erweichen und beweglich zu machen imstande waren. Erfahrungen an 3 Fällen von D u p u y t r e n scher Kontraktur, die mit den später zu erwähnenden Bakteriensubstanzen intra- und subkutan behandelt wurde, ließen mich auch hier eine Rückbildung des Schwielen-gewebes feststellen. Durch eine zirka 14tägige Behandlung mit Typhin in abfallenden Dosen (3—4 Injektionen am 1., 4., 7. Tage, und zwar $1^{1}/_{2}$ mg, 1 mg, $^{1}/_{2}$ mg Typhin mit Gelatine vermengt) und eine dauernde Dehnung durch Einschieben eines täglich ver-größerten Knäuels von Verbandstoff, durch Heißluftbehandlung und Massage wurde die Kontraktur beseitigt, die Haut weich gemacht und ein bisher im längsten Falle ein $^{1}/_{2}$ Jahr andauernder Rück-gang der Kontraktur bei freier Beweglichkeit der Finger hervor-gerufen. Gewisse Erfahrungen bei Lupus lassen mich an eine unterstützende Wirkung der Sensibilisierung (auch mit Eigen-serum) bei lokalen chemotherapen Wirkungen (Pyrogallusätzung) glauben.

Bei multiplen chronischen Arthritiden (6 Fällen) sind wir in der Weise vorgegangen, daß wir die leichter affizierten Gelenke mit Quarzlicht bestrahlten und nur die resistenteren Gelenke — und es handelte sich dabei in der Mehrzahl der Fälle um röntgeno-logisch nachgewiesene schwere deformierende Prozesse — mit Eiweißkörpern (Pferdeserum, Rinderserum, Typhin) umspritzten. Es ist hier hervorzuheben, daß die Behandlungszeiten kurze waren, längstens zirka 14 Tage und durch Abnahme des Eiweiß-körpers und Vermehrung der Gelatine Allgemeinreaktionen ver-mieden werden konnten. Eine lokale Überempfindlichkeit der Gelenke haben wir bei dieser Behandlungsweise nicht auftreten gesehen. Ich möchte glauben, daß diese lokale Verwendung von Eiweißkörpern infolge der schmerzstillenden Wirkung und vielleicht auch der in Phasen verlaufenden (auch hier glaube ich, daß die erste Phase neben einer nervösen, einer physikalischen, die zweite einer chemischen Einwirkung der Eiweißkörper ihre Entstehung verdankt) Wirkung der Eiweißkörper zuerst Herab-setzung, dann Steigerung der Umsetzungen, einen besonders günstigen Einfluß auf die Gelenkserkrankungen ausübt. Die Notwendigkeit einer sterilen Beschaffenheit nach jeder Richtung, sowohl der Substanz als auch der Injektion, möchte ich doch noch besonders hervorheben; es scheint aber unter diesen Bedingungen eine lokale und allgemeine Schädigung nicht aufzutreten. Bei einem Falle von multiplem Gelenkskapselfungus habe ich an einem nicht beeinflußbaren Gelenke (die anderen Gelenke wurden alle beweglich gemacht), trotz intensivster wiederholter und verschiedener lokaler Eiweißkörpereinspritzungen eine Schädigung, wie sie nach großen Dosen von Eiweißkörpern bei parenteraler Verabreichung durch Z i m m e r gefunden wurde, nicht konstatieren können. Es scheint also die lokale Anwendung der Eiweißkörper geeignet, gewisse unangenehme Folgen der anderweitigen parenteralen Eiweißkörpereinspritzung vermeiden zu lassen. Durch die verhältnismäßig kurze Behandlung haben wir auch keine Allgemeinerscheinungen, wie proteinogene Kachexie zu befürchten, auch die Überempfindlichkeit wird durch Wechsel der Eiweißkörper nach 12—14 Tagen vermieden.

Es lag nun nahe, dieselben Versuche mit Bakterieneiweiß zu wiederholen, und diesbezüglich verfüge ich über Erfahrungen mit dem Typhin von G r ö e r. Diese Eiweißsubstanz, die schon, wie der Darsteller G r ö e r hervorhebt, eine starke lokale Reaktion an der Einspritzungsstelle hervorruft, zeigt die Auslösung einer Überempfindlichkeit in wesentlich höherem Maße als wie das artfremde Serum. Während wir mit artfremdem Serum, auch mit Gelatine vereint, höchstens lokale Temperatursteigerungen von 2—3 Grad erhalten, sind wir imstande, mit wiederholten 2—3 Typhininjektionen mit Gelatine eine lokale Erhöhung der Temperatur an der Haut bis zu dem Höchstbetrag von 6 Grad Differenz gegen die übrige Haut zu erreichen. Schon die 1. Injektion mit Typhin erzeugt eine deutliche Rötung und lokale Temperatursteigerung, die innerhalb 30—40 Stunden zurückgeht. Eine neuerliche Verabreichung von Typhin an dieser Stelle läßt die Temperaturdifferenz von mindestens 3—4 Graden durch einige 60 Stunden andauern. Durch 3 Injektionen in Pausen von 2—3 Tagen haben wir durch über 120 Stunden eine lokale Hauttemperatursteigerung im Minimum von 3—5 Graden erreicht. Gelatine allein macht eine Erhöhung der Temperatur um ungefähr 2 Grade durch zirka 24 Stunden.

H. Könlgers Ausführungen über den Einfluß der Pausengröße auf die Reizbarkeitsänderung bei der Krankenbehandlung.

Ein eigentümliches Moment der ganzen Proteinkörpertherapie wird uns klärer, wenn wir daran gehen, soweit die vorliegenden Untersuchungen es gestatten, Anleitungen zu ihrer Anwendung zu geben. Es ergibt sich nämlich, daß die Art und die Eigenschaften der verschiedenen angewendeten Substanzen eine geringere Bedeutung erlangen als die Form und die zeitlichen Verhältnisse, in welchen sie am Krankenbett angewendet werden. Dieses Moment ist insbesondere durch die ausführlichen Untersuchungen von H. Königer festgestellt worden und prägt sich in dem Einfluß der auftretenden Reizbarkeitsänderung bei der Krankenbehandlung aus. Es wird sich notwendig erweisen, auf dieses Moment, das durch Königer, wie gesagt, in großem Ausmaße geklärt worden ist, einzugehen, und an der Hand einer ausführlichen Darlegung der systematischen Untersuchungen des Autors zu zeigen, welche Bedeutung dem Moment der Reizbarkeitsänderung für die ganze Therapie, insbesondere der mit Proteinkörpern, zukommt. In erster Linie konnte Königer nachweisen, daß die bis dahin als rein symptomatisch angesehene antipyretische Behandlung mit einer Reihe von Substanzen (Pyramidon 0·05—0·1, Antifebrin 0:12, Aspirin 0·5, Chinin 0·5) keine rein symptomatische Behandlung ist, sondern daß durch intermittierende Verabreichung und Einschaltung hinreichend langer Pausen sich nachweisen läßt, daß die Wirkung der Antipyretika sich nicht auf eine beruhigende Wirkung beschränkt, d. h. nicht bloß in einer Senkung der Temperatur und in einer allgemeinen Nervenberuhigung zum Ausdruck kommt, sondern daß dieser primären Wirkung weitere Nachwirkungen folgen, die in Fiebersteigerungen und anderen Krankheitserscheinungen bestehen. Königer hebt hervor, daß das Fieber manchesmal im Anschluß an die künstliche Temperatursenkung weiter abfällt und damit die Antipyrese, die Entfieberung zu begünstigen scheint. Diese verhältnismäßig seltene Erscheinung tritt gegenüber der sehr viel häufigeren Veränderung der Temperatur im Sinne einer Erhebung, die in zirka 80% eintritt, weitaus zurück. Königer hat nun versucht, diese Nachwirkungen der Antipyrese genau zu studieren und ihre klinische Bedeutung aufzuklären. Er findet drei verschiedene Typen der Temperaturnachwirkungen, und zwar: 1. einen der Temperatursenkung unmittelbar nachfolgenden steilen Temperaturanstieg als Typus A; 2. eine unregelmäßige Erhebung der Temperaturkurve in den nächsten 2—3 Tagen, bisweilen auch länger, als Typus B bezeichnet, und 3. eine geringfügige, oft kaum sichtbare, mehrtägige Erhebung der Temperaturkurve mit nachfolgendem auffälligen Temperaturabfall, Typus C. Die verschiedenen Verlaufsformen sind nach ihm, außer von der Art des Fiebers, vorwiegend abhängig von dem Fieberstadium, in welchem die primäre antipyretische Wirkung erlischt. Daher ist der Typus A hauptsächlich dann zu finden, wenn die primäre antipyretische Wirkung in der Zeit des spontanen Fieberanstieges verschwindet, während sich der Typus B gewöhnlich dann findet, wenn die primäre antipyretische Wirkung während einer Remission des Fiebers erlischt. Der Typus C findet sich besonders bei niedrigem Fieber und bei relativ gutartigen, zu Besserung neigendem Krankheitsverlauf. Weiters beobachtet K ö n i g e r Kombinationen dieser verschiedenen Wirkungen, die er als 1., 2., 3. Nachwirkung bezeichnet. Für die Stärke der Nachwirkung erbringt er schon in seiner ersten Veröffentlichung in der Zeitschr. f. Tuberkulose, 30, p. 193, den Nachweis, daß sie von der Größe der Arzneidose weitgehend unabhängig sind. Hingegen werden die Nachwirkungen nach den Ausführungen K ö n i g e r s (M. m. W., 1920, Nr. 8) von mehreren Faktoren, vor allem vom Grundcharakter der Krankheit, in hohem Maße beeinflußt, indem bei schweren fortschreitenden Erkrankungen schon schwache antipyretische Mittel (0·05 Pyramidon) starke und langdauernde Fiebersteigerungen hervorrufen. Bei gutartigen Prozessen findet man geringere Reaktionen, so können bei ihnen auch kräftige Arzneidosen (0·3 Pyramidon) den besonders erwünschten Typus C der Nachwirkung hervorrufen. Es ist die Art und das Stadium des Fiebers von wesentlichem Einfluß auf die Entstehung und die Stärke der Nachwirkung. Die Stärke der Nachwirkung entspricht gewöhnlich der Stärke der primären antipyretischen Wirkung. Bei labilen Fieberformen sind auch die Nachwirkungen stark. Schon hier betont K ö n i g e r die Bedeutung der Tageszeit der Verordnung. Die oben beschriebene relative Unabhängigkeit der Wirkung von der Größe der Arzneidosis soll sich nach K ö n i g e r auch darin zeigen, daß manchmal eine größere Dosis bei leichteren Krankheitsfällen eine Abschwächung der Nachwirkungen gegenüber kleineren Dosen zur Folge hat. In weitergehenden Untersuchungen konnte dann K ö n i g e r nachweisen, daß, wenn man nicht intermittierend, sondern täglich mehrmals behandelt, das Bild der Nachwirkungen durch die nachfolgenden primären antipyretischen Einwirkungen entstellt wird. Der Fieberverlauf wird sehr verschiedenartig beeinflußt, je nach der Größe der Pausen und dem Charakter der Krankheit. Wird die Antipyrese nach einer kleinen Pause vor Ablauf der primären Wirkung wiederholt, so werden primäre Wirkung und Nachwirkung gesteigert, und zwar unter Umständen so sehr, daß die Empfindlichkeit des Organismus für die zweite Dosis erhöht erscheint. Diese negative Phase tritt aber nach K ö n i g e r praktisch selten in Erscheinung. Sie dauert nur eine kurze Zeit, in der gewöhnlich keine neue Medikation erfolgt und ist nur bei schweren Krankheitszuständen mit labilen Temperaturen deutlich ausgesprochen. Die ihr folgende positive Phase, in welcher der Organismus gegen neue therapeutische Einwirkungen besonders abgehärtet erscheint — und zwar in noch höherem Grade, als es schon bei jedem Temperaturanstieg der Fall ist —, setzt mit dem Beginn des erfolgenden reaktiven Temperaturanstieges ein und dauert mindestens bis zur Höhe der Reaktion. Fällt die neue Verordnung in diese Phase, so wird nicht nur die neue primäre Wirkung, sondern auch die Nachwirkung wesentlich abgeschwächt. Es können dann mehrfache Arzneidosen wirkungslos bleiben, und auch keine stärkere Nachwirkung hervorrufen als eine einzige Dosis. Die Gesamtwirkung kann kleiner werden, auch nach Verabreichung von 3—4 Arzneidosen gleicher Größe, da die erste Nachwirkung zum Teil verschleiert wird. K ö n i g e r erklärt auch diese Wirkung durch den Einfluß der positiven Phase, und damit kommt die milde Wirkung der kontinuierlichen Antipyrese, so die von P e n z o l d t vorgeschlagene Methode der „Pyramidonisation" zustande. Wird eine solche Antipyrese durch längere Zeit immer nur während des Temperaturanstieges durchgeführt, so kann eine anhaltende Abschwächung der Nachwirkungen erzielt werden, und es scheint eine Gewöhnung an die Mittel, beziehungsweise an ihre einzelnen Eigenschaften, an die Tiefenwirkung eingetreten zu sein. Dieser Verlauf findet aber nur bei gutartigen Krankheitsfällen statt; bei im Fortschreiten begriffenen Erkrankungen überwiegt die Tendenz zum Ansteigen des Fiebers, es kommt zum Kampf mit den Nachwirkungen; erst durch eine Erhöhung der Arzneizufuhr wird eine Temperaturerniedrigung hervorgerufen. Wenn die Antipyrese ausgesetzt wird, tritt eine stärkere Reaktion auf. Bei dieser kontinuierlichen Antipyrese ist nach K ö n i g e r der ganze Verlauf ein unübersichtlicher, da die Steigerung der Reaktion nicht mehr der Vermehrung und der Dauer der Arzneizufuhr, wie es bei der intermittierenden Verordnung der Fall ist, entspricht.

Als weitere Nachwirkungen der Antipyrese kommt es nach K ö n i g e r zu subjektiven und objektiv nachweisbaren Ver-

änderungen am Krankheitsherde. Während der Dauer der Nachwirkungen finden sich an denselben Erscheinungen ähnlicher
Natur, wie wir sie bei der Tuberkulinisation kennen. Dieselben
fallen um so mehr ins Auge, als vorher während der primären
antipyretischen Wirkung meist eine Beruhigung an den Krankheitsherden mit Abnahme der katarrhalischen Erscheinungen zu
konstatieren war. Bei fieberfreien Fällen geht die Herdreaktion der
Temperatursteigerung voraus, so daß das Aufflackern der Krankheitserscheinungen die Temperaturreaktion auszulösen scheint.
Dafür sprechen nach K ö n i g e r die Beobachtungen beim künstlichen Pneumothorax, wo erst, wenn der Druck des Pneumothorax
absank, Herd- und Temperaturreaktionen auslösbar waren. In
einem Teil der Fälle sind diese Nachwirkungen als Krankheits-
steigerungen durch eine Steigerung der Infektion oder spezifischen
Intoxikation anzusehen, in der übrigen Mehrzahl der Fälle sind
es kurze abgeschlossene Reaktionen, die die Störung der Krankheitsvorgänge zu einem gewissen Ausgleiche bringen und nicht
selten eine unmittelbare Besserung der Krankheitserscheinungen
im Gefolge haben. Wie weit hier diese leichteren Reaktionen
auch auf eine vermehrte spezifische Giftresorption zurückzuführen
sind, will K ö n i g e r nicht entscheiden, es handelt sich aber
meistens nur um regulatorische Kompensationen und Über-
kompensationen mit unspezifischer Resistenzsteigerung.

Es ist also nach K ö n i g e r anzunehmen, daß bei der Tuberkulose die Herabsetzung des Fiebers durch antipyretische Mittel
tiefere Wirkungen auf die Krankheit zur Folge hat. Es müssen die
Nachwirkungen in Zukunft berücksichtigt werden; so muß einerseits, falls die antipyretischen Mittel als symptomatische Fieber-
mittel verwendet werden, strenge darauf gesehen werden, daß
Nachwirkungen vermieden werden. Zu diesem Behufe kann nur
von der intermittierenden Behandlung ausgegangen werden. Nur
bei dieser Form der Verabreichung können Nachwirkungen genügend beobachtet und hintangehalten werden. Anderseits kann
die Feststellung einer tieferen Wirkung der Antipyretika uns die
Möglichkeit geben, dieselben als Heilmittel gegen die Krankheit
selbst zu verwenden. Auch dazu ist, um die Reaktionssteigerungen
beherrschen zu lernen, eine intermittierende Methode der Arznei-
anwendung notwendig. Bei geeigneten Krankheitsfällen kommt
nun K ö n i g e r zu dem Schlusse, daß wir Heilwirkungen, die
über den Begriff der symptomatischen Besserung hinausgehen,

hervorrufen können. Bei schweren fortschreitenden hochfiebernden Tuberkulosen ist eine Umwandlung der Krankheit durch solche Reaktionssteigerungen von vornherein ausgeschlossen. In leichteren Fällen schließt sich den Reaktionen nicht selten eine günstige Änderung des Temperatur- und Krankheitsverlaufes so unmittelbar an, daß eine ursächliche Bedeutung der Reaktion für den Eintritt der Besserung wahrscheinlich erscheint. Die richtige Abstufung der Reaktionen wie bei der Tuberkulinbehandlung ist notwendig. Die Größe der Intermissionen muß sich nach der Stärke und Dauer der Reaktion richten. Die einzelne Reaktion muß abklingen, bevor die Therapie wiederholt wird. Meist ergeben sich nach K ö n i g e r Pausen von 3—5 Tagen. Nach schwachen Reaktionen, wie sie durch milde Antipyrese in den frühen Morgenstunden hervorgerufen werden, können die Pausen verkürzt werden. Die Entfieberung durch Antipyretika bei tuberkulösen Krankheiten erfolgt nach K ö n i g e r gewöhnlich erst auf dem Umweg über die Reaktionen. Die Krankheit wird beeinflußt und dann erst das Fieber, daher werden auch fieberfreie Krankheitsfälle günstig beeinflußt. Auch bei den fieberfreien Tuberkulösen ist auf die Einhaltung hinreichender Intervalle Gewicht zu legen. Es hat uns also die intermittierende Behandlung nach K ö n i g e r die Verwertung der Reaktionen zu einer wirklichen Krankheitsbeeinflussung kennen gelernt. K ö n i g e r weist dann darauf hin, daß ein vergleichendes Studium der intermittierenden Methode und der kontinuierlichen Antipyrese, bei verschiedenen Krankheiten, wie sie auch bei Typhus von V a l e n t i n i und M o r i t z empfohlen wurde, die Klärung wichtiger, therapeutischer Probleme ergeben wird.

In einer weiteren Veröffentlichung: „Über methodische Verwertung der Pausen in der Therapie" (Münchn. med. Wochenschr., 1919, Nr. 49), weist K ö n i g e r weiters darauf hin, daß der Einfluß der Pausengröße bisher weniger erforscht wurde. Während derselbe bei Immunisierungsprozessen eine große Bedeutung erlangt hat, ist der Einfluß der Pausengröße bei der inneren Medikation wenig beachtet worden. Eine kontinuierliche Therapie wird nach ihm nur bei Maßnahmen, wo die Heilung ohne wesentliche Mitarbeit des Körpers erfolgt, wo also einerseits eine kontinuierliche Einwirkung auf Krankheitserreger, oder nachteilige Krankheitsvorgänge (fermentative Prozesse) stattfindet, oder wenn der Materialbestand des Körpers fortdauernd ergänzt werden soll, um mit Hilfe dieser Ergänzungsstoffe dem Organismus verlorengegangene alte Fähigkeiten wiederzugeben (Substitutionstherapie nach J a k o b y), verwendet werden. Wenn wir hingegen entweder normale, für den Ablauf der Krankheit wesentliche Lebensvorgänge des Organismus ändern oder in die krankhaften Vorgänge selbst (aufrührend oder beruhigend oder umstimmend) eingreifen wollen, muß der Effekt von vornherein ein verschiedener sein, je nach der Zeit und der Häufigkeit, in welcher der Eingriff wiederholt wird. Die Differenzen der Gesamtmitwirkung sind noch viel größer, wenn die einzelne Wirkung auch noch die Empfindlichkeit des Organismus für die nachfolgenden Einwirkungen ändert. Die Abschwächung durch wiederholte Dosen an einem Tage, die neben der Steigerung auch auftritt, ist von der Pausengröße abhängig. Abschwächung tritt ein, wenn die Pausen sehr groß sind, so groß sind, daß die nachfolgende Verordnung in die Zeit der Reaktion fällt. Das gilt für alle Mittel, nicht bloß für Antipyretika. Als Grundgesetz der therapeutischen Wirkung führt K ö n i g e r an: Während der Reaktion auf eine therapeutische Einwirkung ist die Empfindlichkeit des Organismus gegenüber neuen therapeutischen Einwirkungen (wahrscheinlich auch gegenüber anderen Einwirkungen gewöhnlich erheblich verändert), und zwar ist im Beginne und auf der Höhe der Reaktion meistens eine refraktäre Phase mit Abschwächung der Wirkung vorhanden. Will man in solchen reagierenden Krankheitsfällen wiederholt starke oder annähernd gleichmäßige Wirkungen hervorrufen, so muß man entweder ganz kleine oder sehr große Pausen machen; bei den mittelgroßen wird die Wirkung eines wesentlichen Teiles der Arznei allzu unregelmäßig verändert. Die Pausengröße ist also ein höchst wichtiger Heilfaktor und bildet einen integrierenden Bestandteil jeder Therapie.

In einer weiteren Veröffentlichung in der Münchn. med. Wochenschr., 1920, Nr. 40, weist in gleicher Weise wie für die Antipyretika, K ö n i g e r auch für die Narkotika nicht bloß symptomatische, sondern den Krankheitsprozeß selber beeinflussende Wirkungen nach. In erster Linie zeigt er, daß bei leicht Lungenkranken mit subfebrilen Temperaturen, die Kodein täglich bekamen, sich durch Aussetzen des Kodein eine deutliche Reaktion (Fieberreaktion) mit nachheriger Entfieberung auslösen läßt. Diese in 4 Fällen konstant eingetretene Wirkung führt er auf eine durch das Ausschalten des Narkotikums auftretende Stimulation des Organismus zurück. Zur weiteren Analyse der narkotischen

Wirkungen führt er die intermittierende Behandlung ein und kann mit derselben nachweisen, daß schon einzelne kleine Dosen der Narkotika tiefere Wirkungen auf die Krankheit hervorrufen, und zwar sowohl im Sinne einer Steigerung der Krankheitserscheinungen als auch im Sinne einer unmittelbaren Besserung. Die Besserung ist aber von merkwürdig kurzem Bestand, sie dauert in einem Falle immer nur 2—3 Tage, in anderen Fällen, die günstiger liegen, kann es auch zu einer definitiven Entfieberung kommen. Zum Unterschied bildet sich bei fortlaufender Verabreichung von Narkotizis eine veränderte Reaktion heraus, indem keine entsprechende Verstärkung auftritt, im Gegenteil, bei Einhaltung der üblichen 12—24stündigen Pausen wird die Tiefenwirkung meist wesentlich abgeschwächt, u. zw. schon vom 2. Tage an. Wir können nach K ö n i g e r diese Vorgänge nicht mit einer Gewöhnung an das Mittel erklären, sondern man muß eine unmittelbare Erhöhung der Widerstandsfähigkeit des Organismus annehmen. Dabei ist aber hervorzuheben, daß diese Abschwächung der Wirkung nicht anders als ein chronisch-latenter Reizzustand anzusehen ist. Dafür spricht insbesondere die früher beschriebene Entladungsreaktion beim Aussetzen der narkotischen Behandlung.

Als Erklärung der narkotischen Reaktionen und Heilwirkungen nimmt K ö n i g e r unspezifische Vorgänge, wie sie P f e i f f e r und I s s a e f f in ihren grundlegenden Versuchen als unspezifische Resistenzsteigerungen erkannt haben. Die Narkotika wirken auch in den üblichen kleinen Dosen nicht rein symptomatisch, sondern rufen Resistenzabschwächungen hervor, die aber gering und so wenig hervortretend sind, daß die vorübergehende Schädigung durch die unmittelbar nachfolgende Resistenzsteigerung zum Ausgleich gebracht wird. Auch eine nach K ö n i g e r anzunehmende Autoinokulation oder Vermehrung der Giftresorption wird durch die im Stadium der Resistenzsteigerung einsetzende Allgemeinreaktion völlig kompensiert und damit eine zeitlich begrenzte Besserung hervorgerufen. Also auch hier sehen wir mit Narkotizis ebenso wie mit Antipyretizis, neben der beruhigenden Wirkung auf die nervösen Apparate mit Temperatursenkung (symptomatische Wirkung) eine tiefere Wirkung auf die Resistenz des Organismus auftreten, die in einer anfänglichen Schwächung mit nachfolgender Resistenzsteigerung besteht. Die Vorgänge sind nach K ö n i g e r an sich unspezifischer Art und daher durch geringe Intensität und raschen Ablauf gekennzeichnete. K ö n i g e r hebt aber ausdrück-

lich hervor, daß, wenn die Reaktion auf der Höhe einer Infektionskrankheit erfolgt, so kann während der Phase der Resistenzabschwächung eine Zunahme der Autoinokulation entstehen, und
so eine Mischung mit spezifischer Infektionssteigerung in anaphylaktischen und Immunitätserscheinungen die Folge sein. Die
Versuche von R. Pfeiffer sind später erweitert worden, und
es wurde gezeigt, daß auch nach erfolgter Infektion eine künstliche Steigerung der natürlichen Widerstandsfähigkeit zu erzielen
ist. Die Erklärung dieser Wirkung durch die Leukozytose und
Phagozytose nach Hahn (Handbuch Kolle-Wassermann,
Bd. 1, 943) soll wegen der geringen Wirkung der Leukozyten und
der schweren Auslösbarkeit einer Leukozytose und wegen un-
günstiger Nebenwirkungen oft versagen. Jedenfalls waren praktische Erfolge mit dieser Methodik kaum erzielt worden.

Die in neuester Zeit verwendeten Eiweißkörper und ihre Abbauprodukte sind nach Königer in gleicher Weise wirksam;
auch hier erklärt der Ausdruck „Protoplasmaaktivierung" statt
des treffenderen „Allgemeinreaktion" nicht den Mechanismus der
Wirkung. Die Eiweißkörper wirken nicht unmittelbar aktivierend,
sondern wirken als Gift schädigend, und die allgemeine Leistungssteigerung folgt nur unter gewissen Umständen als Teilerscheinung der unspezifischen Allgemeinreaktion nach. Diese unspezifische Resistenzsteigerung ist keine Eigentümlichkeit der
Eiweißwirkung, sie kommt nach Arsen, Salvarsan, nach Adrenalin
und Hypophysin zustande. Auch die Reaktionen nach Narkotizis
und Antipyretizis gehören hierher. Durch Untersuchungen mit der
intermittierenden Methodik der Verabreichung wird die Zahl
der Mittel, die solche Resistenzbeeinflussung hervorrufen, nach
Königer rasch zunehmen. Der lebende Organismus vermag nach
Königer die verschiedenartigsten Einwirkungen in seinem Sinne
umzugestalten und nutzbar zu machen. Daher können wir mit
verschiedenen Mitteln sehr ähnliche Wirkungen hervorrufen. Der
Erfolg hängt weniger von der Art des Mittels, als von der Art und
der Zeit, in der wir das Mittel anwenden, ab. Dabei ist die individuelle und zeitliche Reaktionsfähigkeit des kranken Organismus
möglichst genau abzuschätzen.

Die Narkotika sind vor allen anderen Medikamenten zu
solchen Wirkungen geeignet, und die Feststellung, daß sie nicht
bloß symptomatisch, sondern auch auf das Wesen der Krankheit
einwirken, wird es ermöglichen, fehlerhafte Dosierungen, die aus

zeitlichen Unstimmigkeiten mit dem vorliegenden Körperzustand hervorgehen, zu vermeiden.

Die Frage nach dem Einfluß, den die Resistenzschwankung auf die nachfolgende Therapie ausübt, ist wichtig. Sie bewirkt die Abstumpfung der Wirkung mancher fortlaufender Behandlung und läßt uns Schlüsse auf die Wahl der Pausengröße zwischen den einzelnen Behandlungsmaßnahmen ziehen. Nicht nur die Stärke, sondern auch die Art der Wirkung wird durch die Pausengröße beeinflußt. Lebhafte Fieberreaktionen, die auf einer Mischung mit spezifischen Infektionssteigerungen oder anaphylaktischen Vorgängen beruhen, treten namentlich bei Anwendung der Mittel in größeren (3- und mehrtägigen) Pausen und beim Aussetzen einer kontinuierlichen Behandlung hervor, während die Anwendung der Mittel in kürzeren Pausen die resistenzsteigernde Wirkung hervortreten läßt. Diese hat eine Abschwächung der spezifischen Wirkungen und auch die gleiche Wirkung auf alle schädlichen Einwirkungen zur Folge. Die günstige Wirkung einer einmaligen Resistenzerhöhung geht dagegen in der Regel rasch völlig vorüber. Es ergeben sich also nach K ö n i g e r für die Behandlung mit unspezifischen Substanzen zwei Wege grundverschiedener Art. Die Behandlung in großen Pausen ruft bei jeder Resistenzbeeinflussung zuerst eine Resistenzabschwächung und gibt damit Gelegenheit zu Autoinokulationen und kräftigen Reaktionen. Es überwiegen daher die spezifischen Einwirkungen, während die flüchtigen unspezifischen Resistenzerhöhungen allein nur in besonders günstigen Krankheitsstadien eine nachhaltige Einwirkung erzielen können. 2. Die Behandlung in kürzeren Pausen bietet die Möglichkeit, eine Resistenzsteigerung einige Zeit zu unterhalten, ohne daß es zu Resistenzabschwächungen, Infektionssteigerungen und stärkeren Fieberreaktionen kommt. Es überwiegt also die unspezifische Beeinflussung. Da nun auch die spezifischen Heilmittel stets auch unspezifisch wirksame Komponenten enthalten, so kann auch bei diesen durch Änderung der Pausengröße das Kräfteverhältnis zwischen der zuerst einsetzenden unspezifischen und der nachfolgenden spezifischen Wirkung wesentlich verschoben werden.

Auf dem Kongresse für innere Medizin 1920, referierte H. K ö n i g e r (Kongreßbericht, p. 55) über: „Zur unspezifischen Behandlung der Infektionskrankheiten", „Über die Änderungen der Resistenzschwankungen des Organismus und ihre Bedeutung", „Über die Bedeutung der Resistenzschwankungen des Organismus für die therapeutische Methodik". Die Wirkung der unspezifischen Mittel beim Gesunden ist stets unspezifisch, bei dem Kranken kann sie auch auf spezifische Vorgänge übergreifen und Auto-inokulation und Antikörperbildung begünstigen. Der rasche zyklische Ablauf der unspezifischen Wirkung ist das Charakteristische. Die Stärke und Art der unspezifischen Resistenzbeeinflussung hängt nicht nur von der Art und Dosis des Mittels und von der individuellen (konstitutionellen) Giftempfindlichkeit und Reaktionsfähigkeit, sondern auch von der zurzeit bestehenden Resistenz des Organismus ab, die das Ergebnis vorausgegangener, normaler und künstlicher Schwankungen ist. Die Therapie wirkt nicht nur auf die Resistenz, sondern die Resistenz wirkt auch auf die Therapie. Die Pausengröße ist also auch bei der unspezifischen Behandlung von großem Einfluß, nicht bloß bei der spezifischen Immunisierung. Während der meist kurzen Abschwächung der Resistenz bei Tuberkulösen durch Antipyretika besteht eine erhöhte Empfindlichkeit gegenüber therapeutischen Einwirkungen. Mit dem Beginn der Reaktion setzt eine refraktäre Phase ein, in welcher die Beeinflußbarkeit der Resistenz hochgradig herabgesetzt ist. Erst danach, vom 2. und 3. Tage, folgt die eigentlich positive Phase, in der die erzielte Steigerung der Resistenz eventuell noch durch neue Einwirkungen erhöht und verlängert werden kann. Damit stimmen auch die Literaturangaben und die mit anderen Mitteln gewonnenen Erfahrungen überein. Die günstigste Pausengröße dürfte etwa 24 Stunden sein. Bei am selben Tage wiederholter Behandlung wird dagegen die Wirkung stark abgeschwächt, um erst nach dem Aussetzen des Mittels gelegentlich deutlich hervorzutreten.

Die Tatsache, daß der Organismus im Resistenzstadium eine erhöhte Widerstandsfähigkeit gegen die verschiedensten Einwirkungen besitzt, läßt sich aber noch in anderer Richtung fruchtbringend für die Therapie ausnützen. So können wir eine Resistenzsteigerung zur Vorbehandlung verwerten, um starke Dosen anderer unspezifischer oder auch chemotherapeutischer Mittel ohne Nachteile zur Anwendung zu bringen. Hier bildet sich nach K ö n i g e r endlich eine feste Grundlage für eine künftige Anwendung kontinuierlicher Behandlung. Selbstverständlich wirken spontane Resistenzschwankungen durch Tageszeit, Übung, Ermüdung mit, so daß der Einblick in die vielfachen pathologischen Schwankungen erschwert wird. Die unmittelbare therapeutische Verwertbarkeit

der unspezifischen Resistenzsteigerungen ist aber naturgemäß eine
begrenzte, und zwar schon deswegen, weil die Therapie unzweifel-
haft zuerst eine Schädigung verursacht, die beim Kranken nicht
immer die gewünschte Reaktion auslösen kann. Im Abklingen und
im Anfangsstadium einer Erkrankung werden solche Behandlungsmaßnahmen vor allem zu günstigen Resultaten führen. Alle sogenannten kupierenden Wirkungen sind nach Königer auf
Resistenzsteigerungen zurückzuführen und ein systematischer
Ausbau dieser Methoden ist dringend notwendig. Die spontanen
und künstlichen, auf verschiedene Weise so leicht auszulösenden
Schwankungen der unspezifischen Resistenz sind alltägliche Vorgänge, daher kommt ihnen eine große Bedeutung für die Behandlung von Infektionskrankheiten zu. Auch schlechte Verträglich-
keitszustände als Folgen einer vermeintlichen symptomatischen
Behandlung werden sich als tiefere Einwirkungen auf die Resistenz
herausstellen.

In einem Vortrag von H. Königer am Kongresse für innere
Medizin 1921 erklärte er die Wirkungen der intermittierenden
Therapie, insbesondere die Spätwirkungen durch einen schwächen-
den Einfluß der Mittel auf die unspezifische Resistenz. Bei häufigerer
Darreichung der Mittel in kürzeren Pausen tritt dieser schwächende
Einfluß auf die Resistenz weniger hervor. Als Erklärung hiefür
nimmt Königer an, daß jede Resistenzschwächung bei erhaltener
Reaktionsfähigkeit eine kurzdauernde Resistenzsteigerung zur
Folge hat. Wenn die nachfolgende Behandlung in die Phase der
künstlichen Resistenzsteigerung fällt, so wird nicht nur die Wirkung
des Mittels, sondern auch die infektionssteigernde Allgemeinwirkung wegfallen oder gemildert, und es kann daher bei fortlaufender Behandlung in geeigneten kleinen bis mittelgroßen
Pausen gelingen, spezifische Wirkungen zu vermeiden. Die
gleiche Erhöhung der Widerstandsfähigkeit findet er nach allen
möglichen therapeutischen Einwirkungen spezifischer und unspezifischer Natur; so läßt es sich an den Temperaturkurven von
Tuberkulösen in dem abschwächenden Einfluß der kleinen Pausen
durch die Wirkung eines Narkotikums, einer Kaltwasserbehandlung
und einer Tuberkulininjektion zeigen. Die unspezifische Resistenzsteigerung läßt sich nach ihm auch zur Behandlung, insbesondere
bei Infektionskrankheiten verwenden und ist eigentlich als das
Ziel der unspezifischen Behandlung zu betrachten. Betonenswert ist
die Äußerung, daß die Verwendung eines unspezifischen Mittels

nach König e r keineswegs gleichbedeutend ist mit unspezifischer Behandlung. Jedes Mittel kann bei Infektionskranken sowohl spezifische wie unspezifische Wirkungen auslösen. Es hängt von der Art der Verwendung ab. Bei rein unspezifischer Behandlung ist jede stärkere Schwächung der Resistenz zu unterlassen, daher keine zu großen Dosen der Mittel. Die Dosis muß vielmehr den gesamten Bedingungen angepaßt werden. Dieselben sind nach König e r durch den Grad der Reaktionsfähigkeit und Widerstandsfähigkeit des Individuums bedingt. Besonders wichtig ist nach König e r die künstliche Veränderung der Reaktionsfähigkeit durch den Einfluß der Pausengröße. Durch geeignete Vorbehandlung in richtigen Pausen können wir Bedingungen schaffen, um steigende Dosen wirksamer Mittel ohne Schaden zur Anwendung zu bringen und die Resistenzerhöhung einige Zeit zu unterhalten. Eine unspezifische Behandlung ist nur in kurzen Pausen durchführbar. Nur so ist eine kontinuierliche Anregung und Tonussteigerung des Organismus zu erreichen. In größeren Intervallen ruft nach König e r jede Behandlung periodische Resistenzschwächungen hervor, die bei Infektionskranken spezifische Autoinokulationen nach sich ziehen. Die Unabhängigkeit der Behandlung von der Art des Infektionserregers, der Umstand, daß sie örtlich und allgemein und auch im Frühstadium der Infekte anwendbar ist, bevor noch eine spezielle Diagnose möglich ist, bedingt es, daß sie eine universelle, kausale Behandlung Infektionskranker darstellt, indem sie die Reserven des Körpers mobilisiert.

In einem weiteren Artikel „Grundsätzliches zur Dosierung und Bestimmung der Pausen in der Therapie" in dem Jahreskurse für ärztliche Fortbildung, 12. Jahrg., August 1921, H. 8, bringt der Autor eine Zusammenstellung, aus der einige hier fehlende Äußerungen über dieses Thema hinzugefügt werden mögen. Die individuellen Verschiedenheiten und die zeitliche Veränderung der Reizbarkeit des kranken Menschen bedingen Schwierigkeiten der Dosierung der Reizmittel. Abweichungen von der Durchschnittsempfindlichkeit kommen vor. Auch das von B i e r hervorgehobene Arndt-Schultzesche Gesetz, welches besagt, daß nur schwache und mittelstarke Reize die Lebenstätigkeit anregen, starke Reize sie hemmen, noch stärkere sie aufheben, genügt nicht, solange die Reizbarkeit des Heilobjektes nach König e r sich fortwährend ändert. Die Reaktionsänderung ist einerseits durch Krankheitsvorgänge bedingt, die große Empfindlichkeit der Infektionskrankheiten gegenüber spezifischen Mitteln ist ja bekannt, in gleicher Weise wirken auch unspezifische Mittel steigernd auf die Reizbarkeit. Die Größendifferenz zwischen den nötigen Dosen der unspezifischen Mittel und der spezifischen Mittel besteht zu Recht, doch wird die absolute Größe der minimalen Reizdosen unspezifischer Mittel nach K ö n i g e r weit überschätzt. Von diesem Standpunkt ist die Schwellenreiztherapie Z i m m e r s entsprechend. Aus dieser örtlich bedingten Erhöhung der Empfindlichkeit heraus findet sich oft gegen neue Schädigungen eine Verminderung der Allgemeinresistenz, die dem Arzt durch subjektives Schwächegefühl, subjektiv und objektiv feststellbare Erschlaffung, Verschlechterung des Aussehens, Beschleunigung des Pulses, auffälligen Abfall und Labilität der Temperatur deutlich wird und die nach K ö n i g e r als ernstes Zeichen allgemeiner Resistenzschwächung gelten soll, die jede eingreifende Therapie verhindert.

Die Krankheit also allein mit ihrer Diagnose ist nicht imstande, uns hier weiterzuhelfen, es müssen die einzelnen Stadien und eine Reihe von Momenten herangezogen werden. In diesem Sinne ist die praktische Erprobung der Dosis nach Z i m m e r wohl zu empfehlen, wenn auch ihr Resultat zweifelhaft ist. Von den Zuständen, die hier eine Rolle spielen, erwähnt K ö n i g e r die Erkrankungen der innersekretorischen Drüsen und Störungen im Tonus des vegetativen Nervensystems. Hier führt K ö n i g e r die erhöhte Empfindlichkeit gegen Jod, Atropin und Adrenalin bei Thyreotoxikosen und anderen krankhaften Erregungszuständen des Sympathikus an.

Individuelle (konstitutionelle) Einflüsse auf die Reaktionsfähigkeit und Reaktionsbreite sind nicht imstande, uns zu einer Resignation zu zwingen; denn nach K ö n i g e r sind die echten Idiosynkrasien relativ selten und nur gegen einige Substanzen gerichtet. Die allgemeine konstitutionelle Widerstandsfähigkeit gegen Gifte und Schädigungen läßt sich nach dem Gesamteindruck der Person und auch nach der Vorgeschichte immerhin einigermaßen abschätzen. Es ist aber das Zusammenspielen der wichtigsten Körperfunktionen, das Maß der körperlichen Leistungsfähigkeit und der Ermüdbarkeit hier den Folgerungen zugrunde zu legen. Auch die von der neuen Konstitutionsforschung hervorgehobene Reihe von Konstitutionstypen mit bestimmter Eigenart werden nach ihrer schärferen Umgrenzung dem Therapeuten Grundlagen für die Abschätzung der Dosen geben können.

23*

Die zeitliche Schwankung der Resistenz ist hier auch in Anschlag zu bringen. Der variable physiologische Zustand, dessen Bedeutung für Reiz und Reaktion F r i t z K r a u s in der Deutschen med. Wochenschr., 1920, Nr. 36, besonders hervorgehoben hat, wird hier zu beachten sein. In den Morgenstunden ist der Mensch durchwegs widerstandsfähiger, er reagiert langsamer und milder als nachmittags und abends. Auf der Höhe der Verdauung ist die Empfindlichkeit gegen Reize und Schädigungen gesteigert. Auch die Stoffwechselprodukte nach F r e u n d und G o t t l i e b sind imstande, die Empfindlichkeit des Organismus für Gifte zu erhöhen. Maßvolle Bewegung wirkt günstig, anhaltende Ruhe erschlaffend. Daneben werden die Einwirkungen der Umwelt, erschlaffende Temperatur, Druck- und Feuchtigkeitsverhältnisse der Luft, unzweckmäßige Bekleidung usw. eine Rolle spielen. Beim Kranken sind ähnliche Schwankungen der Resistenz nachzuweisen. Die Verwendung der Morgenstunden für therapeutische Eingriffe ist hier besonders hervorzuheben; mit Ausnahme des seltenen Typus inversus des tuberkulösen Fiebers sind dadurch stärkere Schwankungen der Reaktions- und Widerstandsfähigkeit zum Teile zu vermeiden. K ö n i g e r weist darauf hin, daß er nach seinen Erfahrungen mit den Tuberkulininjektionen und Vakzineinjektionen in den frühen Morgenstunden die in früheren Jahren oft beobachteten, unmotivierten Schwankungen der Reaktionsempfindlichkeit nicht mehr beobachten kann.

Die Änderung des Reaktionszustandes durch die Behandlung und der Einfluß der Pausengröße auf die Wirkung ist das wichtigste. Die Reaktionsart des Kranken ist der eigentliche Angriffspunkt der Krankenbehandlung, und das wichtigste Ziel der Behandlung ist die Beeinflussung der Reaktion, ihre qualitative und quantitative Änderung. K ö n i g e r hebt hervor, daß er unter kontinuierlicher Behandlung nicht die fortlaufende Anwendung eines Heilmittels, sondern die fortlaufende Unterhaltung einer bestimmten Heilwirkung, und unter intermittierender Therapie das regelmäßige Abklingenlassen der Wirkung vor neuer Reaktionsbeeinflussung bezeichnet. Für die spezifische Behandlung ist die spezifische Änderung der Reaktion gegen einzelne Mikroorganismenarten am besten erforscht. Es sind da die Einhaltung mittelgroßer — 3—7tägiger Pausen — und eine rasche Steigerung der Dosis notwendig, um den Zustand der Überempfindlichkeit, wo schon kleine Dosen gefährliche Wirkungen machen, zu vermeiden. Auch die spezifische Be-

handlung bedarf einer systematischen Ausnützung der künstlichen
Reaktionsänderungen. Dasselbe trifft auch für die Mehrzahl derjenigen chemotherapeutischen Mittel zu, deren Wirkung man bisher
als unmittelbar ätiotrop auffaßte und daher als spezifisch bezeichnet
hat. Gegenüber der Wirkung der spezifischen Mittel ist bei den unspezifischen Mitteln hervorzuheben, daß die unspezifische Resistenz
rasch geändert werden kann, auch in ihr Gegenteil umgewandelt
werden kann. Er weist auf seine Untersuchungen mit den Antipyretizis hin sowie darauf, daß durch Morphiumderivate, sowie
durch Massage größerer Körperteile, und nach einfachen hydrotherapeutischen Maßnahmen ähnliche, rasch vorübergehende künstliche Resistenzsteigerungen ausgelöst werden. Sie wirken daher
in kleineren Pausen milder als bei seltener Anwendung. Er erinnert
an die günstige Wirkung von täglich wiederholten Kaltwaschungen bei fiebernden Lungenkranken, und stellt diesem Vorgang
die in großen Pausen wiederholte Prozedur gegenüber, die
Reaktionssteigerungen hervorrufen kann. Auch die Proteinkörper
wirken bei der parenteralen Einverleibung in gleichem Sinne. Die
Wirkung einer einmaligen Eiweißinjektion ist bereits nach
K ö n i g e r schwer zu deuten. Eine mehrmalige Anwendung der
Eiweißinjektionen kann nur bei genauer Berücksichtigung der
Pausen und der durch dieselben gegebenen Reaktionsbeeinflussung
gemacht werden. Die unspezifischen Reaktionsänderungen richten
sich nach K ö n i g e r nun nicht nur gegen das gleiche Mittel,
sondern auch gegen andere Mittel. Es liegt also nicht eine Gewöhnung an einen bestimmten Reiz vor. Des weiteren hebt
K ö n i g e r hervor, daß auch die spezifischen Mittel unspezifisch
wirksame Substanzen enthalten und damit zunächst ebenfalls eine
unspezifische Reaktionsänderung hervorrufen, die durch Wiederholung der Injektion in kleinen Pausen sogar das Übergewicht
über die spezifische Wirkung gewinnen kann. Auch bei der antiparasitären Chemotherapie sind solche Wirkungen auf die Reaktionsänderung des Organismus anzunehmen, und wir werden
auch hier auf solche Reaktionsänderungen, nicht bloß auf Änderungen der Bakterien (Arzneifestigkeit, Serofestigkeit, Chemoflexion), Änderungen in der Wirkung beziehen können. Des
weiteren will K ö n i g e r aus der verschiedenen Form der Wirkung bei einzelnen Medikamenten, aus dem Wechsel der Pausengröße, in welcher gerade bei ihnen die günstige Wirkung sich
zeigt, Schlüsse auf die Art der Heilwirkung, ob spezifisch oder

unspezifisch, machen. Sogar für örtliche Behandlungsmaßnahmen soll das zutreffen. Wenn die B i e r sche lokale Hyperämiebehandlung in kurzen Pausen die besten Erfolge zeitigt, dann ist ihre Wirkung als überwiegend unspezifisch im Sinne einer fortlaufenden Widerstandserhöhung zu deuten.

In einer weiteren Veröffentlichung in der Deutschen med. Wochenschr., 1922, Nr. 50, „Die Reizbarkeitsänderung in der Krankenbehandlung", sind einzelne Punkte, die hier von Bedeutung sind, hervorzuheben. Die Erhöhung der Widerstandsfähigkeit bei Infektionskrankheiten kommt nach K ö n i g e r ohne Mitwirkung spezifischer Immunitätsvorgänge zustande, da sie zu rasch entsteht und außerdem auch bei infektionsfreien Kranken festzustellen ist. Die Wirkung besteht darin, daß sie den Organismus gegen die bereits in ihm vorhandenen pathogenen Schädlichkeiten festigt. Durch die Fortführung des unspezifischen Reizbarkeitszustandes kann die Resistenzsteigerung kontinuierlich werden, und sie führt beim Infektionskranken nach K ö n i g e r zu einer Durchbrechung seiner spezifischen Allergie. Der Kranke wird dann auf unspezifischem Wege antianaphylaktisch. Klinisch erkennt man das nach K ö n i g e r daran, daß die Krankheitsvorgänge ohne irgendein Zeichen von Aufflackern von Infektionssteigerung oder Immunitätsreaktionen gedämpft und gemildert werden und ziemlich gleichmäßig lytisch abklingen. Dieser Heilverlauf tritt allerdings nur unter der Voraussetzung ein, daß die resistenzsteigernde Behandlung wenigstens bis nach der Entfieberung fortgesetzt werden kann. Nach K ö n i g e r ist der Zustand der Resistenzerhöhung daran erkennbar, daß selbst narkotisierende oder schwächende Mittel in den üblichen Dosen anregend, tonisierend wirken.

Zum Unterschied von der spezifischen Allergie führt K ö n i g e r hier einen neuen Begriff der speziellen „Heilmittelallergie" ein. Diese soll auch nach kristalloiden Stoffen auftreten, in stärkerem Grade allerdings gewöhnlich erst nach häufig wiederholter Anwendung. Daneben gibt es die spezifische und unspezifische Allergie. Bei chronischen Infektionen kann nach den Erfahrungen an Tuberkulösen und Syphilitischen eine lang fortgeführte unspezifische Behandlung die Einleitung von Heilungsvorgängen anregen. Doch bleibt gerade im Bereich der chronischen und der subakuten Infektionen auch ein großes Indikationsgebiet für die künstliche Erzeugung spezifischer Reizbarkeitsänderungen übrig. Weiters wäre hervorzuheben, daß nach K ö n i g e r auch

die Reaktionsänderungen, welche der Organismus durch ein Heilmittel gegenüber einem anderen erfährt, auf unspezifische Erregbarkeitsänderungen zurückzuführen sind. Die therapeutischen
Änderungen des Körperzustandes sind nach K ö n i g e r eine
wichtige Gruppe der adaptativen Zustandsänderungen im Sinne
von F r i e d r i c h K r a u s (Deutsche med. Wochenschr., 1920,
Nr. 36). Bei dem Vorgang der Anpassung wird die Grundstellung
der Reizbarkeit in größerer Breite verändert, so daß der Körper
nun auch auf manche andere Reize anders reagiert. Es wird also
der Erfolg der Therapie nicht durch die Reizung oder gar durch
die Reizkörper bestimmt, sondern die Art der Zustandsänderung ist
das wichtige, die Zustandsänderung, die wir erzeugen und auf der
wir die nachfolgende Behandlung aufbauen. Daher würden die
Bezeichnungen „allogisierende“ oder „umstimmende Behandlung“
zweckmäßiger erscheinen als die Worte „Reizbehandlung“ oder
„Reizkörperbehandlung“.

Wir finden in diesen Ausführungen K ö n i g e r s zwei Begriffe:
Reaktionsänderung und Körperresistenz immer wiederkehren und
miteinander verbunden werden, obzwar der Inhalt der Begriffe
vom Autor mangels genauerer Grundlagen für ihre Definition und
Erklärung gegeneinander nicht abgegrenzt werden kann. Während
der Begriff der Immunisierung trotz seiner Komplexheit und Unklarheit uns wohl geläufig ist, sind die Begriffe der Reaktionsänderung sowie der Begriff der Körperresistenz neuere Begriffe,
hinter denen wir ein vielfaches Geschehen vermuten müssen. Aus
allen meinen früheren Ausführungen wird es dem Leser klar
werden, daß der Begriff Resistenzänderung ein zweifacher in
qualitativer Hinsicht ist. Es kann die Resistenzvermehrung erreicht
werden, indem der Körper refraktär wird, oder indem durch
günstige Reaktionen eine prompte Unschädlichmachung der wirksamen Noxe oder auch des Reizes ausgelöst wird. Ich möchte auf
die vorigen Ausführungen verweisen, in denen gewisse Befunde
für solche Wirkungen bei Infektionskrankheiten in diesem Sinne
verwendet worden sind. Ich habe in früheren Ausführungen, wie
mir scheint, den Beweis erbracht, daß beide Folgeerscheinungen,
beide Formen der Resistenz bei Infektionskrankheiten nach
parenteraler Einverleibung von Proteinkörpern auftreten können.
Ich möchte in meinen früheren Ausführungen die Beibringung von
Hinweisen — noch nicht von Beweisen — sehen, die einerseits die
Grundlage für eine ergotrope Therapie, welcher Name mir mit

v. G r ö e r am zweckmäßigsten erscheint, einigermaßen gestützt und anderseits erweitert haben.

Das nur im kranken Organismus wirksame Moment, das sich hier zwischen das Agens — was immer für ein Agens: Medikament, physikalischer Eingriff oder Proteinkörperreiz — einschiebt, ist der veränderte Zustand des Organismus infolge der Erkrankung. Dieser im obigen zu umschreiben versuchte Zustand der Sensibilisierung, der allerdings für pathologische Verhältnisse nicht so gekennzeichnet erscheint wie bei der experimentellen Eiweißkörperwirkung, ist neben der Herderkrankung der Hauptgegenstand, auf den sich die Eiweißkörperwirkung und auch die medikamentöse Einwirkung erstreckt. Weiters möchte ich hier darauf hinweisen, daß ich in weiter oben stehenden Ausführungen den verschiedenen Einfluß von wiederholten Eiweißdosen auf den Stoffwechsel und auf gewisse Organveränderungen (Leber) wahrscheinlich gemacht habe. Die Schlußfolgerung aus diesen Wirkungen wollen wir auf später verschieben.

Ich glaube, daß meine Ausführungen imstande sind, die auf Temperaturschwankungen und subjektiven Empfindungen aufgebauten Schlußfolgerungen K ö n i g e r s einigermaßen durch Beibringung andersartigen Materials zu stützen und zu erweitern. Es muß allerdings hier die Einschränkung gemacht werden, daß nicht direkte medikamentöse Wirkungen auf die Lokalprozesse bei Infektionskrankheiten wahrscheinlich erscheinen, sondern daß es sich hier bei der Wirkung auf Lokalprozesse, insbesondere nach den Forschungen von S t a h l, um vorwiegend nervöse Einwirkungen auf die Lokalerkrankung handelt, die allerdings in der Gewebsveränderung der „Sensibilisierung" der Krankheitsherde ihre mitbestimmende Ursache hat. Auf die Interferenz dieser Momente könnte man die von K ö n i g e r hervorgehobene Tatsache, daß starke Reize schwächere Wirkungen haben können als schwächere, zurückführen und den Gegensatz — entsprechend dem A r n d t - S c h u l t z e schen Gesetz — erklären. Wir werden dann in den s c h w ä c h e r e n W i r k u n g e n d e r g r o ß e n D o s e n keinen Anhaltspunkt dafür sehen, daß etwa schon schädigende Dosen gegeben worden sind.

Sicher ist, daß die intermittierende Methode nach K ö n i g e r uns ein klareres Bild von der Reaktionsfähigkeit und Resistenz des Organismus geben kann, und daß die Forschungen von K ö n i g e r grundlegend und richtunggebend wirken. In der Frage der unspezifischen Resistenzerhöhung wird aber einiges zu beachten sein. Der Vorgang selbst soll, wie aus den Versuchen von K ö n i g e r mit Narkotizis hervorgeht — chronisch-latenter Reizzustand —, ein aktiver sein, indem hiebei durch Reizwirkung eine Veränderung im Körper, und an Organen eine Umstimmung des Sensibilisierungsvorganges hervorgerufen wird, daher auch die Reaktion bei Unterbrechung der Wirkung. Ich möchte glauben, daß dieser chronisch - latente Reizzustand nichts anderes darstellt als den Sensibilisierungsvorgang und daß diese veränderte Reizwirkung durch diese Bedingung der Krankheit sowie durch die Wirkung auf die Herderkrankung gegeben ist. Der labile nervöse Zustand bedingt die Reaktionsart. Die französische Bezeichnung als Desensibilisierungsvorgang dürfte hier am ehesten entsprechen. Auch am normalen Individuum ist der Zustand der unspezifischen Resistenzvermehrung mit gewissen Tonusschwankungen zwischen sympathischem und autonomem Nervensystem einhergehend. Am kranken Individuum wird dieser Prozeß durch das sensibilisierte Gewebe unterhalten und weiter hingezogen.

Zum Unterschied gegenüber den Einwirkungen, die durch die spezielle Resistenzschwankung K ö n i g e r s durch Kristalloide bewirkt wird, müssen wir bei den Wirkungen der Eiweißkörper, sowohl bei den unspezifischen als auch bei den spezifischen viel weitergehende Wirkungen durch ihre physikalischen und chemischen Eigenschaften im Körper annehmen. Hier wirken nicht nur nervöse Einwirkungen, sondern auch qualitativ und quantitativ verschiedene ein. Die Eiweißkörper wirken indirekt, in späteren Stadien der Einwirkung vorwiegend durch ihre Spaltprodukte und ihren Einfluß auf die Körpergewebe im Organismus. Wenn auch durch spezielle Resistenzschwankungen eine Art Vorgang der Desensibilisierung ausgelöst werden kann, so ist damit nicht gesagt, daß der speziellen Resistenzschwankung ein gleicher Mechanismus wie der spezifischen und unspezifischen Resistenzschwankung zugrunde liegt.

Wenn K ö n i g e r schließt, daß alle kupierenden Wirkungen auf Resistenzsteigerung zurückzuführen sind, so wird hier nur das Refraktärstadium berücksichtigt. Daneben gibt es noch Wirkungen, die durch eine promptere und schnellere Antikörperbildung hervorgerufen werden und für die ich in den oben beschriebenen Agglutinationssteigerungen gewisse Hinweise sehen möchte, also Reaktionssteigerungen.

Die rein unspezifische Resistenzschwankung ist nach König er nicht als Gewöhnung aufzufassen. Sie gilt nicht nur gegen das gleiche auslösende Mittel, sondern auch gegen andere Mittel. Darauf ist nun zu erwidern, daß wir sowohl bei der unspezifischen Resistenzschwankung der Albumosenwirkung als auch bei der spezifischen Resistenzsteigerung im Refraktärstadium durch Typhin gesehen haben, daß anderweitige Einwirkungen, andersartige Infektionen, eine prompte Reaktion des Körpers auslösen. Bis zur Beibringung weiterer Daten werden wir die Besprechung dieser interessanten Erscheinung vertagen müssen. Dasselbe gilt auch für die von König er gefundene Tatsache, daß die unspezifische Resistenzsteigerung ohne Einwirkung auf den spezifischen Immunitätsvorgang einhergeht. Wenn wir diese Erscheinung der Unabhängigkeit der beiden Vorgänge mit der prompten Störung eines immunisierenden Prozesses durch einen anderen (siehe Konkurrenz der Antigene) vergleichen, so kommen wir unwillkürlich auf den Gedanken, daß es sich hier bei der unspezifischen Resistenzsteigerung um einen sich vorwiegend am Nervensystem abspielenden Vorgang handelt, während die wirkliche Auslösung von Immunitätserscheinungen an anderer Stelle erfolgt und daher unbeeinflußt bleibt.

Für praktische Zwecke äußerst wichtig ist die Folgerung König ers, daß bei der unspezifischen Behandlung jede stärkere Schwächung der Resistenz zu unterlassen ist. Insbesondere zu große Dosen können den Vorgang in ungünstigem Sinne beeinflussen. Wir werden daraus wohl den Schluß ziehen, daß wir Vorgänge, wie sie durch intravenöse Injektion von Proteinen hervorgerufen werden, möglichst vermeiden.

In den Ausführungen König ers kehrt immer der Gedanke wieder, daß die Pausengröße und nicht die Art des Mittels das Entscheidende für die Therapie ist. Auch die Größe der Dosis wird auffallend vernachlässigt. Diesbezüglich ist es aber notwendig, einige Erwägungen anzustellen. Der von König er eingeschlagene Vorgang, aus der Pausengröße, in welcher die Behandlung sich erweislich am besten bewährt, mit großer Wahrscheinlichkeit das wirksame Prinzip, ob spezifische oder unspezifische Resistenzänderungen vorliegen, zu erschließen, ist anzuzweifeln. Es ist für das Verständnis des Mechanismus nichts gewonnen, wenn wir z. B. erfahren, daß die lokale Hyperämiebehandlung B i e r s, weil sie in kurzen Pausen die besten Erfolge zeitigt, als unspezifische Wirkung im Sinne einer fortlaufenden Widerstandserhöhung angesehen werden muß. Das innere Geschehen des Vorganges wird uns damit nicht klarer. Auch für andere Schlüsse in der gleichen Weise läßt sich dasselbe folgern. Ja, für einige Bemerkungen K ö n i g e r s, der aus der veränderten Jodwirkung bei intermittierender Behandlung mit kleinen Dosen schließen will, daß die Pausen das Maßgebende sind, läßt sich nach einer Reihe von Befunden direkt der Beweis ziehen, daß hier nicht die Pausen, sondern die Größe der Dosis das Maßgebende ist. So hat sich gezeigt, daß wir in gleicher Weise die Jodwirkung auf die Struma durch kontinuierliche Verabreichung von jodhaltigem Kochsalz erzielen können und auch am Basedow wurde mit ganz kleinen regelmäßigen Joddosen der gleiche Effekt erzielt wie mit intermittierender Behandlung. Es ist also die Größe der Dosis mindestens von gleicher Bedeutung für eine Reihe von Vorgängen. Aus den Erfahrungen mit physikalischer Therapie, Elektrisierung und Massage, die ja bei Struma und Basedow bei geringer Ausbildung der krankhaften Veränderung auch Erfolge erzielen, ließe sich der Schluß auf desensibilisierende Wirkung ziehen. Diese Wirkung von kleinen Reizdosen von Jod ist gegenüber der alleinigen Wirkung großer Joddosen bei Lues. insbesondere bei luetischem Leberfieber, jedenfalls hervorhebenswert. Für eine Ableitung allgemeiner Gesetze erscheint der gegenwärtige Zeitpunkt noch nicht günstig, da noch nicht genug Material an Beobachtungen vorliegt.

Zusammenfassende Darstellung der Wirkung der Proteintherapie. B. Praktischer Teil.

Versuch einer Zusammenfassung ergotroper Maßnahmen.

Wenn wir nun versuchen, die verschiedenen besprochenen therapeutischen Maßnahmen, die auf dem Umweg über den Organismus Heilwirkungen auslösen, zusammenzustellen, wobei wir von solchen direkten ätiologischen und symptomatischen Maßnahmen absehen und auf eventuell in diesem Sinne wirksame Teilfaktoren der Wirkungen nur insoweit als sie zur Charakterisierung im Zusammenhang mit der Einwirkung auf den Organismus zu berücksichtigen sind, eingehen, so kommen wir zur folgenden Darstellung.

Der Wirkungsmechanismus der einzelnen Maßnahmen ist ein wesentlich verschiedener, doch lassen sich an demselben gewisse

Typen unterscheiden. So wirken die Agenzien der physikalischen Therapie (Massage und Bäder), gewisse Medikamente (Antipyretika und Narkotika) sowie gewisse subkutane Injektionen (Terpentin — reflektorisch) vorwiegend auf dem Nervenwege und durch Beeinflussung nervöser Mechanismen — Reizwirkung oder Ausschaltung einer solchen auf den Körper. Bei gewissen Medikamenten (Chinin und Antipyrin), Quarzlichtbestrahlungen (Rachitis) ist neben der Nervenwirkung eine direkte (periphere?) Stoffwechselwirkung bis zu einem gewissen Grade anzunehmen. Die Eiweißkörper bei parenteraler Zufuhr und auch die Röntgenstrahlen wirken auf diese beiden Faktoren und außerdem noch durch einen gewissen Mechanismus, durch einen länger dauernden Vorgang, durch Organwirkungen und sekundäre, humorale Einflüsse in dem Ausmaße, daß wir einen veränderten Körperzustand, eine veränderte Zelltätigkeit, die kurz, wenn auch nicht erschöpfend, als Sensibilisierung bezeichnet werden soll, annehmen müssen. Wenn wir durch diese verschiedenen Wirkungsmechanismen eine Heilwirkung eintreten sehen, so wird es klar sein, daß an dem Zustandekommen der Wirkung der abnorme Körperzustand, der durch den pathologischen Prozeß im Körper bedingt ist, im reichlichsten Maße Schuld trägt. Diese Veränderung im Körper unter pathologischen Bedingungen bildet auch durch ihre quantitativ verschiedene Ausbildung die Grundlage für verschiedene auch wieder quantitativ schwankende therapeutische Einwirkungen der verschiedenen Maßnahmen. In dem Sinne, daß der nervöse Mechanismus eine große Rolle spielt, spricht hier die von K ö n i g e r festgestellte Tatsache, daß auch der Vorgang der Herabsetzung der Empfindlichkeit durch Narkotika offenbar durch den späteren Eintritt des vorher bestandenen Reizungszustandes als Reizmoment wirken kann. Es ist wohl klar, daß die vorstehende Aufzählung der Wirkungsweise sehr summarisch ist; es werden nur gewisse Typen aufgestellt. Wie kompliziert die Verhältnisse sind, mag aus der Wirkung der Thermotherapie hervorgehen, wo S t ü c k g o l d (M. Kl., 1922, 1463) nach 10 Minuten bei guter Reaktion im Hitzelichtkasten Beschleunigung der Erythrozytensenkung, vermehrten Fibrinogengehalt und L a c q u e u r (Praxis d. physik. Therapie, 1922) Steigerung der phagozytären und agglutinierenden Fähigkeiten des Blutes fanden.

In erster Linie kommt es zu einer Auslösung eines abortiven Verlaufes bei Infektionskrankheiten, den v. G r ö e r zuerst beschrieben hat. Dieser Vorgang, der in einem refraktären Zustand des Organismus gegenüber dem Vergiftungsmoment, das der betreffenden Infektionskrankheit zugrunde liegt, besteht, hat in einer Veränderung, die der labile Zustand der Sensibilisierung durch einen starken Reiz erfährt, vor allem seine Grundlage. Von den zwei körperlichen Momenten, die im pathologischen Individuum vorhanden sind, der Herderkrankung und der Körperveränderung, die der Sensibilisierung entspricht, werden beide beeinflußt, doch ist der Einfluß auf den Sensibilisierungsprozeß und damit auf die Zelle selbst der maßgebende. Durch den Vorgang der Sensibilisierung bedingt, kann auch ein unspezifischer Reiz spezifisch wirken. Eigentliche Shockwirkungen sind nicht notwendig, hingegen sind Allgemeinreaktionen zur Auslösung Bedingung. Indirekte ätiologische Momente, etwa antibakterielle, sind nach Weichardt anzunehmen. Antitoxische Faktoren wären noch zu erweisen. Im Beginn kann eine allgemeine Resistenzänderung bestehen im Sinne der Herabsetzung gegenüber allen Reizen. Sie geht aber sehr schnell in den spezifischen Refraktärzustand über. An der Herderkrankung zeigt sich nur bei der spezifischen Methodik eine Einwirkung und eine Heilwirkung des Eingriffes. Es handelt sich also um einen passiven Körperzustand, ein Unempfindlichwerden des Körpers gegenüber spezifischen Einflüssen durch eine schnelle Desensibilisierung. Wirksame Mittel zu diesem Behufe sind parenteral eingeführte Eiweißkörper, und zwar bei intravenöser und intramuskulärer Verabreichung, und gewisse, den Stoffwechsel beeinflussende Medikamente, wie Chinin, bei gleichfalls intramuskulärer und intravenöser Verabreichung (siehe Pneumonietherapie Aufrechts).

In zweiter Linie können wir gleichfalls unter den Bedingungen, die der pathologische Zustand im Körper setzt, einen günstigen Einfluß auch bei Infektionskrankheiten in dem Sinne wahrnehmen, daß ein aktiver Prozeß einsetzt. Gewisse Reaktionsvorgänge, insbesondere bakterizide Substanzen, werden in ihrer Menge gesteigert. Neben diesen humoralen Momenten kommt es auch noch, und zwar eigentlich primär zur Veränderung zellulärer Leistungen in spezifischem Sinne, im Sinne einer Abwehr und eines beschleunigten Reparationsvorganges. So gleichartig können neben spezifischen auch unspezifische Maßnahmen wirken. Die Veränderung der Zellen tritt auf beide Einwirkungen in demselben, aber nur in spezifischem Sinne einer Abwehr gegen den bestimmten Reiz des pathologischen Vorganges im Körper ein, bedingt durch den vorherigen Körperzustand. Komplikationen werden nicht beeinflußt und nicht verhütet. Eine allgemeine Resistenzsteigerung tritt nicht ein. Solche Wirkungen werden nur durch einzelne Teilfaktoren, so Leukozytose und Phagozytose vorgetäuscht. Der Reiz des Agens als auch der Reiz des pathologischen Vorganges im Körper sind das bestimmende Moment. Auch an den Herderkrankungen stellt sich ein schnellerer Ablauf des Prozesses ein. Schwere Allgemeinerscheinungen und Reaktionen in höherem Ausmaße sind nicht notwendig. Ausgelöst werden solche Wirkungen durch Eiweißkörper vor allem. ·Es ist aber möglich, daß dem gleichen Momente, den Eiweißkörpern, beziehungsweise Derivaten derselben, auch in gewissen medikamentös ausgelösten Fällen die Hauptwirkung in diesem Sinne zukommt. Dafür spricht, daß wir bei der intermittierenden Behandlung nach K ö n i g e r eine gleiche Wirkung erst durch Einwirkung auf den Krankheitsherd selbst wahrnehmen können. Es ist dann der Krankheitsherd (beziehungsweise die Eiweißkörper aus demselben) das Moment, das eine Leistungssteigerung der Gewebe hervorruft.

Von diesen beiden Wirkungen sind die Extreme sicher bestehend. Wir finden aber Übergänge zwischen den beiden Formen, so Vorgänge von Heilwirkungen unter Bedingungen, bei denen gewisse aktive Vorgänge auf dem einen Gebiet, sowie ein passives Verhalten auf dem anderen Gebiet nebeneinander bestehen können. Weiters wäre hervorzuheben, daß diese Scheidung der vorbeschriebenen Zustände von denen an dritter und vierter Stelle hervorgehobenen, angesichts der primären Allgemeinerscheinungen bis zu einem gewissen Grade berechtigt erscheint, daß es aber doch Fälle geben wird, in denen wir eine Scheidung von den nachstehenden Vorgängen nicht im vollen Ausmaße treffen können werden. Auch hier werden wir den veränderten Körperzustand als bestimmendes Grundmoment für die Wirkung annehmen müssen.

In dritter Linie können die Einwirkungen der therapeutischen Maßnahmen sich direkt auf den Sensibilisierungsvorgang ohne Allgemeinwirkungen erstrecken. In diesem Falle kommt es zu einer langsamen Rückbildung des veränderten Reaktionszustandes, zu einer Desensibilisierung. Eine Allgemeinreaktion ist nicht notwendig, sogar zu vermeiden, ebenso fehlt auch eine Einwirkung an der Herderkrankung, die allerdings meist nicht besonders beachtenswert erscheint. Das charakteristische Moment besteht darin, daß durch wiederholte kleine schwache Nervenreize auch medikamentöser Natur (Pyramidonisation, Jodwirkung) und ebenso auch durch kleine Eiweißdosen, eventuell auch peroral (Peptoncachet W i d a l s, kleine Seruminjektionen bei Asthma) der veränderte Gleichgewichtszustand und wahrscheinlich auch, wie oben ausgeführt wurde, die sensibilisierende Organveränderung zum Rückgang gebracht wird. Da es sich um zelluläre Wirkungen handelt, so wäre auch auf dem Wege des Immunisierungsvorganges ein Gleiches zu erwarten. Es ist aber zu betonen, daß bei dem veränderten pathologischen Zustand eine Überempfindlichkeitsreaktion leicht auftreten wird. Spezifische und unspezifische Mittel können verwendet werden. Weiteres wird noch später hinzugefügt werden.

In vierter Linie kann der Körper- und Krankheitszustand beeinflußt werden durch eine Einwirkung auf die Herderkrankung ohne stärkere Allgemeinwirkung. Diese uralte Therapie, die neben den allgemeine Wirkungen auslösenden Revulsiva in den lokal wirkenden Derivantien ihre Vertreter hat, wird insbesondere durch folgende Vorgänge ausgelöst: Wir können durch Nervenreiz die einzelnen Faktoren des Entzündungsvorganges, die Blutmenge, beziehungsweise die Blutverteilung, die Gefäßdurchlässigkeit, sekundär die Leukozytentätigkeit, die Reaktion des umgebenden Gewebes, beeinflussen und damit therapeutische Wirkungen hervorrufen. Eine Allgemeinreaktion ist im Anfang nicht entsprechend und auch der allergische Körperzustand wird nicht direkt beeinflußt. Es ist aber doch hervorzuheben, daß zu der Wirkung auf die Herderkrankung ein vorher bestehender veränderter allgemeiner (?) und lokaler Zustand notwendig ist und daß derselbe die lokale Einwirkung durch eine erhöhte lokale und allgemeine Reizbarkeit in hohem Grade begünstigt. Der einfachste Typus tritt uns in der reflektorischen Fernwirkung von Terpentin, auch Leukotropin, auf entzündliche Vorgänge entgegen. Für die Leukotropinwirkung lassen sich einigermaßen gewisse Anhaltspunkte erörtern. M e n d e l (D. m. W., 1922, 25, 35, 43) verwendet das Diäthylendiaminsalz der Phenylchinolinkarbonsäure (Atophan S t a r k e n s t e i n s) wegen seiner schmerzstillenden Wirkung bei akuten entzündlichen Prozessen. Er führt die Wirkung auf eine Hemmung und Abschwächung der entzündlichen Reaktion zurück, er führt an, daß G o l d s c h e i d e r schon vor Jahren auf den Nutzen einer Behandlung der über das

Ziel hinausschießenden krankhaften Überempfindlichkeit hingewiesen hat. Die von S t a r k e n s t e i n nachgewiesene antiphlogistische Wirkung soll auf einer Herabsetzung der Erregbarkeit aller Zellen zurückzuführen sein, von denen namentlich die lähmende Wirkung auf die Leukozyten deutlich hervortritt. Die von S t a r k e n s t e i n nachgewiesene Wirkung auf die Strychninvergiftung wird neben der Stoffwechselwirkung wohl noch einen Einfluß auf die Blutverteilung und damit eine veränderte Giftverteilung wahrscheinlich machen. Die intravenöse Verwendung (10 cm^3) des Leukotropins bewirkt nach R e i c h e l t (Med. Klinik, 1923, 16) Entfieberung bei Pneumonien und Grippe.

Auch medikamentös kann ein solcher Vorgang an der Herderkrankung durch lokale Wirkungen von Anästhetizis und durch andere scheinbar indifferente Mittel (Schmerzstillung und Entzündungshemmung durch physiologische Kochsalzinjektionen in der Gegend oder an der symmetrischen Stelle der anderen Körperhälfte von R. M ü l l e r) hervorgerufen werden. Auch durch orale Reizkörperwirkungen (Irritren) sind solche Einwirkungen auf die Herderkrankung auszulösen. In maximalster Ausbildung kann die Herderkrankung durch den von mir beschriebenen Vorgang der lokalen Sensibilisierung oder der lokalen Überempfindlichkeit bei wiederholter lokaler Verwendung von Eiweißkörpern beeinflußt werden.

Alle diese Vorgänge sind nicht ganz konstant zu erzielen. Der Nichteintritt des Vorganges ist zum Teil auf die allzu große Intensität der pathologischen Körperveränderung zurückzuführen. Zum Teil kann aber auch eine Reaktion, die Anregung einer Leistungssteigerung oder einer entgegengesetzten Einwirkung. nicht eintreten, weil der auslösende nervöse Mechanismus nicht funktioniert. In letzterem Falle kann dann der Körper sich doch noch langsam von der Erkrankung befreien.

Von allen diesen Vorgängen wird der dritte einiger Ausführungen bedürfen. Wir haben diesen Vorgang mit dem Namen Desensibilisierung bezeichnet. Die Benennung erscheint im Wesen des Vorganges begründet, sie ist aber schon für einen therapeutischen Vorgang gewählt worden, der insbesondere in der amerikanischen medizinischen Literatur große Bedeutung erhalten hat. Dieser zuerst von I. M e l t z e r („Anaphylaxie und Asthma". J. A. M. A., 1910, 5521) verwendete Ausdruck soll die Beseitigung des als Anaphylaxie anzusehenden Zustandes beim Asthma bezeichnen. In der weiteren Folge haben sich W a l k e r (J. M. R., 1917), R a c k e m a n (Arch. int. méd., 1918, 22) und in letzter Zeit E y e r m a n n (Arch. int. méd., 1923) große Verdienste um den Ausbau der Lehre von der Desensibilisierung bei Asthma und Idiosynkrasien erworben. Während die klinische Seite und das ätiologische Moment eine große Berücksichtigung erfahren hat, ist nur in den Ausführungen von R a c k e m a n (Arch. int. med., 1918, Okt.) etwas über den eigentlichen therapeutischen Vorgang veröffentlicht worden. In diesen Ausführungen heißt es, daß die Dosen so klein sein sollen, daß sie sich eben bei der Prüfung der Hautreaktion kenntlich machen, alle 5 Tage verabreicht werden sollen und weiters noch 24 Tage über das Verschwinden des Asthma und der Idiosynkrasie weitergegeben werden mögen. Über das eigentliche therapeutische Vorgehen, das sowohl mit spezifischen wie auch mit unspezifischen Eiweißkörpern zu günstigen Resultaten führen soll, kann vorderhand nichts Genaues ausgesagt werden. Wir haben oben darauf aufmerksam gemacht, daß sowohl eine immunisierende als auch eine desensibilisierende Methodik mit täglichen kleinen unspezifischen Eiweißdosen eine gewisse Aussicht auf therapeutische Effekte haben könnte. Eine gewisse Unterstützung können unsere Schlußfolgerungen durch die neuen Feststellungen S t o r m v a n L e e u w e n s, B i e n s und H. V a r e n k a m p s (Z. f. Immunf. u. exp. Ther., 1923, 27) erhalten. Die Autoren führen aus, daß es für die Therapie der Allergie, die sie von der Anaphylaxie abtrennen, in den meisten Fällen genügt, Injektionen mit kleinen Mengen einer Substanz zu geben, welche eine positive Reaktion bei Allergischen hervorruft, wobei es irrelevant ist, ob die betreffende Substanz als kausales Agens der Anfälle zu betrachten ist. In den bei weitem meisten Fällen, so z. B. beim Asthma bronchiale (S t o r m v a n L e e u - w e n und V a r e n k a m p, Kl. W. I., 37) gibt die Tuberkulin- therapie (eventuell auch die Milchtherapie) die besten Resultate.

In früheren Ausführungen sind wir zu dem Schlusse ge- kommen, daß auch orale Einfuhr einer Reihe von Substanzen gewisse therapeutische Wirkungen zeitigt. Hier wäre die Angabe von M a g o t (D. m. W., 1924, 3), der mit 30—50 g Glyzerin innerlich reizkörperartige Wirkungen im Organismus auslöste, zu erwähnen. Es ist das vor allem darauf zurückzuführen, daß die Wirkungen auf Reizwirkungen der Substanzen beruhen. Eine

Möglichkeit, in größerem Ausmaße derartige Wirkungen in der Zukunft zu verwenden, scheint durch nachstehende Untersuchungen gegeben. In den Versuchen und Ausführungen Gottschalks (Klin. Wochenschr., II, 30) ist gezeigt worden, daß sich Reizwirkungen normaler, jedoch in vermehrter Konzentration vorhandener Verdauungsprodukte auf den Stoffwechsel auch bei enteraler Einfuhr erweisen lassen. Es wurde von ihm zuerst im Tierexperiment gezeigt, daß eine vermehrte Aminosäureeinfuhr in den Magen eine Steigerung der eiweißabbauenden Leberzellprozesse, durch vergleichende Blut- und Gewebsuntersuchungen bewiesen, hervorruft. Nachdem sich ähnliche Reizvorgänge unter gleichen Bedingungen der Einfuhr von Kohlehydraten und Harnsäure usw., sowohl experimentell als auch bei Krankheitsprozessen nachweisen lassen, hat Gottschalk darauf einige im folgenden angeschlossene Schlüsse aufgebaut: Diese Vorgänge, die unter normalen Umständen durch die spezifischen Reizwirkungen auf den intermediären Stoffwechsel infolge einer Steigerung bestimmter Abbauprodukte des betreffenden Partialgliedes des Stoffwechsels als physiologischer Reiz fungieren. wirken auf gewisse fein eingestellte Gewebszellen, deren Erregung die Gegenaktion des Körpers auslöst, ein. In geschädigtem Parenchym aber zeitigt dieser selbe Reiz eine an Intensität und Extensität weit überragende Reizwirkung, die sich nicht bloß in einer stärkeren Intensität des Reizvorganges selbst, sondern auch in einer Irradiation auf andere Partialglieder des Stoffwechsels ausprägt. Wir müssen also auch hier annehmen, daß durch körperliche pathologische Bedingungen der normale Regulationsvorgang. an dem nach Gottschalk Zellchemismus, Elektrolyten, Hormone und vegetatives Nervensystem eng ineinander greifend. beteiligt sind, eine weitgehende Beeinflussung auch bei enteraler Einverleibung von normalen Substanzen, wenn sie nur in größerer Konzentration auftreten, erfahren kann. Es erscheint um so mehr auch bei oraler Verabreichung von direkt reizenden Substanzen unter pathologischen Bedingungen eine Reizwirkung in höherem Ausmaße möglich. In gleichem Sinne ist auch das von Rietschel (Klin. Wochenschr., II/1) beschriebene dynamische Eiweißfieber zu werten, das, allerdings nur bei Säuglingen, unter den bestimmten Bedingungen einer eiweißgereicherten Nahrung hauptsächlich im Sommer vorkommend, auch auf einer Störung physikalischer Vorgänge im Darme beruht. Hier handelt es sich um

eine Wärmestauung unter dem Einfluß der Reizung durch über-
reichliche Ernährung.

Als Zusammenfassung meiner Erfahrungen über die allgemeinere Verwendung von Proteinkörpern möchte ich folgendes
ausführen: Die Kompliziertheit der Verhältnisse wird es auf den
ersten Moment schwer erscheinen lassen, bestimmte Indikationen
vorzuschreiben. Die vielfachen Wirkungen der Eiweißkörper bilden
sicher ein Moment, das hier vor allem anderen erschwerend wirkt.
Zum großen Glück aber können wir eine Reihe von Wirkungen,
und zwar insbesondere die wichtigste der Wirkungen: die bei
Infektionskrankheiten, auch durch eine einmalige parenterale Verabreichung von Eiweißkörpern erreichen. Es genügt dazu die intramuskuläre Verabreichung von 5—10 cm³ abgekochter Milch. Diese
Form der Verabreichung, insbesondere verbunden mit einer osmotischen Einwirkung einer intravenös verabfolgten 20 cm³ 50%/0igen
Zuckerlösung im Abklingen der Fieberreaktion, ist imstande, bei
einer Reihe von Infektionskrankheiten — Typhus, Paratyphus,
Pneumonie, Grippe, Erysipel, Enzephalitis — einen abortiven
Verlauf der Erkrankung zu bewirken. Die Dosis von 5—10 cm³
Milch oder Milchderivaten wird den persönlichen Verhältnissen
des Individuums angepaßt sein müssen, wobei natürlich auch die
Tageszeit der Verabreichung eine Rolle spielt. Das gilt natürlich
nur von einem höheren Bruchteile der Erkrankungen.

Sollten sich mehrere Verabreichungen von Eiweißkörpern notwendig erweisen, so wird im Sinne K ö n i g e r s eine Verabreichung in kurzen Pausen, 2 freie Tage, dann neuerlich eine Injektion bei Infektionskrankheiten sich als das Zweckmäßige darstellen. Der Erfolg wird namentlich bei frühzeitiger Verabreichung
sowie beim Abklingen der Wirkung, wenn die spezifischen Veränderungen im Körper im Rückgang begriffen sind, zu ge-
wärtigen sein.

Entgegen den Ausführungen von K ö n i g e r möchte ich bei
chronischen Erkrankungen von dieser Form absehen; insbesondere
ist eine derartige Behandlung bei Lungenkranken nach meinen
Erfahrungen absolut zu vermeiden. Der Grund hiefür scheint mir
in dem geringen Einfluß, den nervöse Faktoren auf die Blutmenge und die Strömungsgeschwindigkeit in den Lungen ausüben, zu liegen. Eine ausgelöste Hyperämie wirkt bei Lungen-
veränderungen im weiteren Verlaufe nicht günstig, sondern schädlich ein. Auch für anderweitige chronische tuberkulöse Prozesse,

vielleicht auch für andersartige chronische Prozesse gilt dasselbe. und es wird sich als Behandlungsform hier vorwiegend, wenn nicht allein, die spezifische Behandlung im immunisierenden Sinne als notwendig erweisen.

Richtig ist die notwendige Verminderung der Dosen bei chronischen Erkrankungen sowohl bei spezifischer als auch bei unspezifischer Behandlung.

Für andere Formen der chronischen Krankheiten, bei denen die Möglichkeit durch peripheren Sitz der Erkrankung gegeben ist, möchte ich nach meinen speziellen Erfahrungen die lokale Verwendung von Eiweißkörpern empfehlen. Wir sind mit dieser Methode imstande, auch chronische Gelenksprozesse, Lupuserkrankungen der Haut im günstigen Sinne zu beeinflussen. Auch hier scheint ein intermittierender Verlauf mit kürzeren Pausen mit Auslösung der lokalen Überempfindlichkeit die günstigste Form der Behandlung darzustellen. Yatren-Kasein zu lokalem Gebrauche scheint mir nicht entsprechend. Kasein, noch besser aber alle Sera, sind verwendbar.

Als Letztes endlich möchte ich von häufigen kleinen Reizen eine Möglichkeit der Heilwirkung im Sinne einer Desensibilisierung sehen. Zu dem Zwecke scheinen kleine Eiweißdosen parenteral. artfremde Sera in täglicher Verabreichung, also in kontinuierlicher Form, am günstigsten zu wirken. Nach den französischen Angaben ist wohl nicht zu bezweifeln, daß gewisse Eiweißkörper, wie Albumosen, auch peroral in ähnlichem Sinne wirken können. Wir müssen annehmen, daß gerade die schwachen Wirkungen durch ihre Häufung die Wirksamkeit dieser Maßnahme bedingen.

Es ist wahrscheinlich, daß auch spezifische Substanzen in unspezifischer Weise wirken können; ob dazu nur notwendig ist, daß sie in noch kleineren Dosen verabreicht werden, und daß andere zeitliche Verhältnisse der Injektion berücksichtigt werden müssen. läßt sich nach den heutigen Erfahrungen noch nicht aussprechen. Sicher ist, daß Bakterieneiweiß eine höhere Wirkung und stärkere Wirkung im Körper ausübt, sowohl im allgemeinen, als auch bei lokalen Wirkungen.

Die einzelnen zur Proteinkörpertherapie verwendeten Substanzen.

In den vorstehenden Ausführungen sind gewisse allgemeine Gesichtspunkte der Therapie entwickelt worden. Es wird nun anzuschließen sein, welche Körper wir hier verwenden können. Als

einfachste Proteinkörper werden wir das arteigene oder Eigenserum des Betreffenden ansehen können. Es wird vorwiegend in
dem Sinne gebraucht werden, um eine Veränderung des Organismus
hervorzurufen, die geringe Veränderung gegenüber dem normalen
Serumzustand wird eine mildeWirkung im Körper bedingen. Hervorzuheben wäre, daß wir von den verschiedensten Autoren das Serum
in einer Form verwendet finden, die sich wesentlich dem Desensibili-
sierungsvorgange nähert. Von gelegentlichen Injektionen bis zu
einer systematischen täglichen Verabreichung von kleinen Mengen
Serum, so $^1/_2$ cm^3 Eigenserum, wie ich es bei Asthma versucht
habe, finden wir alle Formen der Verwendung. Schon wesentlich
stärkere Wirkungen erzielen artfremde Sera, von denen vor
allem das Pferdeserum hier hervorzuheben ist. Es wird meistens
in unveränderter Form, nur von W i d a l als antisensibilisierendes
Serum — Pferdeserum von Pferden, die mit Menschenblut behandelt
worden sind — bei paroxysmaler Hämoglobinurie verwendet. Wir
werden in den meisten Fällen die subkutane Verwendung vorziehen, doch wird auch die intravenöse Verabreichung bei den
geringen Dosen kaum Erscheinungen hervorrufen. Eine wirkliche
Serumkrankheit mit allen Symptomen habe ich bei Verabreichung
von 10 cm^3 Maximum niemals gesehen.

Weiters die Milch und ihre Derivate: Erstere im Wasserbad
durch 10 Minuten abgekocht, unterscheidet sich in ihrer Wirkung von der sterilen Milch, wie sie D ö l l k e n und in neuerer
Zeit H ö g l e r und S e i d e l (Wr. kl. Wochenschr., 1923, 20) verwendet haben, wesentlich, indem sie stärkere Reaktionen auslöst;
bei der sterilen Milch der letztgenannten Autoren soll jedwede
Körperreaktion fehlen. Das wesentliche der Milchtherapie besteht
darin, daß wir durch die Verabreichung in intramuskulärer Form
einen Vorgang hervorrufen, der nicht mehr eine rein subkutane
Injektion und auch noch nicht eine intravenöse Injektion mit
ihrem Shock darstellt. Wir müssen uns außerdem der Versuche
von S t a r l i n g erinnern, der gewisse shockartige Wirkungen bei
intramuskulären Injektionen beobachtet hat. Zudem ist die
Resorption, wie die Untersuchungen von W a l b a u m lehren, bei
intramuskulärer Einverleibung von dem Eiweißgehalt in hohem
Maße unabhängig. Eine häufige Erscheinung am Krankenbett
stellt eine durch Milch und Milchderivate hervorgerufene kurzdauernde Lebervergrößerung dar, die insbesondere bei sensibilisierten Individuen oft eintritt und die ich für die Richtigkeit

meiner Annahme einer besonderen Leberwirkung der parenteralen Eiweißkörpereinfuhr verwenden möchte.

Die Milchpräparate sind folgende: Aolan (S. Serumwerke, Dresden), eine keimfreie Milcheiweißlösung, die intramuskulär und intrakutan angewendet werden kann, in Ampullen von 10 cm Albusol (Deiglmeyer, München) ist ein von physiologisch wirksamen Salzen, Fermenten und Ptomainen freies Milchderivat, das zu 2—5 cm³ mit 2—4tägigen Pausen nach A m a n (Med. Klinik, 1922) intramuskulär, auch intravenös verwendet wird. Das Ophthalmosan, Abijon, (Sächs. Serumwerke), kann intrakutan und intramuskulär verabreicht werden. Die Xifalmilch (Serumwerke, Dresden) ist sterile Milch, zu der Abbauprodukte von Saprophyten hinzugefügt werden. Sie wird in Ampullen zu 2 cm³ in den Handel gebracht und bei Epilepsie oft angewendet. Von Kaseinpräparaten ist das Caseosan (Hevden, Radebeul) als 5%ige sterile Kaseinlösung bezeichnet und wird in Ampullen zu 1 und 5 cm³ subkutan, intramuskulär und intravenös verabreicht; die intra venöse Verabreichung würde ich womöglich vermeiden. Weiters ist Kollargol (70% Silber und 30% Eiweiß als Schutzkolloid) angegeben worden. Yatren ist ein organisches Jodpräparat mit 30% Jod. In der Wundbehandlung hat es sich bewährt, es wird vorwiegend mit Kasein als Schwellenreizmittel verwendet. Yatrenkasein (Behring-Werke Marburg) kommt in schwacher Lösung (2¹/₂% Yatrenlösung und 2¹/₂% Kaseinlösung) und in starker Lösung mit 5% Kasein in Ampullen zu 5 cm³, 10 cm³ und 20 cm³ in Handel. Es kann subkutan, intramuskulär und intravenös verabreicht werden. Ein neues Pflanzeneiweißpräparat ist das Novoprotin (Chemische Werke, Grenzach). Es wurde von P r i b r a m (Med. Klin., 1923) zur Ulkuskur und bei frischen Adnexentzündungen (Therap. d. Gegenw., 1923) verwendet. Nach 0·5—1·0 cm³ intravenös verabfolgt, kommt es 1—1¹/₂ Stunden nach der Injektion zu einem Schüttelfrost von 15 Minuten Dauer ohne bedrohliche Symptome. Die Reaktionsfähigkeit nimmt nach jeder Injektion ab, und nach der 5.—6. Injektion erfolgt keine Temperaturreaktion mehr.

Auch das von M u c h (D. m. W., 1920) zur Belebung der unabgestimmten Immunität eingeführte Omnadin gehört hierher. In allerletzter Zeit sind ausführlichere Berichte über die Wirkung der Omnadinbehandlung bei Infektionskrankheiten von K r ä m e r (D. m. W., 1923, 42) veröffentlicht worden. Dieselben lassen günstige Wirkungen bei Pneumonien, Grippe, Angina, Erysipel bei intramuskulärer Verabreichung erkennen. Die von H e i l n e r auf Grund der Theorie von den Affinitätserkrankungen eingeführten eiweißfreien Präparate Sanarthrit und Telatuten (Luitpoldwerke, München) gehören wohl wegen der zur Heilwirkung notwendigen Körperreaktion in die Proteinkörperaufzählung. Ebenso das von C i l i m b a r i s (Allg. mediz. Zentralzeitung, 1922, 33, 34) angegebene Heilmittel gegen Arteriosklerose (Simons chem. Fabrik, Berlin).

Unter den therapeutisch verwandten Bakterienprodukten spielt das Vakzineurin die Hauptrolle. Nach den Angaben D ö l l k e n s soll es in Form einer unspezifischen Immunisierung jeden 3. Tag in steigender Dosis verabreicht werden. Die übrigen Vakzinepräparate sollen gleichfalls in der Form einer immunisierenden Behandlung in größeren Pausen und rascherem Anstieg der Dosen verabreicht werden.

Es muß hinzugefügt werden, daß es sich im großen und ganzen empfiehlt, mit einem Präparate zu arbeiten, das von gleichmäßiger Zusammensetzung zu sein scheint. Die Vertrautheit mit einem Präparate bedingt dann die Vorliebe des Betreffenden für das Präparat, für den ersten Moment erscheint es also, daß die käuflichen Präparate eine gewisse gleichmäßige Zusammensetzung hätten. Es ist aber hervorzuheben, daß das Ideal der konstanten Zusammensetzung am ehesten bei der gewöhnlichen Milch, sowie bei dem Eieralbumin, das v o n d e n V e l d e n verwendet hat, anzutreffen ist.

Zwecks praktischer Durchführung der Therapie sind noch eine Reihe von Punkten zu besprechen. Vor allem ist hervorzuheben, daß der immer wieder in den Empfehlungen der einzelnen Präparate hervorgehobene Umstand des Fehlens von Allgemeinerscheinung und Fieber bei einzelnen dieser Präparate nur gilt, wenn man Kranke ohne Allgemeinerkrankung, solche mit umschriebenen Lokalerkrankungen der Maßregel unterwirft. In dem Moment, wo alle diese Medikamente bei einem allergischen oder sensibilisierten Individuum verwendet werden, erzeugt jedes der Eiweißkörperpräparate, sogar Eigenserum, allgemeine und Fieberreaktionen, mit allerdings bedeutender Intensitätsschwankung. Der Allgemeinzustand ist es, der diese Form der Wirkung bedingt. Unter den Begriff der Sensibilisierung fallen aber auch Zustände, wie z. B. die Schwangerschaft. Auch bei ihr finden wir erhöhte Wirkungen der Proteinkörper, so daß mit Maßnahmen, die beim Normalen nur geringe Temperatursteigerungen hervorrufen, bei Schwangeren schon Temperaturen von .39° erreicht werden. Den Betrag der Quantitätssteigerung der Empfindlichkeit können wir insbesondere aus den Ausführungen Kleeblatts entnehmen (Therap. d. Gegenw., 1921, S. 209), der mit 0·1 bis 0·3 cm³ Milch und mit kleinen Dosen Kaseosan bei intramuskulärer Verabreichung große Temperatursteigerungen bei Kranken auftreten sah. Auch Rudolf Schmidt hebt hervor, daß er bei Tuberkulösen mit 0·5 cm³ Milch ausgesprochene Temperatursteigerungen erhielt. Es wird sich zur Gleichmäßigmachung der Wirkungen, insoweit eine solche überhaupt möglich ist, empfehlen, um Tagesschwankungen der Erregbarkeit auszuschalten, womöglich die Injektionen immer vormittags zu verabreichen. Die Frage der Dosierung der Eiweißpräparate wird immer wieder erschwert durch den Hinweis auf zwei Umstände. In erster Linie wird eine gewisse Angst im Momente der Dosierung hervorgerufen durch die Angabe, daß kleine Dosen wohl eine Steigerung der Leistungsfähigkeit zur Folge hätten, zu große Dosen aber eine Leistungsverminderung hervorrufen. Eine Erklärungsmöglichkeit dieser Tatsache, des so oft erwähnten Arndt-Schultzeschen Gesetzes, ist von Handovsky (Münch. med. W., 1923, 42) gegeben worden. Er führt in der Mitteilung aus, daß ihm aus Versuchen am Protozoon gegenüber Histamin sich die Tatsache ergeben habe, daß die reizende Komponente einer Wirkung durch Leibessubstanzen der in dem heterovitalen Gemisch geschädigten und abgetöteten Protozoen hervorgerufen wurde. Es handelt sich also nicht um eine direkte Wirkung des Agens, sondern die durch dasselbe an den schwächeren Teilen im Körper durch Tötung derselben gebildeten Eiweißderivate sind für die reizende Wirkung an den kräftigeren verantwortlich zu machen. Außerdem haben wir schon in den früheren Ausführungen darauf hingewiesen, daß die Einwirkungen von verschiedenen Dosen auf ungleich beeinflußten Teilvorgängen beruhen; bei großen Dosen sind gewisse Folgeerscheinungen, die auf Kosten anderer hervortreten, auf diesen Umstand zurückzuführen. Ich muß hinzufügen, daß einen ähnlichen Gedanken schon Süpfle (Zeitschr. f. Bakteriol. Beih., 1922) ausgesprochen hat. Geringe belanglose Schädigungen sind also auch bei schwachen Dosen vorhanden und sogar zur Wirkung notwendig. Eine schwächere Wirkung starker Dosen entspringt aber keiner stärkeren Schädigung, sondern nur dem Hervortreten eines Teilvorganges. Es handelt sich also sicher um komplizierte Verhältnisse; trotz alledem möchte ich glauben, daß ein größeres Beweismaterial für eine stärkere Schädigungswirkung hier im Vergleiche zu den anderen therapeutischen Maßnahmen nicht vorliegt; Schädigungen durch zu große Dosen sind, wie überall, in dem Mißverhältnis derselben zu der Reizbarkeit und der vitalen Kraft des Individuums begründet. Ich glaube aber, daß sich Todesfälle und schwere Kollapse bei möglichster Vermeidung der intravenösen Verabreichung umgehen lassen werden. Vor allem anderen ist für das zweite Moment, die proteinogene Kachexie, die Notwendigkeit der Verwendung wiederholter Eiweißinjektionen mir nicht in dem Maße erwiesen und scheint die Wirksamkeit dieser Form der wiederholten Verabreichung nicht in dem Maße anzunehmen, daß wir die Gefahr sowohl der Anaphylaxie als auch der Proteinkörperkachexie, die durch dieselbe bedingt ist, mit in Kauf nehmen müssen. In dem Maße als man sich klar darüber werden wird, daß schon die einzelne Proteinkörperinjektion zu lang andauernden Veränderungen im Körper führt, wird man wiederholte parenterale Verabreichung von Eiweißkörpern zu vermeiden haben.

Von Leitsymptomen, die uns bei der Abwägung der Dosis und der Pausengröße leiten können, sind schon früher eine Reihe solcher von den verschiedenen Autoren abgelehnt worden. Die R o l l y sche Angabe, bei Leukozytose nicht zu injizieren, halte ich für nicht zutreffend, und zwar auf Grund der Erfahrungen bei Pneumonie und Grippe, wo wir mit einer Milchinjektion und nachherigen Zuckerinjektion in einem größeren Prozentsatz der Fälle eine künstliche Krise hervorrufen konnten. Auch die Lipoidsgehaltprüfung nach G a b b e wurde von H o l z e r als ungenügend abgelehnt. Wie es sich mit der Eosinophilie nach K l e e b l a t t verhält, der in ihr eine Kontraindikation gegen die Verabreichung von Proteinkörpern sieht, weiß ich nicht; doch möchte ich ein Symptom nicht in dem Maße werten. Die Notwendigkeit des Abklingens der Blutreaktion (der Leukozytenverschiebung) vor einer zweiten Injektion erscheint von Anfang an insoweit einleuchtend, doch möchte ich lieber an Stelle der Blutreaktion die ganze Körperreaktion verwenden, wobei die Blutuntersuchung eventuell auch als Symptom mitverwertet werden kann. Wichtiger erscheint mir die Angabe K l e e b l a t t s von einer Gegenanzeige, einer exsudativen Diathese und der Wurmkrankheit. Die letztere möchte ich im Sinne einer allgemeinen Kontraindikation jeder schwereren Anämie erweitern. Die exsudative Diathese scheint mir eine sichere Kontraindikation nach jeder Richtung darzustellen, insbesondere in der Lunge würde ich jedwede unspezifische Behandlung solcher Fälle ablehnen.

In Bezug auf die Auslösung von Herderscheinungen durch die verschiedenen Präparate liegt noch nicht genügend Material vor. Wir sehen wohl Einwirkungen durch alle möglichen Maßnahmen auftreten, doch tragen dieselben einen verschiedenen Charakter an sich, und zwar einmal im Sinne einer positiven und einer negativen Herdreaktion (Döllken). In einer Arbeit von Tobias (Kl. W., 1922, 11) wurden die sichtbaren Veränderungen am Auge bei Iritiden usw. als Maßstab einer sichtbaren Herdreaktion genommen. Er fand mit Milch und käuflichen Milchpräparaten nie eine stärkere und charakteristische Herdreaktion am Auge, oft aber Allgemeinerscheinungen. Pferdeserum macht niemals Herdreaktion, selten Allgemeinreaktion. Yatrenkasein in starker Lösung macht Allgemeinreaktion und große charakteristische Herdreaktion am erkrankten Auge.

Von den Eiweißpräparaten erscheint eines einer weiteren Besprechung notwendig, und zwar ist es das Kaseosan (Lindigs). Wie Lindig in einem zusammenfassenden Referat „Proteinkörpertherapie" in der „Biologie und Pathologie des Weibes" (Halban und Seitz, Urban und Schwarzenberg, 1923, p. 355 ff.) ausführt, war der Ausgangspunkt für die Kaseosanstudien Lindigs die Annahme, daß zwischen der Höhe des kaseolytischen Wirkungsgrades und der der Schutzkräfte gegen infektiöse Erkrankungen im Körper eine direkte Korrelation bestünde. Da sich der erstere durch parenterale Kaseinzufuhr steigern ließ, so war ein Versuch, mit der Methode therapeutische Wirkungen zu unternehmen, naheliegend. Das anfängliche Hauptmaterial von septischen Fällen hat vor allem die intravenöse Anwendung bedingt. $^1/_5$ bis $^1/_4$ cm^3 der 5⁰/₀igen Kaseosanlösung wurde wiederholt verabfolgt. Salomon (zit. nach Lindig) fand mit der Komplementbindungsprobe, daß die prognostisch günstigen Fälle die Fälle mit anfänglich niedrigem Antikörpergehalt darstellen, der sich dann leicht steigern ließ. Umgekehrt sollen Fälle mit hohem Antikörpergehalt prognostisch ungünstig sein und auch zu stärkeren Reaktionen Anlaß geben. In neuerer

Zeit hat J a s c h k e bei septischen Prozessen zwei Serien von 3—4 intravenösen Injektionen mit 6—7tägiger Pause bis zur Entfieberung empfohlen. Zur Vermeidung von Kollapsen geht er zur intramuskulären Verabreichung über oder verwendet eine Dosis refracta intravenös, nach B e s r e d k a ein Drittel der Dosis sofort, den Rest nach 2—3 Stunden. L i n d i g hat Kaseosan auch präventiv bei unreinen Geburten während und unmittelbar nach der Geburt verabreicht. Er beschreibt die rasche Zurückbildung von Adnexerkrankungen und Konglomerattumoren, M a c k sah einen günstigen Einfluß bei weiblicher Gonorrhöe, v o n J a s c h k e hatte bei Genital- und Peritonealtuberkulose Erfolge. E s c h verwendete Kaseosan zur Bekämpfung von Menstruationsanomalien, L ö n n e und W e i n z i e r l zur Anregung der Brustdrüsensekretion. B l u m e n t h a l verwendet es als Kombinationstherapie mit Röntgenbestrahlung (1 Spritze vor und 2 weitere im Verlauf der Behandlung bei Karzinom). Hervorheben möchte ich hier nur, daß die Bedeutung des Kaseosans für die Milchwirkung durch E. F. M ü l l e r (Münch. med. W., 1919, 43) eine Einschränkung erfahren hat, indem er Versuche mit kaseinfreier Milch, die zu gleichen Resultaten führte, vornahm.

Wenn wir versuchen, noch kurz die Wirkungen zu gruppieren, so werden wir bei Allgemeinerkrankungen, Infektionskrankheiten (Typhus, Grippe, Pneumonie, Scharlach) im allgemeinen es versuchen, durch eine nicht intravenöse möglichst frühzeitige intramuskuläre Verabreichung von Milch und Milchpräparaten mit einer einmaligen Injektion ein Auslangen zu finden. Unterstützen wird uns dabei eine Kombination mit einer nach 12 Stunden verabreichten intravenösen Zuckerinjektion. Wiederholte Verabreichungen werden nicht notwendig sein, da wir annehmen müssen, daß schon die erste Injektion längerdauernde Veränderungen im Körper hervorruft. Bei septischen Infektionszuständen, so eventuell auch bei dem lokalen Prozeß des Erysipel werden wir versuchen, durch Kombination von osmotherapeutischen Maßnahmen mit chemotherapeutischen Agenzien (Tripaflavin und Argoflavin) einen Effekt zu erzielen. Inwieweit Kaseosan, insbesondere hier mehr Effekte aufweisen wird, läßt sich wohl vorderhand noch nicht sagen. Als letztes wäre in desperaten Fällen der Versuch eines Fixationsabszesses zu machen. Chronische Fälle, insbesondere Gelenkserkrankungen, würde ich eher der lokalen Proteinkörpertherapie unterziehen, da nach der kurzen Behandlung die Möglichkeit der weitgehenden Verwendung physikalischer Heilmethoden substituierend eintreten könnte. Auch die orale Reizkörpertherapie mit 1—3 Iritrentabletten (früh nüchtern jeden 3. Tag, Biebrich A. G.) käme in Frage. Zur Beeinflussung von Lokalerkrankungen kommt die Terpentinbehandlung nach K l i n g m ü l l e r (Olobintin), sowie die Leukotropinbehandlung vor allem in Betracht.

Von den durch S c h m i d t in seinem „Indikationsbereich und Wirkungstendenz" (Erg. d. ges. Med., 1923) aufgezählten Wirkungen der Proteinkörpertherapie sind die unter 1. erwähnten allgemeinen akuten Infektionskrankheiten schon genügend besprochen worden, für die herdförmigen lokalen Infektionsprozesse ist die Milchinjektion bei Erysipel als eine vollkommen berechtigte zu bezeichnen, tuberkulöse Prozesse würde ich überhaupt ausscheiden; solche der Lunge sicher. Lokalisierte tuberkulöse Prozesse an anderen Organen werden wohl noch bis auf weiteres einer regelmäßigen Durchführung der Behandlung vorderhand nicht zu unterwerfen sein. Als dritte Rubrik bezeichnet S c h m i d t Vergiftungen. Diesbezüglich möchte ich hinzufügen, daß ich in einem Fall von Phosphorvergiftung, der infolge Verwechslung die zehnfach letale Dosis erhielt, durch intramuskuläre Injektion von Milch ein Ausbleiben jedweder toxischen Erscheinung erzielt habe. Die Einwirkung auf Blutungen und hämorrhagische Diathesen, die S c h m i d t hervorhebt, besteht zu Recht. Es ist aber die Frage, inwieweit die Proteinkörperwirkung andere Maßnahmen übertrifft. Bei Bluterkrankungen liegen so viel negative Befunde in der Literatur vor, daß wir jede schwerere Anämie, insbesondere jede primäre Anämie von der Proteinkörpertherapie ausscheiden werden. Unter 6. hebt S c h m i d t die Verwendung der Proteinkörpertherapie bei Konstitutionsanomalien hervor. Die Verwendung bei Pädatrophie der Säuglinge (F e r e i r a , P u t z i g und E p s t e i n) ist auf Grund von Literaturangaben bis zu einem gewissen Grade berechtigt. Bei Dermatosen sind Wirkungen von einer Reihe von Autoren gesehen worden. Die Verwendung von Eigenserum in kleinen Dosen ($^1/_2$—1 cm³) insbesondere nach L u i t h l e n erscheint hinreichend begründet. Die von S c h m i d t in 8. Linie hervorgehobene Einwirkung im Sinne einer Diurese, wie sie S c h m i d t bei Flüssigkeitsergüssen ins Peritoneum oder in die Pleura angibt, wird mit Vorsicht (Exsudationssteigerung!) zu verwenden sein. Die von S c h m i d t als 9. Punkt hervorgerufene Wirkung auf Nervenkrankheiten besteht in einigem Maße zu Recht. Ob die bei Paralyse und einer Reihe anderer Nervenerkrankungen erzielten Wirkungen nur der Proteinkörperwirkung ihre Entstehung verdanken, ist gegenwärtig wohl nicht zu sagen. Als letzte Indikation führt S c h m i d t die Proteinkörper als sensibilisierendes Prinzip für anderweitige Heilfaktoren, besonders auch chemotherapeutischer Art an. Auf dieselbe wird später eingegangen werden. Ich möchte noch hinzufügen, daß wir von Proteinkörpern eine Reihe von Änderungen an Sekretionsprozessen feststellen können. So ist von H o l l e r gezeigt worden, daß durch intravenöse Vakzineurininjektionen in der angegebenen Dosis an einer großen Reihe von Fällen von Ulcus ventriculi sich typische Heilwirkungen nachweisen lassen. Der Mechanismus dieser Wirkung ist, soweit es mir scheint, noch nicht vollkommen klargestellt; ob es sich da wirklich nur um Einflüsse auf den Vagus handelt, ist noch nicht genügend bewiesen, jedenfalls sind aber für praktische Zwecke diese Maßnahmen ebenso wie das Novoprotein neben anderen internen Maßnahmen bei den Fällen von chronischem Magengeschwür unbedingt zu empfehlen. Eine zweite Wirkung von Proteinkörpern ist die Wirkung auf die Milchsekretion stillender Frauen. Die Verwendung von Eigenmilch einerseits, sowie die Verwendung von Kuhmilch bei intramuskulärer Verabreichung (K i r - s t e i n, 1920, Z. f. Gynäkologie), scheint doch in einer nicht zu geringen Anzahl von Fällen eine Förderung der Milchsekretion hervorzurufen.

Kombinationswirkungen von Proteinkörperwirkungen mit chemotherapeutischen Maßnahmen.

Der alte, von E h r l i c h aufgestellte Grundsatz von der Notwendigkeit, daß der Chemotherapeut auch zielen können müsse, und daß daher durch Kupplung chemotherapeutischer Mittel mit bestimmten Substanzen eine bestimmte Zielstrebigkeit erreicht werden müsse, kehrt in den folgenden Jahren in den Versuchen verschiedener Autoren immer wieder. Es wäre hier zunächst hervorzuheben, daß, wie neuere Untersuchungen darzutun scheinen, wenn auch vom Autor unausgesprochen, eine direkte Koppelung. um Substanzen und Medikamente in einer bestimmten Richtung auf ein Organ zu lenken, nicht notwendig ist. Es zeigt sich vielmehr in einer Reihe von Untersuchungen, daß schon ohne eine wirk-

liche Verbindung von zwei Substanzen auch bei der Einfuhr, also
eines Gemisches, durch die Beifügung der einen Substanz zu der
medikamentösen Wirkung der anderen, offenbar auf dem Wege
einer durch die zweite Substanz hervorgerufenen aktiven Hyperämie gewisse Medikamente einen bestimmten Weg nehmen. Insbesondere sprechen in dieser Richtung, wenn auch der Autor
es nicht besonders hervorhebt, therapeutische Versuche von
G. Singer in der Münchn. med. Wochenschr., 1923, Nr. 1.
Aus seinen Untersuchungen geht hervor, daß es sich nicht
darum handelt, eine wirkliche Verbindung von Gallensäuren
mit Silber zu konstruieren, sondern daß schon das Gemisch von
Silber mit Gallensäuren allein infolge der Affinität der Galle für
die Leber dem Silber den Weg in die Gallenwege weist. Damit
wird ein gewisses funktionelles Moment auch in die Chemotherapie
eingeführt, und nicht bloß der Einfluß von chemischen Verbindungen, sondern auch ein biologisches Moment für die Verteilung
der Medikamente auch für die Chemotherapie bewiesen. In
gleichem Sinne sprechen auch noch nicht veröffentlichte Versuche
von R. Latzel, durch Dextrose Trypaflavin in erhöhtem Maße
der Leber zuzuführen. Ich möchte hervorheben, daß gerade diese
Tatsache die große Bedeutung des Ausscheidungsvorganges für
die Lokalisierung einer stärkeren Wirkung zu illustrieren scheint.
Der hohe Zuckergehalt der Leber nach intravenöser Zuckerzufuhr
nach Bang und Palmer — in Leber und Darm höher als der
im Blute — wird hier stärkere Wirkungen auch des aus dem Blute
mitgerissenen Agens erklären.

Ein zweiter Gedanke, der bei den chemotherapeutischen
Maßnahmen immer mehr hervortritt, sei hier im Anschluß besprochen, weil er einem entgegengesetzten Gedanken entspricht.
Für gewisse Substanzen, bei denen eine spezifische Affinität in
hohem Maße wirksam wird, wird eine Einfuhr in weniger konzentrierter Lösung sich günstiger erweisen als in konzentrierter
Lösung. Dieser von Falta in seinem Insulin-Vortrag (Wr. G. d.
Ärzte, 1923, Oktober) auch kurz gestreifte Gedanke hat in der
geringen Blutveränderung bei langsamer Resorption, wodurch
ein längeres Verweilen im Blute und damit ein stärkeres Wirksam-
werden von spezifischen Adsorptionsvorgängen ermöglicht wird,
seine Erklärung. Es läßt sich obendrein vermuten, daß bei
geringerer Konzentration im Blute spezifische Affinitäten gegenüber nichtspezifischen Adsorptionsvorgängen hervortreten werden.

In Rücksicht auf die uns interessierende Richtung kommt der Gedanke der Förderung der chemotherapeutischen Wirkung durch Eiweißkörper zuerst in den therapeutischen Versuchen von Wagner bei Paralyse durch Tuberkulin und Quecksilber und Kyrle (Wr. klin. Wochenschr., Nr. 17, 1922) durch Milchinjektion und Quecksilber bei der Behandlung der Lues vor. Einem anderen Gedanken geht Luithlen nach, indem er durch Serum die Wirkung von Organpräparaten verstärken will. R. Schmidt hat in letzter Zeit die Milchinjektion zur Steigerung der Thyreoidinwirkung, insbesondere bei Adipositas, verwendet. Rudolf Müller kommt vor allem das Verdienst zu, die Notwendigkeit einer genauen zeitlichen Aufeinanderfolge betont zu haben, wie er sich ausdrückt: eine Tempierung der Wirkung.

In besonders wirksamer Form und auch chemisch erklärbar finden wir diese Kombination von Eiweißkörpern mit spezifischen chemotherapeutischen Substanzen in der Abortivbehandlung des Gelenksrheumatismus wieder, wie sie von Edelmann (Wr. klin. Wochenschr., 1917, 10 u. 16) eingeführt wurde. Derselbe geht von dem Gedanken der Abspaltung der Salizylsäure aus dem salizylsauren Natron in den Gelenken infolge der erhöhten Kohlensäurespannung in den entzündlichen Gelenken ($17 \cdot 5\%$ gegenüber 5% Kohlensäurespannung in den entzündeten Gelenken nach Ewald) aus. Dieser Vorgang, der nach Meyer und Gottlieb durch den Eintritt in die Zellen infolge der Lipoidlöslichkeit der freigewordenen Salizylsäure begünstigt wird, soll nun durch die Transsudation und Hyperämisierungsvorgänge, die sich an den Gelenken im Anschlusse an die Milchinjektion einstellen, begünstigt werden. Die im Anschluß an die Milchinjektion an den Gelenken beobachtete vermehrte Rötung und Schwellung befördert die Aufnahme des nach dem Schüttelfrost innerlich einverleibten Salizyl und läßt einen abortiven Verlauf der Gelenksentzündung und eine Verhinderung des Eintrittes einer Herzhautentzündung auch bei schweren Krankheitsfällen erreichen. Es wird einerseits die Anhäufung der Salizylsäure in den affizierten Gelenken gefördert und anderseits infolge der durch die Reaktion erhöhten Kohlensäurespannung eine vermehrte Abspaltung der Salizylsäure eintreten. Edelmann sieht dies als eine Art Potenzierung des Heilfaktors der Salizylsäure durch parenterale Eiweißzufuhr an, die durch Speicherung von medikamentösen Stoffen und Abtötung der Krankheitserreger in den Gelenken und zur Heilung führt. Eigene

Erfahrungen lassen mich die Wirksamkeit dieser Kombination annehmen. In ähnlicher Weise wirkt auch eine von K i r c h (Wr. kl. W., 1921, 39) angegebene intravenöse Injektion von Pepton 1 : 1000, 1 : 10 in 0·5%/₀ Karbollösung, davon steigend 4—20 Teilstriche einer 1 cm³-Spritze und 20 cm³ 1%/₀ Kollargollösung per rectum. Weiters eine kombinierte Milch- und Sanarthritbehandlung von H e i s s e n, Ther. Halbmonatshefte, 1921, 10 cm³ Milch und auf der Höhe der Fieberreaktion 1 cm³ Sanarthrit intravenös bei chronischer Arthritis in 3 Injektionen mit 3—4tägigen Pausen bei chronischen Arthritiden.

In ähnlicher Weise wurde für allgemeine und lokale Staphylokokkenerkrankungen nach Erprobung von K e i n i g und P u z e t e (M. m. W., 1922, 26 u. 27) ein Präparat: Staphylo-Yatren (Behringwerke) eingeführt. Dasselbe, ein Staphylokokkenvakzine und Yatren enthaltendes Präparat, wird in 6 Stärken hergestellt. Es wird intravenös verabreicht, nur die höchsten Dosen (V und VI) machen geringe Fieberschwankungen. Am besten soll nach K e i n i g die Verabreichung von zirka 2¹/₂ cm³, intravenös, jeden 3. bis 4. Tag sein. Auch mit dem Gono-Yatren wurden, in gleicher Weise verabfolgt, günstige Wirkungen bei Gonorrhöe gesehen.

Schlußkapitel.

Ich habe in den einleitenden Sätzen die Trennung der Osmotherapie von den Maßnahmen der Proteinkörpertherapie nur als eine vorläufige bezeichnet, ich will nun dementsprechend nach Besprechung der beiden Methoden das Gleichartige in beiden Maßnahmen suchen. In den letzten Ausführungen haben wir den Begriff der Reizkörpertherapie immer wieder vorgebracht, ohne ihn zu umschreiben. Derselbe ist in den letzten Jahren aufgetaucht und hat eine in hohem Grade berechtigte Ausbreitung gewonnen. Ich möchte aber doch hinzufügen, daß auch dieser Ausdruck, dem, wie gesagt, ein ganz hervorragendes Charakterisierungsvermögen zukommt, doch eigentlich nicht alles, was in den Therapien wirksam wird, umfaßt. Wenn auch der durch die eingeführten Körper ausgeübte Reiz das hervorragendste Moment darstellt, so ist doch die Wirkung der physikalischen Eigenschaften der Substanzen nicht allein eine Reizwirkung, sondern wir müssen da direkte energetische Wirkungen des Agens im Gewebe, insbesondere auf den Stoffwechsel und den Körperumsatz annehmen. Diese Wirkungen sowie auch die chemischen Wirkungen der Eiweißkörper im Gewebe sind nicht allein durch Reizwirkungen zu erklären und damit ist auch für diesen Ausdruck eine volle Erschöpfung des Wesens der Therapien nicht gegeben. Eine möglichst neutrale Bezeichnung wird sich im Gegenteile empfehlen, und in diesem Sinne erscheint die Bezeichnung „unspezifische Therapie", die auch W e i c h a r d t annimmt, als am wenigsten eine Wirkungsweise vorwegnehmend.

Der energetischen Wirkung beider Agenzien im Gewebe wird es vor allem zugeschrieben werden müssen, wenn wir einerseits auch bei der Osmotherapie längerdauernde Folgezustände nachweisen können, ebenso wie anderseits der stärkere Gewebseinfluß der hypertonischen Lösung eine gleichmäßigere Körperwirkung hervorruft. Dies prägt sich in dem nur 6°/₀ betragenden Ausfall der Wirkung, den K u t s c h a bei der Nachprüfung der Zuckerwirkung bei der Äthernarkose (M. m. W., 1924, 2) konstatieren konnte, gegenüber der schwankenden Proteinkörperwirkung aus.

Wir haben schon früher betont, daß das wichtigste Moment der beiden Therapien der Reiz darstellt. Die Intensität seiner Wirkung im Körper ist aber nicht eigentlich durch das wirksame Agens selbst bedingt. Die Art des Reizes ist in hohem Ausmaße ohne größeren Belang für die Wirkung. Daher muß auch nicht auf die von physiologischer Seite unternommene Klarstellung des Wesens des notwendigen Reizes, wie es Tschermak (Wr. klin. Wochenschr., 1913) und später Verworn unternommen haben, in dem Maße eingegangen werden. Den bestimmenden Einfluß auf den Effekt und seine Größe übt vielmehr der Körperzustand, der durch die pathologischen Bedingungen der Krankheit hervorgerufen worden ist, aus. Durch ihn wird selbst ein kleiner Reiz zu großen Wirkungen fähig. Richtig ist, daß, wie Verworn hervorhebt, eine Einwirkung auf den Stoffwechsel bei solchen Reizen. eine Bedingung in hohem Maße darstellt. Doch ist auch hier für die Extensität des Reizes der pathologische Zustand das Maßgebende. Diesbezüglich ist aber hervorzuheben, daß wir durch Nervenreize (vegetatives Nervensystem Tönniessen, Kl. W., II, 11, 12) auch im normalen Zustand Veränderungen im Stoffwechsel auftreten sehen.

Es ist also vor allem nicht ein spezifischer Reiz, sondern ein spezifischer Zustand im Körper. der die Wirkung bedingt, und wenn wir die beiden Therapien nach dieser Hinsicht auf die Bedeutung von Reizwirkungen bei ihnen untersuchen, so kommen wir zu folgenden Schlußfolgerungen:

Auf solche Reizwirkungen, insbesondere von intrakutaner Einverleibung ausgehend, deuten schon gewisse weitgehende reflektorische Einflüsse auch bei den osmotherapeutischen Maßnahmen hin. Wenn wir sehen, daß durch intrakutan und auch subkutan nur in größeren Mengen verabfolgte Einspritzung von kristalloiden Substanzen die Blutverteilung, Blutgerinnung, die Funktion von Sekretionsvorgängen, der ganze Stoffwechsel sich ändert, so werden wir dem Reizmoment für die Wirkungen eine große Bedeutung zuschreiben müssen. In noch höherem Maße werden solche Einflüsse durch die neuesten Untersuchungen von H. Vollmer (Klin. W., II, 41) wahrscheinlich gemacht. In Selbstversuchen und Versuchen an Kindern konnte derselbe durch zwei- bis dreimalige intrakutane Injektion von 0·1 physiologischer

Kochsalzlösung eine um die 30. Minute ihren Höhepunkt erreichende, bis zur 60. bis 90. Minute andauernde Verminderung der Säureausscheidung im Harn, durch Vagusreizung ausgelöst, nachweisen. Er deutet diese als Stoffwechseländerung, Alkalose, die durch einen Einfluß auf den intermediären Stoffwechsel und das vegetative Nervensystem ausgelöst ist, und die an die von ihm beschriebene Wirkung von Hormonen erinnert. In weiteren Untersuchungen konnte er zeigen, daß intrakutane Injektionen von kleinen Mengen Flüssigkeiten mit K-, HPO_4-, OH-Ionen und hypotonische Lösungen parasympathisch erregend und stoffwechselsteigernd, H- und Ca-Ionen und hypertonische Lösungen Sympathikus anregend und stoffwechselherabsetzend wirken. Durch in ihrer Konzentration abgestufte Lösungen ließ sich eine gesetzmäßige Abhängigkeit der Stoffwechselvorgänge von dem osmotischen Druck der injizierten Lösungen erweisen. Es ist aber hinzuzufügen, daß es auch durch andere, so thermische Reize, durch Chloräthyl gelang, erhebliche Einwirkungen auf den Stoffwechsel zu erzielen. Ich glaube, daß diese Untersuchungen geeignet sind, eine weitere Entwicklungsmöglichkeit osmotherapeutischer Maßnahmen und ihrer Wirkungen in hohem Grade wahrscheinlich zu machen. Weiters konnte von von Gaza (Z. f. d. ges. exp. Med., 1923, 32) gezeigt werden, daß die schon von Hauberisser aufgestellte Behauptung von einer verschiedenen Wirkung von leicht hypertonischen Lösungen auf krankes und gesundes Gewebe sich in großen und ausführlichen Untersuchungen bestätigen und erweitern läßt. Während normales Gewebe durch Kochsalz zum Quellen gebracht wird, wird das kranke Gewebe dadurch entquollen. Für Kalklösungen läßt sich das entgegengesetzte Verhalten feststellen. Wir finden also gewissermaßen spezifische Wirkungen der injizierten Lösungen je nach der Gewebsbeschaffenheit. Ich möchte glauben, daß sich auch aus diesen Ausführungen eine größere Verwendungsmöglichkeit osmotherapeutischer Maßnahmen ergeben wird. Dieselbe scheint mir um so wahrscheinlicher, als, wie schon ausgeführt worden ist, die osmotherapeutischen Maßnahmen und ihre osmotischen Einwirkungen im Körper nur das auslösende Moment für weitere Vorgänge der verschiedensten Art im Körper darstellen. Diese Annahme erscheint um so mehr begründet, wenn wir sehen, daß schon ein verhältnismäßig einfacher Vorgang, wie der Aderlaß, nach Veil (Klin. W., 1, 44) durch Fluxion aus dem Gewebe, durch Einströmung von Karbonaten aus dem Gewebe, eine alkalotische Verschiebung des Ionengleichgewichtes und auch eine Steigerung der Kohlensäurespannung hervorruft. Wir werden um so mehr von dem intensiven und schnellen Vorgang der intravenösen Injektion hypertonischer Lösungen solche sekundäre Vorgänge in noch höherem Grade, allerdings in verschiedener Richtung, erwarten können. In den letzten Tagen hat S t u k o w s k i (D. m. W., 1923, 49) gewisse Hinweise auf eine günstige Wirkung der hypertonischen Zuckerlösung bei Sublimatnephrose veröffentlicht. Man könnte daran denken, diese Wirkungen durch vermehrte Abgabe des Sublimats aus dem Gewebe als Folge einer „Verdrängungsadsorption" zu erklären.

Eine Weiterentwicklung der Osmotherapie erscheint aber auch gebunden an die Möglichkeit, dieselben Einflüsse auch ohne die intravenöse Verabreichung auszulösen. Hier wäre hervorzuheben, daß v o n d e n V e l d e n seine Gerinnungsbeschleunigung auch bei interner Zufuhr von Kochsalzlösungen, entsprechend dem Volksgebrauch, nachweisen konnte. Auch F o l e y und P u t n a m finden die reflektorische Herabsetzung der Liquorsekretion nach Einfuhr in den Gastrointestinaltrakt.

Die Proteinkörpertherapie läßt gleichfalls noch eine Erweiterung im Sinne einer Stellung von bestimmteren Indikationen, sowie durch die Verwendung von spezifischen Eiweißpräparaten im Sinne D ö l l k e n s erwarten. Das stärkere Überwiegen der Reizwirkungen bei den Eiweißkörpern scheint aber in höhem Grade das Moment zu sein, das die schwankenderen Wirkungen gegenüber den osmotherapeutischen Maßnahmen bedingt. Die physikalischen Wirkungen der Proteinkörpertherapie treten gegenüber den physikalischen Wirkungen der osmotherapeutischen Maßnahmen in den Hintergrund. Damit wären auch die schwächeren resorptiven Wirkungen der Eiweißkörper auf Prozesse im Gewebe zu erklären. Als neuere Maßnahme möchte ich die lokale Verwendung der Proteinkörpertherapie ansehen. Dieselbe erscheint geeignet, eine Anwendung auch bei chronischen Zuständen zu ermöglichen. Die Kombinationswirkungen, insbesondere von Proteinkörperwirkungen mit osmotherapeutischen, chemotherapeutischen und organotherapeutischen Maßnahmen lassen vor allem Erfolge erwarten.

Als charakteristische Erscheinung der Proteinkörpertherapie ist hier noch die gänzlich veränderte Wirkung der parenteralen

Proteinkörperzufuhr nach dem pathologischen Körperzustand, sowie nach der Form der Verabreichung (Dosengröße und Tempo der Injektionen) hervorzuheben.

So konnte ich in den letzten Tagen eine günstige Wirkung einer Milchinjektion bei einer schweren Morphiumvergiftung konstatieren, eine Erscheinung, die mit der von B i b e r f e l d (Biochem. Z., 1921, 122) am Hunde gefundenen Aufhebung der Morphiumgewöhnung durch Milchinjektion kontrastiert.

Weiters hat in den letzten Tagen (Sitz. d. Wr. G. d. Ärzte, 18. Jänner 1924) G u s t a v S i n g e r über günstige Wirkungen einer einschleichenden Behandlung mit Kaseosan bei Diabetikern berichtet. Die konstatierte Steigerung der Kohlehydrattoleranz auch schwerer Diabetiker durch S i n g e r scheint mir in einem Desensibilisierungsvorgang und verminderter Glykogenmobilisierung in der Leber begründet zu sein. Es wird durch das langsame und vorsichtige Vorgehen S i n g e r s bei der Behandlung die von B i e r und mir gefundene Überempfindlichkeit des Diabetikers gegen parenterales Eiweiß, sowie die von L ö h r konstatierte Herabsetzung der Kohlehydrattoleranz (Z. f. d. ges. exp. Medizin, 31) durch parenterale Eiweißinjektionen vermieden.

Alles in allem möchte ich demnach glauben, daß wir Wirkungen im Sinne einer Veränderung der Körperreaktion und damit auch Beeinflussungen von Krankheitszuständen, also eine aktive Therapie in beiden therapeutischen Maßnahmen in einem auch für den praktischen Arzt nicht zu vernachlässigenden Ausmaße vorliegen sehen. Schädigungsmöglichkeiten sind im Rahmen der besprochenen Wirkungen durch die Anleitungen in großem Ausmaße ausgeschaltet worden. Sie werden sich aber in viel höherem Maße durch das Gefühl des erfahrenen Arztes, das ihn die Grenzen seines Könnens mehr ahnen als umschreiben läßt, vermeiden lassen.

Literatur.

Abel u. Kubota, Journ. of Pharmacology 12, 243.

Abderhalden, Pflügers Archiv, 1920, 185, 322. Abwehrfermente. Springer. 1922.

Abrami, c. Widal.

Adelsberger u. Rosenberg, Ztsch. f. Imm.-Forschg. 1922, Bd. 34.

Albertoni, zit. Stejskal, Grundlagen d. Osmotherapie.

Amann, Med. Klinik, 1922.

Angerer, Ztsch. f. Hyg. Bd. 96. 1922.

Arloing, Kongr.-Zentralbl. 25, S. 62.

Arndt, c. Bier.

Arrous u. Hedon, zit. Stejskal, Grundlagen d. Osmotherapie.

Ascher, Klin. Woch. 1922, 31.

Aufrecht, D. med. Woch. 1904.

Balfour, Wolff-Eisner, Autoserotherap. in Senator, Handbuch d. Serotherapie.

Bang, Blutzucker 1913.

Barlow, zit. Stejskal, Grundlagen d. Osmotherapie.

Bayliss, Jl. of exp. Ph. and Therap. 1920, 15/11.

Bechhold, Klin. Woch. 1923, D. med. W. 1923, 772.

Behr u. Koch, Arch. f. exp. Path. u. Pharm. Bd. 51, 1905, 1.

Benjamin u. Witzinger, Ztsch. f. Kinderh. Bd. 2 u. 3.

Bieling, Klin. Woch. II, 27.

Bier, Münch. med. Woch. 1921, 6; 1923, 7; 1923, 15.

Bingel, c. Luithlen.

Blumenthal, s. Lindig.

Blumenthaler, zit. n. Schultze.

Bock u. Robertson, s. Bayliss.

Bondy u. Jacobi, Hofmeister, Beiträge VII.

Borchhardt, Ergebnisse d. inn. Med. 1919.

Bottazzi, Phys. Chemie u. Medizin, Koranyi u. Richter. Leipz. 1907.

Brasol, zit. Stejskal, Grundlagen d. Osmotherapie.

Brissaud, c. Widal.

Brüning, Klin. Woch. 1923, 26.

Bürger u. Dold, Ztsch. f. Imm.-F. 1919.

Buglia, zit. Bottazzi.

Canon, s. Bayliss.

Caramelton, ref. Kongr.-Zentralbl. 27, 298.

Chantemesse, s. Bier.

Chiari u. Gamper, D. Ztsch. f. Chirurgie. Bd. 172. 1922.

Cilimbaris, Allg. med. Zentralztg. 1922, 33/34.

Clark, Brit. Medical Jl. 1923, S. 315.

Claus, Ergebn. d. Imm.-F. 1922.

Cori, Wr. klin. Woch. 1922, 15.

Cushni u. Wallace, Am. Jl. of Phys. 1898, I. 411.

Dale u. Laidlow, Jl. of Pharm. 1910, 52, S. 355.

Davidsohn u. Friedmann, Arch. f. Hyg. 1909, 261.

Dehio, s. Petersen.

Delawe, Wolff-Eisner, Autoserotherapie in Senator, Handb. d. Seroth.

Demorr, s. Bottazzi.

Denneke, Therapie d. Gegenwart, 1920.

Deutschmann c. Stejskal. Wr. kl. Woch. 1922, 38,39.

Döllken, Münch. med. Woch. 1919, 18, S. 481.

— u. Herzger, Münch. med. Woch. 1922, 6.

Doerr u. Berger, Ztsch. f. Hyg. 193, 1922.

Dresel, s. Freund u. Dresel.

— u. Wollheim, Münch. med. Woch. 1921, 759.

Dreser, zit. Reis.

Duke, s. Löwi.

Eckhard, s. Leschke.

Edelmann, Wr. klin. Woch. 1917, 100, 161.

Ehrlich, sämtl. Schriften.

Ehrmann, Münch. med. Woch. 1907, 52.

Ellinger u. Heymann, Arch. f. exp. Path. u. Pharm. Bd. 90, S. 345 ff.

Engländer, Wr. klin. Woch. 1915, Juni, Sitzg. d. Ges. d. Ärzte.

Epstein, Münch. med. Woch. 1917, 25.

— s. R. Schmidt.

Eyermann, Arch. Int. Med. 1923.

d'Errico, zit. Bottazzi.

Esch, s. Lindig.

Fahr, zit. Stejskal, Grundlagen d. Osmotherapie.

Fano u. Bottazzi, s. Bottazzi.

Ferreira, s. R. Schmidt.

Fischer, s. Seiffert.

Fleckseder, Wr. klin. Woch. 1916, 21.

Foley u. Putnam, Am. Jl. of Phys. Bd. 58, 40.

Fochier, Thérapie des infect. ac. gén. Lyon Méd. Août 1891. c. Bier.

Foster u. Whipple. Jl. Am. Med. Assoc. 1922, 105.

Frank, D. med. Woch. 1921, 617.

Fränkel, s. Rumpf.

Freund, Ztsch. f. Geb. u. Gyn. 1913.

— E. Diskussionsbemerkung. Wr. klin. Woch. 1910, 4, 140.

— u. Dresel, Arch. f. exp. Path. u. Pharm. Bd. 91.

— u. Gottlieb, Arch. f. exp. Path. u. Pharm. 1922; Münch. med. Woch. 1921, 13, S. 383.

— u. Graafe, Arch. f. exp. Path. u. Pharm. Bd. 93.

— u. Popper, Biochem. Ztsch. 15, 1909.

— u. Rupp, Arch. f. exp. Path. u. Pharm. Bd. 99.

Frey, s. Hashimoto.

Friedberger, s. Seiffert.

Friedemann, Oppenheimer, Bd. III.

Friedmann u. Nubian, Klin. Woch. 1922.

Friedrich u. Oppitz, Münch. med. Woch. 1920, 1.

Frisch u. Starlinger, Ztsch. f. ges. exp. Med. 1921, 24, 142.

Fröhlich u. Singer, Arch. f. exp. Path. u. Pharm. 99.

Galeotti, s. Bottazzi.

Gärtner u. Römer, Wr. klin. Woch. 1892, 2.

Gasser, Erlanger u. Meek, Am. Jl. of Phys. 1919, 231.

v. Gaza u. Wessel, Ztsch. f. ges. exp. Med. 32.

Gessler, s. Gans, D. med. Woch. 1923, 1.

Gilbert, Wolff-Eisner, Autoserotherapie in Senator, Handb. d. Serotherapie.

Glaser, Med. Klinik, 1922, 15.

Goldscheider, s. Mendel, D. med. Woch. 1922, 35.

Goldschmidt u. Dayton, Am. Jl. of Phys. 1919, 48, 450.

Gottschalk, Klin. Woch. II. 3.

Graafe, Klin. Woch. II. 22.

Grawitz, Ztsch. f. klin. Med. 32, 427.

Greendal, Arch. Int. Med. Bd. 30.

Groedel, Ergeb. d. inn. Med. 9, 174.

v. Gröer, Wr. klin. Woch. 1916, Münch. med. Woch. 1915, 39, Therap.
    Monatsh. 1916.

— — Ztsch. f. ges. exp. Med. 1917, 7, Therap. Monatsh. 1921, 423.

— — u. Hecht, Wr. klin. Woch. 1922.

Grote, Ztsch. f. ärztl. Fortbild. 1919, 24.

Gugenheimer, s. Abderhalden.

Gut, Beitr. z. Klinik d. Tbc. 53, 94/101.

Hamburger, zit. Stejskal, Grundlagen d. Osmotherapie.

Handovsky, Grundbegriffe d. Kolloidchemie (Springer 1923) u. Klin.
    Woch. I. 35.

Hanzlik, Jl. of Phys. 1921.

Hartmann u. Žila, Arch. f. exp. Path. u. Pharm. 1918, 83.

Hartoch u. Sirenskij, Ztsch. f. Imm.-Forsch. 1921.

Hashimoto, Arch. f. exp. Path. u. Pharm. 76, S. 370.

Hasse, zit. Bier.

Hecht u. v. Gröer, Wr. klin. Woch. 1922.

Hauberisser, c. Gaza.

Hedon u. Arrous, zit. Stejskal, Grundlagen d. Osmotherapie.

Heilners Sanarthrit Telatuten, Münch. med. Woch. 1916 u. 1920.

Heinz, s. Klingmüller, Verh. d. Kongr. f. inn. Med. 1922.

Heissen, Therap. Monatsh. 1921.

Herzger u. Döllken, Münch. med. Woch. 1922, 6.

Heubner, zit. Freund u. Rupp.

Heymann u. Ellinger, Arch. f. exp. Path. u. Pharm. Bd. 90, S. 345 ff.

Hiess u. Zinser, Jl. of med. Research. 14, 1908.

Hift, Wr. med. Woch. 1913, 39.

Hildemeister u. Seiffert, s. Seiffert.

Hirsch, Wr. klin. Woch. 1910, 4, 140.

Höber, Physiol. Chemie d. Zelle u. d. Gewebe, 5. Auflage.

Högler u. Seidel, Wr. klin. Woch. 1923, 20.

Holler, Med. Klinik, 1917, 39.
— u. Singer, Biochem. Z. 1923, 146.
Holzer u. Rosenthal, Berl. klin. Woch. 1921, 25.
Howel, s. Löwi.
Huber, zit. nach Schultze.
Ilkewitsch, Zentralbl. f. Gyn. 1913, S. 1399.
Inaba u. Januschke, Ztsch. f. ges. exp. Med. 1913, 147.
Inaguchi, Ztsch. f. phys. Chemie, 50, 449.
Ishikawa, c. R. Schmidt.
Issaeff, zit. Seiffert.
Jacoby, s. Abderhalden.
— u. Bondy, Hofm. Beiträge VII.
Janevay u. Jackson, s. Bayliss.
Januschke u. Inaba, Ztsch. f. ges. exp. Med. 1913, 147.
Japelli, s. Bottazzi
Jaschke, s. Lindig.
Jochmann, zit. nach Hirsch, Wr. klin. Woch. 1910, 4, 140.
Jungmann, Klin. Woch. 1922, 31.
Karmel, Wr. klin. Woch. 1922, 50.
Karo, Terpichin, s. Klingmüller.
Kaznelson, Berl. klin. Woch. 1917.
— u. R. Schmidt, Ztsch. f. klin. Med. 83.
Keining, Zentralbl. f. Bakt. 1922, I. A. u. Münch. med. Woch. 1922, 26/27.
Kellaway u. Coswell, Brit. Jl. of exp. Path. 1922.
Kirch, Wr. klin. Woch. 1921, 39.
Kirstein, Zentralbl. f. Gyn. 1920.
Kisch, Münch. med. Woch. 1923, 7.
Kleeblatt, Ther. d. Gegenw. 1921, S. 209.
Klemm, s. Karmel.
Klickowicz, zit. Stejskal, Grundlagen d. Osmotherapie.
Klingmüller, D. med. W. 1917.
— D. med. Woch. 1923, 21.
— Dermat. Kongreß 1921.
Kobert, Lehrb. d. Intoxikationen, 2. Aufl. 1902.
Kollaczek, zit. n. Hirsch, Wr. klin. Woch. 1910, 4, 140.
Kolle, s. Seiffert.
Kolm u. Pick, Arch. f. exp. Path. u. Pharm. 84.
Königer, H., Münch. med. W. 1920, 8; 1919, 49; 1920, 40; Kongreßbericht
    (f. inn. Med.) 1920. S. 55, 1921; Jahresk. f. ärztl. Fortb. 12. Aug. 1921,
    48; D. med. Woch. 1922, 50.
Königsfeld, s. Kaznelson.
Köppe, s. Bottazzi.
Kövösy, Ztsch. f. phys. Chemie 62, 68, 69.
Krämer, D. med. Woch. 1923, 42.
Kraus, Fr., D. med. Woch. 1920, 36.
— R., Wr. klin. Woch. 1914, 45; 1913, 21.
Krehl, zit. nach Reis.
Kreuscher, c. Seiffert.

Kröger, zit. Bottazzi.

Krogh, Jl. of Phys. 1920.

Kross, s. Clark.

Kutscha-Lissberg, Münch. med. Woch. 1924, 2.

Kyrle, Wr. klin. Woch. 1922, 17.

Lackschewitz, zit. Bottazzi.

Lacqueur, D. Arch. f. klin. Med. 1920, 121; Praxis d. physik. Therapie 1922.

Lamson u. Roca, Jl. of exp. Pharm. and Ther., Bd. 17, 1921, S. 481.

Landsteiner, s. Döllken.

Latzel, Wr. klin. Woch. 1923, 26. Ztsch. f. klin. Med. 81.

— u. Stejskal, Wr. klin. Woch. 1921, 41.

Lauber. Wr. klin. Woch. 1921, 3.

Lazarus Barlow, zit. Stejskal, Grundlagen d. Osmotherapie.

Laidlow u. Dale, Jl. of exp. Pharm. 1910, 52, 355.

Leindörfer, Biochem. Ztsch. 133, 1922, S. 409.

Lemoine, Presse méd. 1921, 97.

Leschke, Ztsch. f. exp. Path. u. Ther. Bd. 19.

v. Limbeck, zit. Bottazzi.

Lindig, Halban u. Seitz, Biologie u. Pathologie d. Weibes. 1923,
    S. 355 u. ff.

Linser u. Mayer, Münch. med. Woch. 1910, 52.

Lipschütz, zit. Stejskal, Grundlagen d. Osmotherapie.

Löhr, Ztsch. f. ges. exp. Med. 29, 30, 31.

Lönne u. Weinzierl, s. Lindig.

Löpper, zit. Bottazzi.

Lo Monaco, zit. Stejskal, Grundlagen d. Osmotherapie.

Löwi, Pflügers Archiv 189, 193.

Löwy, Ztsch. f. exp. Path. u. Phys. 1920, 21; D. Arch. f. klin. Med. 120.

Lüdke, Münch. med. Woch. 1915, 10. D. med. Woch. 1922, 46.

— Beiträge z. Klinik d. Infekt.-Kr. 4.

Luithlen, Arch. f. exp. Path. u. Pharm. 68, 69.

— Wr. klin. Woch. 1920, 20. 1912. 638. 1913, 17, 45.

— Med. Klinik 1913, 42. 1917, 7. 1918, 1207.

— Münch. med. Woch. 1909, 16. Wr. med. Woch. 1921, 37, 38.

Mack, s. Lindig.

Magnus-Levy, zit. Stejskal, Grundlagen d. Osmotherapie.

— zit. Ehrmann.

Magot, D. med. Woch. 1924, 3.

Mahnert u. Zacherl, Wr. klin. Woch. 1923, 7.

Mair Estorf, Klin. Woch. 1923.

Manwaring, Jl. of Am. Med. Ass. 1921.

Marek u. Švestka, Wr. klin. Woch. 1916, 13/14.

Marx, zit. Petri.

Matthes, D. Arch. f. klin. Med. 54. Klin. Woch. 1922, 44.

Matko, Wr. klin. Woch. 1918.

Mayr u. Linser. Münch. med. Woch. 1910, 52.

Meltzer, Jl. of Am. Med. Ass. 1921.

Mendel, Ther. d. Gegenw. 1918. D. med. Woch. 1922, 25, 35/43.

Meyer E., Klin. Woch. II. 1.
— H. H., Münch. med. Woch. 1910, 44.
Meyer-Bisch, Ztsch. f. klin. Med. 90. Ztsch. f. exp. Med. 25. 1921
    D. Arch. f. klin. Med. 413, 1921.
Mikulicz-Radetzki u. Sons, D. med. Woch. 1923, 26.
Miller, Schweiz. med. Woch. 1923, 10.
Moll, Hofmeisters Beiträge IV. Wr. klin. Woch. 1902, 49.
Much, D. med. Woch. 1920.
Müller, Berl. klin. Woch. 1919, 34.
— zit. nach Hirsch, Wr. klin. Woch. 1910, 4, 140.
— C. F., Med. Klinik, 1918; Münch. med. Woch. 1920, 47.
— R., D. med. Woch. 1918. Sitzg. d. Ges. d. Ärzte 1921.
Munk, D. med. Woch. 1921, 5.
Neuda, Wr. med. Woch. 1919, 45.
Neufeld, Arb. a. d. Gesundheitsamte 34.
Neumeister, s. Weichardt.
Nonnenbruch, Arch. f. exp. Path. u. Pharm. 89 u. 91.
Oehme, Arch. f. exp. Path. u. Pharm. 98, S. 329.
Oppitz u. Friedrich, Münch. med. Woch. 1920, 1.
Palmer, Jl. of Physiol. 1917.
Peiper, s. Rumpf.
Peiser, zit. nach Hirsch, Wr. klin. Woch. 1910, 4, 140.
Penzoldt, zit. Königer.
Petersen, Proteintherapie. Berlin 1923.
Petri, Hofmeisters Beiträge V, S. 245.
Petruschky, s. Rumpf.
Pfeifer, H., Wr. klin. Woch. 1921, 27. Ztsch. f. ges. exp. Med. 29, 1922.
Pfeiffer, s. Seiffert.
— R. u. Bessau, D. med. Woch. 1916, 7.
Pick, E. P., Jahreskurse f. ärztl. Fortbild. 13. J. Aug. 1922, 48.
— u. Hashimoto, Arch. f. exp. Path. u. Pharm. 76.
— u. Kolm, Arch. f. exp. Path. u. Pharm. 84.
Piczower, Therap. Monatsh. 1910.
Pirquet, Serumkrankheit.
Popielsky, Ztbl. für Phys. 1910, 24.
— Arch. f. d. ges. Phys. 1909, 294.
Přibram, Münch. med. Woch. 1922.
Prinz, Münch. med. Woch. 1921, 38.
Progulski, s. v. Gröer.
Putzig, s. R. Schmidt.
Rackeman, Arch. Int. Med. 1918, 22.
Ravaut, Ann. de Dermatol. Paris. Mai 1913.
— Semaine Médicale 1913, 52.
Reichelt, Med. Klinik 1923, 16.
Reis, Wr. klin. Woch. 1922, 22, 1083.
Reiter, D. med. Woch. 1918, 7, 175.
Rémont, Wolff-Eisner, Autoserother. in Senator, Handb. d. Serotherapie.
Rénaud, Presse Médicale 1911.

Rietschel, Klin. Woch. II, 1.

Robertson u. Bock, s. Bayliss.

Roca u. Lamson, Jl. of exp. Ph. and Ther. 1917, 17, 481.

Rolly, Münch. med. Woch. 1923, 5.

Röschen, s. Kaznelson.

Rosemann, zit. Stejskal, Grundlagen d. Osmotherapie.

Rosenberg u. Adelsberger, Ztsch. f. Immun.-Forsch. 34, 1922.

Rosenow, Ztsch. f. ges. exp. Med. 1916, 426.

Rosenthal u. Holzer, Berl. klin. Woch. 1921, 25.

Roth, zit. Stejskal, Grundlagen d. Osmotherapie.

Rowe, Mediz. Klinik 1913.

Rumpf, D. med. Woch. 1893.

Sachs, Kolloidzeitschrift 1919, 24, 113. Therap. Halbmonatsch. 1920, 379.
   Münch. med. Woch. 1921, 12, 351.

— s. Döllken.

Salge, Ztsch. f. Kinderh. 1923.

Salomon, s. Lindig.

Sansum, Jl. Am. Med. Ass. 1915.

Saxl, Wr. med. Woch. 1916, 3. Wr. klin. Woch. 1923, 14/15.

Sbarsky, Biochem. Ztsch. 1922, 135.

Schade, Die physikal. Chemie in d. inn. Medizin 1921. (Steinkopff)
   Münch. med. Woch. 1922, 43.

Schaps, Berl. klin. Woch. 1907.

Schenk, Ztsch. f. ges. exp. Med. Bd. 11.

Schick, s. v. Gröer.

Schittenhelm, Münch. med. Woch. 1919, 49. 1921, 46.

Schlagintweit u. Silmann, Wr. klin. Woch. 1923, 12.

Schmid P., Ztsch. f. Hygiene 83, 98.

— R., Med. Klinik 1917, 7. 1920, 27, 691. Ergebn. d. ges. Medizin, III. B.
   1922.

— u. Kaznelson, Ztsch. f. klin. Med. 83.

Schober, Geronne u. Zimmer, Berl. klin. Woch. 1921, 43, 45.

Schoßberger, zit. Seiffert.

Schultz, Therap. Monatsh. 1918, 1.

Schulz, s. Bier, s. Karmel.

Scott, Jl. of Phys. Bd. 50, S. 157.

Seiffert, Berl. klin. Woch. 1921, 31, 873. D. med. Woch. 1922, 33, 1094.

Seligmann u. Klopstock, Ztsch. f. Immun.-Forsch. 1910, 4.

Senator, Handbuch d. Serotherapie.

Siegmund, Klin. Woch. 1922, 52. Münch. med. Woch. 1923, 1.

Silmann u. Schlagintweit, Wr. klin. Woch. 1923, 12.

Singer G., Münch. med. Woch. 1923, 1.

Sons u. Mikulicz-Radetzki, D. med. Woch. 1923, 26.

Sörensen, s. Benjamin u. Witzinger.

Spiegel u. Kubo, Klin. Woch. II, 40.

Spiethof, Münch. med. Woch. 1913, 10. Med. Klinik 1913, 29, 45, 1915.

Stahl, Klin. Woch. 1923, 22.

Starkenstein. Münch. med. Woch. 1919, 8. Wr. klin. Woch. 1918, 87.

Starling, Fluids of the Body; zit. Stejskal, Grundlagen d. Osmotherapie.
Starlinger, Biochem. Ztsch. 22, 1921, S. 215.
— u. Frisch, Ztsch. f. ges. exp. Med. 1921, 21, 142.
Stejskal, Grundlagen d. Osmotherapie Wien 1922. Šafář.
— Wr. klin. Woch. 1922, 38/39. 1923, 14/15.
— Wr. med. Woch. 1923, 16. Ztsch. f. Heilkde. 1904.
— u. Latzel, Wr. klin. Woch. 1921, 41.
Sternberg, D. med. Woch. 1921, 50.
Storm van Leeuwen u. Varenkamp, Klin. Woch. I. 37. Ztsch. f.
    Immun.-Forsch. 1923, 27.

Strauß, s. Karmel.
Stückgold, Med. Klinik 1922, 1463.
Stukowski, D. med. Woch. 1923, 49.
Süpfle, Ztbl. f. Bakter. Beiheft 1922.
Švestka u. Marek, Wr. klin. Woch. 1916, 13/14.
Szenes, Münch. med. Woch. 1920, 27, 780.
Szily, Wr. med. Woch. 1918, 17/16.
— Berl. klin. Woch. 1914, 24.
— Ztbl. f. Augenh. 1918.
Szumowski, Ztsch. f. phys. Chemie. 36, 1902, S. 198.
Teale u. Bach, Proceedings R. Soc. Med. 13. Path. Section 1920.
Theilhaber, Münch. med. Woch. 1921
Tobias, Klin. Woch. 1922, 11.
Togawa, Biochem. Ztsch. 109, 1920.
Trenkhof, Ztbl. f. Chir. 1922, 40.
Tschermak, Wr. klin. Woch. 1913.
de Vaele, H., C. R. Société de Biol. 1921, 24.
Veil, D. Arch. f. klin. Med. 119, 139. Klin. Woch. I, 44.
— s. Luithlen.
v. d. Velden, Arch. f. klin. Med. 1914. Ztbl. f. inn. Med. 1919.
— Berl. klin. Woch. 1919, 21, 481. D. med. Woch. 1918, 52. 1446.
Verworn, s. Matthes.
Virchow, s. Bier.
v. Volkmann, s. Bier.
Vollmer, H., Klin. Woch. 1923, 12, 41.
Walbaum, zit. Stejskal, Grundlagen d. Osmotherapie.
Walgréen, Arch. f. exp. Path. u. Pharm. Bd. 63.
Walker, Jl. of Medical Research. 1917.
Wallace u. Cushni, Am. Jl. of Physiology 1894, I, 41.
Waller Cutbert, s. Bayliss.
Weawer, Arch. Intern. Med. 1909, 485.
Weber, Ergebnisse d. Physiol. 1904.
Weichardt, D. med. Woch. 1921, Referat.
— Münch. med. Woch. 1915, 45. 1918, 22. 1919, 11. 1920 Jan.
— u. Schwenk, Ztsch. f. phys. Chemie 83. Ztsch. f. Immun.-Forsch. 1913, 19.
— u. Stätter, Arch. f. Hygiene 75, 265.
Weichbrodt, D. med. Woch. 1919, 357.
Weicksel, Münch. med. Woch. 1921, 30.

Weiß A., Wr. klin. Woch. 1919.

Weißbecker, zit. nach Schultze, Ztsch. f. klin. Med. 32.

v. Wendt, Oppenheimer IV 1, Mineralstoffwechsel.

Wessel u. v. Gaza, Ztsch. f. d. ges. exp. Med. 32.

Wessely, Arch. f. exp. Path. u. Pharm. 49.

— s. Starkenstein.

White u. Erlanger, Jl. of Physiol. 1920, 41.

Widal, Presse Médicale 1920, 4 Février.

Wiedemann u. Schröder, Klin. Woch. 1923, 261.

Wiegener, Kolloid-Ztsch. 1921.

Wilder, Jl. Am. Med. Ass. 1915.

Wiethe, Monatssch. f. Ohrenheilk. 55, 412.

Wolff-Eisner, Autoserotherapie.

Woodyat, Jl. Am. Med. Ass. 1915.

Worms, Med. Klinik 1923, 31.

Wright, s. Petersen.

Zacherl u. Mahnert, Wr. klin. Woch. 1923, 7.

Zieler, s. Luithlen.

Žila u. Hartmann, Arch. f. exp. Path. u. Pharm. 1918, 83.

Zimmer, Therapie d. Gegenwart. 1920, 8. Münch. med. Woch. 1921, 18.
    1923, 7.

Zimmermann, Wolff-Eisner, Autoserotherapie in Senator, Handb. d.
    Serotherapie.

Zupnik, Müller u. Steiner, s. R. Schmidt.